U0932802

颈椎病

（美）皮特·盖·帕西亚　主编
舒　钧　王志华　劳汉昌　主译

辽宁科学技术出版社
沈　阳

Peter G Passias MD
Cervical Myelopathy
ISBN:978-93-5152-492-2

Originally published in India by Jaypee Brothers Medical Publishers (P) Ltd.
Chinese (in simplified character only) translation right arranged with Jaypee Brothers Medical Publishers (P) Ltd. through McGraw-Hill Education (Asia)

图书在版编目（CIP）数据

颈椎病 /（美）皮特・盖・帕西亚主编；舒钧，王志华，劳汉昌主译. —沈阳：辽宁科学技术出版社，2018. 1
ISBN 978-7-5591-0437-3

Ⅰ.①颈… Ⅱ.①皮… ②舒… ③王… ④劳… Ⅲ.①椎—脊椎病—诊疗 Ⅳ.①R681-5

中国版本图书馆 CIP 数据核字（2017）第243271号

出版发行：辽宁科学技术出版社
（地址：沈阳市和平区十一纬路25号 邮编：110003）
印 刷 者：辽宁新华印务有限公司
经 销 者：各地新华书店
幅面尺寸：210mm × 285mm
印 张：14.75
插 页：4
字 数：380千字
出版时间：2018年1月第1版
印刷时间：2018年1月第1次印刷
责任编辑：寿亚荷
封面设计：刘冰宇
版式设计：袁 舒
责任校对：徐 跃

书 号：ISBN 978-7-5591-0437-3
定 价：198.00元

投稿热线：024-23284370
邮购热线：024-23284502
E-mail：syh324115@126.com

译者名单

主　译　舒　钧　王志华　劳汉昌

副主译　赵　刚　任莉荣

译　者（按姓氏笔画排列）

王志华　昆明医科大学第二附属医院

任莉荣　昆明医科大学第二附属医院

劳汉昌　昆明医科大学第二附属医院

张润垚　昆明医科大学第二附属医院

赵　刚　昆明医科大学第二附属医院

段　浩　昆明医科大学第一附属医院

郭立民　昆明医科大学第二附属医院

舒　钧　昆明医科大学第二附属医院

董俊杰　昆明医科大学第一附属医院

原书序言

在迅猛发展的专业领域诸如脊柱外科，编写一本既能一脉相承又具有最新参考价值的教科书，是一项极具挑战的工作。有鉴于此，本书阐述了颈椎病诊疗的一些基本原则，这些原则适用于任何特殊的、涉及不断发展的新技术和新设备的治疗方案。

颈椎病的诊断和治疗仍然是临床面临的一项挑战。本书着重阐述了理解和恢复矢状位序列的重要性。文献中，通过对治疗颈椎病患者获得成功结果的分析，矢状位序列重建的重要性已得到越来越多的赞同和认可。本书力图遵循这一发展趋势，同时就这一复杂的病理过程在制定治疗方案时，为方便系统地综合相关诊断要素等方面提供指导。

《颈椎病》一书不仅适用于正在接受颈椎病诊断治疗学习培训的外科医生，同样也便于有一定临床经验的外科医生就颈椎病相关的病因、诊断及治疗相关知识进行全面的复习。

为更好达到全面地阐述这一复杂疾病的目的，我们特地组成一个多专业且训练有素的医师团队来进行该项工作，医师团队包含了神经外科医生、骨科医生和科研人员。团队尽其努力提出各自的见解和实践经验，以让本书具备严密的科学性，更贴近临床实践。我希望在《颈椎病》一书未来的版本编纂中，能吸纳更多读者的意见和建议。

医学博士　皮特·盖·帕西亚

鸣谢

本书第一版的写作和出版，得到了很多人的帮助和支持。在此，我诚挚地感谢一直支持我、使我能够完成目标的我亲爱的家人。我也真诚地感谢以往至今我学业上的良师益友，感谢无数事业正在起步、虽还未受到命运眷顾但掌握未来医学发展方向的探索者们。

我也诚挚地感谢捷波兄弟医疗出版社在美国费城、印度新德里的高级管理团队和工作人员。

编者

John A Bendo MD
Associate Professor of Clinical Orthopedic Surgery
Department of Orthopedic Surgery
New York University
New York, New York, USA

Carolina G Benjamin MD
Department of Neurosurgery
New York University Langone Medical Center
New York, New York, USA

Aleksandar Beric MD DSc
Professor of Neurology, Neurosurgery, Orthopedic Surgery, and Rehabilitation
Department of Neurology
New York University School of Medicine
New York, New York, USA

Akwasi Ofori Boah MD
Chief Resident
Department of Neurosurgery
New York University Langone Medical Center
New York, New York, USA

John A Buza III MD
Resident Physician
Department of Orthopedic Surgery
Hospital for Joint Diseases
New York University Langone Medical Center
New York, New York, USA

Mohamad Bydon MD
Assistant Professor
Department of Neurosurgery
Mayo Clinic
Rochester, Minnesota, USA

Jerry Cheriyan MD
Resident Physician
Department of Surgery
Marshfield Clinic
Chippewa Falls, Wisconsin, USA

Thomas Cheriyan MD
Research Scientist
Division of Spine Surgery
Hospital for Joint Diseases
New York University Langone Medical Center
New York, New York, USA

Michael G Fehlings MD PhD FRCS
Professor of Neurosurgery
Vice Chair Research, Halbert Chair in Neural Repair and Regeneration
Co-Chairman of Spinal Program
Department of Neurosurgery
University of Toronto
Head of Spinal Program
Senior Scientist, McEwen Centre for Regenerative Medicine
Toronto Western Hospital
University Health Network
Toronto, Ontario, Canada

Anthony K Frempong-Boadu MD
Associate Professor
Department of Neurosurgery
New York University Langone Medical Center
New York, New York, USA

Rafael De la Garza-Ramos MD
Postdoctoral Fellow
Department of Neurosurgery
Johns Hopkins University School of Medicine
Baltimore, Maryland, USA

Michael Gerling MD
Clinical Assistant Professor
Department of Orthopedic Surgery
New York University School of Medicine
New York, New York, USA

Ziya L Gokaslan MD FAANS FACS
Gus Stoll, MD Professor and Chair
Department of Neurosurgery
The Warren Alpert Medical School of Brown University
Providence, Rhode Island, USA

Andrew J Grossbach MD
Chief Resident
Department of Neurosurgery
University of Iowa Hospitals and Clinics
Iowa City, Iowa, USA

Cyrus M Jalai BA
Research Associate
Department of Orthopedic Surgery
Spine Research Center
Hospital for Joint Diseases
New York University Langone Medical Center
New York, New York, USA

Han Jo Kim MD
Assistant Professor
Department of Orthopedic Surgery
Hospital for Special Surgery
New York, New York, USA

Yong Kim MD
Assistant Clinical Professor
Department of Orthopedic Surgery
New York University Langone Medical Center
New York, New York, USA

Virginie Lafage PhD
Scientist
Orthopedic/Spine Division
New York University
New York, New York, USA

Athena Lolis MD
Assistant Professor
Department of Neurology
Division of Clinical Neurophysiology
New York University School of Medicine
New York, New York, USA

Arnold H Menezes MD
Professor and Vice Chairman
Department of Neurosurgery
University of Iowa Hospitals and Clinics
Iowa City, Iowa, USA

Emmanuel N Menga MD
Assistant Professor of Spine Surgery
Department of Orthopedic Surgery
University of Texas Health Science Center
San Antonio, Texas, USA

Venu M Nemani MD PhD
Fellow, Adult and Pediatric Spine Surgery
Department of Orthopedic Surgery
Washington University in St. Louis
St. Louis, Missouri, USA

Lana Nirenstein MD
Resident, PGY4
Department of Orthopedics
Maimonides Medical Center
New York, New York, USA

Donato Pacione MD
Assistant Professor
Department of Neurosurgery
New York University School of Medicine
New York, New York, USA

Peter G Passias MD
New York Spine Institute
Hospital for Joint Diseases
New York University Langone
Medical Center
New York, New York, USA

Themistocles S Protopsaltis MD
Assistant Professor
Department of Orthopedic Surgery
New York University Langone
Medical Center
New York, New York, USA

Kristen Radcliff MD
Associate Professor
Department of Orthopedic Surgery
Thomas Jefferson University
Philadelphia, Pennsylvania, USA

Afshin E Razi MD
Clinical Assistant Professor
Department of Orthopedic Surgery
Hospital for Joint Diseases
New York University Langone
Medical Center
New York, New York, USA

Nikhil A Sahasrabudhe MD
Resident
Department of Neurosurgery
New York University Langone
Medical Center
New York, New York, USA

Ahmed Saleh MD
Resident
Department of Orthopedics
Maimonides Medical Center
New York, New York, USA

Frank Schwab MD
Clinical Professor
Department of Orthopedics/Spine
Weill Cornell Medical College
New York, New York, USA

Daniel M Sciubba MD
Associate Professor
Department of Neurosurgery
Johns Hopkins University
Baltimore, Maryland, USA

Anna Shor MD
Assistant Professor
Department of Neurology
New York University School of Medicine
New York, New York, USA

Michael L Smith MD
Assistant Professor
Department of Neurosurgery
New York University School of Medicine
New York, New York, USA

Matthew A Spiegel BA
Medical Student
Spine Research Fellow, Spine Division
Hospital for Joint Diseases
New York University Langone
Medical Center
New York, New York, USA

Russell G Strom MD
Chief Resident
Department of Neurosurgery
New York University Langone
Medical Center
New York, New York, USA

Hideki Sudo MD
Associate Professor
Department of Advanced Medicine for
Spine and Spinal Cord Disorders
Hokkaido University Graduate
School of Medicine
Kita-Ku, Sapporo, Japan

Elizabeth Tanzi ARNP
Research Associate
Department of Orthopedic Surgery
Spine Research Center
Hospital for Joint Diseases
New York University Langone
Medical Center
New York, New York, USA

Shaleen Vira MD
Resident Physician
Department of Orthopedic Surgery
Hospital for Joint Diseases
New York University Langone
Medical Center
New York, New York, USA

Brett M Walker DO
Department of Orthopedic Surgery
Michigan State University
Pontiac, Michigan, USA

Chao Wang MD
Orthopedic Department
Peking University Third Hospital
Haidian, Beijing, China

Shaobai Wang PhD
Professor
Department of Orthopedic Surgery
Massachusetts General Hospital/
Harvard Medical School
Boston, Massachusetts, USA

Shenglin Wang MD
Orthopedic Department
Peking University
Third Hospital
Haidian, Beijing, China

Christopher D Witiw MD
Neurosurgery Resident
Division of Neurosurgery
University of Toronto
Toronto, Ontario, Canada

Nancy Worley MS
Research Associate
Department of Orthopedic Surgery
Spine Research Center
Hospital for Joint Diseases
New York University
Langone Medical Center
New York, New York, USA

Hiroyuki Yoshihara MD PhD
Assistant Professor
Department of
Orthopedic Surgery
SUNY Downstate Medical Center
Brooklyn, New York, USA

Hisashi Yoshimoto MD PhD
Vice Director
Department of
Orthopedic Surgery
Shin Sapporo Orthopedic Hospital
Sapporo, Japan

目录

第一部分　概述

第1章　颅底与颈椎的解剖及胚胎发育　2

Carolina Benjamin,Donato Pacione

第2章　颈椎生物力学和临床不稳定　13

Shaobai Wang

第3章　颈椎序列　23

Shaleen Vira, Matthew A Spiegel, Virginie Lafage, Frank Schwab

第4章　颈椎病的临床诊断　31

Brett M Walker, Krister Radcliff

第5章　电生理诊断学　40

Athena Lolis, Anna Shor, Aleksandar Beric

第二部分　结果

第6章　脊髓型颈椎病的自然病程　52

Christopher D Witiw,Michael G Fehlings

第7章　保守治疗对临床疗效的影响　61

Jerry Cheriyan,Elizabeth Tanzi,Perer G Passias,Thomas Cheriyan

第8章　手术治疗对临床疗效的影响　66

Hisashi Yoshimoto

第三部分　需进行鉴别诊断的疾病的特点

第9章　颈性肌萎缩　78

Venu M Nemani, Han Jo Kim

第10章　类风湿性颈椎疾患　85

Afshin E Razi, Lana Nirenstein, Yong Kim

第11章　后纵韧带骨化　96

Nikhil A Sahasrabudhe, Russell G Strom, Michael L Smith

第12章 齿突小骨 101
Peter G Passias, Cyrus M Jalai

第13章 寰枢椎脱位 109
Shenglin Wang, Chao Wang

第14章 颅底凹陷症 124
Andrew J Grossbach, Arnold H Menezes

第15章 先天性颈椎畸形 133
Peter G Passias, Cyrus M Jalai, Nancy Worley

第四部分 手术治疗

第16章 脊髓型颈椎病的手术治疗：前路手术 138
Michael Gerling, Nancy Worley

第17章 伴或不伴融合的颈椎椎板切除术 146
Hiroyuki Yoshihara

第18章 颈椎椎板成形术：手术技术和临床效果 155
John A Buza III, Themistocles S Protopsaltis

第19章 枕部、上颈椎和下颈椎的内固定技术 164
Afshin E Razi, Yong Kim, Ahmed Saleh

第20章 颈椎病手术治疗的神经、血管并发症 175
Hideki Sudo

第五部分 颈椎畸形导致的颈脊髓病

第21章 颈椎畸形导致的颈脊髓病 186
Shaleen Viran, Matthew A Spiegel, VirginieLafage, Frank Schwab

第六部分 脊柱肿瘤引起的颈脊髓病

第22章 脊柱转移性肿瘤引起的颈脊髓病 198
Mohamad Bydon, Rafael De la Garza-Ramos, Daniel M Sciubba, Ziya L Gokaslan

第23章 髓内肿瘤引起的颈脊髓病 206
Akwasi Ofori Boah, Donato Pacione, Anthony K Frempong-Boadu

第24章 全椎间盘置换术在治疗颈脊髓病中的作用 221
Emmanuel N Menga, Shaleen Vira, John A Bendo

第一部分

概述

第1章

颅底与颈椎的解剖及胚胎发育

Carolina Benjamin, Donato Pacione

胚胎学

正常脊柱的发育是一个由多基因、多种蛋白调控的复杂过程。脊柱的胚胎发育过程遵循的一个原则是结构的节段性，即所谓的分节。这一现象意味着机体的一部分是由多个连续的、具有相似解剖形态的结构单位所构成[1]。参与脊柱胚胎发育的两个重要基因是Hox基因和Pax基因。具体来说，Hox基因的主要作用是控制从颅底至尾椎纵向分化的特异性，而Pax基因则控制分节。这些基因能编码出直接引导正常发育过程的蛋白质（如shh, FGF8, BMP）或能激活直接改变基因编码的转录因子通路[2-6]。

对脊柱胚胎发育过程的认识不仅有助于理解正常的脊柱解剖结构，同时也有助于理解脊柱在发育过程中出现异常时产生的病理状况。本章节将重点描述共同构成颅颈交界区的颅底、寰椎和枢椎结构的发育过程。颅颈交界区在功能上作为中轴骨与颅骨之间的交界区域，在脊柱的稳定性及功能性方面起到至关重要的作用。

间叶细胞期

颅颈交界区结构的形成过程可分为间叶细胞期（或称为膜期）、软骨期和骨化期3个阶段。间叶细胞期发生在胚胎发育的前6周。在亨氏节（Hensen's node）分泌的因子刺激下，脊索发育并诱导形成神经板。随后，当神经板内卷形成神经管时，中胚层细胞向外迁移，发育成为42～44对由头侧向尾侧方向排列的成对体节。每个体节进一步分化为一个外侧的生皮节、一个内侧的生肌节和中间的生骨节，分别对应于皮肤、脊旁肌及椎体的前体结构。随着体节细胞的增殖，体节细胞环绕脊索和中央管，形成了连续的轴旁中胚层，轴旁中胚层可被视为膜性脊柱结构。随着构成每个生骨节的细胞增殖，不均衡地形成了头侧部位的高密度细胞区和尾侧部位的低密度细胞区。在发育形成脊椎的过程中，一个生骨节尾侧密度较高部分与下一个生骨节头侧密度较低部分形成一个单一的椎体，这一过程被称为再分节。尾侧高密度区和头侧低密度区两个区域由冯·埃布纳线（fissure of von Ebner）分隔开，头侧低密度区域将与冯·埃布纳线相连，形成椎间分界区域，最终形成椎间盘结构（图1.1）[1,3,7]。胚胎发育过程中存在的一个事实是，体节分化发育过程出现了8个颈椎体节和神经根，但只有7个再生的生骨节，故最终只形成了7个颈椎。这说明了C_1神经根出现在C_1神经弓上方、C_8神经根出现在C_7神经弓下方的原因，这是神经根是由8个体节分化而来的结果[1,2]。

体节作为最终形成颅底、寰椎和枢椎等结构的胚胎性前体，包括枕生骨节和颈椎生骨节。上3个枕生骨节不会发生前面所述的再分节过程。取而代之的是，其中上2个枕生骨节融合形成枕骨基底部，而第3个枕生骨节则形成颈静脉结节的外枕骨（表1.1）[1,6]。

枕生骨节4较为特殊，又称为代寰椎（pro atlas）。其进一步再分化为一个次中心体、一个中心体和一个神经弓。神经弓由腹侧和背侧两部分组成。次中心体形成斜坡前结节，中心体形成齿状突

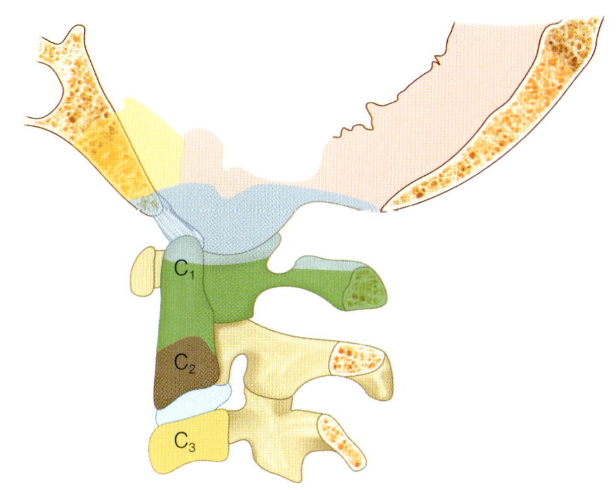

图1.1 基于体节及生骨节的不同，以不同颜色来标识颅椎连接各骨（见表1.1）。

表1.1 最早的4个枕骨和2个颈椎生骨节及其最终形成的颅椎交界区各骨的结构部分

生骨节	结构
枕生骨节 1	枕骨基底部
枕生骨节 2	枕骨基底部
枕生骨节 3	外枕骨 (颈静脉结节)
枕生骨节 4 (代寰椎)	斜坡前结节，翼状韧带、齿状突尖韧带、齿状突尖、枕骨髁及十字韧带、寰椎侧块和后弓
颈椎生骨节 1	寰椎前弓，齿状突，寰椎弓下份及后份
颈椎生骨节 2	枢椎椎体，枢椎小关节，枢椎后弓

尖及齿状突尖韧带，神经弓的腹侧部形成枕骨大孔前缘、枕骨髁及位于中线的第三枕骨髁，同时也形成了翼状韧带及十字韧带。神经弓尾侧部分形成了寰椎的侧块和后弓(表1.1)[1,6]。

颈椎生骨节1进一步分化为一个次中心体、一个中心体和一个神经弓。通常，次中心体随发育而消失；少数情况下，次中心体持续存在并在斜坡和寰椎前弓间形成一个异常的关节。中心体发育形成枢椎的椎体，并与来源于枕生骨节4次中心体形成的齿状突尖相互融合形成齿状突。齿状突尖和齿状突体的融合出现在8岁左右，融合以前，二者由被称为神经中心软骨联合体的软骨环相连接。神经弓部则形成寰椎弓的后份和下份(表1.1)[1,6]。

同样，颈椎生骨节2也再分化为一个次中心体、一个中心体和一个神经弓。次中心体随发育而消失，中心体分化形成枢椎椎体，神经弓则形成了枢椎小关节及后弓。

其余的C_3 ~ C_7椎体形成过程是相同的，均由相应体节分化成节段性生骨节，然后形成每个椎体不同的组成部分。人体共有8个颈椎体节，但只有7个有节段性生骨节，这是人体只有7个颈脊椎的原因。

软骨期及骨化期

胚胎发育的第6周起进入软骨期，并随时间增加出现骨纹时，则进入骨化期。

出生时寰椎通常有3个初级骨化中心，但有时也只有2个（图1.2A）。寰椎的骨化在胎儿时期从侧块开始出现，在7 ~ 10岁时融合（图1.2B）[1,6-9]。

枢椎在出生时有6个初级骨化中心（图1.3A）。枢椎的骨化开始于胎儿时期，经过3个不同的骨化高峰，通常在7岁时完全骨化。第一个高峰出现在怀孕4个月时，开始于神经弓内双侧的骨化中心及枢椎椎体内的1个骨化中心。第二个高峰出现在怀孕6个月时，齿突基底两侧的骨化中心开始发生骨化，出生时这2个骨化中心通常已经融合（图1.3B）[1,6-9]。少数情况下，2个骨化中心未能融合，则形成齿状突分叉[1,10,11]。骨化的第三个高峰出现在出生后3 ~ 5年，此时骨化发生在齿突尖的骨化中心。如齿状突尖的软骨联合未能骨化，将导致齿状突终末小骨残留[1,7,10]。

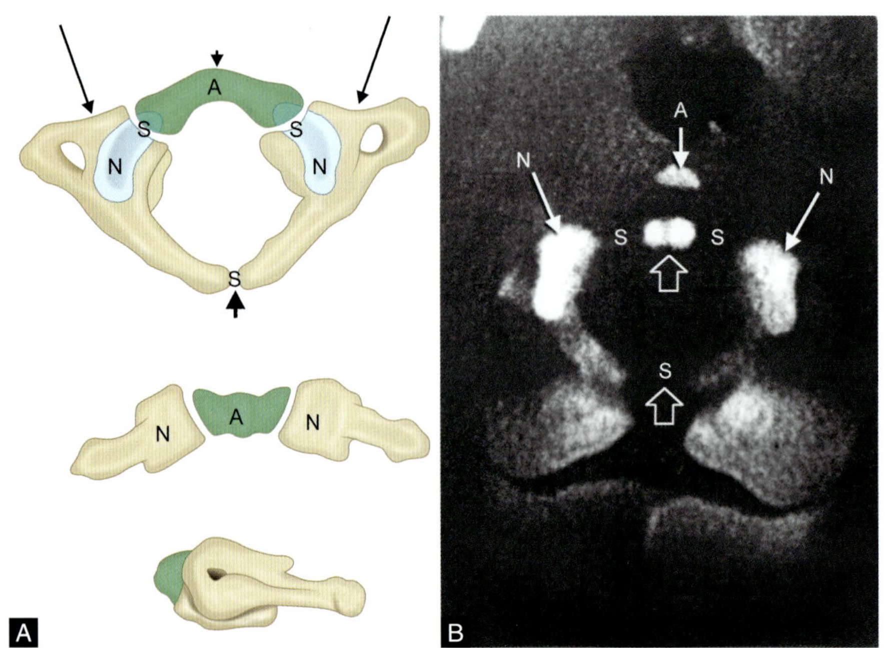

图1.2A 和B　A．图示为C_1在出生时的3个骨化中心，一个位于前弓（A）及2个侧块骨化中心（N）。位于前弓与2个侧块的骨化中心之间可见软骨结构相连接（S）。 B．图示为C_1骨化中心的CT扫描，示前弓骨化中心（A）及2个侧块骨化中心（N）。A与N之间空隙处为软骨组织（S）。小箭头指向齿状突尖，大箭头所示为C_1椎板（后弓）未融合的区域。

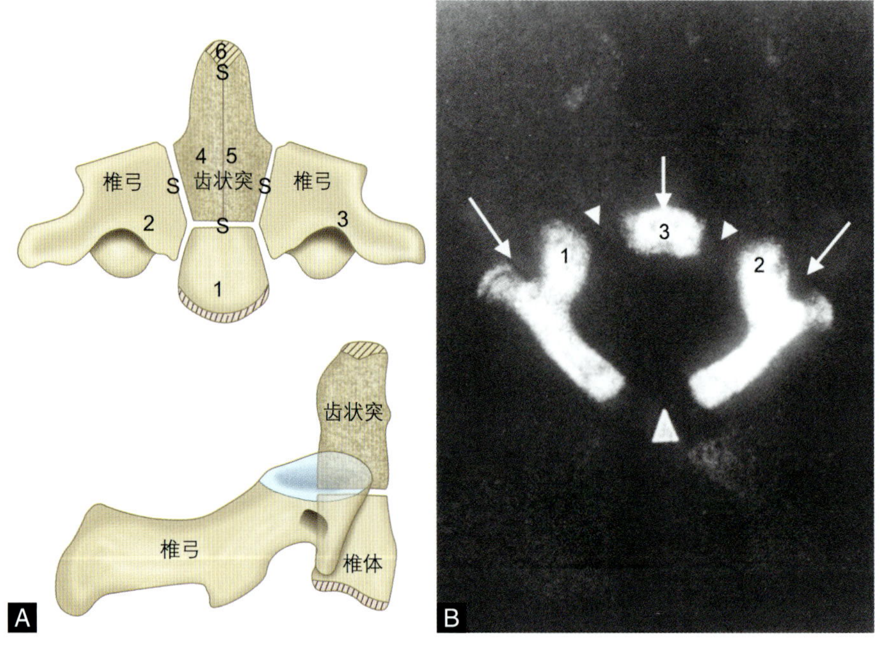

图1.3A 和B　A．图示C_2的6个骨化中心，一个在枢椎椎体，2个位于双侧的神经弓，2个在齿状突体部，一个在齿状突尖。B．C_2骨化中心CT扫描，可见6个骨化中心，其中的2个位于神经弓和一个位于齿状突尖的骨化中心。未见2个齿状突基底部和一个枢椎椎体内的骨化中心。在孔隙处为软骨组织结构（箭头所示）。

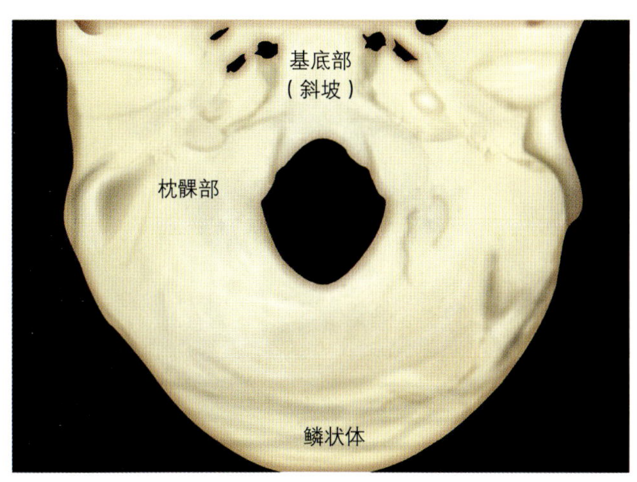

图1.4　枕骨大孔的三大骨性组成部分：前方的斜坡；后方的鳞状体和侧方的枕髁部。

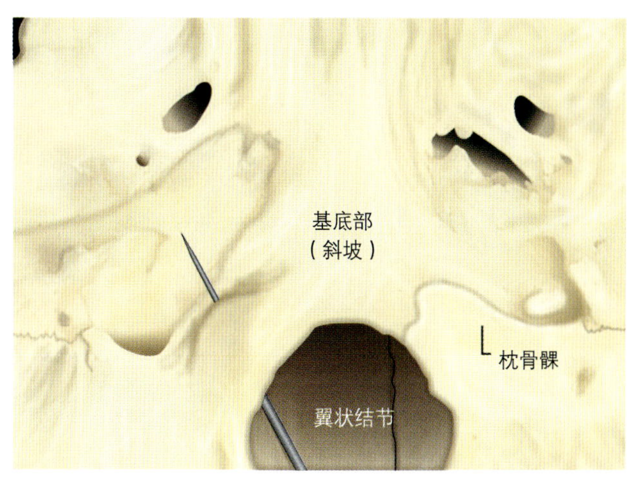

图1.5　枕骨髁与舌下神经。

解剖学

枕骨大孔与舌下神经管

枕骨大孔由枕骨的3个不同组成部分环绕形成。前面是枕骨的基底部或斜坡，枕骨大孔后缘是鳞状体，两侧各为枕髁部（图1.4）。枕骨大孔矢状径的平均值为35mm，横径为28mm[8,12]。枕骨髁的形状为椭圆形，朝向前内侧并与寰椎的上关节突相关节。枕骨髁的平均长度为21mm，变异时枕骨髁长可达到26mm以上，短的则在20mm以下（图1.5）[8,13-16]。每侧枕骨髁的内侧面，有一翼状结节，为齿状突翼状韧带附着部位。枕骨髁中1/3处的上方为舌下神经管，有舌下神经穿出。舌下神经管有颅骨内口和颅骨外口，颅骨内口位于枕骨髁中后1/3交界处上方5mm，颅骨外口位于枕骨髁前中1/3交界处上方5mm。以此为标志，舌下神经经颅内口向前外侧穿行至颅外口处出颅骨（图1.5）。行手术钻孔时，要避免损伤神经管和舌下神经，枕骨髁后缘与舌下神经管颅骨内口之间的距离就显得尤为重要，该距离约为10mm，手术前应采用计算机断层扫描（CT）进行测量确定[16-18]。枕骨髁呈椭圆形，关节面朝向下外，其与寰椎凸形的上关节突相关节。

寰椎

寰椎为第一颈椎，在形状和解剖学上均具有特异性。与其他颈椎不同，寰椎无椎体和棘突结构，代之为一个短的前弓和一个长的后弓，两者连接形成一个环形结构，环两侧前内缘各有椭圆形的侧块（图1.6A和B）。前弓的中点有一个前结节，同样，后弓的中点也有一个后结节。两侧侧块内侧的结节分别为寰椎横韧带附着处（图1.7）。侧块向外延伸为寰椎横突，与邻近的颈椎相比，其延伸得更多。侧块与横突间是横突孔，有椎动脉（VAs）穿过。VA将于后面单独讨论。

在寰椎水平紧邻VA是C_1神经根，其也称为枕下神经。C_1神经根从枕骨和寰椎间穿出，分为背侧支和腹侧支。背侧支在寰椎后弓与VA之间走行（图1.8），支配枕下三角区肌群，包括其主分支支配头后大、小直肌，上、下斜肌和头半棘肌。腹侧支在寰椎后弓与VA之间走行，然后在侧块和横突孔间向前穿行，支配头外侧直肌。C_1神经根和VA一起穿过硬膜。

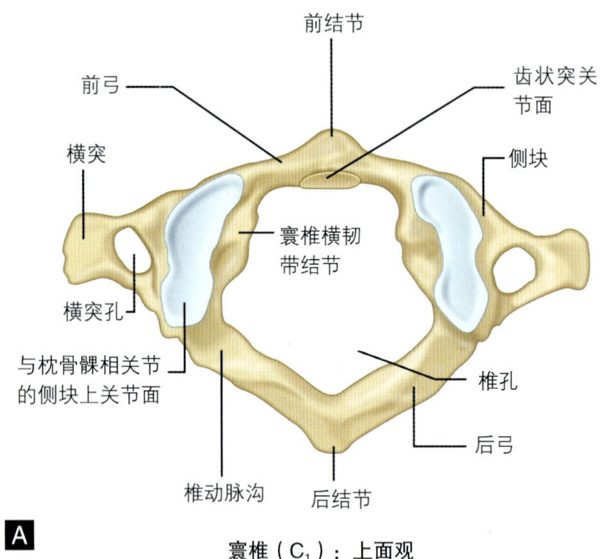

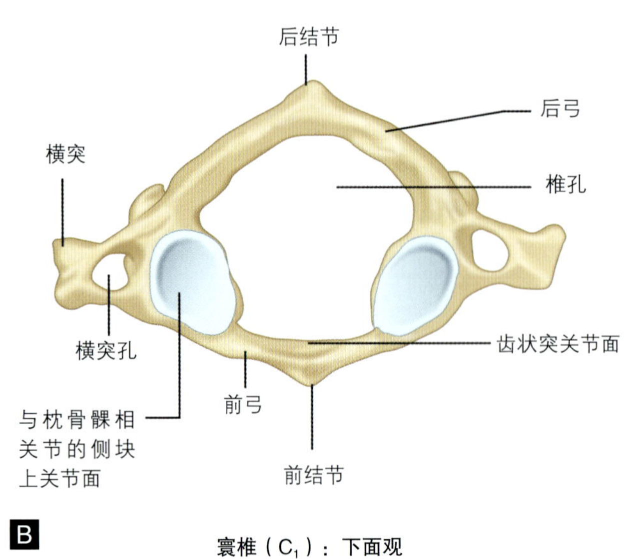

图1.6A和B　寰椎（C_1）的上面观（A）与下面观(B)。

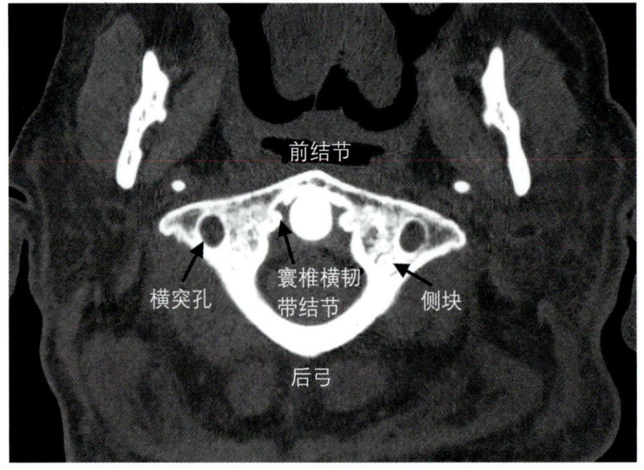

图1.7　C_1的轴位平扫CT图，显示突出的横韧带结节以及其毗邻结构。

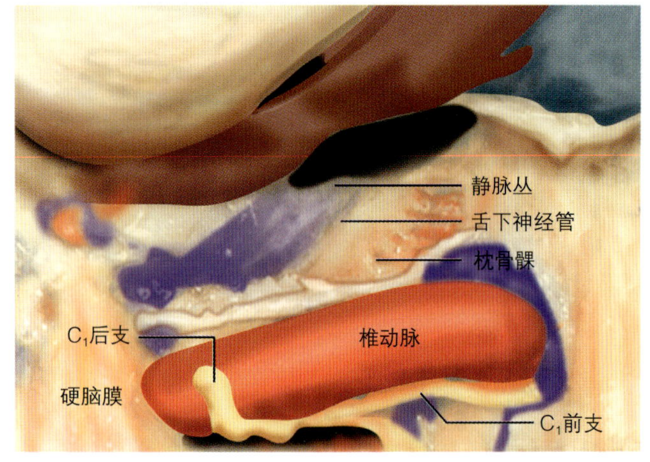

图1.8　C_1神经根行程。

枢椎

枢椎为第二颈椎，是解剖结构特异的寰椎和颈椎具典型解剖结构椎体之间的过渡椎。枢椎椎体上方为齿状突起，被称为齿状突。齿状突平均长1.0～1.5cm，宽1cm[13,16,19]。齿状突向前与寰椎前弓相关节。在椎体与齿状突的前外侧有两个大椭圆形结构的上关节突，其与寰椎前弓的后下部相关节。枢椎的2个下关节突也位于椎体和齿状突下外侧，但比上关节突更靠后。下关节突与第三颈椎相关节。上关节突的外侧是较小的横突。上关节突与横突之间是VAs穿行的横突孔。枢椎后方的结构包括椎弓根、椎板和棘突。枢椎的椎板比其他颈椎椎板厚。两侧椎板连接、融合后形成棘突（图1.9A和B）。

C_2神经根自寰椎后弓和枢椎椎体之间穿出后分为背侧支、腹侧支。腹侧支穿行于椎弓和横突之

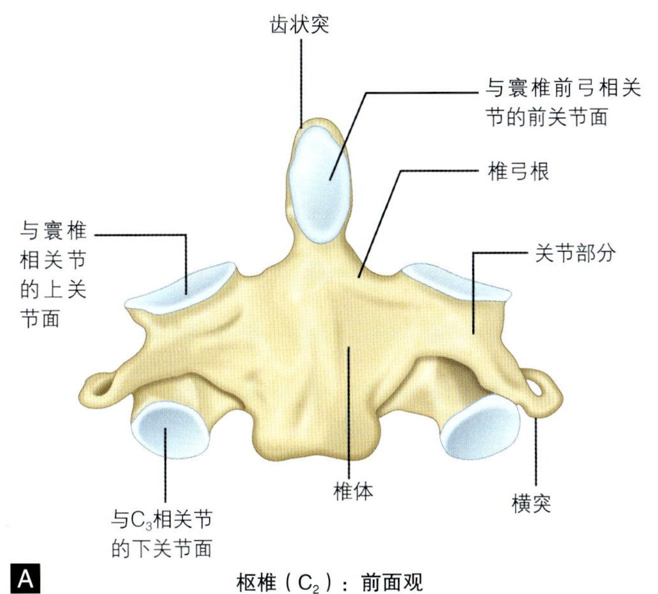

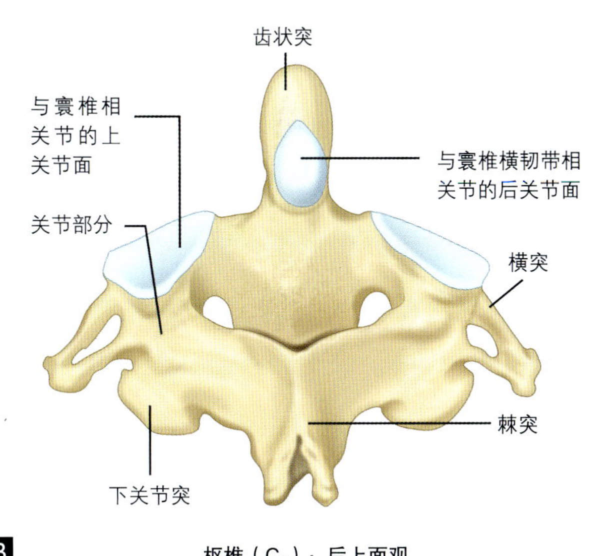

图1.9A和B　枢椎（C_2）的前面观（A）及后面观（B）。

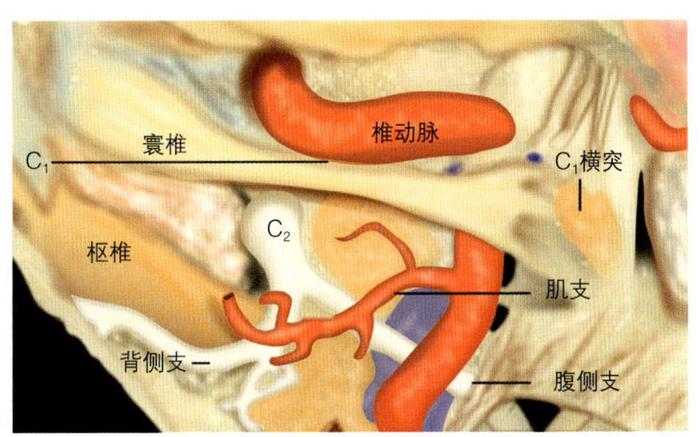

图1.10　枢椎（C_2）神经根行程。

间。背侧支发出一分支支配下斜肌，然后再分为内侧支和外侧支，内侧支延续为枕大神经，供应头半棘肌和头皮，外侧支支配夹肌、最长肌和头半棘肌（图1.10）。

颅颈连结区的关节

寰枕关节

椭圆形的枕骨髁朝向下外，与寰椎凸形梯状面的上关节突相关节。寰枕关节有关节囊保护并有前后方的寰枕膜加强。前寰枕膜向上附着于枕骨大孔前缘，向下附着于寰椎前弓的上缘，外侧附着于关节囊（图1.11A和B）。后寰枕膜向上附着于枕骨大孔后缘，向下附着于寰椎后弓；后寰枕膜无侧方附着，后方有VA和第一颈神经根穿出（图1.11A和B）。如果后寰枕膜硬化，可形成一个部分或完整的环包绕VA，下文将对此进行描述。

寰枢关节

寰枢关节包括4个关节。一为齿状突前面和寰椎前弓后面之间形成的滑膜关节，二是齿状突后面和寰椎横韧带前面之间的滑膜关节，第三及第四个关节是成对的C_2上关节面和C_1下关节面之间的滑膜关节。

除上述关节面的相互作用外，C_1/C_2间还有多条韧带维持其稳定并能保持一定范围的运动。十字韧带由在齿突后方交叉的横向韧带和垂直韧带两部分组成。横向韧带又称寰椎横韧带，附着于C_1侧块内面的结节（见图1.7）。垂直韧带又称上下纵向带，相应附着于斜坡和枢椎椎体的后面（图1.12）。寰椎横韧带的平均厚度为6～7mm，其抗拉强度和相对低的弹性，可防止C_1向前的半脱位并维持颅椎连结

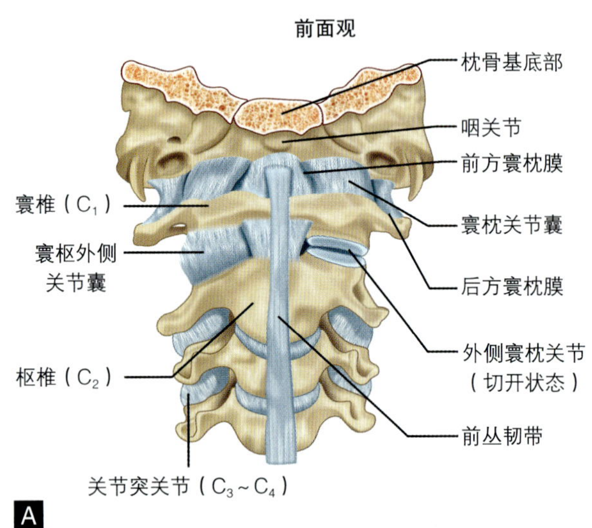

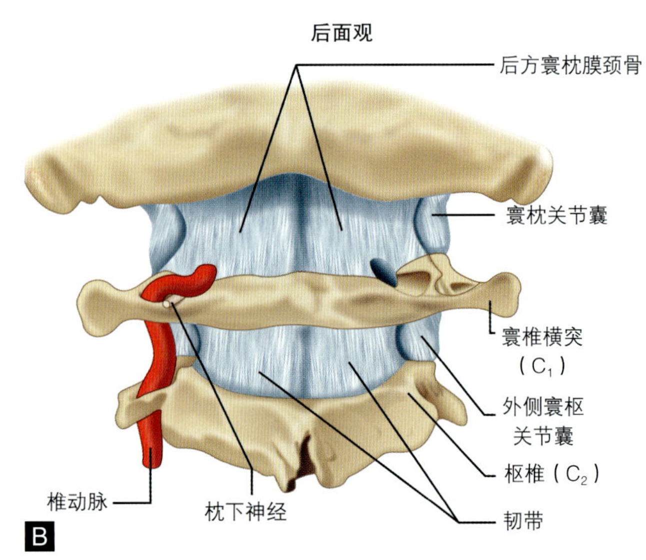

图1.11A和B　颅椎连结区韧带的前面观（A）及后面观(B)。

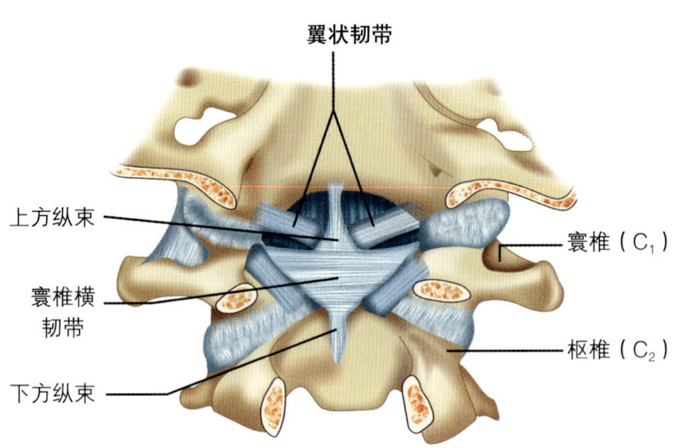

图1.12　C_1和C_2之间的韧带。

区的稳定性[20]。

与十字韧带具有协同方式作用的另一韧带是成对翼状韧带。它附着于齿状突上1/3的背侧面，将每个翼状韧带进一步细分为两个侧带束。枕骨—翼状韧带附着于枕骨，而寰椎—翼状韧带则嵌入C_1侧块。此外，除了上述稳定颅颈交界区的韧带之外，还有其他的韧带也有此作用（表1.2）。

下颈椎

下颈椎由连续的、解剖形态上差异不明显的C_3～C_7组成。每个颈脊椎有一个椎体并由椎间盘与相邻的椎体相分隔，各个椎体的后外侧面形成钩突，与上位椎体相关节，形成了钩椎关节（图1.13）。钩椎关节后方是椎间孔和穿出的颈神经根。横突连结于椎体侧方，横突的最外侧为前、后结节，其间为神经根移行的神经沟（图1.14）。从C_3至C_7，后结节逐渐移向外后侧，到C_7形成典型的横突结构（图1.15A和B）。结节和椎体之间有横突孔，VA穿行其中。椎体通过椎弓根与后部结构相连。椎弓根上方为椎间孔和穿行的相应节段颈神经根。椎弓根向后与侧块复合体相连，侧块复合体由上、下关节面组成。C_3至C_7，存在着椎体高度（上关节面到下关节面的距离）逐渐增加，而厚度（AP）逐渐降低一种趋势（图1.16）[21]。两个侧块通过椎板向后相连，形成棘突。棘突通常在C_3、C_4和C_5分叉。约50%的个体的C_6棘突会分叉，而约99%的个体C_7棘突不分叉[22]。

椎动脉解剖

椎动脉（VA）由4段组成，其中前3段位于硬膜外。V_1段起自锁骨下动脉，直至C_6横突孔处。左右VA常不对称，40%～60%的患者以左侧椎动脉为

表1.2　颅椎连结区的一些副韧带

名称	起止	功能	注释
Arnold韧带	连结于寰椎侧块与枢椎椎体	旋转稳定	也称寰枢副韧带；向头部延伸并连结枕骨
Barkow韧带	连结于两侧枕骨髁的中间线	旋转稳定	向前移行至齿突上方，向前至翼状韧带，
Lauth韧带	连结枕骨髁，向上到十字韧带横向部分，后上至翼状韧带	功能未知	也被称为寰椎横韧带
Suspensory韧带	连结齿状突尖与枕骨大孔前缘	无功能，胚胎遗迹	位于前寰枕膜与交叉韧带之间

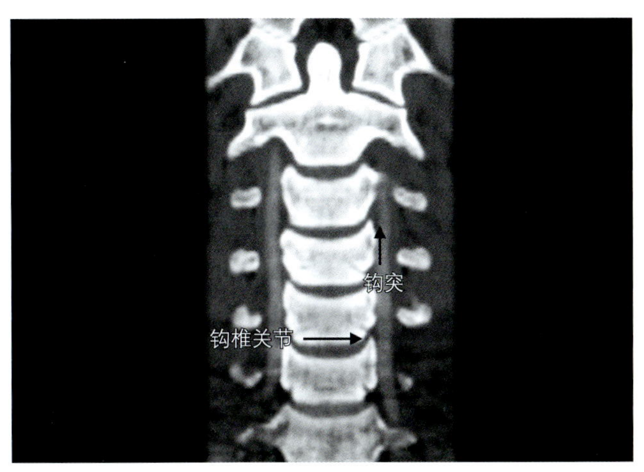

图1.13　冠状位CT血管造影图显示钩突及钩椎关节，可见椎动脉于C_6进入横突孔。

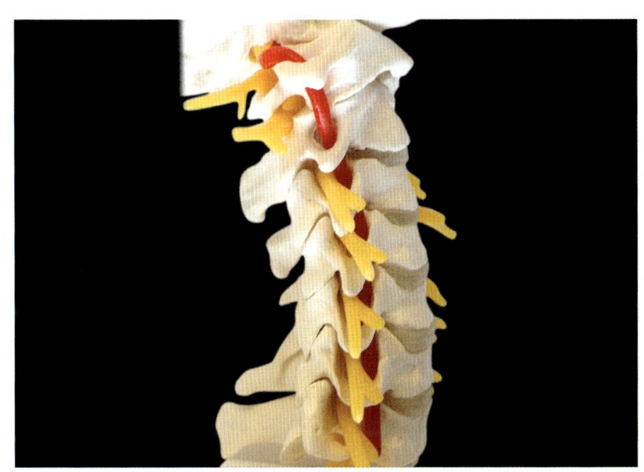

图1.14　侧面观，可见神经根（黄色）穿出椎间孔后走行在神经沟内，神经根位于椎动脉（红色）后方。

主[23-25]。多数人（90%～94%）的VA在C_6横突孔处进入，仅少部分人在C_5、C_7和C_4横突孔处进入[26,27]。尽管C_7有横突孔，VA却极少进入其内（0.2%）（图1.15B）[27]。V_2段始于C_6横突孔，向上依次穿行于各颈椎横突孔直至C_2（图1.17），在椎间走行于钩椎关节外侧、颈神经根之前。解剖研究表明，其位于椎间盘间隙的后1/4处（见图1.14）[27]。在C_2水平，VA转向外侧进入C_2横突孔，如在进入横突孔前，VA在椎间关节峡部下形成环状结构，C_2水平的VA也可能会高位跨越（图1.18A和B）。资料显示VA高位跨越的发生率在18%～32%之间[28]。V_3段是椎动脉从C_2横突孔穿出，再弯向上垂直上行入枕骨大孔的一段（图1.19A和B）。穿出C_2横突孔后，VA行向上、轻微向前进入C_1横突孔，穿出C_1横突孔后，沿C_1后弓椎动脉行向后内侧，有高达43%～50%的患者，由于寰枕斜韧带和骨膜鞘的骨化，椎动脉沟可能会形成不完整的骨环（图1.20）[17,18,28]。有14%～26%的患者，可由于完全骨化而形成弓形孔（图1.21）[28]。上颈椎手术前CT检查应予以明确，若要显露椎动脉，需切除这些骨质。

V_3段止于VA在枕骨大孔处穿入寰枕膜处，其解剖位置位于C_1后结节中线外侧15～19mm处[29]。

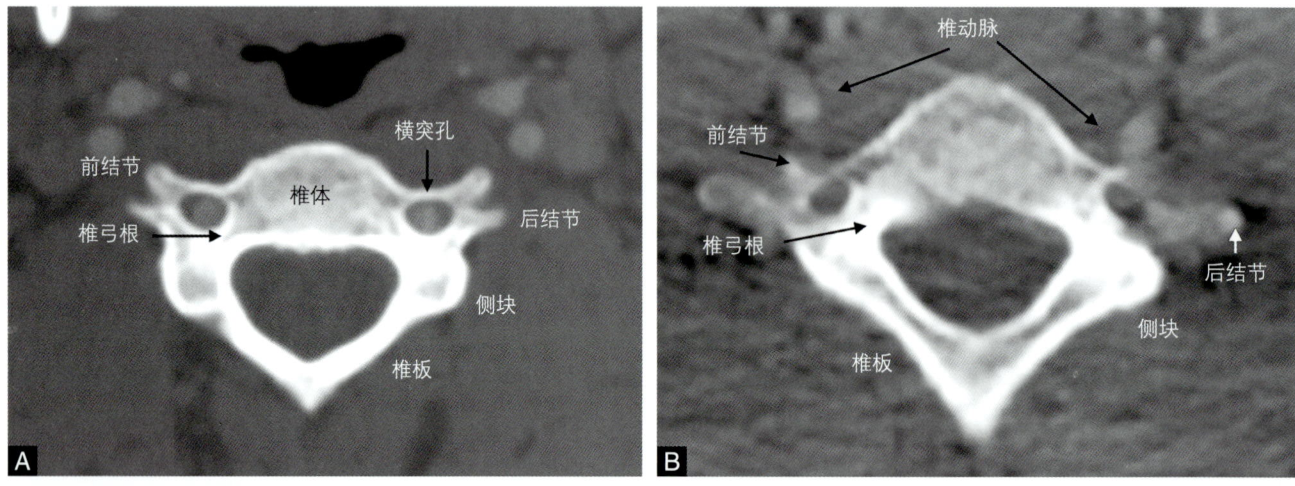

图1.15A和B A．C_3的轴位非增强CT平扫，显示前、后结节及周围相关结构。B．C_7非增强CT平扫，显示了前、后结节及周围相关结构。注意椎动脉位于横突孔前。

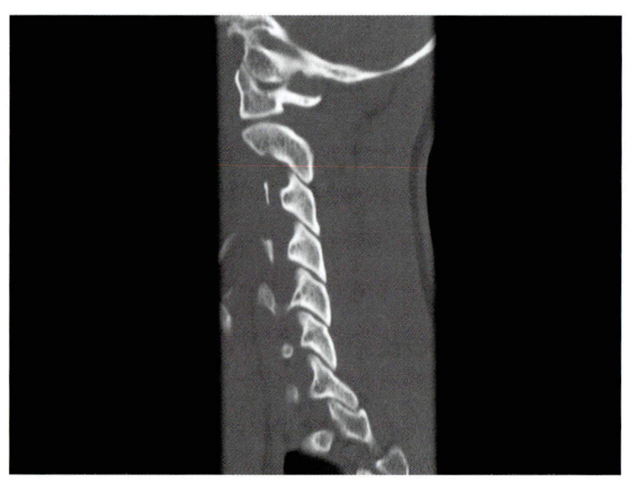

图1.16 矢状面C_3～C_7侧块非增强CT平扫，示从C_3至C_7，侧块高度逐渐增加，厚度逐渐减少。

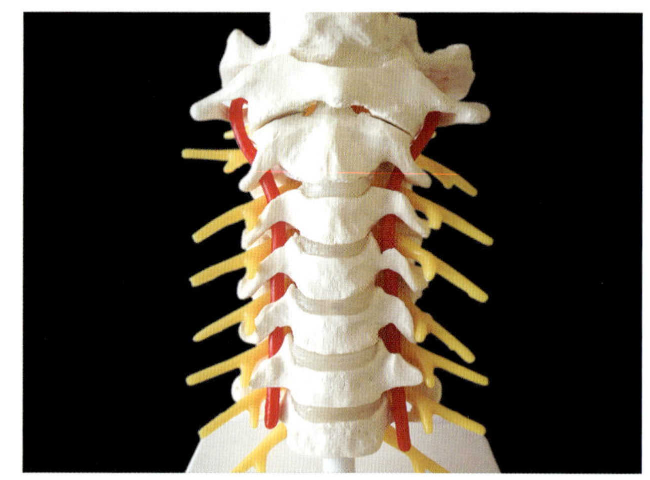

图1.17 颈椎模型前面观，显示椎动脉（红色）行程及其与神经根（黄色）的关系。

为避免手术时在颈脊椎处损伤椎动脉，手术显露的范围不应超过后结节中线以外10～15mm。V_3段一个重要的变异是存在硬膜外起源的小脑后下动脉（PICA），尽管不多，也见于5%的病例，无意损伤后可引起严重的神经功能障碍[30,31]，如果手术必须在靠近V_3段及其周围进行操作，术前应该进行CT血管造影或常规血管造影，以确定是否有PICA硬膜外起源的存在。

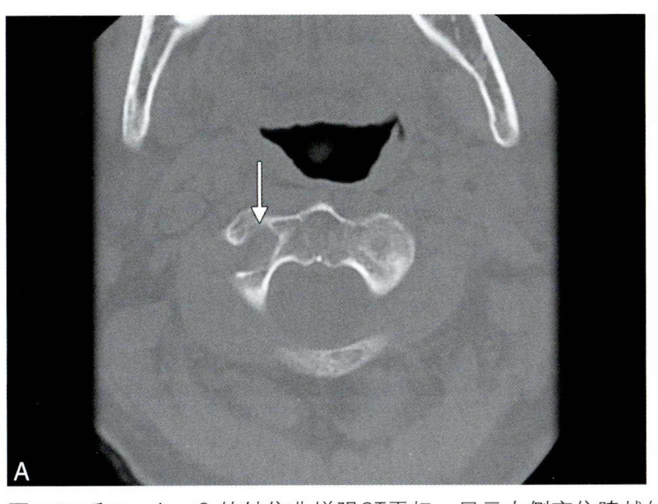

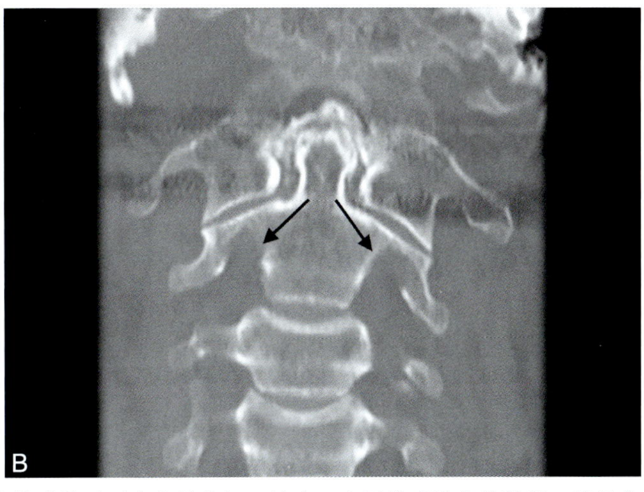

图1.18A和B　A．C_2的轴位非增强CT平扫，显示右侧高位跨越的椎动脉孔（白色箭头）。注意，由于椎动脉高位跨越，椎弓变狭窄和正常的关节突关节变薄。B．C_2冠状面非增强CT平扫，显示双侧高位跨越的椎动脉（黑色箭头）。

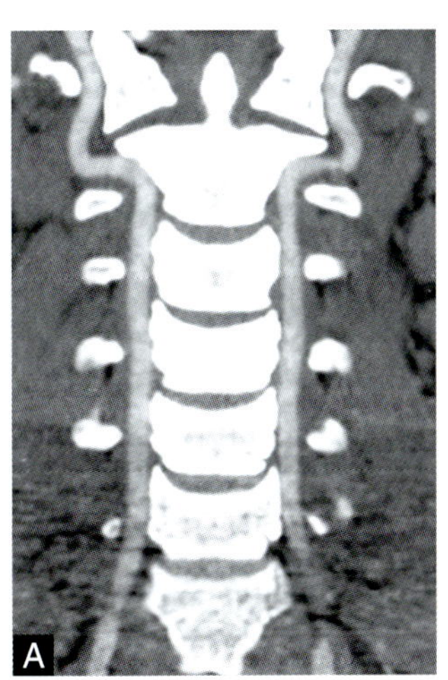

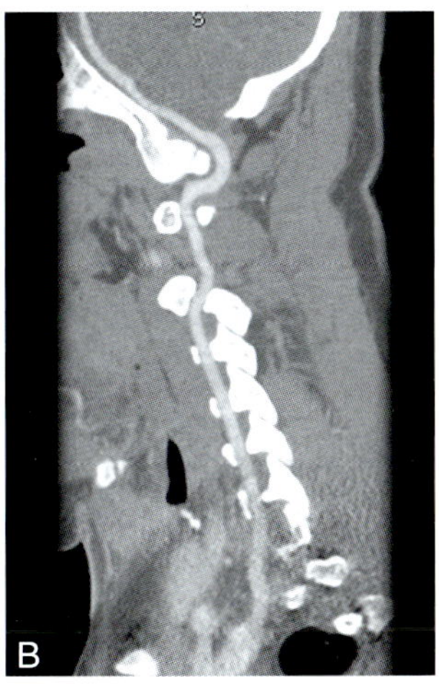

图1.19A和B　A．冠状面CT血管造影，显示颈椎横突孔内穿行的椎动脉。可见其从C_6进入后向头侧穿行进入C_2。在C_2水平转向后外侧，然后进入C_1横突孔。B．矢状面CT血管造影，显示在横突孔内穿行的椎动脉，其从C_6进入，然后行向头侧进入C_2，在C_2处转向后外侧，然后进入C_1横突孔。

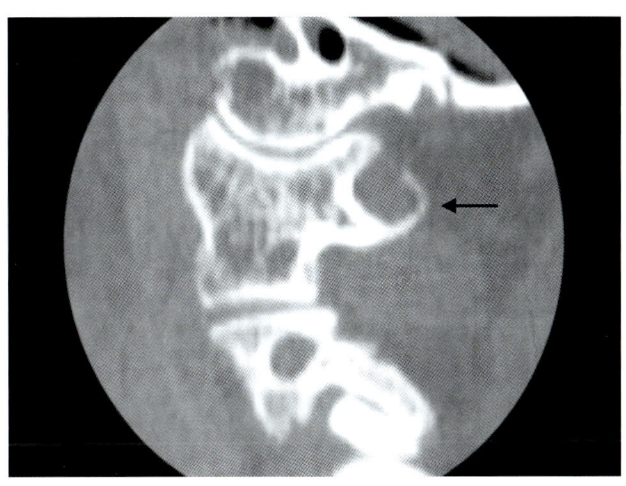

图1.20　C_1矢状面非增强CT平扫，显示环绕椎动脉沟的寰枕斜韧带的部分骨化。

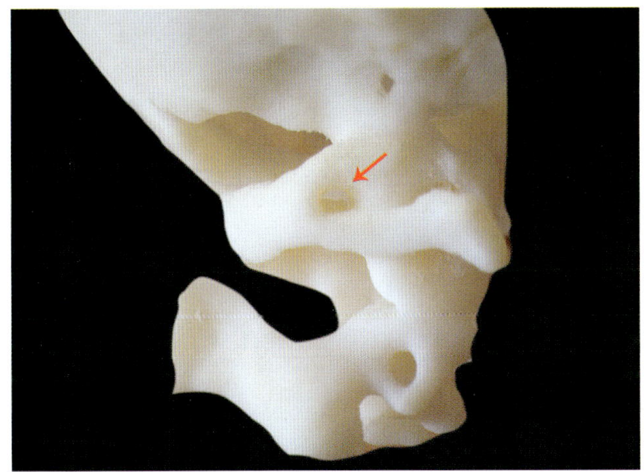

图1.21　C_1模型侧位观，显示环绕椎动脉沟的寰枕斜韧带完全骨化，形成了弓形孔。

参考文献

[1] Pang D, Thompson DN. Embryology and bony malformations of the craniovertebral junction[J]. Childs Nerv Syst, 2011;27(4):523-564.

[2 Christ B, Wilting J. From somites to vertebral column[J]. Ann Anat, 1992;174(1):23-32.

[3] Gruber DP, Brockmeyer D. Pediatric skull base surgery.1. Embryology and developmental anatomy[J]. Pediatr Neurosurg, 2003;38(1):2-8.

[4] Hita-Contreras F, Roda O, Martinez-Amat A, et al. Embryonicand early fetal period development and morphogenesis of human craniovertebral junction[J]. Clin Anat, 2014;27(3):337-345.

[5] Kim HJ. Cervical spine anomalies in children and adolescents[J]. Curr Opin Pediatr, 2013;25(1):72-77.

[6] Menezes AH. Craniocervical developmental anatomy and its implications[J]. Childs Nerv Syst, 2008;24(10):1109-1122.

[7] Skorzewska A, Grzymislawska M, Bruska M, et al. Ossification of the vertebral column in human foetuses: histological and computed tomography studies[J]. Folia Morphol (Warsz), 2013;72(3):230-238.

[8] Steinmetz MP, Mroz TE, Benzel EC. Craniovertebral junction: biomechanical considerations[J]. Neurosurgery, 2010;66(3 Suppl):7-12.

[9] Martin MD, Bruner HJ, Maiman DJ. Anatomic and biomechanical considerations of the craniovertebral junction[J].Neurosurgery. 2010;66(3 Suppl):2-6.

[10] Prescher A. The craniocervical junction in man, the osseous variations, their significance and differential diagnosis[J]. Ann Anat, 1997;179(1):1-19.

[11] Pang D, Thompson DN. Embryology, classification, and surgical management of bony malformations of the craniovertebral junction[J]. Adv Tech Stand Neurosurg, 2014;40:19-109.

[12] Rhoton AL Jr. The foramen magnum[J]. Neurosurgery, 2000;47(3 Suppl):S155-193.

[13] Rhoton AL Jr. The far-lateral approach and its transcondylar, supracondylar, and paracondylar extensions[J]. Neurosurgery, 2000;47(3 Suppl):S195-209.

[14] Naderi S, Korman E, Citak G, et al. Morphometric analysis of human occipital condyle[J]. Clin Neurol Neurosurg, 2005;107(3):191-199.

[15] Le TV, Dakwar E, Hann S, et al. Computed tomography-based morphometric analysis of the human occipital condyle for occipital condyle-cervical fusion[J]. J Neurosurg Spine, 2011;15(3):328-331.

[16] Dowd GC, Zeiller S, Awasthi D. Far lateral transcondylar approach: dimensional anatomy[J]. Neurosurgery, 1999; 45(1):95-99; discussion 99-100.

[17] de Oliveira E, Rhoton AL Jr, Peace D. Microsurgical anatomy of the region of the foramen magnum[J]. Surg Neurol, 1985;24(3):293-352.

[18] Sen CN, Sekhar LN. An extreme lateral approach to intradural lesions of the cervical spine and foramen magnum[J]. Neurosurgery, 1990;27(2):197-204.

[19] Smoker WR. Craniovertebral junction: normal anatomy,craniometry, and congenital anomalies[J]. Radiographics, 1994;14(2):255-277.

[20] Debernardi A, D'Aliberti G, Talamonti G, et al. The craniovertebral junction area and the role of the ligaments and membranes[J]. Neurosurgery, 2011;68(2):291-301.

[21] Barrey C, Mertens P, Jund J, et al. Quantitative anatomic evaluation of cervical lateral mass fixation with a comparison of the Roy-Camille and the Magerl screw techniques[J]. Spine, 2005;30(6):E140-147.

[22] Cho W, Maeda T, Park Y, et al. The incidence of bifid C7 spinous processes[J]. Global spine J. 2012;2(2):99-104.

[23] Jeng JS, Yip PK. Evaluation of vertebral artery hypoplasia and asymmetry by color-coded duplex ultrasonography[J].Ultrasound Med Biol, 2004;30(5):605-609.

[24] Kazui S, Kuriyama Y, Naritomi H, et al. Estimation of vertebral arterial asymmetry by computed tomography[J].Neuroradiology, 1989;31(3):237-239.

[25] Krayenbuhl H, Yasargil MG. [The vascular diseases in the region of the basilar & vertebral arteries; an anatomopathological, clinical & neuroradiological study] [J]. Fortschr Geb Rontgenstr Nuklearmed, 1957;87(Ergbd. 80):1-170.

[26] Kotil K, Kilincer C. Sizes of the transverse foramina correlate with blood flow and dominance of vertebral arteries[J]. Spine J, 2014;14(6):933-937.

[27] Russo VM, Graziano F, Peris-Celda M, et al. The V(2) segment of the vertebral artery: anatomical considerations and surgical implications[J]. J Neurosurg Spine, 2011; 15(6):610-619.

[28] Elgafy H, Pompo F, Vela R, et al. Ipsilateral arcuate foramen and high-riding vertebral artery: implication on C_1-C_2 instrumentation[J]. Spine J, 2014;14(7):1351-1355.

[29] Wanibuchi M, Fukushima T, Zenga F, et al. Simple identification of the third segment of the extracranial vertebral artery by extreme lateral inferior transcondylar-transtubercular exposure (ELITE) [J]. Acta Neurochir (Wien), 2009;151(11):1499-1503.

[30] Salas E, Ziyal IM, Bank WO, et al. Extradural origin of the posteroinferior cerebellar artery: an anatomic study with histological and radiographic correlation[J]. Neurosurgery, 1998;42(6):1326-1231.

[31] Lang J. [Extradural origins of the posterior inferior cerebellar artery and their clinical significance] [J]. Neurochirurgia(Stuttg), 1985;28(5):183-187.

第2章

颈椎生物力学与临床不稳定

Shaobai Wang

颈椎生物力学

生物力学是研究机体力学规律的一门范围广泛的学科，本章将描述颈椎生物力学，特别是颈椎复杂的三维（3D）运动和运动性不稳定的临床定义和诊断。颈椎生物力学对理解颈椎正常功能情况和病理情况诸如不稳及退变等具有重要意义。无论如何，在颈椎生物力学的研究中，对复杂的三维空间描述及定向常常是具有挑战性的工作，研究者首先要了解颈椎特异性的解剖形态结构，然后在尸体标本上进行生物力学测试，最后在先进的医学影像和分析技术的帮助下，才能获得体内的节段运动数据。本章也将讨论应用生物力学数据来定义和诊断临床颈椎不稳。

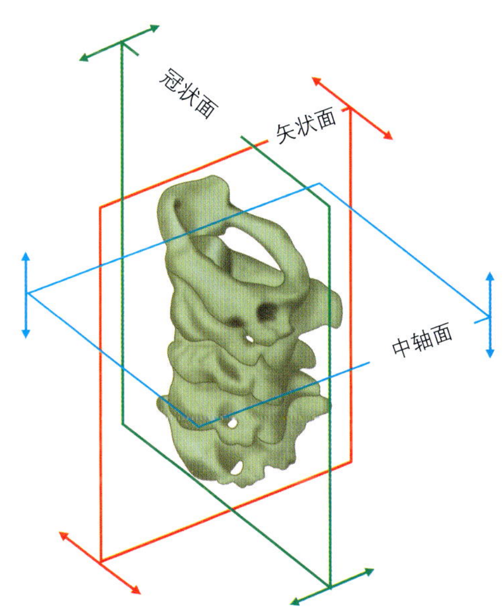

图2.1　颈椎3个解剖平面的定义。

3D运动的基本定义

解剖学3个形态平面的定义是理解三维运动的基础（图2.1）。

- 矢状面（或正面）：将脊柱分为左、右两部分。
- 冠状面（或正中面）：将脊柱分为前、后两部分。
- 中轴面（横断面）：将脊柱分为上、下两部分。

在完整描述颈椎三维位置和/或运动时，也使用6个自由度（DOF）、三向平移和三向旋转运动的定义。每种运动相对于参照可以是主观的或是客观的结果，具有不同的名称（图2.2）。

平移DOF：

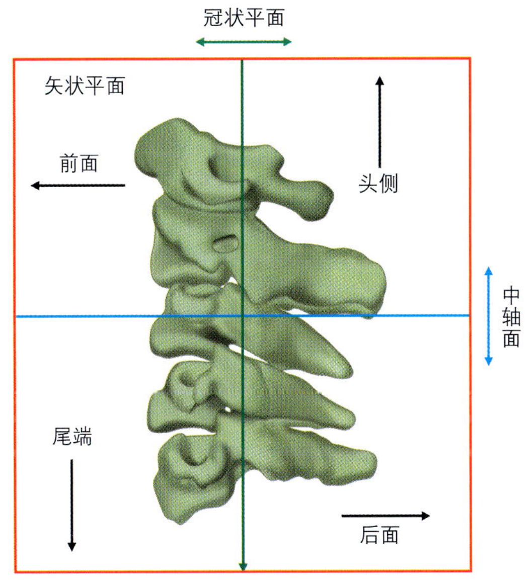

图2.2　在矢状面上的术语的定义。

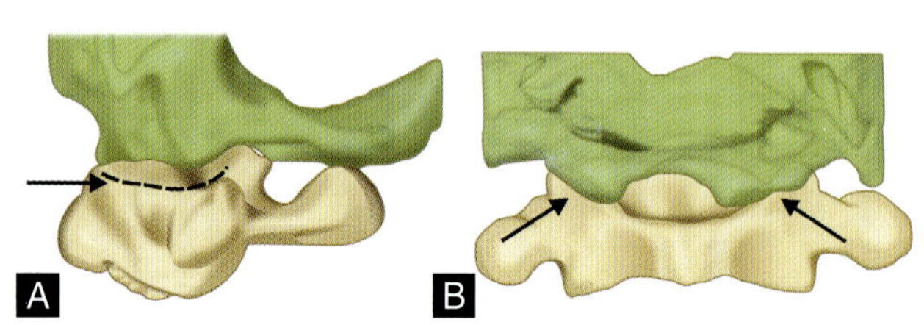
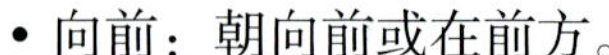

图2.3A和B A．侧位。B．前面观，显示点头运动时寰椎底座及对其他方向旋转和平移运动的限制。

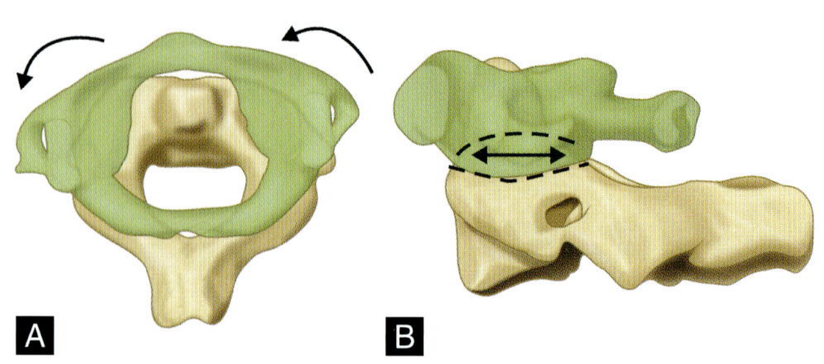

图2.4A和B A．头侧观，显示寰椎环绕齿状突的旋转运动。B．侧面观，显示有利于平移的寰枢关节的双凹形结构。

- 向前：朝向前或在前方。
- 向后：朝向后或在后方。
- 向内：靠近或朝向中线。
- 向外：远离中线。
- 向头（或头颅侧，近端）：靠近或朝向头侧，代表“向上”。
- 向尾（或尾骨侧，远端）：靠近或朝向足部，代表“向下”。
- 上方：某一结构的上面部分或某一特定位置的上面。
- 下方：某一结构的下面部分或某一特定位置的下面。

旋转DOF：

- 屈曲：向前弯曲。
- 伸直：向后弯曲。
- 左/右侧曲：向左/右侧弯曲。
- 左/右扭转：向左/右扭转（或旋转）。

身体的运动和脊柱的运动常常是不同的，两者不能混淆。当颈部向一个初始的方向旋转时，除出现向相应的初始方向的旋转运动外，同时也存在着颈椎节段复杂的复合运动。相应的旋转自由度可定义为初始的（或基本的）自由度，其他5个自由度可定义为耦合的自由度。例如，在颈部屈曲/伸直运动过程中，颈椎的屈曲/伸直为基本的运动，颈椎其余的平移、弯曲或扭转为耦合运动。

形态学考量和正常运动学

颈椎可依据其解剖结构的特异性分为寰椎、枢椎、$C_2 \sim C_3$连接及其余的下颈椎4部分。颈椎的这种特异性也是完成颈椎功能的基础，它们也分别被称为支架、轴、根及支柱。

寰椎

寰枕关节连结颅骨和寰椎。寰枕关节可行屈伸运动（例如点头的动作），此时，在其他所有自由度的平移和旋转运动均受到限制。寰枕关节由凹陷的寰椎上关节突嵌入的枕骨髁两者组成（图2.3A）。在矢状面上，寰枕关节的屈伸运动是枕骨髁在寰椎上关节突内做的滚动和滑动运动。寰椎上关节突的侧壁可以防止枕骨髁向内外侧方向的侧移运动（图2.3B）。分离运动如向头、尾侧方向的运动，会受到关节囊张力的限制。当寰枕关节向一侧做轴向旋转和侧曲运动时，相对一侧的枕骨髁壁上抬，但同时也将受到来自关节囊张力的限制。另外，轴向和侧向旋转运动也受到对侧臼窝壁产生的对冲力的限制。

枢椎

枢椎和位于其上的寰椎形成寰枢关节，起到承载头部重量和完成初始的轴向旋转功能（图2.4A）。寰椎的前弓可在枢椎齿状突和侧块（横向）上进行前后滑动，从而具有较大范围的轴向旋

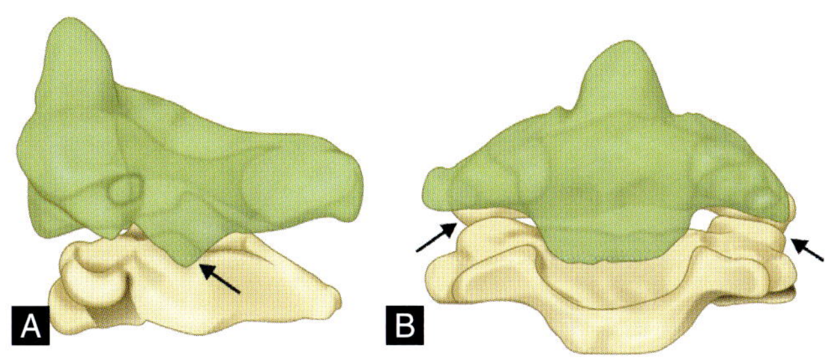

图2.5A和B　侧位观（A）和前面观（B），显示关节突关节和下位上关节突的内侧方向，两者造成C_2～C_3与下颈椎不同的运动。

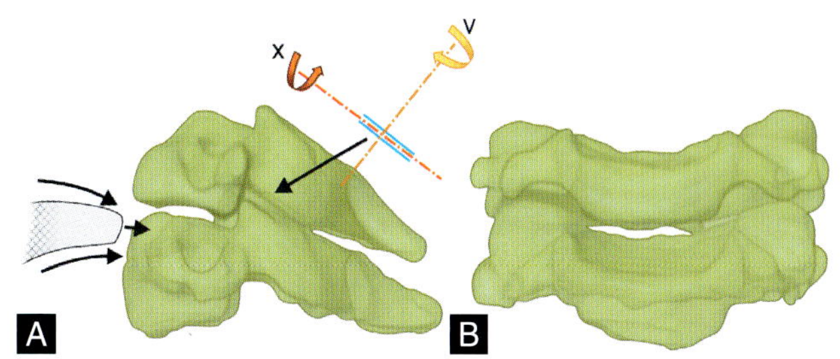

图2.6A和B　A．侧位观显示的关节突关节允许轴向和弯曲旋转耦合的方向。一个锥形圆盘可以在各个方向上滑动。B．显示椎体下面凸起，上面凹陷的椭圆形关节的前面观。

转功能。寰椎、枢椎两者凸起的关节面软骨形成的双凸面接触[1]，有利于双侧关节面的滑动运动和在旋转过程中引起寰椎的沉降（图2.4B）。寰枢关节的屈伸运动无明确的韧带限制，也无双凸形关节面的限制，只有当运动至寰椎后弓抵达枕骨或C_2的椎弓时，寰枢关节的屈伸运动才会停止。寰枢关节的其他运动形式如轴向旋转、侧曲、前后平移、侧方平移等，都受到了多条韧带的限制，最终由相应方向的骨性结构进行限制。

C_2～C_3

C_2～C_3关节以下的颈椎关节具有相同的形态学特点。然而，与其下相类同的颈椎关节相比，C_2～C_3关节在运动学及临床关联性方面具有自身的特异性，部分原因是其关节的方向更偏内[2]以及C_3的上关节突较上述关节的位置更偏低（图2.5A和B）[3]。总的来说，研究者对C_2～C_3关节各种不同的运动模式都进行了设想和相关研究，如有研究显示，在侧偏运动时，C_2～C_3关节的双轴向旋转与基本的侧偏运动方向相反，这与下颈椎节段的运动不同[4]。

下颈椎

C_3至C_7椎体依次上下排列，其间由椎间盘分隔，组成了下颈椎。在矢状面上，相应颈椎关节的上下终板呈弧形，利于屈伸运动。椎体的下面凸起，相对应下位椎体的上面呈凹状，形成具有旋转运动功能的椭圆形关节（图2.6B）。因此，颈椎的活动必然受到椎间关节的影响。在垂直于椎间关节面方向的旋转运动受到小关节突贴合的限制（图2.6A），而在平行于椎间关节面方向上旋转运动是不受限的。换句话说，旋转运动除了在垂直于椎间关节面以外，在其他躯体主轴（如冠状和横断面）平面是没有受到限制的。因此，常常可以观察到耦合的扭转运动和侧偏运动，专家对此也进行了研究。关节突关节面以大约45°方向朝向横断面，而不同节段的角度也不同[3]，这可解释下面要描述的不同节段所具有的不同运动范围。

与相对扁平的腰椎间盘不同，颈椎间盘在外后侧逐渐变薄（图2.6A），由于后方椎间盘较薄且缺乏纤维环，椎体的后侧部分可不受限地向侧方移动。在其移动时，当在凹状的钩状突上出现滑动，颈椎间盘也出现上下的形变。在结构完整的颈椎，韧带、间盘和椎间关节维持了其稳定，在所有方向上仅出现数毫米的移动。

定量测量

寰枕关节

尸体研究表明，寰枕关节存在约15°的屈伸运动[5,6]。同一研究也表明，寰枕关节具有平均9.9°(3.0°)的对侧轴向旋转（SD）运动及平均9.1°(1.5°)的侧曲运动（表2.2和表2.3）[7]。需要注意的是，这些研究数据主要来源于对尸体标本施加的力和力矩作用，而在尸体标本实验中，不存在肌

表2.1 颈椎屈伸活动正常范围的研究结果

作者	方法	研究总数	运动范围，均数（SD）（用° 表示）						
			Occ ~ C_1	C_1 ~ C_2	C_2 ~ C_3	C_3 ~ C_4	C_4 ~ C_5	C_5 ~ C_6	C_6 ~ C_7
Panjabi等[7]*	体外屈曲	16	7.2（2.5）	12.3（2.0）	3.5（1.3）	4.3（2.9）	5.3（3.0）	5.5（2.6）	3.7（2.1）
Panjabi等[7]†	体外伸展	16	20.2（4.6）	12.1（6.5）	2.1（1.0）	3.4（2.1）	4.8（1.9）	4.4（2.8）	3.4（1.9）
Lind等[8]	功能摄片	70			10（4）	14（6）	16（6）	15（8）	11（7）
Dvorak等[12]	功能摄片	28			10（3）	15（3）	19（4）	20（4）	19（4）
Anderst等[21]	Biplanar X线	20			10.2（2.4）	14.2（2.6）	15.9（2.1）	14.6（4.7）	12.5（4.6）

*报道的屈曲范围。

†报道的伸展范围。

表2.2 颈椎轴向旋转活动正常范围的研究结果

作者	方法	研究总数	侧*	运动范围，均数（SD）（用° 表示）							
				Occ ~ C_1	C_1 ~ C_2	C_2 ~ C_3	C_3 ~ C_4	C_4 ~ C_5	C_5 ~ C_6	C_6 ~ C_7	C_7 ~ T_1
Panjabi等[7]	体外研究	16	2	9.9 (3.0)	56.7 (4.8)	3.3 (0.8)	5.1 (1.2)	6.8 (1.3)	5.0 (1.0)	2.9 (0.8)	
Penning和Wilmink[18]范围†	功能计算机成像（CT）	26	1	1	40.5	3	6.5	6.8	6.9	2.1	2.1
				−2 ~ 5	29 ~ 46	0 ~ 10	3 ~ 10	1 ~ 12	2 ~ 12	2 ~ 10	−2 ~ 7
Mimural等[10]	Biplanar X线		1	75（12）‡		7（6）	6（5）	4（6）	5（4）	6（3）	
Lin CC等[17]	Biplanar透视	10	1				4.2（1.3）	4.6（1.3）	3.0（1.0）	1.3（0.8）	
Salem等[21]	功能CT	20	1	2.5（1.0）	37.5（6.0）	1.5（2.0）	5.0（2.0）	5.5（1.0）	5.0（2.0）	4.0（2.0）	
Ishii等[20]	功能MRI	10	1			3.6(1.5)	5.4(1.3)	5.0(1.3)	5.3(1.3)	4.9(2.1)	1.2(1.2)

*侧：1. 旋转范围从中线到一侧；2. 旋转范围从一边到另一边。

†Penning和Wilmink报道的被研究者旋转范围的平均值和范围。

‡Occ ~ C_1和C_1 ~ C_2联合的旋转范围。

肉的收缩活动和控制作用。体外放射研究表明，寰枕关节有平均约15° 的屈伸活动，然而，该数据的标准差都比较大，表明正常个体间存在着明显的个体差异。Lind 等[8]报道，正常个体间存在着>100%的离散系数。

寰枢关节

尸体研究表明，寰枢关节具有大约50° 轴向旋转运动[9]、10° 屈伸运动[5]和5° 侧屈运动[6]的活动范围。通过平面X线影像学的研究，大多数研究认为，寰枢关节的屈伸运动范围仅有10° ~ 20°，这主要是由于影像上骨性结构模糊和射线投射方向的限制所致（表2.1）。替代的双平面X线摄像技术和体层CT扫描技术已被用于研究寰枢关节的旋转运动。在双平面X线摄像测量研究中[10]，寰枢关节总的旋转运动范围为75.2°（SD 11.8°），然而，该技术的精确性主要取决于准确地标定相应脊椎的边界点。有研究报告，该关节具有14°（SD 6°）的屈伸运动和 24°（SD 6°）的向左、右侧的侧曲运动。采用能多层扫描的功能CT扫描也用于研究寰枢关节运动的轨迹终点，Dvorak 报道了每侧 43° （SD 5.5°）的轴向旋转运动，而两侧不对称的最小范围在3° 内（表 2.2）[11]。

表2.3　颈椎侧屈活动正常范围的研究结果

作者	方法	研究总数	侧*	运动范围平均数（SD）（°）							
				Occ ~ C_1	C_1 ~ C_2	C_2 ~ C_3	C_3 ~ C_4	C_4 ~ C_5	C_5 ~ C_6	C_6 ~ C_7	C_7 ~ T_1
Panjabi等	体外实验	16	2	9.1（1.5）	6.5（2.3）	9.6（1.8）	9.0（1.9）	9.3（1.7）	6.5（1.5）	5.4（1.5）	
Lin CC等[17]	Biplanar透视	10	1				6.4（2.3）	5.2（1.4）	6.1（1.8）	6.1（1.8）	
Ishii 等[19]	功能MRI	12	1	1.9（0.9）	1.6（1.3）	3.7（2.0）	3.5（1.4）	3.3（1.0）	4.3（1.4）	5.7（1.9）	4.1（2.7）

*侧：1. 旋转范围从中线到一侧；2. 旋转范围从一侧到另一侧。

下颈椎

下颈椎屈伸运动范围的早期研究均使用功能性X线平片影像测量（表2.1）[8,12-16]，在颈椎最大前屈位及后伸位时分别行侧位摄片，然后分析下颈椎节段脊椎的屈伸运动范围。同样，在颈椎最大左、右侧屈位时行前方摄片，以确定侧曲运动的范围（表2.3）。由于在投射方向上骨性结构的重叠，在横断面进行投照摄片很困难，故该技术不适用于颈椎轴向旋转运动范围的测量。而且，功能性X线平片也仅能提供二维（2D）平面的影像。近年来，随着现代影像技术如功能MRI/CT、双平面X线摄片技术的使用，一些采用这些技术的研究也报道了体外测量的颈椎节段的侧向运动和轴向旋转运动范围（表2.1～表2.3）[10,17-22]。标准的双平面X线摄影系统由两个相互垂直的X线机或设置了影像增强的荧光屏组成[23]，两个相互垂直的摄影系统在颈椎运动中分别采集颈椎节段正交直角影像（图 2.7A），获得的双平面影像在计算机软件平台上重建影像。源于CT 或MRI的三维脊柱模型也引入实景测试，脊椎的三维模型可以独立地平移和旋转，直至抵达双平面摄影上获取的相应脊椎的骨性边缘线时终止（图 2.7B），采用该技术常能获得精确度至几毫米以内的旋转运动和位移运动的数据[23]。功能MRI/CT检查时，在旋转运动的不同终末位获取影像，扫描中也获取和记录不同位置颈椎脊椎节段的三维信息，再计算出相关颈椎节段的运动范围。如上面节段所述，下颈椎的解剖结构可允许颈椎在所有方向上进行运动，且在所有方向均发现存在着各种运动。通常，屈伸运动范围为10°～20°（表 2.1），节段的侧曲运动和轴向旋转运动的范围为单侧方向约5°（表 2.2和表2.3）。对不同脊椎节段，大部分研究所检测到的结果之间差异不明显，仅有Lin[17]的研究认为，在进行轴向旋转运动时，存在有从C_3～C_4的 4.2° 到 C_6～C_7的1.3° 的活动范围递减的情况。

耦合运动

除了测量初始的旋转运动范围外，3D技术可用来探索耦合的旋转运动和平移运动。耦合运动是围绕或沿着不同于初始旋转运动轴的轴向旋转运动或平移运动。很多研究表明[17,19,21,22]，在所有前-后、内-外和上-下运动方向上，正常节段的平移运动通常＜1mm。然而，这些测量平移运动的技术的精确度也差不多是1mm，为此，对耦合的平移运动进行更进一步的讨论毫无意义。正如前面解剖结构部分描述所强调的，由于颈椎椎间小关节面在方向上存在倾斜，耦合的转动运动和侧曲运动比较常见。大多数体内和体外的研究[4,7,10,17,19,20,24,25]报道的耦合运动方向是高度一致的，研究表明，当初始运动为轴向旋转时，在上颈段的枕至C_1和C_1～C_2节段的对侧（朝向反向侧的侧曲运动和轴向旋转运动）和在下颈椎的C_3～T_1的同侧（朝向同一侧的侧曲运动和轴向旋转运动）可出现这一现象（表2.4）；当初始运动为侧曲运动时，研究发现，除了上颈椎未出现这种情况外，在同侧下颈椎的C_3～T_1也出现这一现象

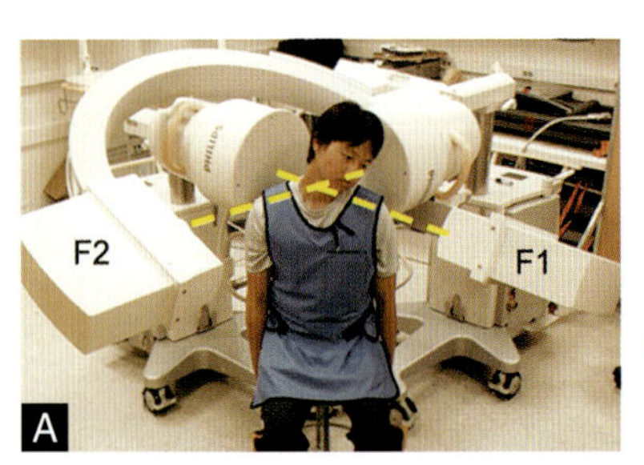

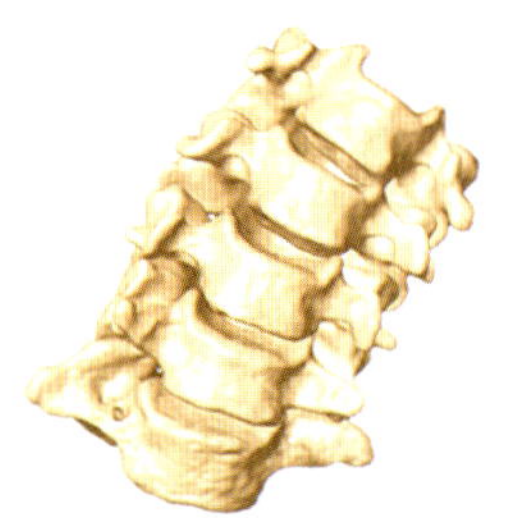
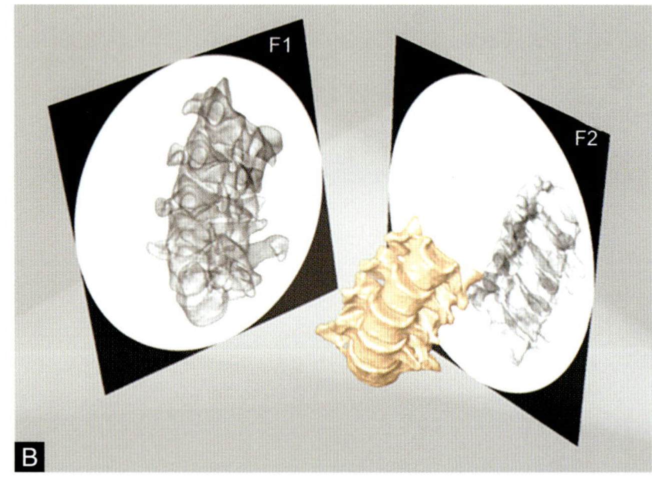

图2.7A和B A．双平面摄像系统设备。B．计算机重建脊柱的节段性运动。

表2.4 初始轴向旋转运动时耦合的侧曲运动方向

作者	方法	Occ~C_1	C_1~C_2	C_2~C_3	C_3~C_4	C_4~C_5	C_5~C_6	C_6~C_7	C_7~T_1
Panjabi等[4]	体外实验	O	O						
Panjabi等[7]	体外实验	O	O	S	S	S	S	S	S
Penning等[24]		O	O	S	S	S	S	S	S
Mimura等[10]	体外实验					S	S	S	S
lai等[25]	体外实验	S	O	S	S	S	S	S	S
Ishii等[19]	体外实验	O	O						
Ishii等[20]	体外实验			S	S	S	S	S	S
Lin CC等[17]	体外实验				S	S	S	S	

S：弯曲和旋转到同一侧；O：弯曲和旋转到对侧。

表2.5 初始侧曲运动时耦合的轴向旋转运动方向

作者	方法	Occ~C_1	C_1~C_2	C_2~C_3	C_3~C_4	C_4~C_5	C_5~C_6	C_6~C_7	C_7~T_1
Panjabi等[4]	体外实验	S	O						
Panjabi等[7]	体外实验	S	S	S	S	S	S	S	S
Penning等[24]	体外实验	S	S	S	S	S	S	S	S
Ishii等[19]	体外实验	O	O	S	S	S	S	S	O
Lin等[[17]	体外实验				S	S	S	S	

S：弯曲和旋转到同一侧；O：弯曲和旋转到对侧。

（表2.5）。另外，耦合的侧曲运动和轴向旋转运动通常在幅度上是相似的，这与椎间小关节面存在约45° 的方向倾斜相吻合。

旋转中心

为更好地描述颈椎的生物力学，一些学者除研究颈椎的运动范围外，也研究颈椎的旋转中心。该中心有时也称为瞬时旋转中心（ICR）。通常，ICR

是在颈椎处于完全屈曲位和完全伸直位时的平面X线影像上获得，其代表上位椎体相对于相邻下位椎体的运动模式的一种2D矢状位测量值。ICR的位置是在两个体位X线影像上所定位的位置之间，上位椎体环绕固定的下位椎体进行旋转的一个点（图2.8），在两个体位的X线影像上，相应定位点的连线的垂直平分线进行相交的点即为测定的ICR位置。研究表明，在正常人体下位颈椎节段，ICR的分布是连续的和一致的[16,26–28]。Van Mameren等[29]的研究表明，只有在测量的技术误差比较小的情况下，所得出的ICR才是可靠的和一致的，而且，与运动范围形成对照的是，不论是在向前屈曲位或是向后伸直位的影像基础上的测量，ICR的位置均独立于该运动的轨迹。而且，随时间的推移，在最初测量后的2周或10周再进行测量时，ICR的测量结果也是恒定的，其位置上的改变无统计学差异。此外，在颈椎处于病理的情况下，ICR测量的结果是异常的，有统计学差异的[30,31]。Amevo等[31]研究了109例颈部伤后疼痛的患者，发现77%的患者至少在一个节段上存在ICR的位置异常。现代数字影像技术和计算机辅助软件（ICR Tracer，Innomotion Inc.）的应用（图2.9A ~ D），通过对椎体大小形态进行标准化处理，进一步增加了ICR测量的精确度、可靠性及可信度。在计算机辅助的环境下，设备自身可对大量的正常和异常的数据进行运算，从而提高统计效能，这有望成为临床上有效的测量工具。

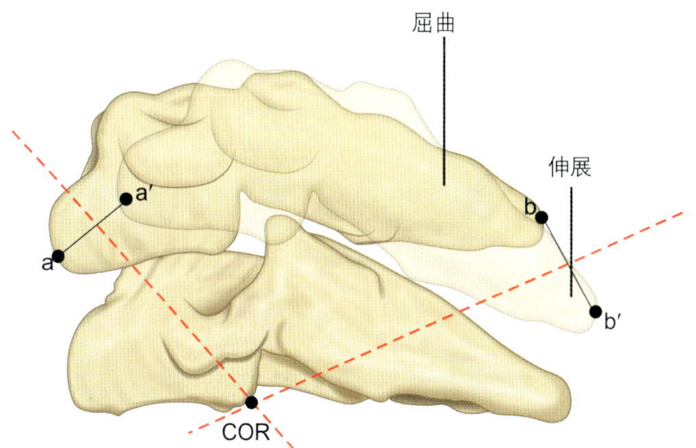

图2.8 旋转中心（COR）的测量：两个相应结构点位移连线的垂直平分线交点。

临床不稳

定义

如上所述，颈椎生来具有在各个方向上进行多种运动的功能，这样，颈椎在进行某项功能活动时，也必然需要具备稳定性。脊椎不稳是引起颈痛的主要原因[32]，Panjabi[33]对稳定脊椎的组成部分进行了概括，将其分为被动性、主动性及神经控制性三大功能子系统。被动性子系统由椎体、关节突关节、关节囊、脊椎韧带以及来自脊椎肌肉及肌腱为保持基础肌张力及抵抗节段单位运动而收缩所产

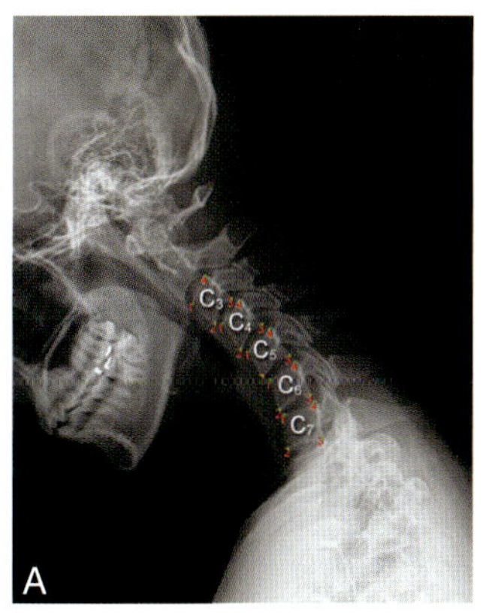

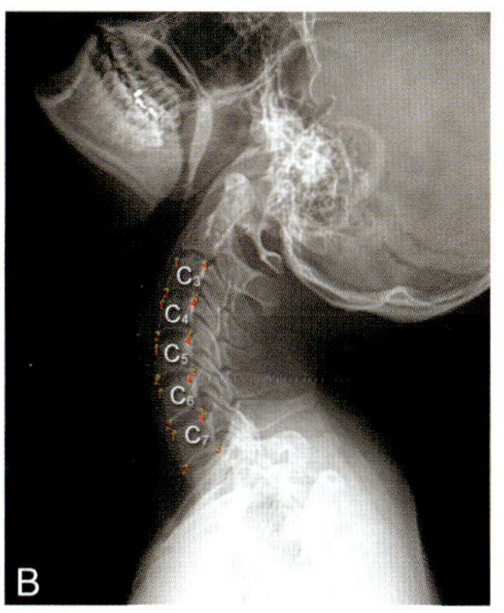

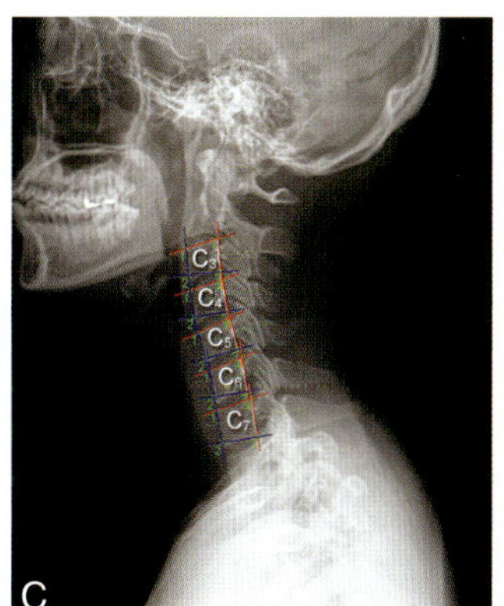

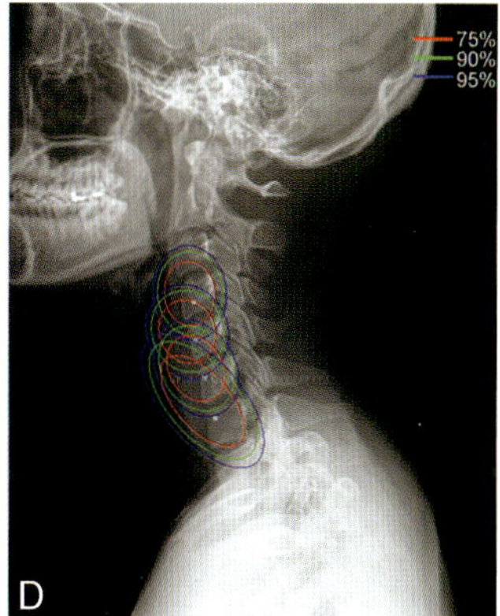

图2.9A ~ D 脊椎相应结构的数字定位点。A．屈曲位功能影像。B．伸直位功能影像。C．正常化的局部定位点体系。D．颈椎旋转中心的计算和统计分析。

生的被动张力组成。主动性子系统为脊椎在对抗载荷改变时，由脊椎肌肉和肌腱主动收缩所产生的稳定脊椎的力量组成。神经控制子系统是指，通过周围神经系统及中枢神经系统，脊椎的神经控制子系统接收由被动子系统、主动子系统传入的有关脊椎的位置、椎体运动和由脊椎肌肉产生的力量等的信号，然后，神经控制系统对脊椎的稳定性进行反馈调节，反馈产生的信号再作用于脊椎肌肉以让其改变力量，从而维持脊椎的稳定性。

明确脊椎"不稳"的诊断，对选择外科治疗进行干预是十分重要的[34]。一个清晰的定义有助于客观地判断脊椎"不稳定"。尽管现有的定义各不相同，但对不稳的共识均遵从以下描述："运动模式的改变"和"运动范围的增加"。Panjabi[35]认为，脊椎临床不稳是"在生理载荷下，脊椎丧失维持其位移模式的能力，所以未出现初发的或加重的神经功能障碍、无明显的畸形以及无致残性的疼痛"。Dupuis 等[36]采用解剖学词汇和运动学证据来描述不稳定，认为脊椎不稳定是一个不断进展的由功能异常阶段、不稳定阶段和再稳定阶段组成的退行性改变过程。不稳定阶段产生的椎间盘高度的丢失、韧带和关节囊的松弛和小关节的退变，导致脊柱运动范围的增加和异常。一个可接受的定义[37]是：不稳定与活动节段的强度降低具有相同含义，此时，作用于该节段的力量会较作用于具有正常结构的运动节段产生更多的位移。对于该定义，Pope[38]又增加了下述临床定性的指标：这种情况会引起疼痛、潜在地导致畸形不断进展的可能以及置神经结构于危险的境地。作为另外一种观点，也有研究者将脊柱节段总的运动范围分为中性区和弹性可变区[33,35]，把不稳定定义为中性区相对于总运动范围的增加。

临床评估

通过对脊柱功能性单位进行连续的结构划分，尸体标本研究证实在6-DOF方向上出现了运动模式的改变以及平移和旋转活动范围增加的情况[39,40]。体内研究也发现，颈椎"不稳定"患者的屈伸运动与正常个体的屈伸运动明显不同[41]，推测这可能由一个"不稳定"的节段与其邻近运动节段形成了一个"运动过度和运动不足节段复合体"的联合作用所致。在屈伸运动中，不稳定节段对运动不足节段的运动出现代偿并表现为异常的椎间运动。因此，这将引起颈椎屈伸运动的改变。

表2.6　下颈椎临床不稳的诊断分类表

因素	分值
前方因素破坏或功能丧失	2
后方因素破坏或功能丧失	2
相关矢状位移位> 3.5mm	2
相关矢状位旋转>11°	2
牵伸试验阳性	2
脊髓损害	2
神经根损害	1
异常椎间盘变窄	1
危险的负荷预期	1
总分5分及以上=不稳定	

来源：摘自 White AA 3rd, Panjabi MM[34]。

White和Panjabi[34]提出了一种其描述为"临床不稳定"的评分方法（表2.6）。特别强调的是，当椎体在屈曲、伸直位时，如其与邻近的椎体出现相对的移位>3.5mm和旋转>11° 时，可考虑为颈椎不稳定。这可在颈椎屈、伸位（或称为功能位）时的侧位影像上测量出来，该方法已被广泛采用[8,12-16]。

被动椎间运动的手法检查，可以发现椎间运动的过度活动以及脊椎节段在被动运动终点时对被动运动的抵抗力量的降低（例如一种到终点仍有松弛的感觉）。通过这种检查过程，检查者可以感受到脊柱稳定系统中的被动部分的作用被突破所带来的"中性区"范围出现增加的感觉。手法检查以及以后的理疗治疗均需要较好的技术，当然也受不同检查者可能存在的感受性不同的影响。采用现有的Panjabi[35]模式进行理疗的目的，就是通过锻炼的方

表2.7 评估脊柱椎间被动运动及颞下颌和终末关节被动联动运动的分级

分级	描述	标准
0	强直	无可检测到的移动，需应力位X线影像证实
1	明显僵直（活动受限）	较预期范围明显降低，对移动明显限制
2	轻微僵直（活动受限）	有限的预期范围降低，对移动有点儿限制
3	正常	在人体预期范围内，相同的移动
4	轻微增加（过度活动）	有限的预期范围增加，正常移动限制减弱
5	明显增加（过度活动）	过度移动范围，但最终受关节囊和韧带限制
6	不稳定	过度移动范围（如5级），但无关节囊和韧带限制

来源：摘自 Gonnella C, Paris SV, Kutner M[42]。

式，提高脊椎稳定主动性子系统和神经功能子系统的能力，从而对受损的被动子系统进行有效的代偿，以恢复脊椎功能和减少疼痛。目前已提出一种评估颈椎被动运动的手法检查方法和理疗的分级体系（表2.7）[42]。

热点和展望

不少研究者采用颈椎功能位侧位摄片的方法检查是否存在颈椎不稳定情况。然而，在大多数功能位X片影像上不易做出相应的判断，特别是对无外伤病史的患者。在两个平面的X线影像上，对颈椎结构的序列进行分析是困难的，也具有主观性，变形和骨性结构的重叠，可使测量产生误差，所以，该方法的可靠性备受质疑，且不同患者之间的比较也存在困难。颈椎“不稳定”漏诊的情况也时有报道[43-46]。

目前，很多颈椎生物力学的研究采用功能3D CT扫描技术或MRI扫描技术和双面影像检查方法，对颈椎最大屈伸范围进行分析，以诊断颈椎不稳[17-22]。这些新的方法具有潜在优势，可在获得较精确数据的同时而不干扰正常的运动模式。期望通过这些获得的数据，能有助于建立一个新的、客观的、以运动学为基础的、能定义脊椎不稳定的标准来定义不稳定。通常，新的方法需要先进的操作技术和操作时间，只有当完成3D运动分析功能的商业操作软件程序完备时（Fluo-Motion，Innomotion，Inc.）（图2.7A、B），这些新方法的常规临床应用才能成为可能。

参考文献

[1] Koebke J, Brade H. Morphological and functional studies on the lateral joints of the first and second cervical vertebrae in man[J]. Anat Embryol (Berl), 1982;164 (2):265-275.

[2] Mestdagh H. Morphological aspects and biomechanical properties of the vertebroaxial joint (C_2-C_3)[J]. Acta Morphol Neerl Scand, 1976;14(1):19-30.

[3] Nowitzke A, Westaway M, Bogduk N. Cervical zygapophyseal joints: geometrical parameters and relationship to cervical kinematics[J]. Clin Biomech (Bristol, Avon), 1994;9(6):342-348.

[4] Panjabi MM, Oda T, Crisco JJ, et al. Posture affects motion coupling patterns of the upper cervical spine[J]. J Orthop Res,1993;11(4):525-536.

[5] Werne S. The possibilities of movement in the craniovertebral joints[J]. Acta Orthop Scand, 1959;28(3):165-173.

[6] Worth DR. Movements of the craniovertebral joints.Modern manual therapy of the vertebral column[M]. Vol. 53.Edinburgh: Churchill Livingstone, 1986.

[7] Panjabi MM, Crisco JJ, Vasavada A, et al. Mechanical properties of the human cervical spine as shown by threedimensional loaddisplacement curves[J]. Spine (Phila Pa 1976), 2001;26 (24):2692-2700.

[8] Lind B, Sihlbom H, Nordwall A, et al. Normal range of motion of the cervical spine[J]. Arch Phys Med Rehabil,1989;70(9):692-695.

[9] Dvorak J, Panjabi M, Gerber M, et al. CTfunctional diagnostics of the rotatory instability of upper cervical spine. 1. An experimental study on cadavers[J]. Spine (Phila Pa 1976), 1987;12 (3):197-205.

[10] Mimura M, Moriya H, Watanabe T, et al. Threedimensional motion analysis of the cervical spine with special reference to the axial rotation[J]. Spine (Phila Pa 1976), 1989;14(11):1135-1139.

[11] Dvorak J, Hayek J, Zehnder R. CTfunctional diagnostics of the rotatory instability of the upper cervical spine. Part 2. An evaluation on healthy adults and patients with suspected instability[J]. Spine (Phila Pa 1976), 1987;12(8):726-731.

[12] Dvorak J, Froehlich D, Penning L, et al. Functional radiographic

diagnosis of the cervical spine: flexion/extension[J].Spine (Phila Pa 1976), 1988;13(7):748-755.

[13] Bhalla SK, Simmons EH. Normal ranges of intervertebral-jointmotion of the cervical spine[J]. Can J Surg, 1969; 12(2):181-187.

[14] Bohrer SP, Chen YM, Sayers DG. Cervical spine flexionpatterns[J]. Skeletal Radiol, 1990;19(7):521-525.

[15] Good CJ, Mikkelsen GB. Intersegmental sagittal motion in thelower cervical spine and discogenic spondylosis: a preliminary study[J]. J Manipulative Physiol Ther, 1992;15(9):556-564.

[16] Pearcy MJ, Bogduk N. Instantaneous axes of rotation ofthe lumbar intervertebral joints[J]. Spine (Phila Pa 1976), 1988;13(9):1033-1041.

[17] Lin CC, Lu TW, Wang TM, et al. In vivo three-dimensionalintervertebral kinematics of the subaxial cervical spineduring seated axial rotation and lateral bending via afluoroscopytoCT registration approach[J]. J Biomech, 2014;47(13): 3310-3317.

[18] Penning L, Wilmink JT. Rotation of the cervical spine. ACT study in normal subjects[J]. Spine (Phila Pa 1976). 1987;12(8):732-738.

[19] Ishii T, Mukai Y, Hosono N, et al. Kinematics of the cervicalspine in lateral bending: in vivo threedimensional analysis[J].Spine (Phila Pa 1976), 2006;31(2):155-160.

[20] Ishii T, Mukai Y, Hosono N, et al. Kinematics of the subaxialcervical spine in rotation in vivo threedimensional analysis[J].Spine (Phila Pa 1976), 2004;29(24): 2826-2831.

[21] Salem W, Lenders C, Mathieu J, et al. In vivo threedimensional kinematics of the cervical spine during maximal axialrotation[J]. Man Ther, 2013;18(4):339-344.

[22] Anderst WJ, Lee JY, Donaldson WF 3rd, et al. Sixdegreesof-freedom cervical spine range of motion during dynamicflexion-extension after singlelevel anterior arthrodesis:comparison with asymptomatic control subjects[J]. J BoneJoint Surg Am, 2013;95(6):497-506.

[23] Wang S, Passias P, Li G, et al. Measurement of vertebralkinematics using noninvasive image matching methodvalidation and application[J]. Spine (Phila Pa 1976), 2008;33(11):E355-361.

[24] Penning L. Normal movements of the cervical spine[J]. AJRAm J Roentgenol, 1978;130(2):317-326.

[25] Iai H, Moriya H, Goto S, et al. Threedimensional motionanalysis of the upper cervical spine during axial rotation[J].Spine (Phila Pa 1976), 1993;18(16):2388-2392.

[26] Penning L. Differences in anatomy, motion, developmentand aging of the upper and lower cervical disk segments[J].Clin Biomech (Bristol, Avon), 1988;3(1):37-47.

[27] Penning L. Nonpathologic and pathologic relationshipsbetween the lower cervical vertebrae[J]. Am J RoentgenolRadium Ther Nucl Med, 1964;91:1036-1050.

[28] Amevo B, Worth D, Bogduk N. Instantaneous axes of rotationof the typical cervical motion segments: a study in normalvolunteers[J]. Clin Biomech (Bristol, Avon), 1991;6(2):111-117.

[29] van Mameren H, Sanches H, Beursgens J, et al. Cervicalspine motion in the sagittal plane. II. Position of segmental averaged instantaneous centers of rotation–a cineradiographic study[J]. Spine (Phila Pa 1976), 1992;17(5):467-474.

[30] Dimnet J, Pasquet A, Krag MH, et al. Cervical spine motionin the sagittal plane: kinematic and geometric parameters[J].J Biomech, 1982;15(12):959-969.

[31] Amevo B, Aprill C, Bogduk N. Abnormal instantaneous axesof rotation in patients with neck pain[J]. Spine (Phila Pa 1976), 1992;17(7):748-756.

[32] Olson KA, Joder D. Diagnosis and treatment of cervicalspine clinical instability[J]. J Orthop Sports Phys Ther, 2001;31(4):194-206.

[33] Panjabi MM. The stabilizing system of the spine. Part I.Function, dysfunction, adaptation, and enhancement[J]. JSpinal Disord, 1992;5(4):383-389; discussion 397.

[34] White AA 3rd, Panjabi MM. The role of stabilization in thetreatment of cervical spine injuries[J]. Spine (Phila Pa 1976), 1984;9(5):512-522.

[35] Panjabi MM. The stabilizing system of the spine. Part II.Neutral zone and instability hypothesis[J]. J Spinal Disord, 1992;5(4):390-396; discussion 397.

[36] Dupuis PR, YongHing K, Cassidy JD, et al. Radiologicdiagnosis of degenerative lumbar spinal instability[J]. Spine(Phila Pa 1976), 1985;10(3):262-276.

[37] Pope MH, Panjabi M. Biomechanical definitions of spinalinstability[J]. Spine (Phila Pa 1976), 1985;10(3):255-256.

[38] Pope MH, Frymoyer JW, Krag MH. Diagnosing instability[J]. Clin Orthop Relat Res, 1992;(279):60-67.

[39] Panjabi MM, Krag MH, White AA 3rd, et al. Effects ofpreload on load displacement curves of the lumbar spine[J].Orthop Clin North Am, 1977;8(1):181-192.

[40] Tanz SS. Motion of the lumbar spine; a roentgenologic study[J]. Am J Roentgenol Radium Ther Nucl Med, 1953;69(3):399-412.

[41] Mofidi A, Tansey C, Mahapatra SR, et al. Cervicalspondylolysis, radiologic pointers of stability and acutetraumatic as opposed to chronic spondylolysis[J]. J SpinalDisord Tech, 2007;20 (6): 473-479.

[42] Gonnella C, Paris SV, Kutner M. Reliability in evaluatingpassive intervertebral motion[J]. Phys Ther, 1982;62(4):436-444.

[43] Evans DK. Anterior cervical subluxation[J]. J Bone Joint SurgBr, 1976;58(3):318-321.

[44] Nash CL Jr. Acute cervical softtissue injury and late deformity. A case report[J]. J Bone Joint Surg Am, 1979;61(2):305-307.

[45] Phillipson A, Cogley D, Lynch M. Hidden dangers inapparently stable neck injuries[J]. Injury, 1993;24(5):353-355.

[46] Webb JK, Broughton RB, McSweeney T, et al. Hidden flexion injury of the cervical spine[J]. J Bone Joint Surg Br, 1976;58(3):322-327.

第3章

颈椎序列

Shaleen Vira, Matthew A Spiegel, Virginie Lafage, Frank Schwab

导言

脊柱畸形的历史可以追溯到医学之父Hippocrates在其《关于骨骼和关节》一书中所描述的脊柱弯曲的内容[1]。在古代，人们对脊柱序列的理解，仅限于基于尸体以及易于对患者进行位置定位的粗略的定性描述。此后，作为组成脊髓病变诊断和治疗的原则，颈椎序列已成为颈椎外科中一个蓬勃发展的亚专业学科。

自Roentgen发现放射摄影成像X射线以来，脊柱畸形的检查发生了一场伟大的变革[2]。所以，现在的医务人员在无须直接解剖观察的情况下，就能看到首先由Hippocrates发现的以二维视图记录的脊柱畸形。X射线检查依然是评估颈椎病患者颈椎序列的基本方法。

脊柱序列的意义

人类需要以直立姿态进行行走。在人类进化过程中，能直立行走的关键标志是躯干在下肢以上获得了在矢状面上的平衡[3]，特别是脊柱在进化过程中出现的双S形结构，使脊柱的运动和稳定得到了理想的结合[4]，人类是唯一具有腰椎和颈椎两个弯曲的物种。骨盆通过形态逐步扩大和后倾参与了直立行走这一进化过程，成为平衡的基础，人类因此获得了直立姿势。脊柱的序列使得人类可以搬运食物、狩猎、使用工具并繁衍后代。

脊柱的作用是为人体提供支撑和平衡，应特别指出的是，脊柱是身体得以维持直立和水平视线的关键部位。Dubousset提出存在着一个圆锥体的理念，在这个圆锥体范围内，整个人体可以保持直立，其提出圆锥体的概念的范围，从代表最小消耗的“经济圆锥”到表示能量消耗上限的“最大功能圆锥”[5]。尤其是他可视化了一个站立姿势的平衡圆锥，其中，双脚位于一个被称为“支撑多边形”的区域，身体可在肌肉收缩和韧带支持体的作用下，不用移动脚就能以一个圆锥形的形式进行运动[5]。Dubousset也进一步扩展了“经济圆锥”的概念，即身体能以最小的肌肉收缩就可保持平衡状态[5]。

人体能适应平衡上的改变以便在尽可能狭窄的范围内调节重心（COG）[6]。这种趋向再平衡的基本趋势是促使脊柱在应对地心引力、区域性及局灶性的病理改变过程中产生代偿性改变的基础。为了维持人体的重心落于双足的需要，身体形成了躯干旋转或平移、胸腰椎屈曲、骨盆和下肢的代偿机制。虽然颈椎在这方面作用不大，但由于其临近头颅，故在维持人体平视方面可能发挥了更大的作用。因此，反过来说，颈椎序列的改变，将会朝最终形成脊髓病变的病理改变方向进展。

影像学参数

颈椎是脊柱最灵活的部分。为充分评估颈椎，检查时推荐使用3-ft的X射线。使用该方法可以测量出颈椎绝大多数矢状序列的影像学参数。

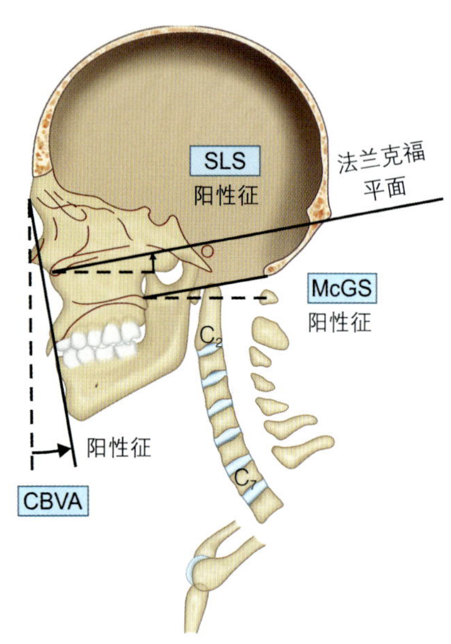

图3.1 颏额垂线角（CBVA）和CBVA替代角：视线斜率与麦克格雷戈斜率。

颅颈区

首次对颅颈区序列进行量化测定的是（学术界）在1885年提出的法兰克福（Frankfurt）水平线，该水平线定义为连接眼眶下缘和外耳道的延长线[7]。此后，提出了大量测量颈椎和胸腰椎序列的参数。

颏额垂线角（CBVA）对判断病人维持平视的能力非常有用。维持平视能力的丧失，严重影响着患者的日常生活和生活质量（QOL）[8]。颏额垂线角是从患者的下颌骨到额头连线与水平垂直线之间的夹角（图3.1）[8]。

CBVA的局限性是在大多数站立侧位全脊椎X线片上不容易进行测量。视线斜率（SLS）和麦克格雷戈斜率（MCGS）（图3.1）是测试平视的两种替代方法，且更容易获得，并已证实其与CBVA的联系更紧密[9]。视线斜率又称法兰克福水平线，该线是从眼眶前下缘到外耳道顶端的连线[7]。麦克格雷戈斜率是一条从硬腭后缘到枕骨最尾端的连线[10]。

颅颈区结构序列的一个重要作用是维持平视。目前尚未在无症状的志愿者中进行CBVA正常值的测量，但在术后恢复期患者中，CBVA的可接受值为-10°至+10°[11,12]。最近，与轻度残疾有关的CBVA范围值报道为：CBVA =[-4.7°；17.7°]。同样，SLS和MCGS值的范围为：SLS=[-4.1°；18.5°]；MCGS=[-5.7°；14.3°][9]。

颈椎区域

颈椎前凸（CL）的评价方法有很多种，但各有其优势和不足。最常使用的Cobb角测量方法，无论从C_1~C_7还是从C_2~C_7，都可用来测量颈椎前凸。在早期文献中，第一条线是沿C_2下终板作的平行线，或从C_1前结节至后弓后结节的连线；第二条线为沿C_7下终板作的平行线，两条线的垂线相交所成的内向夹角就是颈椎的曲度角[13,14]。Harrison后切线法很少使用，该方法为沿C_2~C_7各椎体后缘作平行线，测量各椎体节段间线相交所成角度的总和即为颈椎的曲度角[13]。最后，Jackson生理应力线的测定，是分别在C_2和C_7的后缘作平行线，再测量两条线相交所形成的夹角[14]。

每个影像学参数都各有其优势和不足。C_2~C_7的前凸易于测量，也被广泛接受，其参考值为5°~20°。然而，与年龄相关的退行性改变可影响所谓的“正常”值，此外，该值要适用于所有的患者，人体间的个体差异和形态结构的差异也是一项挑战。正如Faline等报道，仅29%的无症状患者颈椎前凸的角度超过10°[15]。事实上，区分正常变异和病理变异仍然是一个挑战。总的来说，Ames等人的研究表明，与其他参数相比较，Cobb法测量时，通过C_1测量所得的颈椎前凸（CL）偏大，而通过C_2测量所得的CL则偏小，而采用Horrison方法进行测量时，对颈椎前凸的评估结果较为准确[13,14]。但尽管如此，Cobb法仍然是目前临床最常用的方法，因为该方法操作简单，且组内、组间可靠性均较好。

C_2~C_7矢状垂直轴（cSVA）被定义为是通过C_2中心的铅垂线（PL）与C_7后上角之间的距离，这是一种对颈椎局部序列进行测量的方法，公认的正常值范围为1.5cm±1cm[16]。该方法的优点在于，它和

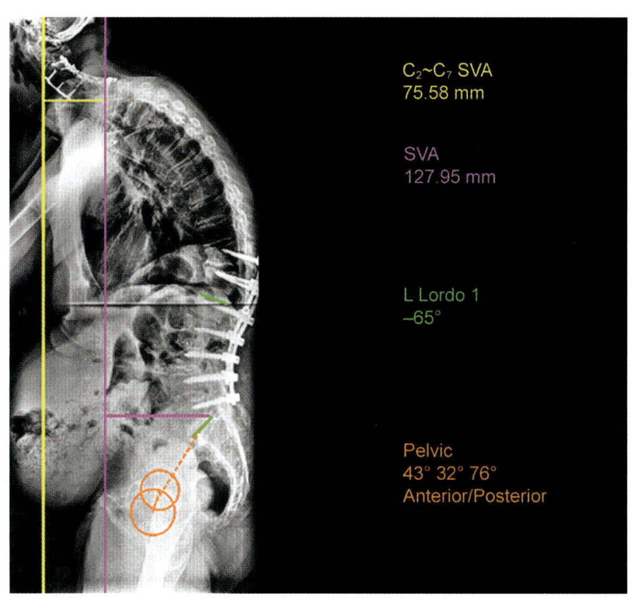

图3.2　强调矢状垂直轴测量的X线片。

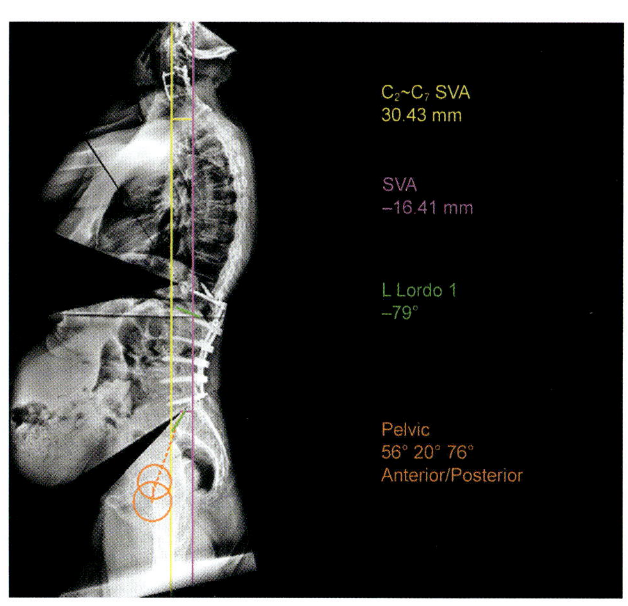

图3.3　注意与图3.2相比减小的矢状垂直轴，继发于代偿性改变。

与健康相关的生活质量(QOL)相关联，且容易进行测量。当颈椎功能障碍指数（NDI）为25时，相对应的C_2～C_7 SVA值约为4cm[6]。然而，该方法需要在标有刻度的图像上进行测量，另外，也可能会受到胸椎、腰椎畸形情况的影响。如在图3.2中，C_2～C_7的铅垂线间的距离为7.5cm，但这能考虑是颈椎之外的畸形所导致的后果吗？该患者存在着整个脊柱序列的异常、骨盆后倾和胸腰后凸畸形情况，颈椎畸形的原因应该是由于邻近的颈胸交界区存在着的后凸畸形所致。该病例的情况说明，在评估颈椎序列时，有必要去除可能存在的胸椎、腰椎代偿的情况。如图3.3示，当出现胸椎、腰椎代偿时，C_2～C_7 SVA值就可能减小。事实上，任何使用铅垂线的方法都存在着一定的限制，要真正了解颈椎序列的病理性改变，需要从下到上对患者的整体情况进行认真及耐心的分析。

颈胸交界区

近年来，新提出一些与QOL及手术疗效存在着复杂关联的参数，这些参数更有助于对颈椎序列的理解。例如，很多研究者着眼于研究颈胸交界区对颈椎序列的重大影响，而两者关系的基础可回溯到脊柱的维持平视的这一基本功能作用。

胸廓入口的形状和方向有助于保持人体平衡的直立姿势[17]。为此，Lee等[17]提出了作为影像学参数的颈倾角（NT）和胸廓入口角（TIA）。颈倾角的定义是起自胸骨上端的两条线之间的夹角，其中一条线为胸骨垂线，另一条为连结于T_1终板中心点的连线。胸廓入口角的定义是经T_1终板中心点的垂线与从T_1终板中心点至胸骨上端连线之间的夹角。之后，Lee等人发现了三者之间的基本关系，即TIA等于T_1倾角（T1S）（水平线与T_1终板间的夹角）加NT角之和[17]。这种关系类似于已经明确的腰椎的关系，即骨盆投射角（PI）等于骶骨倾斜角加骨盆倾斜角之和。

由于与颅骨偏移和颈椎序列之间存在明显的关联，TIA具有较好的临床相关性[17]。为维持生理性的颈部倾斜，当胸廓入口角较小时，T_1倾角和颈椎前凸也相应较小，反之亦然[14]。Lee 等人认为，胸廓入口角和T_1倾角可以作为评估矢状位平衡、预测生理性序列、指导颈椎畸形矫正的指标[17]。T_1倾角决定了平衡状态下维持头部重心所需的下颈椎生理前凸的大小，T_1倾角的改变取决于全脊柱序列的情况，如同通过SVA和上胸椎生理后凸角度（TK）进

表3.1 T_1S和$C_2\sim C_7$脊柱前凸之间、T_1S和$C_2\sim C_7$ SVA之间、$C_2\sim C_7$ SVA和T_1S与$C_2\sim C_7$脊柱前凸的差异之间的显著相关性

参数	参数	Pearson (r)
$C_2\sim C_7$ SVA	$C_2\sim C_7$前凸	0.45
$C_2\sim C_7$ SVA	T1倾斜	0.44
$C_2\sim C_7$ 前凸	T1倾斜	0.38

来源：Ames CP, Blondel B, Scheer JK, et al. Cervical radiographical alignment: comprehensive assessment techniques and potential importance in cervical myelopathy[J]. Spine (Phila Pa 1976).2013;38:S149~160.

表3.3 无症状成人不同性别及年龄段颈椎前弯（CL）的正常值

年龄	男性（°）	女性（°）
20 ~ 25	16 ± 16	15 ± 10
30 ~ 35	21 ± 14	16 ± 16
40 ~ 45	27 ± 14	23 ± 17
50 ~ 55	22 ± 15	25 ± 11
60 ~ 65	22 ± 13	25 ± 16

来源：Ames CP, Blondel B, Scheer JK, et al. Cervical radiographical alignment: comprehensive assessment techniques and potential importance in cervical myelopathy[J]. Spine (Phila Pa 1976).2013;38:S149−160.数值以均数± 标准误差表示。

行测量时的情况。资料表明，脊柱侧凸患者的T_1倾角与SVA（如从C_2齿状突铅垂线测量时一样）直接相关，也可作为一种测量全脊柱整体序列的方法[18]。T_1S与$C_2\sim C_7$脊柱前凸之间、T_1S与$C_2\sim C_7$ SVA之间以及$C_2\sim C_7$ SVA与T_1S和$C_2\sim C_7$脊柱前凸之间的差异的相关关系如表3.1所示。一般来说，$C_2\sim C_7$脊柱前凸应该与T1S成正比[19,15]。

最近提出了一种如何测量颈椎前凸（CL）的客观指标，方法如下：T_1S的角度减去$C_2\sim C_7$前凸（TS~L）的17° 角度的余数相当于C_2~C_7 SVA的4cm[20]。该指标就如何根据T_1S测量来获得颈椎前凸情况提供了一种客观的标准，这也强调了颈胸交界区影像学参数对理解颈椎序列的重要性。

正常的颈椎序列

颈椎担负着颈部的活动，依据功能多样性的程度，不同颈椎节段之间存在有明显的正常差异。

表3.2 无症状成人颈椎运动节段的正常角度

平面	角度（°）
$C_0\sim C_1$	2.1 ± 5.0
$C_1\sim C_2$	−32.2 ± 7.0
$C_2\sim C_3$	−1.9 ± 5.2
$C_3\sim C_4$	−1.5 ± 5.0
$C_4\sim C_5$	−0.6 ± 4.4
$C_5\sim C_6$	−1.1 ± 5.1
$C_6\sim C_7$	−4.5 ± 4.3
小计（$C_2\sim C_7$）	−9.6
总计($C_1\sim C_7$)	−41.8

来源：Ames CP, Blondel B, Scheer JK, et al. Cervical radiographical alignment: comprehensive assessment techniques and potential importance in cervical myelopathy[J]. Spine (Phila Pa 1976). 2013;38:S149−160. 数值以均数± 标准误差表示，负数表示节段值为前凸。

表3.2显示了无症状成人的正常颈椎不同节段的角度[16]。另外，在CL方面，也存在着较小的与性别和年龄相关的差异（表3.3）[21]。在无症状的正常志愿者中，平均总的CL约为-40° [16]。$C_1\sim C_2$关节在颈椎直立时的前凸角度中占有最大的比例，为75% ~ 80%[16,22]，该现象的合理解释是头部的重心直接位于C_1和C_2椎体的中心之上[23]。下颈椎节段对形成颈椎前凸角度的作用不大。$C_4\sim C_7$对颈椎前凸起到约6%或15%的作用。有报道显示，在20岁和大于60岁的人群中，平均的 $C_2\sim C_7$矢状位Cobb角度分别为-8.98° （标准误差为10.98° ）及-13.70° （标准误差为10.48° ）（表3.4））[24]。最终，就齿状突与C_7 PL间的距离而言，平均值范围为15 ~ 17 ± 11.2mm（表3.5）[16]。

胸椎和腰椎区域

就颈椎连接于胸椎、腰椎这一基本概念而言，也表明不能孤立地对颈椎进行研究。长期以来一直使用的有关胸椎、腰椎和骨盆的测量参数，在确定颈椎序列的测量中均起到相应的作用。

举例来说，现在使用的一些区域性测量参数之间存在着一定的相关关系并形成了参数链，如骨盆

表3.4　年少与年长者的$C_2\sim C_7$矢状面Cobb角参数值

	年轻者		年长者	
	均数	标准差	均数	标准差
$C_2\sim C_7$（mm）	+13.21	7.22	+13.68	9.86
$S_1\sim C_2$（mm）	+11.81	30.49	+32.60	40.88
$S_1\sim C_7$（mm）	+1.27	31.92	+20.54	41.63
Tapex to C_2（mm）	+62.14	16.70	+78.25	31.40
Tapex to C_7（mm）	+49.36	16.12	+66.87	26.97
Lapex to C_2（mm）	- 33.28	28.62	- 12.33	40.75
Lapex to C_7（mm）	- 44.95	30.56	- 23.92	41.41
C_0–C_2（o）	- 16.44	7.89	- 14.44	8.79
C_2–C_7（o）	- 8.98	10.98	- 13.70	10.48
$T_1\sim T_{12}$（o）	+39.00	11.52	+33.37	17.94
$L_1\sim S_1$（o）	- 49.46	11.45	- 45.59	19.63
T_1倾角（o）	+23.76	7.06	+19.96	6.77

来源：Park MS, Moon S–H, Lee H–M, et al. The effect of age on cervical sagittal alignment: normative data on 100 asymptomatic subjects[J]. Spine (Phila Pa 1976). 2013;38:E458–463.

表3.5　文献中无症状成人的正常cSVA值

无症状成年人的cSVA值(mm)	
齿状突与C_7 PL间的距离	15.6 ± 11.2
骶骨与C_7 PL间的距离	13.2 ± 29.5

来源：Ames CP, Blondel B, Scheer JK, et al. Cervical radiographical alignment: comprehensive assessment techniques and potential importance in cervical myelopathy[J]. Spine (Phila Pa 1976).2013;38:S149–160. 数值以均数± 标准误表示。

倾斜角（PI）与腰椎前凸（LL）相关联，腰椎前凸又与胸椎后凸（TK）相关联，最终胸椎后凸又与CL相关联（图3.4、图3.5）。相反，骨盆倾斜角与胸椎后凸之间缺乏直接的相关性，这使得从骨盆到颈椎之间的相关关系链变得更为复杂。现行的观点是，腰椎前凸与骨盆倾斜角和胸椎后凸成正比关系。骨盆的影响是一个固定的参数，而胸椎后凸也不具有更多的灵活性。与具有骨盆倾角小但胸椎后凸角度大的个体相比，具有较小的骨盆倾斜角或较小的胸椎后凸的个体，其腰椎前凸也会更小。这表明与其说胸椎后凸并不是腰椎后凸的结果，还不如说腰椎前凸是胸椎后凸和骨盆倾斜角所致的结果。因此，颈椎前凸的增加和胸椎后凸的增加一样，不是要大到保持头部在骨盆上的正常关系，而是要大到足够保持水平视线的程度[25,26]。在某些情况下，对胸椎、腰椎区域整体序列平衡的手术矫正，可以自动地改善颈椎的序列。因此，理解胸椎、腰椎序列显得非常重要[27]。

矢状面平移

颈椎矢状面的平移可采用不同的方法进行测量，这些方法具有的一个共同点即上面所描述的建立颈椎矢状轴（SVA）。一般来说，SVA的测量是从一个确定的点的铅垂线与另一确定的点之间的水平距离，后者通常为骶骨的后上角。此外，在颈椎区域的序列方面，颈椎SVA可以被定义为从C_2（或齿状突）中心的铅垂线与C_7后上角之间的距离，即所谓的$C_2\sim C_7$ SVA（图3.6）[14]。同时，可使用C_2 SVA或C_7 SVA来定义全脊柱的矢状位序列。这些参数可采用测量相应的C_2/C_7 铅垂线到骶骨后上角的距离[14]。另一个用于全脊柱矢状位序列分析的参数是重力线。重力线与C_7 SVA相似，但铅垂线的起点为头部

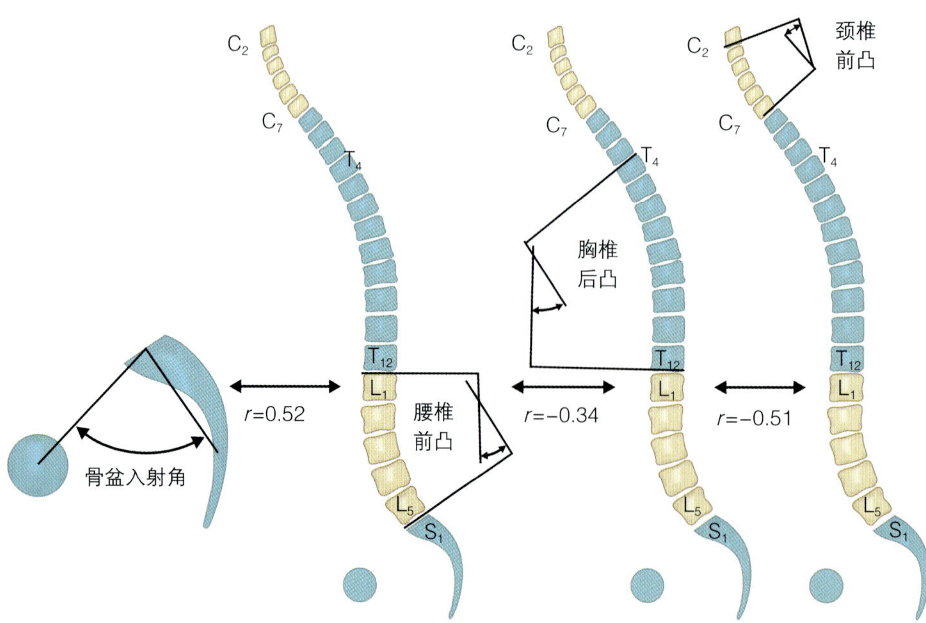

图3.4　骨盆倾斜角（PI）与脊柱区域性矢状面参数之间的相关关系链及相应的皮尔森系数r值。骨盆倾斜角（PI）较大时，腰椎前凸（LL）也较大，腰椎前凸（LL）的增加与胸椎后凸（TK）的增加也相关，并最终与颈椎前凸（CL）的增加相关。

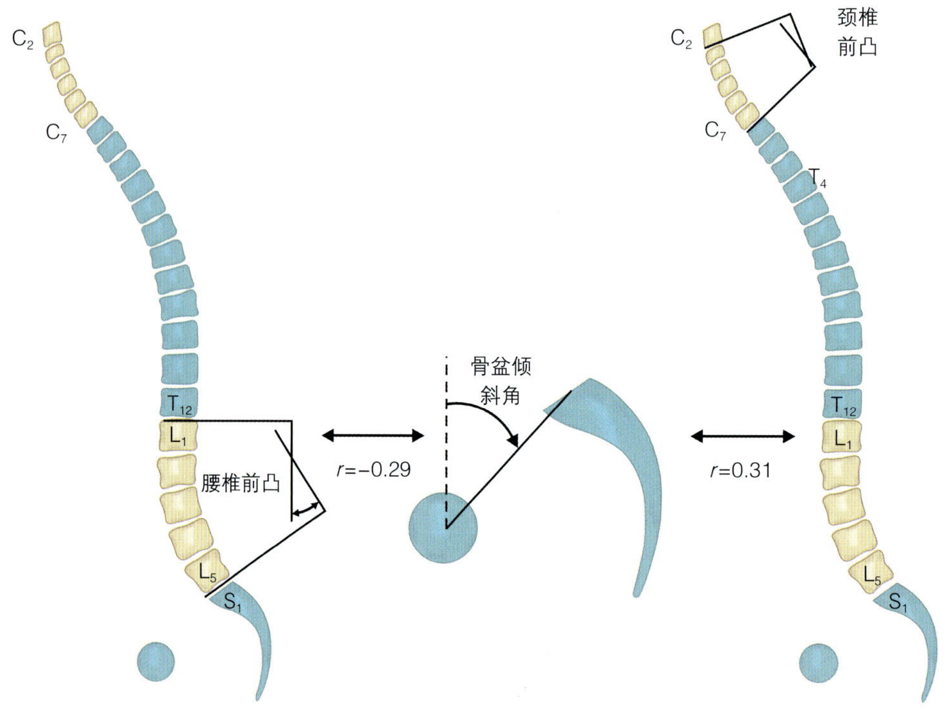

图3.5　骨盆倾斜与腰椎/颈椎前凸（CL）的相关关系。作为一种代偿，腰椎前凸的减少与骨盆后倾具有相关性，骨盆后倾也与颈椎前凸的增加相关。

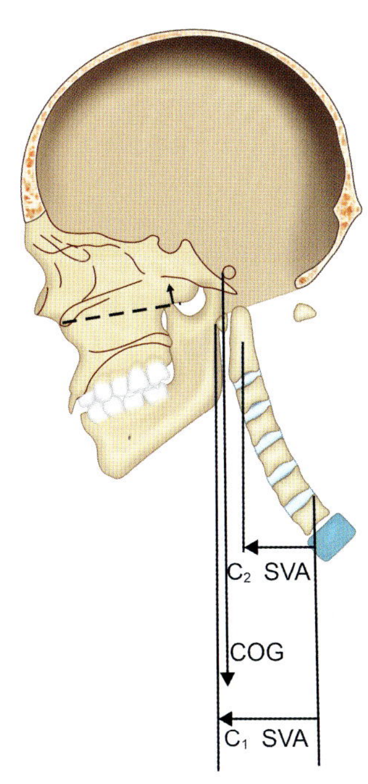

图3.6 颈椎矢状面垂直轴（SVA）测量技术的可视化重建。C_1 SVA是从C_1前结节铅垂线PL到C_7后上角的距离，C_1 SVA是从C_2（或齿状突）中心铅垂线PL到C_7后上角的距离，COG（重心）是从外耳道前缘下降的PL到C_7后上角前缘的距离。

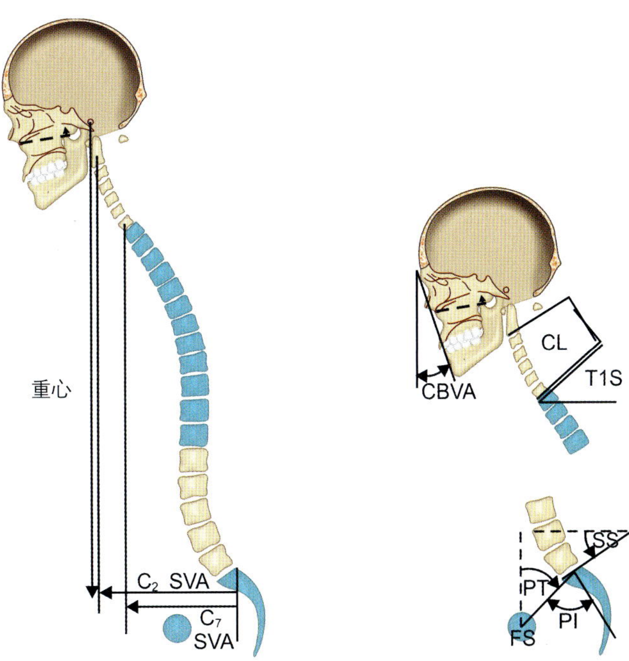

图3.7 脊柱通过整体产生作用。因此，颈椎序列的参数与下位区域的参数相互影响（CBVA：颏额垂线角；CL：颈椎前弯；T1S：T1斜率；COG：重心；FS：股骨干；PT：骨盆倾斜；SVA：矢状垂直轴）。

重心（COG）[28,29]，在侧位X线片上，COG的位置近似于外耳道的前缘（图3.7）[23]。

影像学参数和脊髓病协会

上面所述的颈椎的各种测量参数的真正价值在于，如何将它们与疼痛及功能障碍的临床检查进行关联。在该领域已有大量的研究，重点集中在矢状面的序列失衡如何导致功能障碍方面。然而，由于所研究的患者和使用的方法不同，在使用颈椎参数测量后所确定的颈椎序列失衡情况，其如何确切地与功能障碍情况相对应方面，文献中仍存在较大争议。第21章将对此问题进行充分的讨论。

结论

作为引导性部分，本章强调了理解脊髓型颈椎病作为一种病理过程，在本质上取决于颈椎序列这一理念的重要性。现有的颈椎序列的标准参数和与站立姿势有关的关键参数之间的相关关系，不仅提供了临界参考值，而且也是判断和治疗脊柱序列失衡情况的基础。从序列的测量这一“视角”对脊髓病变进行可视化，为目前临床存在的、不同治疗方法会有不同的结果这一现象提供了更丰富的认识，并可在以后提升需进行外科干预的临界评估的准确性提供帮助。

参考文献

[1] Hippocrates. De Prisca Medicina.In: Littre PE (Ed.). Oeuvres Completes d’Hippocrate, Vol. 9[M]. Amsterdam: AM Hakkert;1982.

[2] Keevil G. The Roentgen rays[J]. Br Med J, 1896;1:433-434.

[3] Tardieu C, Bonneau N, Hecquet JJ, et al. How is sagittal balance acquired during bipedal gait acquisition? Comparison of neonatal and adult pelves in three dimensions. Evolutionary implications[J]. J Hum Evol, 2013;2013:209-222.

[4] Schmitt D. Insights into the evolution of human bipedalism from experimental studies of humans and other primates[J].J Exp Biol, 2003;206:1437-1448.

[5] Dubousset J. Three-dimensional analysis of the scoliotic deformity. In: Weinstein SL (Ed.). The Pediatric Spine[J]. New York: Raven Press, 1994, 479-496.
[6] Tang JA, Scheer JK, Smith JS, et al. The impact of standing regional cervical sagittal alignment on outcomes in posterior cervical fusion surgery[J]. Neurosurgery, 2012;71:662-669; discussion 669.
[7] Garson J. The Frankfort Craniometric Agreement, with Critical Remarks Thereon[M]. J Anthropol Inst Gt Britain, 1885.
[8] Suk K, Kim K, Lee S, et al. Significance of chin-brow vertical angle in correction of kyphotic deformity of ankylosing spondylitis patients[J]. Spine (Phila Pa 1976), 2003;28:2001-2005.
[9] Lafage R, Challier V, Ferrero E, et al. Validation of correlation between CBVA, SLS and McGregor's Slope[J]. Scoliosis Res. Soc, (SRS); Sept. 10-13, Anchorage, Alaska: 2014.
[10] McGregor M. The significance of certain measurements of the skull in the diagnosis of basilar impression[J]. Br J Radiol, 1948;21(244):171-181.
[11] Pigge RR, Scheerder FJ, Smit TH, et al. Effectiveness of preoperative planning in the restoration of balance and view in ankylosing spondylitis[J]. Neurosurg Focus, 2008;24:E7.
[12] Kim K-T, Suk K-S, Cho Y-J, et al. Clinical outcome results of pedicle subtraction osteotomy in ankylosing spondylitis with kyphotic deformity[J]. Spine (Phila Pa 1976), 2002;27:612-618.
[13] Harrison DE, Harrison DD, Cailliet R, et al. Cobb method or Harrison posterior tangent method: which to choose for lateral cervical radiographic analysis[J]. Spine (Phila Pa 1976), 2000;25:2072-2078.
[14] Ames CP, Blondel B, Scheer JK, et al. Cervical radiographical alignment: comprehensive assessment techniques and potential importance in cervical myelopathy[J]. Spine (PhilaPa 1976), 2013;38:S149-160.
[15] Faline A, Szadkowski S, Berthonnaud E, et al. Morphological study of the lower cervical curvature: results of 230 asymptomatic subjects[M]. EuroSpine, Brussels, Belgium, 2007.
[16] Hardacker JW, Shuford RF, Capicotto PN, et al. Radiographic standing cervical segmental alignment in adult volunteers without neck symptoms[J]. Spine (Phila Pa 1976), 1997;22:1472-1480; discussion 1480.
[17] Lee S, Kim K, Seo E, et al. The influence of thoracic inlet alignment on the craniocervical sagittal balance in asymptomatic adults[J]. J Spinal Disord Tech, 2012;25:E41-47.
[18] Knott PT, Mardjetko SM, Techy F. The use of the T1 sagittal angle in predicting overall sagittal balance of the spine[J].Spine J, 2010;10:994-998.
[19] Marnay T. Equilibre du rachis et du bassin[M]. Cah D'enseignement La SOFCOT Elsevier, Paris 1988.
[20] Protopsaltis TS, Terran J, Bronsard N, et al. T1 slope minus cervical lordosis (TS-CL), the cervical answer to PI-LL,defines cervical sagittal deformity in patients undergoing thoracolumbar osteotomy[J]. Cerv Spine Res Soc Annu Meet, December 5-7, 2013.
[21] Gore DR, Sepic SB, Gardner GM. Roentgenographic findings of the cervical spine in asymptomatic people[J]. Spine (PhilaPa 1976), n.d.;11:521-524.
[22] Jackson RP, McManus AC. Radiographic analysis of sagittal plane alignment and balance in standing volunteers and patients with low back pain matched for age, sex, and size. A prospective controlled clinical study[J]. Spine (Phila Pa1976), 1994;19:1611-1618.
[23] Beier G, Schuck M, Schuller E, et al. Determination of physical data of the head. I. Center of gravity and moments of inertia of human heads[M]. Munich: University of Munich, 1979.
[24] Park MS, Moon S-H, Lee H-M et al. The effect of age on cervical sagittal alignment: normative data on 100 asymptomatic subjects[J]. Spine (Phila Pa 1976), 2013;38:E458-463.
[25] Lafage V, Ferrero E, Lafage R, et al. Chain of compensation related to PI-LL mismatch: a complete standing axis investigation including lower extremities[J]. Scoliosis Res Soc(SRS), Sept. 10-13, Anchorage, Alaska: 2014.
[26] Lafage VC, Ferrero E, Lafage R, et al. Maintaining chin brow vertical angle (CBVA) and horizontal gaze in lumbar fatback deformity[M].Full body analysis of the chain of compensation from the cervical spine to the feet, 2014.
[27] Smith JS, Shaffrey CI, Lafage V, et al. Spontaneous improvement of cervical alignment after correction of global sagittal balance following pedicle subtraction osteotomy[J]. J Neurosurg Spine. 2012;17:300-307.
[28] El Fegoun AB, Schwab FJ, Gamez L, et al. Center of gravity and radiographic posture analysis: a preliminary review of adult volunteers and adult patients affected by scoliosis[J].Spine (Phila Pa 1976), 2005;30:1535-1540.
[29] Gangnet N, Pomero V, Dumas R, et al. Variability of the spine and pelvis location with respect to the gravity line: a three-dimensional stereoradiographic study using a force platform[J]. Surg Radiol Anat, 2003;25:424-433.

第4章

颈椎病的临床诊断

Brett M Walker, Krister Radcliff

概述

脊髓型颈椎病（Cervical spondylotic myelopathy，CSM）是后天性导致成人脊髓功能障碍的最常见原因[1]。其他原因包括创伤、肿瘤、缺血、后纵韧带骨化。男性容易罹患该病，发病年龄多在50岁以上。

直到1952年Brain等首次报道了大样本病例时，脊髓型颈椎病的症候群才得以描述[2]。在该大样本的回顾性研究中，75%的患者表现为不定期的疾病发作，患者再次经历新的症状周期；20%的患者表现为一个缓慢的、逐渐加重的过程；5%的患者表现为急性发作后，出现一个长期的、无新症状发生的阶段[3]。Lees和Turner在一个相类似的研究中发现，大多数患者的病程时间均较长，且经历了数个周期的无疾病进展的功能障碍过程[4]。脊髓型颈椎病表现出的进展缓慢的过程，常导致临床诊断延误，从而导致治疗的延误。有一项研究表明，对脊髓型颈椎病患者，从最初出现症状到做出诊断的平均时间为6.3年。诊断延误时间的增加常与患者较差的预后转归密切相关[5]。

CSM的发病机制涉及多因素的参与。椎管狭窄、椎管矢状径减小与该病的发展密切相关，这种病理变化与系列的退行性改变有关，尤其容易出现在长期的退变过程中。现在公认的是，椎间盘的退变最先发生，但进展缓慢，通常没有症状[6]。随后，相继出现更多的退行性改变的表现，包括骨赘的形成、钩椎关节及关节突关节肥大、脊椎骨桥形成、黄韧带肥厚，甚至发生后纵韧带骨化[1,7]。所有这些改变均可引起椎管直径的减小。尽管临床常以小于13mm作为测量的标准，但目前仍无一测量椎管大小的标准可以通用地判定椎管狭窄，这可能与影像检查时的放大率不同导致的差异有关[8,9]。为解决这种差异产生的影响，Pavlov等采用椎体矢状径与椎管矢状径的比值进行评估。他们认为，如果该比值<0.82，椎管狭窄的诊断准确率可达到92%。正常情况下，该比值应该>1.0[10]。对存在先天性椎管狭窄的患者，发展为脊髓受压迫的危险性更大[11-14]。

考虑到脊髓型颈椎病相关的多种多样的发病机制，Crandall和Batzdorf提出，以神经功能表现为基础，将其分为5种类型：横向损害综合征是指损害涉及脊髓横断面的皮质脊髓束、脊髓丘脑束和脊髓后索，受损平面以下处于相同的严重程度，这是最常见的类型，作者认为这是疾病的晚期阶段；运动系统综合征的特点是皮质脊髓束的功能障碍，而感觉传导束的功能仅轻微受限，该型患者较常见的表现为肌肉痉挛；中央脊髓综合征的特征是感觉和运动功能均出现障碍，上肢的表现重于下肢；脊髓半切综合征（Brown-Séquard syndrome）是指疾病影响到脊髓的单侧，特点是损伤平面以下身体同侧的皮质脊髓束功能缺失，对侧的痛觉缺失；臂痛及脊髓综合征的特点表现为上肢剧烈疼痛以及具有长束的症状，与其他类型明显不同的是，该型患者常感受到相应的上肢神经根性症状[15]。Ferguson和Caplan提出了另外一种替代且简化的分型方法：内侧型综合征主要表现为长束的症状；外侧型综合征首先出现神经根性症状；混合型综合征最常见，此型脊髓和神经根均受累；血管型综合征的特点是脊髓缺血，患者病情迅速加重，表现多样[16]。

确切的脊髓型颈椎病诊断需要一个完整的病史和全面的体格检查。对相关影像学检查资料的细致分析有助于确定诊断。无论如何，临床医生在鉴别诊断时，必须对相似表现具备深疑的思路及敏锐的理解。

病史

完整的病史是临床医生做出正确诊断的必备条件。病史应该从患者的主诉开始。不少研究表明，患者最早的主诉是手的笨拙及步态的异常[17-19]。应详细记录症状开始出现和持续的时间，不论是发生在疾病的稳定期或进展期及其他任何时期的情况，都应详细记录，同时取得患者家庭成员和朋友的帮助，这有助于准确地确定患者多年来不易察觉但缓慢进展的症状的时间进程。

另外，应该明确神经症候的定位。患者是出现单侧还是双侧的症状？上肢的症状重还是下肢的症状重？典型的表现是出现上肢灵活度的降低及非特异性的感觉缺失。病史应该包含有任何的功能障碍：如书写、扣纽扣、抓拿识别小物体困难，不能使用电脑、手机或遥控器等[20-22]。患者还可能表现为双足分开的痉挛步态，常导致跌倒[21]。因此应仔细询问患者的摔倒病史以及使用设备辅助行走的情况。患者也可能诉说一些细微的改变，如爬楼梯时不得不去拉扶手[22]。步态的改变常常会导致患者过早地疲劳，因此应该询问患者的体力状态，还要询问患者的日常基本生活能力。出现的肢体疼痛、麻木的病史也应该详细记录。患者也常诉说非特异性或非皮节性的感觉异常[23]。文献报道的有关脊髓型颈椎病患者的轴性颈痛的发生率也常不一致，一些报道低于34%，使得轴性颈痛用于诊断的价值受到质疑[24]。病史还应该包含患者大小便习惯的情况，因为严重的脊髓型颈椎病患者，可能会发生大小便功能的障碍。最后，应该记录任何可以加重或缓解病情的方法。既往史、手术史、社会和家族史都应做系统回顾，对有助于判断急性或慢性的病情变化的各种信息，以往颈部、颅脑的病理性或遗传性疾病的诊治情况也要获得。对既往的颈椎手术史要特别地关注，因其会影响下一步的手术计划。表4.1总结了脊髓病变的常见病史要点。

表4.1 与脊髓病相关的病史表现

感觉“不稳”	不能扣纽扣	不能抓拿小物体	症状缓慢进展
频繁地摔倒	书写质量的下降	手部麻木	功能稳步下降

体格检查

CSM患者的体格检查结果具有较大的可变性，在诊断时需要具有善于思考的态度。由于没有一个能够确定脊髓病变诊断相关的症状与体征，这使得诊断非常困难[20]。另外，很多体格检查结果可能是灵敏的，并随着压迫节段的不同而表现各异[1,25]。

如上所述，众多CSM的常见体征中，步态异常是比较常见的表现。通常情况下，患者会首先感受到不稳的感觉。研究表明，90%~100%的脊髓病变患者会出现步态异常[5,19]。因此，在体格检查时，应仔细观察患者的步态，让患者沿走廊通道进出诊室，观察患者步态异常的模式，同时也要求患者尝试进行足跟行走、足尖行走及跟-趾行走。甚至在比较少的情况下，脊髓型颈椎病患者也可能难以完成这些动作，因为这些动作需要在较好的平衡或本体控制下才能完成。通常，脊髓病变患者难于用跟-趾行走方式完成步行，而且呈现出双足分开及蹒跚步态，患者常常表现出“痉挛”和僵硬情况[26]。患者也会出现转身困难，需要墙壁或扶手进行协助。Maezawa等对CSM患者进行了详细的步态分析，患者表现出步行速度减慢、站立时间增加、单足站立时间减少、跨步距离减小和双足间距增宽[27]。

Romberg试验（闭目直立试验）是位置觉激发试

表4.2　Nurick评分

分级	临床表现
0	仅有根性症状或正常
1	有脊髓压迫的理学体征，但步态正常
2	行走困难但不妨碍工作
3	行走困难影响工作，但无须辅助行走
4	无辅助不能行走
5	轮椅或卧床不起

验，该试验可提供额外的诊断信息。通过让患者闭眼的同时进行单足站立、两手向前平伸，检查者能通过结果评估患者的脊髓后柱功能[28]。Findlay等报道，有脊髓病变病的例组中，34%的患者表现为单足闭目站立试验阳性。该项研究提出了一种改良的“行走-Romberg试验”，可使检查的阳性率提高到74%[29]，该方法要求患者睁眼行走5m，然后闭眼行走相同的距离，在检查过程中，医生要全程陪同以免患者摔倒，如患者由于不稳而出现行走摇摆、摔倒或不能完成行走距离则视为阳性表现。1972年，Nurick报道了160例存在脊髓病变患者的资料，并提出了依据患者步态异常的情况对脊髓病变严重程度进行级别划分的Nurick分级评分方法[30]，将脊髓型颈椎病严重程度分为0～5六级，功能障碍程度随级数的增加而增加。作为脊髓型颈椎病的一种评估方法，Nurick分级方法具有其有效性和敏感性。Nurick评分的具体内容见表4.2。

评估颈椎的活动范围应在各个平面上进行，包括前屈、后伸、左右侧屈和旋转活动。临床医师应该特别地关注颈椎后伸受限情况，后伸受限在椎管狭窄或神经根受压的患者可是疼痛性的，颈椎后伸的丧失对未来的手术计划非常重要，因为在摆体位和气管插管时必须特别注意[28]。Lhermitte 征阳性是指患者在颈椎屈曲或后伸时，躯干或肢体出现电击样的感觉[32]。Crandall和Batadorf 报道，有脊髓病变患者中，28%的患者存在Lhermitte征阳性[15]。

为排除原发于大脑与脑干的病变，也应该对颅神经（Ⅱ-Ⅺ）进行检查。很多脊髓病变具有相似的运动和感觉功能检查的结果。对于脊髓型颈椎病的患者来说，颅神经的检查结果应该是正常的。

对上肢和下肢进行全面的运动、感觉和神经反射功能评估具有决定性的作用。另外，振动试验可用于测试脊髓后柱功能。我们推荐使用美国脊髓损伤研究会的损害评分对运动及感觉功能进行评分分级（图4.1）[33-34]。运动功能情况被划分成0～5级；按照皮节分布区域，轻触觉和针刺觉被分为0～3级。通过反复的体格检查，该方法可获得结果的一致性。

接着应检查和记录腱反射（DTRs）。传统上，腱反射功能可划分为0～4级[35]。一般来说，在脊髓受压的节段，可表现为下运动神经元功能障碍（感觉减退，反射减弱），而脊髓受压节段以下部位则表现为上运动神经元功能障碍（肌肉痉挛，反射亢进）[17]。如压迫发生在多个脊髓节段，上肢可出现典型的、与压迫节段相对应的混合性上下运动神经元功能障碍，例如，C_4～C_5压迫的患者表现为三角肌肌力减弱、肱二头肌肌力减弱以及肱二头肌反射减弱的下运动神经元神经功能障碍症状，而压迫平面以下的肱桡肌反射和肱三头肌反射可出现反射亢进，同时，患者的下肢将表现为上运动神经元损害症状[21]。通常情况下，上肢的症状多发生于单侧，而下肢的症状多表现在双侧[22]。反射亢进和肌肉痉挛是脊髓型颈椎病常见的临床表现，特别是下肢[17,19,36]。值得注意的是，除颈椎管狭窄以外，很多患者也同时伴有腰椎管狭窄，此时，在一侧或双侧下肢也可出现下运动神经元性功能障碍，使临床表现更加复杂。

完整的感觉功能检查包括轻触觉和针刺觉。在脊髓型颈椎病患者中，感觉障碍的情况取决于脊髓压迫的部位。脊髓丘脑束受压时，受压平面以下表现为脊髓受压迫对侧的躯体痛、温觉功能减退，但轻触觉正常。脊神经背侧根受压时，则出现支配区的皮节的感觉减退。当脊髓后柱受压时，受压平面以下出现同侧躯体的振动觉和位置觉功能减退，进而导致患者

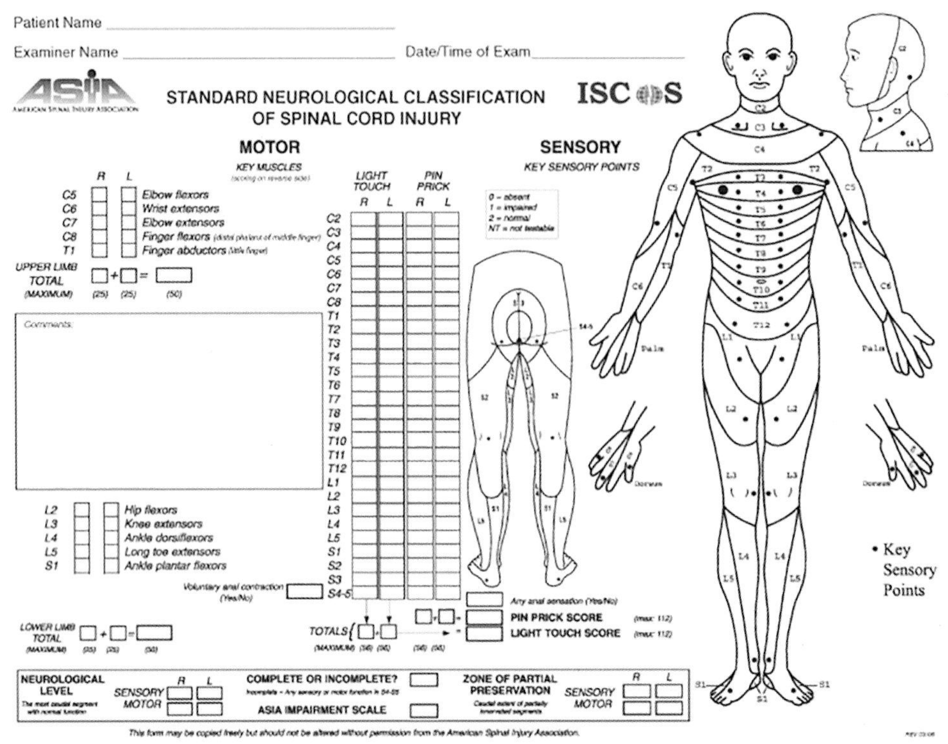

Patient Name ______________

Examiner Name ______________ Date/Time of Exam ______________

ASIA AMERICAN SPINAL INJURY ASSOCIATION

STANDARD NEUROLOGICAL CLASSIFICATION OF SPINAL CORD INJURY

ISCoS

MOTOR

KEY MUSCLES

	R	L	
C5			Elbow flexors
C6			Wrist extensors
C7			Elbow extensors
C8			Finger flexors (distal phalanx of middle finger)
T1			Finger abductors (little finger)

UPPER LIMB TOTAL (MAXIMUM) □+□=□ (25) (25) (50)

Comments:

	R	L	
L2			Hip flexors
L3			Knee extensors
L4			Ankle dorsiflexors
L5			Long toe extensors
S1			Ankle plantar flexors

Voluntary anal contraction (Yes/No) □

LOWER LIMB TOTAL (MAXIMUM) □+□=□ (25) (25) (50)

SENSORY

KEY SENSORY POINTS

LIGHT TOUCH R L　PIN PRICK R L

C2 C3 C4 C5 C6 C7 C8 T1 T2 T3 T4 T5 T6 T7 T8 T9 T10 T11 T12 L1 L2 L3 L4 L5 S1 S2 S3 S4-5

0 = absent
1 = impaired
2 = normal
NT = not testable

TOTALS (MAXIMUM) (56) (56) (56) (56)

Any anal sensation (Yes/No)

PIN PRICK SCORE (max: 112)

LIGHT TOUCH SCORE (max: 112)

• Key Sensory Points

NEUROLOGICAL LEVEL　SENSORY R L　MOTOR

COMPLETE OR INCOMPLETE? □

ASIA IMPAIRMENT SCALE □

ZONE OF PARTIAL PRESERVATION　SENSORY R L　MOTOR

This form may be copied freely but should not be altered without permission from the American Spinal Injury Association.

图4.1　美国脊髓损伤研究会分类

摘自：美国脊髓损伤研究会。

步态和平衡的异常。正如Crandall所述，复合存在不同上行传导束受压的情况时，可表现为各种不同的感觉障碍，以至于缺乏按节分布的规律[15,17]。日本骨科学会改良评分是按神经功能状态对颈椎病的严重程度进行划分的方法（表4.3），该法分别对患者的感觉和运动功能进行等级评分[38]，满分为17分。研究表明，该方法可信度较高，具有较好的临床实用性[30]，已被广泛应用于监测疾病的进展以及对术后效果进行评估的方法。

另外，有些反射的检查也能提供有价值的临床信息。如脊髓压迫发生在C_4以上，肩胛肱骨反射的检查有助于诊断。Shimizu首次描述了该反射，方法为通过向下敲击肩峰尖，如引起肩胛骨上抬或肱骨外展时被视为阳性[39]。下颌骨反射是指通过叩击患者下颌放松时的下颌部，如出现下巴屈曲反射为阳性，提示患者存在着颅脑和脑干区的病变[40]。桡骨膜反射是通过敲击肱桡肌远端的肌腱，如肱桡肌反射活动减弱以及手指出现屈曲时为阳性表现。Hoffman征、Babinski征及阵挛是最常用于与脊髓受压相关的长束征反射的检查方法。检查Hoffman征时，检查者用拇指迅速向下弹刮处于放松状态下患者中指指甲，如出现拇指内收，其余各指也呈屈曲收缩即为阳性[41]。对有脊髓病变的患者，有关Hoffman征阳性的发生率报道各异。Harrop等报道，在脊髓病变的患者中，Hoffman征的阳性率达83.33%。而有研究者认为，这个结果可能存在着较多的假阳性率，尤其是在年轻患者[19]。一个相似的前瞻性随机研究表明，与对照组的阳性率16%相比较，有脊髓病变的患者，Hoffman征的阳性率为59%。另有研究表明，存在脊髓病变的患者，Hoffman征的特异性为84%[42]。Findlay等在一组50人的研究中，发现Hoffman征阳性率只占到脊髓病变患者中的78.75%[29]。Glaser及同事认为，Hoffman征的灵敏度为58%，特异性为78%[43]。Babinski征是检查者通过轻划患者足底外侧，出现踇趾屈曲为正常反应，出现踇趾后伸则为病理反应。Babinski征的灵敏

表4.3　日本骨科协会（JOA）级别评定修正表

评分	上肢运动功能障碍
0	手不能移动
1	手能移动、不能持勺
2	能持勺、不能扣衬衫纽扣
3	很难扣衬衫纽扣
4	稍难扣衬衫纽扣
5	基本正常
评分	下肢运动功能障碍
0	运动及感觉功能完全丧失
1	感觉到腿无法移动
2	可移动腿但不能行走
3	平地行走需要支撑物
4	上/下楼需要扶手
5	上/下楼无须扶手，但中至重度不灵活
6	可独立上/下楼，但不灵活
7	基本正常
评分	上肢感觉功能障碍
0	手感完全丧失
1	明显感觉障碍或疼痛
2	轻度感觉障碍或麻木
3	基本正常
评分	括约肌功能障碍
0	无法自行排尿
1	重度排尿困难
2	轻至中度排尿困难
3	正常

度不是很高，在Harrop等和Rhee等的研究中，分别只有44%、13%和30.6%的脊髓病变患者出现Babinski征阳性。而另一些研究认为，在存在脊髓病变的患者中，该征的特异性为100%[19,42]。也有报告提出，5%的正常人可能会出现Babinski征阳性情况[37]。踝阵挛是指在患者膝关节屈曲时，检查者对相对静止的踝关节施加强制性背屈运动，该运动产生的跟腱牵伸作用诱发出反射性足跖屈情况。持续性的阵挛状态（>3次）则被认为是病理病变，说明存在脊髓受压情况。Rhee等认为，持续性的阵挛状态在脊髓病变

表4.4　颈椎病患者的反射异常

反射	意义
下颌反射	轻叩击患者下巴，若下颌闭合，称为下颌反射亢进。诊断颅或脑干病变。
肩胛肱骨反射	轻叩击肩峰外侧，若肩胛骨升高或肱骨外展，称为肩胛肱骨反射亢进。诊断C_3椎体以上的病变。
桡骨膜反射	手指屈曲，肱桡肌反射减弱，称为桡骨膜反射倒错。可能为病理性反射。
霍夫曼征	轻夹患者中指末端指节，其余各指处于自然放松屈曲状态。若拇指内收，其余手指也呈屈曲动作即为阳性反应。
阵挛	急剧地用外力使患者脚部骨骼肌伸展，反复收缩3次以上则为病理性病变。表示脊髓压迫。

患者中具有较低的灵敏度（13%）和较高的特异性（100%）[42]。表4.4列出了临床重要的反射。

手部的检查可提供另外的诊断线索。颈椎病的自然病程中，患者会出现手无力和内在肌萎缩的表现。1987年，Ono等在研究报告中首次提出了“脊髓病手”的概念[44]。手指逃避征是指手尺侧两个或三个手指不能外展/伸直。检查时，让患者手掌朝下，要求患者保持小指外展，如患者不能维持该动作>30s则为阳性。部分严重患者的掌指关节也无法伸直，除了外展，手指会保持在弯曲的姿势。进行快速握捏试验检查时，要求患者尽可能快速地进行握拳和手掌张开活动。正常成人在10s内可完成20次或更多，而患者不能完成该检查，可能与存在着的早期手内在肌疲劳有关，此时，应高度怀疑有脊髓病变的可能。在该项研究中，90.3%的脊髓型颈椎病患者出现这种表现。

鉴别诊断

某些疾病的症状与脊髓型颈椎病的表现相类似，因此需要进行全面的鉴别诊断。临床上，必须考虑与多发性硬化（MS）、肌萎缩侧索硬化（ALS）、糖尿病、脊髓空洞症、脑血管意外（CVA）、格林-巴利综合征（GBS）、正常压力脑积水（NPH）以及中枢神经系统肿瘤进行鉴别[45]。除了进行详细的病史询问和全面的体格检查外，颈

椎磁共振成像（MRI）检查也有助于临床医生进行诊断[5,26]。

多发性硬化是一种以运动和感觉功能均出现功能障碍为特点的中枢神经系统脱髓鞘疾病。与脊髓型颈椎病不同，其病理改变也可发生在颅神经。典型的患者常表现为频繁发作与缓解交替出现的现象。在缓解期，患者的神经系统症状完全消失[26,46,47]。

肌萎缩侧索硬化是影响脊髓和下位脑干的运动神经元病。患者表现为远端肌肉较近端肌肉更易出现渐进性的肌无力，导致患者步态异常。患者也可出现上运动神经元症状，包括Hofmann征、Babinski征阳性和阵挛。当这些症状一起出现时，可能与颈椎病相混淆。鉴别的要点是，肌萎缩侧索硬化（ALS）患者的感觉功能是正常的。如前所述，该疾病是渐进性的，平均生存时间为3～5年[48]。

糖尿病可影响人体的小血管和神经。最常见的糖尿病性神经病变是周围性、对称性的感觉运动型神经病变[49]。典型的表现是病变区域呈"手套-袜套"样分布，这可作为诊断的依据。在该分布区内，采用Semmes-Weinstein单丝进行检查能帮助诊断。足部感觉的缺失往往可导致出现一种与脊髓型颈椎病相类似的异常步态，但与脊髓颈椎病不同，患者的下肢腱反射减弱[50]。糖尿病会影响身体的很多系统，血糖控制不佳往往与糖尿病性神经病变及症状的发展密切相关[51]。

脊髓空洞症是由脑脊液汇集在脊髓内引起，其发生可能是多种病因的结果。脊髓空洞症的症状无非特异性，也可能类似于某些脊髓型颈椎病。一项对2011例患者及文献回顾的报道显示，脊髓空洞症常见的症状为感觉丧失、四肢无力、瘫痪、步态异常，也可出现大小便功能障碍。但与脊髓型颈椎病不同，脊髓空洞症患者的平均年龄为39.3岁[52]。影像学检查，如磁共振成像（MRI)或CT脊髓造影等，是非常重要的诊断手段，在T_2加权像可见高信号的管型影像。

脑血管意外是运动和感觉功能障碍的另一个常见原因。根据脑血管意外所涉及的脑或脑干区域不同，患者会出现不同的表现。病变也可能影响到患者的意识水平、语言能力和颅神经。脑血管意外患者出现的运动和感觉症状，具有典型的大脑半球功能模式，往往影响患者的半侧身体的功能。由于脑血管意外起病急，患者的预后取决于病变发病的区域和受损程度。

格林-巴利综合征于1916年首次被提出。在神经系统症状出现之前，约75%的患者曾有上呼吸道或胃肠道疾病的病史。格林-巴利综合征的一大特点为起病急。肌无力一般从下肢开始出现，并迅速向上波及至近端。如不进行治疗，可能会发展到呼吸系统肌肉的麻痹，这时需要进行插管。发病后4周，病情发展到高峰期，随后进入相对平稳阶段，然后逐渐恢复，60%的患者能够在12个月内恢复独立行走[53,54]。

压力正常型脑积水患者，其早期阶段的症状与脊髓型颈椎病相似，早期最常见的表现为步态异常，研究分析表明，步态异常表现为步行速度减慢、抬步距离变小、转弯困难。发展到后期，可出现括约肌功能障碍，导致尿失禁。与脊髓病变患者相比，脑积水患者常常发展为老年性痴呆，表现为情感淡漠、记忆力减退和注意力不集中[55]。

大脑或脊柱的肿瘤，表现出来的症状可有较大差异。随着肿瘤引起脊髓受压程度的不断增加，患者可能会出现与脊髓型颈椎病相同或相似的症状。增强磁共振影像检查对鉴别继发于脊椎病和肿瘤性所致的脊髓病方面具有较好的价值。

影像学检查

除了完整的病史采集和全面的体格检查，影像学检查也有助于临床医生准确地诊断脊髓型颈椎病和制订相应的手术计划。目前在临床应用的影像学检查方法各有其优势和不足。

X线摄片是价格便宜的第一步检查，能在大多数医疗机构完成。从X线平片上，可获得颈椎冠状

表4.5　鉴别诊断的要点

状况	行动	感官	颅神经	典型症状
颈椎病	受影响	受影响	幸免	进行性恶化
多发性硬化	受影响	受影响	受影响	复发与缓解
肌萎缩侧索硬化	受影响	幸免	受影响	进行性恶化
脑血管意外	受影响	受影响	受影响	单侧性症状突发
格林-巴利综合征	受影响	少受影响	少受影响	发展迅猛，上行性麻痹，腱反射消失

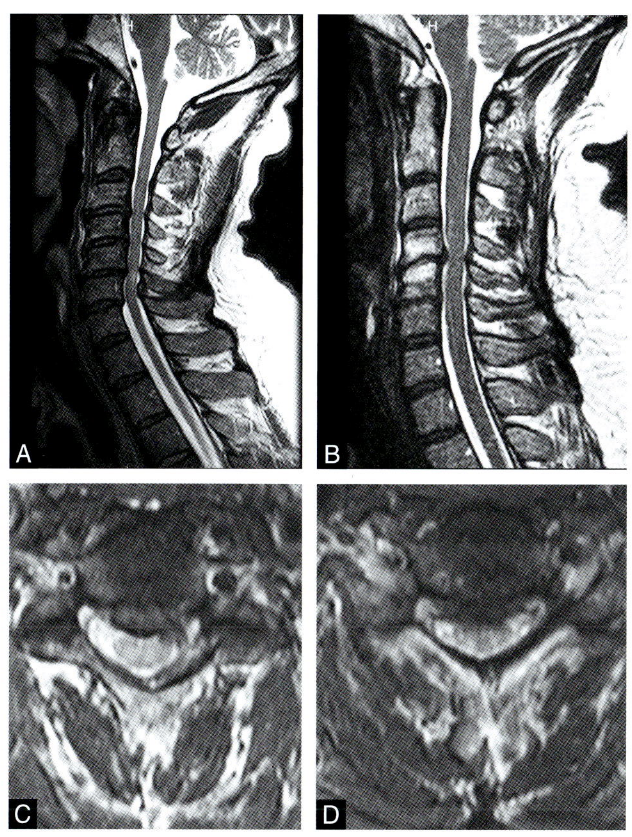

图4.2A～D　与脊髓型颈椎病相关的MRI影像学表现。

面、矢状面序列的资料及颈椎管的矢状径和Pavlov比率等重要信息。在颈椎屈曲、伸直位片上，可显示有不稳定征象。但由于在平片上无法评估脊髓或软组织，从而限制了X线片的诊断价值。

计算机断层扫描（CT）在评估骨性结构和病理改变方面的价值优于X线片。三维重建对评估轻微的病理变化，包括后纵韧带骨化等方面具有优势。此外，在断层扫描上可以测定颈椎椎管的横断面积。CT扫描的主要缺点是增加了患者的辐射量。尽管CT也难以显示脊髓病理改变细微的软组织影像，但对无法进行磁共振成像检查的患者来说，这也是一种非常重要的检查方法。

脊髓造影术是指在行X线检查或CT扫描时，在患者硬膜囊中注入造影剂进行显影，可增加脊髓受压区域脊髓受压情况的影像分辨程度。该技术也能显影神经根压迫的情况。尽管脊髓造影可显影压迫，但也不能显示硬膜外的情况。

磁共振成像已成为可选择的评估脊柱的影像学检查方法[56]。磁共振成像能对脊髓及其周围软组织包括椎间盘的解剖和病理改变提供较好的影像。通过静脉内注射造影剂，还可获得另外的诊断性的影像信息。如同CT扫描，磁共振成像三维重建影像可对颈椎椎管的横断面情况进行评估。对脊髓型颈椎病患者，磁共振成像的表现包括椎间盘退变、椎管狭窄、脑脊液漏和脊髓软化（T_2加权像高信号，T_1加权像低信号）[19]。大多数在磁共振成像检查中发现存在颈髓信号改变的患者，尽管可能无临床表现，也将发展为脊髓型颈椎病。图4.2A～D显示了与脊髓型颈椎病相关的MRI影像表现。

甚至在无症状的患者，MRI影像学的证据也表明，脊髓压迫会随着年龄的增长而不断加重。有报道显示，在64岁以下无症状的患者中，16%存在脊髓压迫，而64岁以上者为26%[57]。定期的MRI检查可以提供疾病进展的相关信息。围手术期的MRI检查已成为评估患者治疗结果的一种方法。Arvin等在一项2011例患者的研究中发现，手术后6个月进行MRI扫描检查，可有效地预测患者术后1年的脊髓神经功能情况[58]。Ohshio及其同事认为，MRI检查结果与不同脊髓病变的病理组织学改变具有较好的关联性[59]。

小结

脊髓型颈椎病是颈椎病最常见的类型，是随年龄增加而出现的一系列退行性改变的结果。总的来说，这些改变缓慢地导致椎管狭窄和脊髓压迫，进而引起进行性的神经功能障碍。由于脊髓型颈椎病没有特定的症状和体征，使得诊断较为困难。有研究指出，该病从起病到确诊的平均时间为6.3年。证据表明，诊断的延迟与患者治疗效果差之间具有相关性[5]。进行全面的病史采集和体格检查是做出诊断的关键。不少研究分析了与疾病病史相关的因素和体检结果，报道了该病的发病率。Harrop等认为，90.74%的患者，最早发生和最常见的症状是笨拙的感觉和行走困难；上肢或下肢的反射亢进较为常见（85.19%）。在这些研究中，大多数影像学检查结果证实为该病的患者，多表现有四大病理性体征的阳性[19]。尽管没有一种单一的体格检查结果可以确定诊断，但Rhee 及其同事的一项报告显示，有79%的患者至少出现了一种脊髓病理性体征[42]。影像学检查对诊断也非常必要。目前，MRI作为一种金标准，能使临床医生在鉴别诊断中排除其他因素，定期检查可判断疾病的进展情况并指导治疗。近来，MRI也被用作一种预测患者术后效果的方法[58]。不论临床医生的专业水平如何，对脊髓型颈椎病相关病史和体检结果的全面理解，是做出早期诊断和改善患者预后的基础。

参考文献

[1] Rao R. Neck pain, cervical radiculopathy, and cervical myelopathy: pathophysiology, natural history, and clinical evaluation[J]. J Bone Joint Surg Am, 2002;84-a(10):1872-1881.

[2] Brain WR, Northfield D, Wilkinson M. The neurological manifestations of cervical spondylosis[J]. Brain, 1952;75(2):187-225.

[3] Clarke E, Robinson PK. Cervical myelopathy: a complication of cervical spondylosis[J]. Brain, 1956;79(3):483-510.

[4] Lees F, Turner JW. Natural history and prognosis of cervical spondylosis[J]. Br Med J, 1963;2(5373):1607-1610.

[5] Sadasivan KK, Reddy RP, Albright JA. The natural history of cervical spondylotic myelopathy[J]. Yale J Biol Med, 1993;66(3):235-242.

[6] Parke WW. Correlative anatomy of cervical spondylotic myelopathy[J]. Spine, 1988;13(7):831-837.

[7] Singh K, An HS. Anterior cervical fusion: surgical techniques[J]. Semin Spine Surg, 2004;16(4):245-254.

[8] Arnold JG Jr. The clinical manifestations of spondylochondrosis (spondylosis) of the cervical spine[J]. Ann Surg, 1955;141(6): 872-889.

[9] Park AE. Imaging modalities for cervical myelopathy: Medical decision making and surgical outcomes[J]. Semin Spine Surg, 2004;16(4):241-244.

[10] Pavlov H, Torg JS, Robie B, et al. Cervical spinal stenosis: determination with vertebral body ratio method[J]. Radiology, 1987;164(3):771-775.

[11] Edwards WC, LaRocca SH. The developmental segmental sagittal diameter in combined cervical and lumbar spondylosis[J]. Spine, 1985;10(1):42-49.

[12] Singh A, Tetreault L, Fehlings MG, et al. Risk factors for development of cervical spondylotic myelopathy: results of a systematic review[J]. Evid Based Spine Care J, 2012;3(3):35-42.

[13] Matz PG, Anderson PA, Holly LT, et al. The natural history of cervical spondylotic myelopathy[J]. J Neurosurg Spine, 2009;11(2):104-111.

[14] Bohlman HH, Emery SE. The pathophysiology of cervical spondylosis and myelopathy[J]. Spine, 1988;13(7):843-846.

[15] Crandall PH, Batzdorf U. Cervical spondylotic myelopathy[J].J Neurosurg, 1966;25(1):57-66.

[16] Ferguson RJ, Caplan LR. Cervical spondylitic myelopathy[J]. Neurol Clin, 1985;3(2):373-382.

[17] Rumi MN, Yoon ST. Cervical myelopathy history and physical examination[J]. Semin Spine Surg, 2004;16(4):234-240.

[18] Clark CR. Cervical spondylotic myelopathy: history and physical findings[J]. Spine, 1988;13(7):847-849.

[19] Harrop JS, Naroji S, Maltenfort M, et al. Cervical myelopathy: a clinical and radiographic evaluation and correlation to cervical spondylotic myelopathy[J]. Spine (Phila Pa 1976), 2010;35(6):620-624.

[20] Murray MT, Tay BKB. Natural history of cervical myelopathy[J]. Semin Spine Surg, 2004;16(4):222-227.

[21] Bernhardt M, Hynes RA, Blume HW, et al. Cervical spondylotic myelopathy[J]. J Bone Joint Surg Am, 1993;75(1):119-128.

[22] Lebl DR, Hughes A, Cammisa FP Jr, et al. Cervical spondylotic myelopathy: pathophysiology, clinical presentation, and treatment[J]. HSS J, 2011;7(2):170-178.

[23] Micev AJ, Ivy AD, Aggarwal SK, et al. Cervical radiculopathy and myelopathy: presentations in the hand[J]. J Hand Surg, 2013;38(12):2478-2481; quiz 81.

[24] Emery SE, Bohlman HH, Bolesta MJ, et al. Anterior cervical decompression and arthrodesis for the treatment of cervical spondylotic myelopathy. Two to seventeen-year follow-up[J].J Bone Joint Surg Am, 1998;80(7):941-951.

[25] Salvi FJ, Jones JC, Weigert BJ. The assessment of cervical myelopathy[J]. Spine J, 2006;6(6 Suppl):182S-189S.
[26] Vigna FE, Tortolani PJ. Cervical myelopathy: differential diagnosis[J]. Semin Spine Surg, 2004;16(4):228-233.
[27] Maezawa Y, Uchida K, Baba H. Gait analysis of spastic walking in patients with cervical compressive myelopathy[J].J Orthop Sci, 2001;6(5):378-384.
[28] Emery SE. Cervical spondylotic myelopathy: diagnosis and treatment[J]. J Am Acad Orthop Surg, 2001;9(6):376-388.
[29] Findlay GF, Balain B, Trivedi JM, et al. Does walking change the Romberg sign[J]? Eur Spine J, 2009;18(10):1528-1531.
[30] Nurick S. The pathogenesis of the spinal cord disorder associated with cervical spondylosis[J]. Brain, 1972;95(1):87-100.
[31] Singh A, Crockard HA. Comparison of seven different scales used to quantify severity of cervical spondylotic myelopathy and post-operative improvement[J]. J Outcome Meas, 2001;5(1):798-818.
[32] Kanchandani R, Howe JG. Lhermitte's sign in multiple sclerosis: a clinical survey and review of the literature[J]. J Neurol Neurosurg Psychiatry, 1982;45(4):308-312.
[33] Maynard FM Jr, Bracken MB, Creasey G, et al. International standards for neurological and functional classification of spinal cord injury. American Spinal Injury Association[J]. Spinal Cord, 1997;35(5):266-274.
[34] Ditunno JF Jr. American spinal injury standards for neurological and functional classification of spinal cord injury:past, present and future. 1992 Heiner Sell Lecture of the American Spinal Injury Association[J]. J Am Paraplegia Soc, 1994;17(1):7-11.
[35] Walker HK. Deep tendon reflexes. In: Walker HK, Hall WD,Hurst JW (Eds). Clinical Methods: The History, Physical,and Laboratory Examinations[M]. Boston: Butterworths Publishers, 1990.
[36] Tetreault LA, Kopjar B, Vaccaro A, et al. A clinical prediction model to determine outcomes in patients with cervical spondylotic myelopathy undergoing surgical treatment:data from the prospective, multi-center AOSpine North America study[J]. J Bone Joint Surg Am, 2013;95(18):1659-1666.
[37] Lavelle WF, Bell GR. Cervical myelopathy: history and physical examination[J]. Semin Spine Surg, 2007;19(1):6-11.
[38] Kalsi-Ryan S, Singh A, Massicotte EM, et al. Ancillary outcome measures for assessment of individuals with cervical spondylotic myelopathy[J]. Spine, 2013;38(22 Suppl 1):S111-122.
[39] Shimizu T, Shimada H, Shirakura K. Scapulohumeral reflex (Shimizu). Its clinical significance and testing maneuver[J]. Spine, 1993;18(15):2182-2190.
[40] Edwards CC 2nd, Riew KD, Anderson PA, et al. Cervical myelopathy. Current diagnostic and treatment strategies[J]. Spine J, 2003;3(1):68-81.
[41] Denno JJ, Meadows GR. Early diagnosis of cervical spondylotic myclopathy. A uscful clinical sign[J]. Spinc, 1991;16(12):1353-1355.
[42] Rhee JM, Heflin JA, Hamasaki T, et al. Prevalence of physical signs in cervical myelopathy: a prospective, controlled study[J]. Spine, 2009;34(9):890-895.
[43] Glaser JA, Cure JK, Bailey KL, et al. Cervical spinal cord compression and the Hoffmann sign[J]. Iowa Orthop J, 2001;21:49-52.
[44] Ono K, Ebara S, Fuji T, et al. Myelopathy hand. New clinical signs of cervical cord damage[J]. Journal Bone Joint Surg Br, 1987;69(2):215-219.
[45] Dvorak J, Sutter M, Herdmann J. Cervical myelopathy: clinical and neurophysiological evaluation[J]. Eur Spine J, 2003;12(Suppl 2):S181-187.
[46] McFarlin DE, McFarland HF. Multiple sclerosis (second of two parts) [J]. N Engl J Med, 1982;307(20):1246-1251.
[47] McFarlin DE, McFarland HF. Multiple sclerosis (first of two parts) [J]. N Engl J Med, 1982;307(19):1183-1188.
[48] Rowland LP, Shneider NA. Amyotrophic lateral sclerosis[J]. N Engl J Med, 2001;344(22):1688-1700.
[49] Nathan DM. Long-term complications of diabetes mellitus[J].N Engl J Med, 1993;328(23):1676-1685.
[50] England JD, Gronseth GS, Franklin G, et al. Distal symmetric polyneuropathy: a definition for clinical research: report of the American Academy of Neurology, the American Association of Electrodiagnostic Medicine, and the American Academy of Physical Medicine and Rehabilitation[J].Neurology, 2005;64(2):199-207.
[51] Partanen J, Niskanen L, Lehtinen J, et al. Natural history of peripheral neuropathy in patients with non-insulin-dependent diabetes mellitus[J]. N Engl J Med, 1995;333(2):89-94.
[52] Roy AK, Slimack NP, Ganju A. Idiopathic syringomyelia: retrospective case series, comprehensive review, and update on management[J]. Neurosurg Focus, 2011;31(6):E15.
[53] Winer JB. An update in Guillain-Barré syndrome[M]. Autoimmune Dis, 2014.
[54] Winer JB, Hughes RA, Osmond C. A prospective study of acute idiopathic neuropathy. I. Clinical features and their prognostic value[J]. J Neurol Neurosurg Psychiatry, 1988;51(5):605-612.
[55] Rosseau G. Normal pressure hydrocephalus[J]. Dis Mon, 2011;57(10):615-624.
[56] Tetreault LA, Dettori JR, Wilson JR, et al. Systematic review of magnetic resonance imaging characteristics that affect treatment decision making and predict clinical outcome in patients with cervical spondylotic myelopathy[J]. Spine, 2013;38(22 Suppl 1):S89-110.
[57] Sung RD, Wang JC. Correlation between a positive Hoffmann's reflex and cervical pathology in asymptomatic individuals[J]. Spine, 2001;26(1):67-70.
[58] Arvin B, Kalsi-Ryan S, Karpova A, et al. Postoperative magnetic resonance imaging can predict neurological recovery after surgery for cervical spondylotic myelopathy: a prospective study with blinded assessments[J]. Neurosurgery, 2011;69(2):362-368.
[59] Ohshio I, Hatayama A, Kancda K, ct al. Corrclation bctwccn histopathologic features and magnetic resonance images of spinal cord lesions[J]. Spine, 1993;18(9):1140-1149.

第5章

电生理诊断学

Athena Lolis, Anna Shor, Aleksandar Beric

电生理诊断学在脊髓型颈椎病的诊断及预后中的作用

颈椎病的诊断是一项富于挑战性的工作。当临床表现与影像学表现之间存在差异或同时存在两种或更多不同的颈椎疾患、最终导致脊髓和节段神经根功能损害时，诊断尤为困难。

神经生理学检查可以评估神经系统中的中枢神经和周围神经的功能状态，在颈椎病患者的检查中起着十分重要的作用。躯体感觉诱发电位（SEPs）和运动诱发电位检查可以评估中枢神经系统的完整性，而肌电图的神经传导功能检查可以评估周围神经功能。对颈椎病患者，这些检查是非常有用的方法，有助于区分可能发生在颈髓、神经根、臂丛和周围神经的病损部位，另外，也有助于判断神经功能异常的发生机制（脱髓鞘或是轴突缺失）、严重程度和位置。神经电生理检查也可用于监控疾病的进展情况[1]。

神经电生理检查的使用不仅仅局限于门诊检查。当对颈椎病患者实施外科减压和脊柱稳定手术时，术前必须进行临床神经电生理检查，在手术全过程中，采用临床神经电生理监测，可以确保神经结构和功能的完整性。术中神经电生理监测可以在永久性的脊髓损伤及神经损伤发生前为外科医生提供及时的反馈和警告。在复杂脊柱手术中应用该方法，可降低并发神经损害的可能性，增加手术的安全性和提升手术的效果。

诱发电位在脊髓型颈椎病诊断中的作用

躯体感觉诱发电位

躯体感觉诱发电位已被用于直接评估脊髓后索躯体感觉系统，并能在某些特殊节段间接地评估整个脊髓的功能。躯体感觉诱发电位是通过电刺激局部皮肤下的周围神经所产生。常用于颈椎病检查的周围神经包括下肢的胫后神经和上肢的尺神经。给予的刺激电脉冲通过周围神经向上传导，然后通过颈神经根进入颈髓，再上行到背侧柱-内侧丘系，在刺激侧的对侧的大脑躯体感觉皮质区记录相应的电位。躯体感觉诱发电位由一系列的正向波和负向波组成，波的形态取决于其潜伏期和极性。通过分析沿传导通路记录到的不同电位波的潜伏期和波幅，可以确定神经损伤的部位。对神经根性和脊髓疾病，必须刺激来发自不同节段的多根神经，才能确定最有可能的颈脊髓病损节段（图5.1、图5.2）[2,3]。

躯体感觉诱发电位检测时，判断异常的主要标准是电位波的主要组成部分缺失、潜伏期的异常延长和波峰间期的延长。另外，双侧的电位对比非常重要，特别是出现任何不对称波幅时。在典型的脊髓病患者，躯体感觉诱发电位异常表现为潜伏期延长的低小波幅，在较严重的病损患者，表现为完全的波幅缺失[2]。

躯体感觉诱发电位对颈椎病的鉴别诊断也有价值，特别是存在运动神经元功能异常时。在具有痉

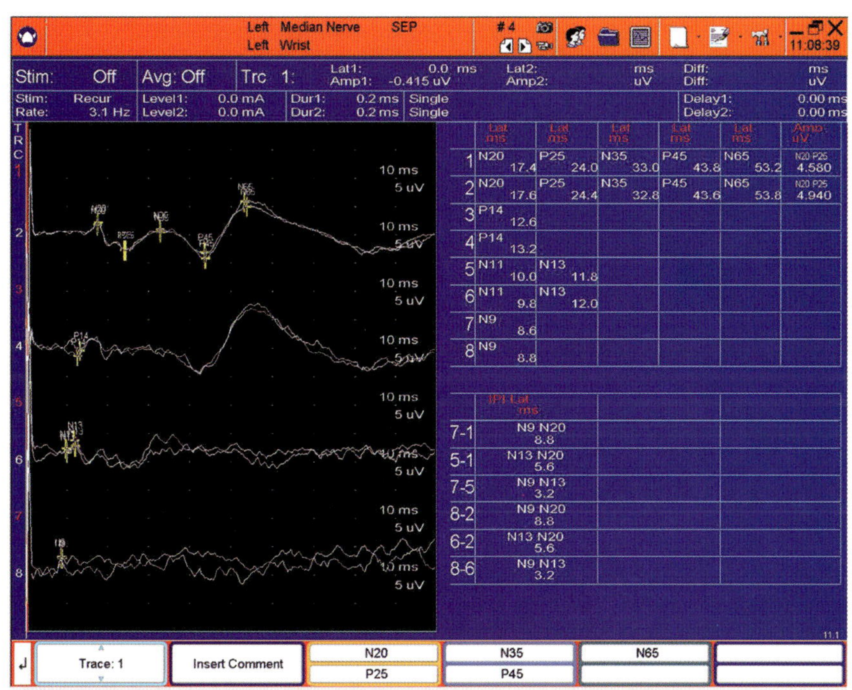

图5.1　正中神经躯体感觉诱发电位。最上位波形是皮质区记录的基础躯体感觉电位波形，表现为典型的混合波形，由负相波N20起始的数个波形组成。第二个波型是皮质下区记录的波形。第三个是颈椎区域记录的波形，显示颈性波N11和N13。最下位为臂丛区域记录的波形，显示N9负相波。右侧部分显示经两次重复刺激的波的潜伏期及波幅，包括波间潜伏期。

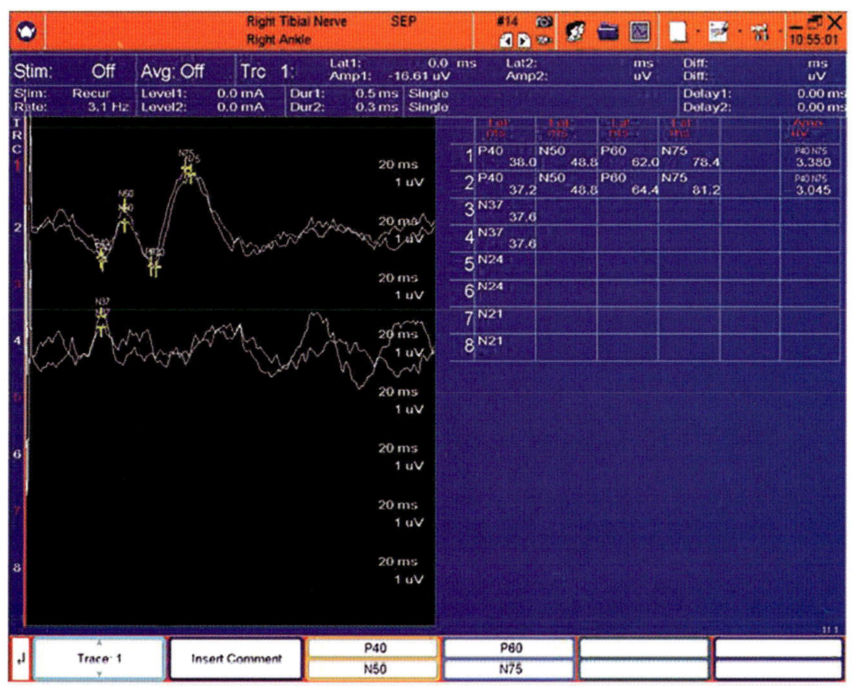

图5.2　胫神经躯体感觉诱发电位。最上位波形是皮质区记录的基本的躯体感觉电位波形，表现为由正相波P40起始的典型的"W"波形。第二个波形是皮质区记录的经过不同剪辑的基本的躯体感觉电位波。

挛性无力的患者，严重的躯体感觉诱发电位异常多与颈椎病有关而与运动神经元疾病无关。

躯体感觉诱发电位的检测也存在着很多局限性。由于躯体感觉诱发电位检测仅能评估脊髓后部结构的功能，在脊髓的前外侧存在病损时，躯体感觉诱发电位的检测可能完全正常。另外，躯体感觉诱发电位的检测也不是一种比较敏感的方法，有时尽管存在着明显的感觉功能障碍，但检测的结果也表现为正常，产生这种现象的原因，可能与存在着很多平行的躯体感觉传入通路有关，如除脊柱后束的传入通路外，脊髓丘脑前束也可以传导信号至大脑。而且，由于记录到的信号非常弱小，要获取躯体感觉诱发电位，就必须去除其他的脑电信号和外部干扰信号，这需要给予多次的刺激并获取平均值后才能进行评估，故在技术上也存在着其局限性。要成功地获得躯体感觉诱发电位，患者的合作也非常重要，因为肌肉放松不充分会导致头皮的肌电活动增加，这又将影响躯体感觉诱发电位的识别。

运动诱发电位

运动诱发电位检测被用于评估皮质脊髓束的完整性与功能。1980年，Merton和Morton首先报道了对大脑皮质区行经颅高电压电刺激的方法[4]。其后，Barker等于1985年报道了采用无痛性磁性刺激方法获得同样目的的运动诱发电位（MEPs）的方法[5]。该方法采用短磁波脉冲信号刺激大脑运动皮质区域上方的头皮，在上、下肢肌肉处记录肌肉活动电位的潜伏期，其中，电脉冲信号通过下行的皮质脊髓束通道和相应的周围神经进行传导。常用于颈椎病患者运动诱发电位检测的肌肉为：三角肌、肱二头肌、肱三头肌、拇外展肌、胫前肌。这些肌肉的神经节段性分布情况与感觉诱发电位检测时所选用的传入神经具有相同的原理，目的为确定脊髓病损的节段。

颈椎病患者的运动电位检测结果多不正常，如表现为潜伏期延长、不同记录位点记录到的波形间发生改变、运动电位波幅降低。在很多严重的情况下，对刺激多无反应。上述情况均能帮助确定脊髓压迫的节段与程度[2,6]。

鉴于现有高分辨率磁共振成像的广泛使用，在门诊采用运动诱发电位检测评估颈椎病的使用越来越少，但对神经影像成像检查结果存在疑问的患者，由于可以提供皮质脊髓束受损的神经电生理依据，运动诱发电位仍然是一个有用和重要的方法。在某些情况下，采用运动诱发电位检测也非常重要，如当磁共振成像表现为多种损害影像时，进行运动诱发电位检测也能协助确定引起的功能异常的特定部位，或协助确定脊髓影像怀疑病损节段上方的皮质脊髓束的损害部位，这样可排除病损与患者病情的关联性。

作为一个诊断方法，运动诱发电位检测也存在着很多的局限性，包括缺乏运动诱发电位波幅和潜伏期正常值数据（由于变异较大）；刺激时引起人体疼痛性的非自主肌肉收缩，使得患者难于忍受；各种潜在的影响检测结果情况（尽管很少），包括突然发病、心律失常、反向神经精神病学效应、头痛、内分泌紊乱和舌头撕裂等。总的来说，该方法在现在的门诊中已极少使用。

神经传导检测和肌电图

神经传导检测和肌电图不仅有助于明晰颈椎病的诊断，而且也可检测出其他病理改变，如重叠神经根（或多神经根）、神经卡压、神经丛功能异常及运动神经元疾病等。

神经传导检测

神经传导检测由以下部分组成：运动神经传导检测、感觉神经传导检测和F波检测[3]。运动神经传导检测是通过对周围神经进行电刺激，同时记录该神经所支配肌肉的电反应。这种从肌肉记录到的刺激所引起的反应被称为混合肌肉动作电位（CMAP）。通过该方法可以对刺激平面以下的运

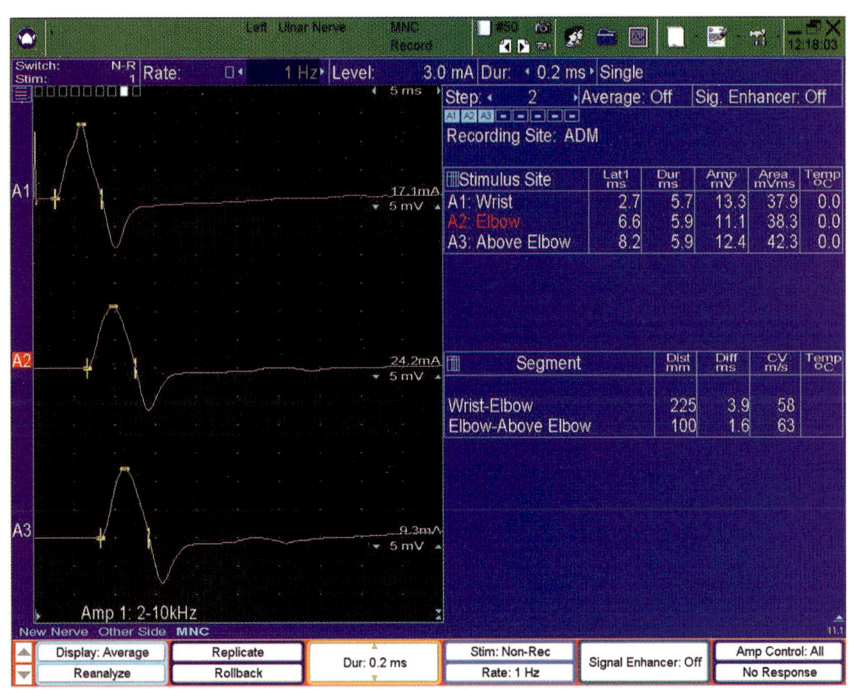

图5.3　沿臂部3个不同点刺激的尺神经有点传导研究。最上波形为在最远刺激点腕部进行刺激时产生的混合性肌肉活动电位。中间的波形为在肘部以下刺激时产生的电位。最下的波形为肘上刺激时产生的电位。显示了初始的潜伏期、电位的波幅和传导速度。

动神经通路的神经轴突、神经-肌肉接头及刺激所激发的出现收缩的肌纤维进行生理学评估。混合肌肉动作电位不仅有助于客观地测定肌无力的程度和类型，还有助于明确神经损伤的部位、对周围神经疾病、神经肌接头疾病和肌肉疾病做出鉴别。虽然运动神经传导检测可评估运动通路中的远侧结构功能，但需要注意的是，对存在有脊髓病损如颈椎病的患者，这些患者的脊髓前角细胞受到损害，其运动神经传导检测可能表现为较肌肉萎缩和运动神经元缺失时更低的电位波幅（图5.3）。

感觉神经传导检测是对周围神经进行电刺激，同时在该神经的绝对支配区域进行记录。应该指出的是，感觉神经传导检测与运动神经传导检测相比较，运动神经传导检测（CMAP）反映的是沿着运动神经、神经肌肉接头、肌肉纤维的传导情况，而感觉神经传导检测，因与神经肌电图检测的意义相近，故仅在感觉神经传导检测中才能评估神经纤维，这是因为感觉神经的神经元位于脊髓外的脊髓背根神经节内，当神经根存在病损时，脊髓背根神经节及其周围的轴突是完整的。所以，如果病损发生在脊髓背根神经节的近端，不管患者相应皮节的感觉如何，感觉神经传导检测是正常的。在颈椎病患者，感觉神经传导检测的结果可能正常，除非同时存在着在周围如在最常见的神经通路受压区域腕管或尺管等处的压迫情况（图5.4）。

F波反射是由脉冲电刺激逆向上传导至脊髓，再到脊髓前角细胞，随后激活小部分脊髓前角细胞，被激活的脊髓前角细胞继而形成动作电位，顺行向下沿相同神经通道，经过刺激部位后，到达所支配的肌肉而产生。F波的明显延迟或与正常远端运动传导相关的、明显可以区分的F波数量的减少是近侧病损一种表现。F波反射检测最常用于确定急性多发性神经根病如格林-巴利综合征。由于几乎所有的肌肉均有2个或3个神经根支配，对轻微神经根病损的患者，F波反射检测常常是正常的。对颈椎病患者，当与正常人比较时，F波的潜伏期可能不存在差异，只有存在能损害周围传导功能的颈神经根病变时，才可能出现异常。

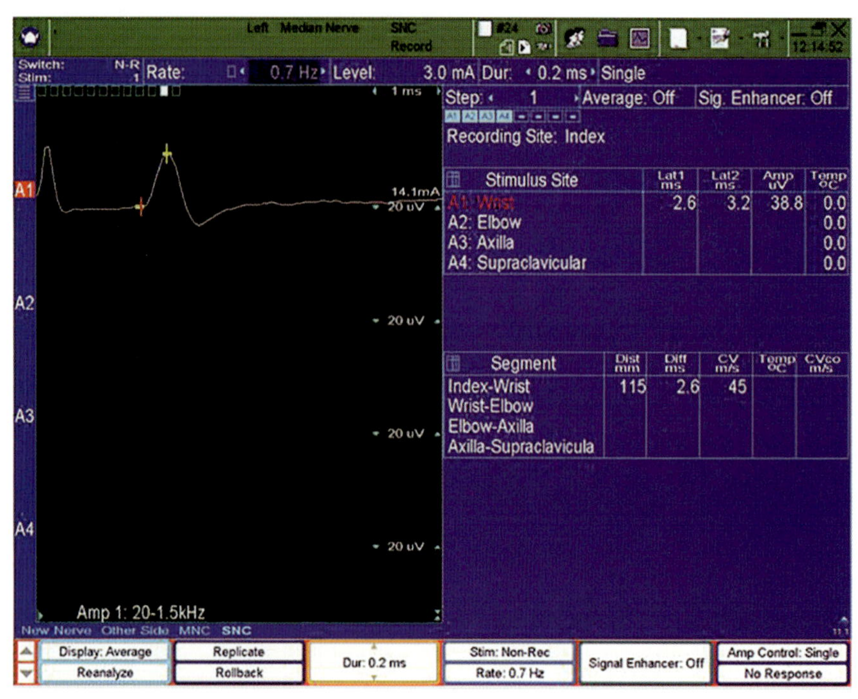

图5.4　正中神经感觉传导监测。波形显示在腕部刺激时感觉神经活动诱发电位（SNAP）的潜伏期和电位的波幅。下方的第二个表显示计算出的正中神经传到手部的传导速度。

肌电图

肌电图是评估肌肉及其所支配的神经的完整性和功能状态的一种检查方法[3]。该方法通过在肌肉里插入有记录作用的电极针进行检查，在示波器上显示电极记录到的电活动，使用音频放大器使电活动能被听到。肌电图主要检测肌肉在静止、轻微收缩和强力收缩状态时的肌肉电活动。分析肌电图时，首先应评估静止状态的肌肉是否有异常插入性的电活动及异常的自主活动（图5.5）。异常情况包括出现纤维性颤动、阳性尖波和肌束震颤。然后，再评估运动单位的动作电位（MUAP），特别要观察它们的持续时间、形状和波幅。最后再评估募集模式，以寻找运动单元的任何缺失（图5.6）。

对单纯的颈椎病患者，肌电图上唯一的异常，应该是募集模式表现为上运动神经元类型的波形，该种波形由不规律和较低激发率所导致的运动单位动作电位（MUAP）的“丢失”所组成。临床上应用肌电图对颈椎病进行检查的作用在于肌电图具有实际的鉴别诊断价值，并评估可能同时存在的运动神经元疾病、神经根疾病或神经病变。在这些损伤中，所有失神经的表现，如插入性肌肉活动的增强、阳性尖波、纤维性颤动、肌束震颤、运动单位回复波形的减少等均可在肌电图表现出来。肌电图也对预测再神经化的出现、程度和其范围均有帮助。

由于像颈椎关节病与椎间盘突出等退行性改变过程是颈椎病最常见的原因，颈神经根也常常在该过程中受到压迫，在这种情况下，其临床表现可与肌肉萎缩性侧索硬化症相似，表现为双上肢出现下运动神经元性体征（如肌肉萎缩、消瘦、反射消失）以及在躯体远端出现上运动神经元性体征（如下肢反射活跃、痉挛步态、无力、尿频等）。电生理诊断方法尤其是肌电图检查对这类患者具有较高的价值，可有助于区分神经根型颈椎病和运动神经元疾病，且对神经根型颈椎病患者来说，可协助确定手术减压的部位，而对运动神经元疾病患者，则应该避免手术，如果进行手术，通常会引起病情进一步加重，出现呼吸系统并发症甚至突发死亡。

脊髓型颈椎病术中的神经电生理监测

无论手术操作如何细致，凡涉及脊髓的手术都存在着发生严重神经功能损害的可能性。除了先天性、后天性脊柱畸形和相对少见的脊柱肿瘤，在普通人群中，与年龄不断增加相关的、常见的、数量不断增多的退行性脊柱疾患是发生脊髓病理性改变的重要因素。在已存在脊髓病变的情况下，手术治疗存在着增加脊髓损害的风险，这是非常重要的问题[7]。

20世纪70年代，Nash等首先报道在脊柱侧凸手术中使用躯体感觉诱发电位对脊髓功能进行监测，从而开创了神经电生理监测在手术治疗中的应用。从此，由于能有效预防术中损伤，同时能快速辨识潜在的损伤以利及时地采取相应措施如给予类固醇药物及升高血压等，术中电生理监测（IOM）成为脊柱手术不可分割的一部分，术中监测在脊柱的很多手术如颈椎、胸椎、腰椎手术和脊柱侧弯手术中发挥着重要作用。对存在有发生最严重并发症——四肢瘫痪的颈部手术而言，最常采用的方法为躯体感觉诱发电位、运动诱发电位和自主肌电图监测。Sutter等认为，与其他单一的方法相比，多模式术中监测是脊柱手术中监测脊髓功能完整性的最有效方法，由于能降低神经损害的发生，从而提升了手术后的效果[8]。这对颈椎病的手术治疗尤为重要，因为长期慢性的压迫已使脊髓灌流不足，在手术减压后，脊髓结构出现膨大，此时可能出现与再灌注相关的负面后果。

值得重点关注的是，手术中使用术中监测并不是以诊断为目的，也不是把获得的信息和正常数据比较，而是把在患者监测中获得的每一个数据都用

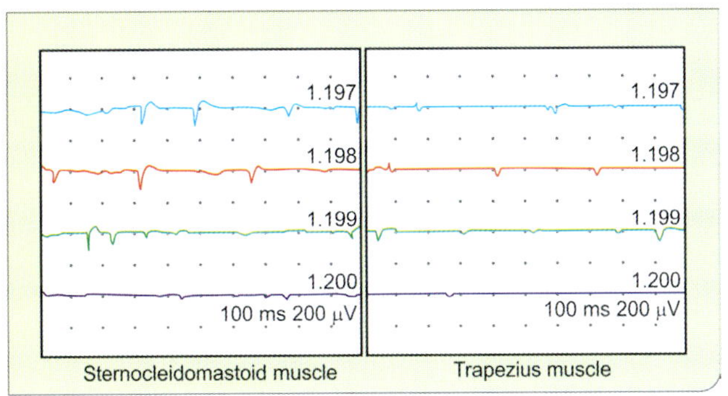

图5.5　静息时的肌电活动。波迹显示主动的为锐性波，这是一种主动的去神经化的征象。

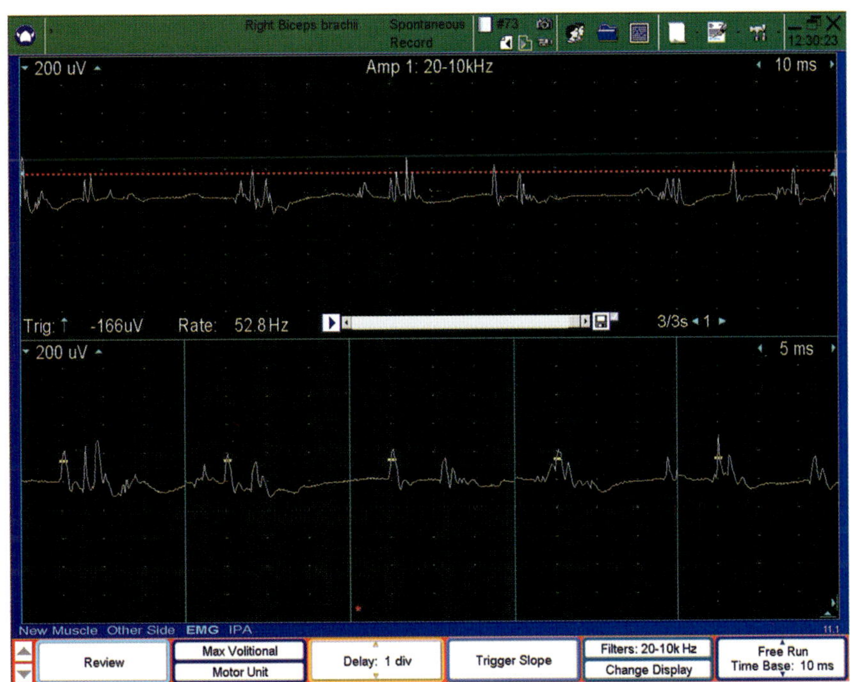

图5.6　志愿者行激活—收缩检测时的肌电活动。

于自身状况的比较。根据手术医生需要，确定采用适合的方法，在确定实际的基线后，于适当的时间间隔获取实时数据，再确定报警的标准，当出现任何偏离基线的改变时，应及时报告给手术医生。

躯体感觉诱发电位

躯体感觉诱发电位是最常用于术中监测的方法，可监测中枢神经系统感觉通路的背索内侧丘系通路的完整性。现已确认，在颈椎手术中使用该方法进行监测，其在检测由力学应力、手术操作、低血压和缺血等可能引起的神经损害的方面比较敏感[9]，表明在颈椎病手术过程中使用躯体感觉诱发电位监测具有特别的临床意义。一般来说，脊髓的后份（或称为背侧束）通常受到来自前方致压物的间接压迫以及后方肥厚黄韧带的直接压迫，这可导致记录到的上肢电信号传导的延长。在脊髓病变比较严重的情况下，所记录到的来自下肢的刺激信号可表现为无反应、形态较差的波形或是微弱的、重复的反应波。

解剖学

位于背根神经节的初级神经元为较大的有髓鞘神经元，能快速地传导来自触觉和关节位置觉受体上传来的信息。神经元的轴突在同侧上升到脊髓髓质，与位于延髓尾端的次级神经元形成突触，次级神经元的轴突经过交叉形成内侧丘系，然后沿着对侧脑干投射到丘脑腹后外侧核（VPL）。第三级神经元位于丘脑腹后外侧核，其轴突经内囊后支发射到躯体感觉皮质区域3区、1区和2区。

技术

对颈椎手术来说，获得躯体感觉诱发电位的刺激神经是胫神经、正中神经和尺神经。用于刺激的成对电极常规贴敷于直径2cm的电极片上，放置时负极片靠近正极片。刺激正中神经时，电极片安放在腕横纹近端2cm正中神经上。尺神经的电极片安放在腕横纹近端2cm尺侧。刺激胫神经时，负极电极片一般放置在踝关节内髁后方。对上肢来说，采用300ms、3.1Hz频率和50ms时间基准的矩形脉冲进行连续的交流刺激。下肢的感觉诱发电位刺激，常采用500ms、2Hz频率和100ms时间基准的矩形脉冲进行连续的交流刺激。同时进行上下肢刺激时，可分别调整强度，直到手内在肌和足内在肌出现中等程度的抽动。

记录上传到躯体感觉皮质区中央后回的躯体感觉诱发电位的电极为螺旋钉或埋于头皮下的导针。采用多通道方式对皮质或皮质下的电活动进行电位的导出–集成。记录工作的场地取决于脑电图机（the 10 ~ 20 International System of EEG）电极的安放部位。所有电极线连接于神经电生理术中监视仪。该监视仪具有16 ~ 32个通道放大器，对电信号进行滤过，并通过电脑IOM软件显示已均衡的脑电活动。

颈椎手术采用的标准的躯体感觉诱发电位监测系统需要由以下几部分组成，即对患者双侧正中神经和尺神经进行刺激以反映上肢情况，对双侧胫神经进行刺激来监测下肢神经纤维的完整性。

电活动分析

对于上肢躯体感觉诱发电位的电活动（图5.7 ~ 图5.9），N13被认为是颈脊髓灰质后角纤维突触的电位，其他大多数纤维进行交叉后沿内侧丘系到达丘脑，随后连续的负相波和正相波N20和P25产生于初级躯体感觉皮质。胫神经躯体感觉诱发电位经周围神经传导，通过腰骶丛到达马尾神经和脊髓圆锥处形成负相波，此后，电信号进入脊髓背侧上传至颈髓，产生一个可在颈部记录到的负相波，最后，在延髓处交叉到对侧，传导到丘脑腹后外侧核，当上升投射至初级躯体感觉皮质足部分区形成P40波。

以潜伏延长超过10%和波幅降低超过50%作为可能存在神经功能损害的报警标准[10]。

在具有严重、慢性的脊髓病变患者，通常测不

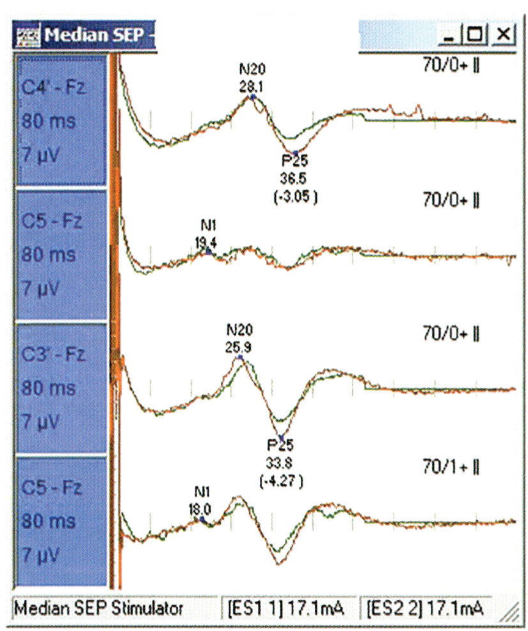

图5.7　术中神经生理监测中的正中神经感觉诱发电位。最上波形为左正中神经初始大脑皮质感觉诱发电位。第二个波形为左正中神经颈部电位。第三个波形为右正中神经初始大脑皮质感觉诱发电位。最下的波形为右正中神经颈部电位。显示了两次重复；基线和重叠为主动记录。大脑皮质区记录到的N20波的潜伏期是整个操作过程中随之记录到的反应电位，而N1是作为相应的大脑和脊髓刺激时对照电位。

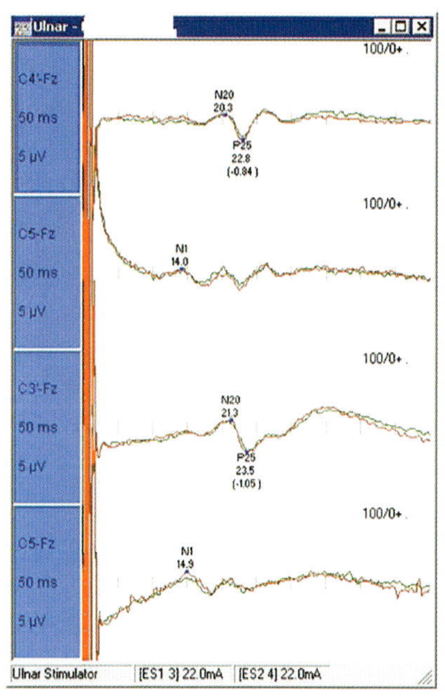

图5.8　术中神经生理监测中的尺神经感觉诱发电位。波形和波幅与图5.7显示的相同，也显示了两次重复电位。然而，刺激的输入是通过不同的颈神经根。

到躯体感觉诱发电位。当有躯体感觉诱发电位出现时，在上肢刺激时躯体感觉诱发电位不能很好地形成，下肢刺激时也常常出现缺失。多发性神经病是一种可以影响躯体感觉诱发电位的常见疾病。在具有脊髓病变的颈椎手术期间，单纯采用这种方法通常是无效的。此外，行颈椎减压手术时，躯体感觉电位检测也缺乏特异性，这也促进了手术中增加运动诱发电位监测方法的应用。

运动诱发电位

运动诱发电位的检测是通过采用头皮电刺激大脑运动皮质产生电信号，下传后在周围肌群记录混合的运动单位动作电位，再对整个运动轴的功能进行评估。2002年美国FDA批准运动诱发电位用于监测皮质脊髓束的完整性。运动诱发电位与传统的躯体感觉诱发电位在作用上形成互补，特别是对躯体感觉诱发电位多为异常的颈椎病患者。颈椎病患者采用运动诱发电位进行监测非常重要，因为运动诱发电位可反映脊髓前部的神经功能的完整性。颈椎病的脊髓前方压迫，典型的表现为来自后纵韧带骨化的直接压迫。颈椎病患者的运动诱发电位的出现或缺失，取决于脊髓损害的程度。

解剖

组成皮质脊髓束的神经纤维来自于大脑皮质区第V层锥体细胞的胞体。发出的轴突组成神经纤维并通过内囊和大脑脚，经过交叉下行到脊髓髓质，形成皮质脊髓束的脊髓部分。然后，这些上运动神经元纤维经过脊髓白质，到达其相应支配区椎节的肌群，去极化成为α运动神经元，该神经元又通过其相应的运动神经轴突向相应的肌群传导动作电位，形成肌肉的运动诱发电位。

技术

通常采用螺旋针作为经颅刺激的电极，电极的安放依位于运动皮质区头皮区域前方的脑电图描记仪系统而定。然后，以间隔4ms的短波阵列对大脑皮层运动区进行5～7次的刺激。常规来说，大多数商

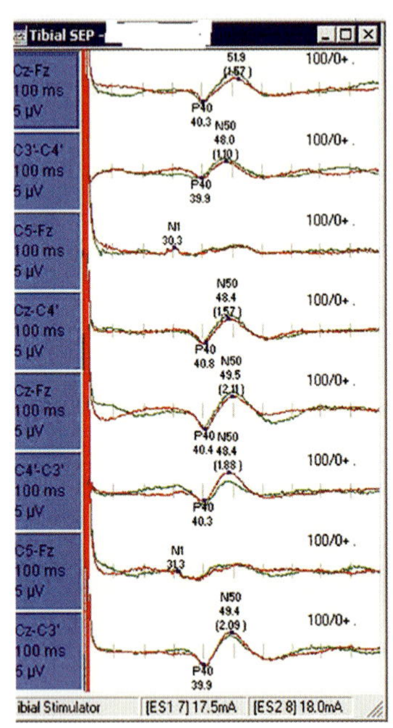

图5.9　术中神经生理监测中的胫神经感觉诱发电位。最上两个波形为左胫神经初始大脑皮质感觉诱发电位。第三个波形为左胫神经颈部电位。第四及第五个波形为右胫神经初始的大脑皮质感觉诱发电位。最下波形为右胫神经的颈部记录，显示了两次重复诱发电位。电位基线和重叠为主动波形，大脑皮质区记录到的P40波的潜伏期是整个操作过程中随之记录到的反应电位，而N1波作为相应的大脑和脊髓刺激时对照电位。

业的电生理参数监测仪，其短波阵列的单脉冲持续时间保持在0.3～0.5ms，最大电压不超过400V，否则，需要使用单独的能够生成非常短的单脉冲、电压达到1500V的经颅电刺激仪。皮质运动区受到刺激后，产生的下传信号经皮质脊髓束向下传导，通过直接埋于皮下，安置于拇外展肌、肱三头肌、肱二头肌、斜方肌、三角肌及胫前肌肌肉内的电极，记录以肌肉收缩为形式的电活动，最终提供有关上下肢运动功能的信息。

电活动分析

对运动诱发电位最好的描述是使用“全或无”的标准（图5.10），这意味着所记录运动诱发电位的出现或缺失与否，与刺激电压的大小无关。需注意的是，为便于记录运动诱发电位，可在实施初期给予非常高的阈值刺激，同时需要告诉外科医生所记录到的电位的不可靠性。通常，切口显露后，手

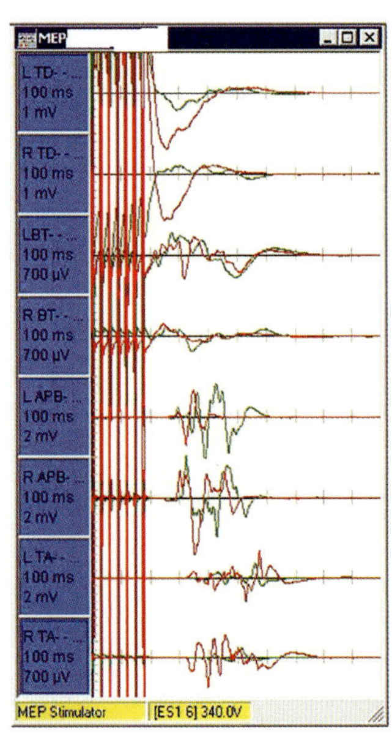

图5.10　术中神经生理监测中的运动诱发电位。最上两个波形显示左、右斜方肌和三角肌电位。下两个波形显示肱二头肌、肱三头肌电位。第五及第六个波形显示左、右拇短展肌电位；最下两个波形显示左、右胫前肌电位。上述波形均为来自双侧拇短展肌和胫前肌结构完整的电位。

术操作中出现的任何改变如轻微的血压下降、失血和/或麻药的蓄积等情况下，均需要增加刺激电压以引出运动诱发电位反应，这时，可能会快速超过安全传导的电压范围。如最终还是不能获得运动诱发电位，应该告知外科医生，依据没有基线的运动诱发电位是不可靠的，需要使用其他方法（如唤醒试验）来进行术中监测。

颈椎病患者常表现为对大脑皮质的直接刺激不能引发肌肉的反应。一种理论认为，这可能是导致脊髓病变的慢性压迫已经引起了脊髓的不可逆性缺血所致。

肌电图

自主肌电图检测可以监测特定脊髓节段的神经根的完整性。颈神经根的肌电图检测一般不受颈椎病的影响，除非与引起脊髓病变的病因与严重的中央椎管狭窄相关。如果狭窄较严重，也可能引起神经根管狭窄处以远的多节段颈神经根病变。手术前，可显示除中央脊髓功能异常以外是否存在周围神经的问题，对这些患者进行神经传导测试和肌电

图检查非常重要。

技术

选择具有节段神经支配的监测肌肉也是外科手术计划的一部分。对颈椎手术，这应该包括斜方肌（XI，C_4）、三角肌（C_5，C_6）、肱二头肌（C_5，C_6）、肱三头肌（C_6，C_7）、拇外展肌（C_8，T_1），通常，在选择脊髓节段肌肉时也可能存在着一些重叠。无菌记录针安置于上述肌肉中，然后连接到可以是任何的术中监测仪的放大器上。报警的标准包括检测到在相应的肌肉出现任何高尖、突发、连续成队的肌电活动表现。

在颈椎病患者，肌电图检查应该没有基线的异常情况。当进行手术操作时，电刀烧灼时可导致出现新的电位、干扰或者电位的降低。电凝时也可对肌电图出现干扰。

麻醉要求

颈椎手术期间，对躯体感觉诱发电位和运动诱发电位的可靠分析，均取决于合适的麻醉方法。挥发性麻醉药物，如异氟烷可以抑制躯体感觉诱发电位，特别是运动诱发电位。神经肌肉去极化药物能有效地麻醉患者，也能抑制任何运动单元的电活动，最终导致任何诱发运动、感觉电位的缺失以及出现任何肌电活动的假阴性结果。最适于进行术中电生理监测的麻醉方法是静脉内持续、恒量滴入异丙酚和芬太尼的全身麻醉。

术中监测的变化

如前所述，术中电生理参数监测取决于所选择的方法，操作开始时，需要获得基准的波形，在后面的监测过程中，将记录到的波形与最初的波形进行比较，如达到报警标准，在向手术医师示警前，应思考一些问题并按时序要求严格地进行考证评估，因为有很多因素能影响电生理监测参数的电位形态。

首先要考虑患者的血压情况。血压的改变可以引起波形的变化，包括振幅的降低，在恢复血流灌注后，这种情况可以恢复正常。另外，明显的低血压可以影响大脑灌注压，也可使获得运动诱发电位的阈值升高，或可引起暂时性的运动诱发电位缺失。手术期间必须持续、仔细地记录失血量，因为失血可以不经意地影响全身血压以及神经元的氧化作用。

应该检查患者的中心体温，低体温会导致躯体感觉诱发电位的潜伏期延长，也可不经意地抑制某些正在使用的麻醉药的代谢，这也可以影响所有监测方法的电生理参数。

最后需要确定是，是否存在着麻醉操作的任何改变，如添加大剂量的麻醉药等，这也是躯体感觉诱发电位和运动诱发电位缺失最常见的原因。当给予神经肌肉阻断剂时，运动诱发电位必然难于获得；如对神经根进行不经意的操作刺激时表现出的刺激反应也影响肌电图的正常监测。应该仔细检查患者的麻醉深度，如使用BIS监测仪，读数太高或太低均可使躯体感觉诱发电位和运动诱发电位难以获得。在快速获得这些信息并分析其与躯体感觉诱发电位和运动诱发电位改变之间的相关性后，将结果告知外科医生和麻醉团队，及时采取相应的有效措施，可避免即将发生的并发症。

参考文献

[1] Frank JS, Jones JC, Weigert BJ. The assessment of cervical myelopathy[J]. Spine J, 2006;6(Suppl):S182-189.

[2] Dvorak J, Sutter M, Herdmann J. Cervical myelopathy: clinical and neurophysiological evaluation[J]. Eur Spine J, 2003;12(Suppl 2):S181-187.

[3] Daube J, Rubin D. Clinical Neurophysiology, 3rd edition.New York: Oxford; 2009.

[4] Merton PA, Morton HB. Stimulation of the cerebral cortex in the intact human subject[J]. Nature, 1980;285:277.

[5] Barker AT, Freeston IL, Alinous R, et al. Magnetic stimulation of the human brain[J]. J Physiol, 1985;369:3.

[6] Kameyama O, Shibano K, Kawakita H, et al. Transcranial magnetic stimulation of the motor cortex in cervical spondylosis and spinal canal stenosis[J]. Spine, 1985;20:1004-1010.

[7] Sutter M, Deletis V, Tamaki T. Current opinions and recommendations on multimodal intraoperative monitoring during spine surgeries[J]. Eur Spine J, 2007;16(Suppl 2):S232-237.

[8] Sutter M, Eggspuhler A, Muller A, et al. Multimodal intraoperative monitoring: an overview of proposed methodology based on 1017 cases[J]. Eur Spine J, 2007;16(Suppl 2):S153-161.

[9] Bose B, Sestokas AK, Schwartz DM. Neurophysiologic monitoring of spinal cord function during instrumented anterior cervical fusion[J]. Spine J, 2004;4:202-207.

[10] Toleikis JR. Intraoperative monitoring using somatosensory evoked potentials. A position statement by the American Society of Neurophysiologic Monitoring. ASNM Website[M].December, 2010.

第二部分

结果

第6章

脊髓型颈椎病的自然病程

Christopher D Witiw,Michael G Fehlings

概述

脊髓型颈椎病（CSM）是公认的脊髓损害最常见的原因[1]。颈椎的退行性改变导致了颈脊髓的慢性、进行性压迫，脊髓的压迫常常需要手术治疗予以解除，以阻止症状的加重并逆转某些临床改变。无论如何，要合理地进行临床观察以及制定治疗方案，了解脊髓型颈椎病的自然病程非常必要。

随着评估神经功能异常的定量方法的不断增多，促进了对脊髓型颈椎病自然病程的客观评价。尽管如此，有关病情进展方面的认识仍然存在着很多问题，由于自然病程的个体差异较大，临床上很难预测某个患者的病情发展。本章的目的就是总结对已经表现有脊髓病变的患者的自然病程及其与疾病进展有关的危险因素方面的现阶段认识以及总结对存在有脊髓压迫但无临床表现的颈椎关节病患者可能出现脊髓病症状体征的相关预测因素。

脊髓型颈椎病的自然病程

脊髓型颈椎病的自然病程是指未经手术治疗的患者的症状体征的进展过程。与脊髓型颈椎病自然病程相关的症状体征是在前瞻性或回顾性的保守治疗研究中观察获得的。保守治疗的方法包括非治疗的休息、制动和牵引治疗，这些方法的依从性很难确定，每种方法的效果一般也不太清楚。到目前为止，仍无一项真实、准确地对脊髓型颈椎病自然病程进行的研究。同时，这种研究也受多种因素的影响而难以开展。所以，保守治疗的观察结果仍然被认为是评估脊髓型颈椎病自然病程最好的方法。

1956年Clark和Robinson最早进行了脊髓型颈椎病自然病程的研究[2]。该研究对120名患者进行了回顾性的分析，其中26例未进行手术治疗。手术治疗的患者，当时出现的脊髓病症状的加重与疾病的进展有关，所以先于其他患者进行了手术。该研究以临床症状学方法作为结果评估的基础，特别是发生于一侧或双侧上下肢的脊髓病的运动、感觉症候情况。根据这种纯定性的评估，研究发现，75%的患者出现了新的症状与体征，5%的患者经过一段时间的静止期后会快速地出现症状表现，而20%的患者则表现为一种稳定而缓慢的症状加重过程。重要的是，约50%未进行手术治疗的患者出现了病情的缓解。该研究明显的不足是缺乏客观定量的结果评判标准，但对早期研究脊髓型颈椎病的自然病程有着非常重要的意义。该研究结果发表以来，临床出现了很多客观分析脊髓病变症状的严重程度和疾病进展的方法，且被越来越多地应用于评估分析。现有的大量证据可以协助更好地评估脊髓型颈椎病患者的自然病程，本章节的目的就是回顾总结目前用于非手术治疗脊髓型颈椎病患者神经功能评估研究的定量和半定量的方法。

改良日本骨科学会评分

日本骨科学会评分（JOA）是一种经典的对脊髓型颈椎病患者的神经功能状况进行量化评估的评分方法[3]。1975年以来，日本骨科学会（JOA）一直提倡使用该评分系统，该系统可对上下肢及膀胱的运动和感觉功能进行量化评分，最高分为17分，表示正常的神经功能。然而，由于文字描述差异性的原因，尤其是在上肢运动功能评估的部分，使这一评分标准的应用受到了限制。1991年，西方国家将JOA评分翻译成英文并进行了相应文字描述的修改，加入了下肢功能评分的其他内容，使其更适合于北美和欧洲地区的患者评估应用[4]，该改良版的评分标准（mJOA）以最高分18分表示正常的神经功能。在西方国家，改良日本骨科学会评分在很大程度上已经取代了日本骨科学会评分，成为研究评估脊髓型颈椎病（CSM）患者的方法（表6.1）。

Kadaňka等在一项前瞻性随机研究中，采用改良日本骨科学会评分，对66例与手术治疗患者进行对比而采用保守治疗的脊髓型颈椎病患者进行了为期3年的观察[5,6]。在3年随访中，根据观察结果将该组患者分成为无反应组（mJOA 评分降低1分及以上）、有反应组（mJOA评分不变或者上升1分）、良好反应组（mJOA评分上升2分及以上），结果显示，保守治疗患者中，26.7%为无反应，50%为有反应，23.3%为良好反应。观察初期，患者的平均mJOA评分值为14.6分，保守治疗3年后，患者的平均mJOA评分值为14.7分，表明组内的mJOA评分结果与时间无明显的相关性。此后，对这些早期进行了3年随访的患者的又进行了随后10年的随访[7]，评分的结果已经报道，10年可随访到的25例患者，平均mJOA评分与最初的mJOA评分之间也无明显差异（图6.1）。

另一项采用JOA评分作为神经系统功能主要评价方法的前瞻性研究，观察了JOA评分值为13分或更高的60例轻度脊髓型颈椎病患者进行保守治疗的情况[8]。最初的平均JOA评分值为14.5分，而平均78.9个月的随访期期末的平均JOA评分值为14.1分。统计表明，观察初期与随访期末的JOA评分无明显差异。然而，25%的患者出现了临床症状的加重，其JOA评分数值＜13分且降低至少2分。

一项对64例脊髓型颈椎病患者进行保守治疗的回顾性研究，仅采用四肢运动功能的JOA评分进行了评估，平均随访6年，结果表明，上肢的运动功能评分，55%的患者得到改善且JOA评分上升1分或更多，45%的患者无明显变化，无病情恶化者；下肢的运动功能评分，57%的患者得到改善且JOA评分上升1分或更多，39%的患者无明显变化，3%的患者出现病情加重。

表6.1　日本骨科协会(JOA)评分标准

项目	评分
I. 上肢功能障碍评分	
手部不能移动	0分
能移动手部但不能使用勺子吃饭	1分
能使用勺子吃饭但不能扣衬衫纽扣	2分
能扣衬衫纽扣但比较困难	3分
能扣衬衫纽扣且比较容易	4分
无功能障碍	5分
II. 下肢功能障碍评分	
完全失去运动及感觉功能	0分
感觉功能保留但腿部不能移动	1分
腿部能移动但不能行走	2分
可使用助行器在平地行走	3分
能使用栏杆进行上下楼	4分
能在平地行走并且可不用栏杆上下楼，但很不平稳	5分
能在光滑地面上进行自由的行走，但略不平稳	6分
无功能障碍	7分
III. 感觉功能评分	
完全手部感觉功能	0分
严重感觉功能缺失或疼痛	1分
中度感觉功能缺失	2分
无感觉功能缺失	3分
IV. 膀胱功能评分	
无自主排尿功能	0分
自主排尿重度障碍	1分
自主排尿中度障碍	2分
能正常排尿	3分
与正常人相同	4分

Nurick评分

一种可替代JOA评分对脊髓型颈椎病患者的症

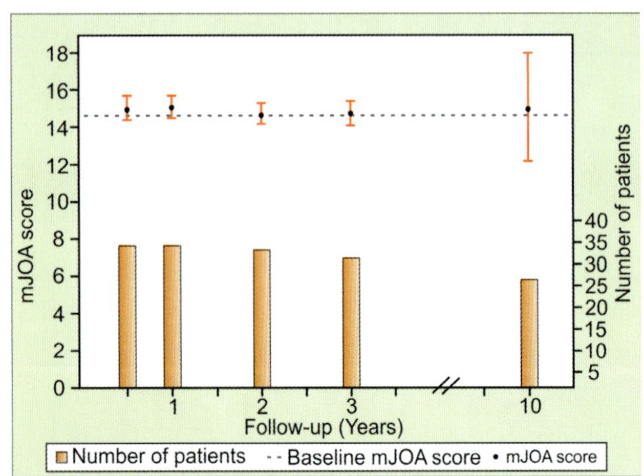

图6.1　脊髓型颈椎病患者保守治疗10年的mJOA评分表明，随访期间在mJOA评分上均无明显的时间相关的差异性。
来源：摘自Kadaňka Z等的资料[5,7]。

状进行定量评估的方法是Nurick评分[9]。这种具有6个评分等级的标准于1972年首次报道。该评分标准依据患者步态障碍的严重程度进行分级，0分表示患者有神经根症状或体征，但无证据表明与脊髓型颈椎病有关；1分表示与脊髓型颈椎病有关但无步态功能损害。分数的增加表明脊髓型颈椎病导致患者步态功能障碍严重程度的增加，5分则表示患者必须使用轮椅或卧床不起（表 6.2）。Barnes和Saunders[10]在一项回顾性研究中使用该定量评分标准对45例脊髓型颈椎病（CSM）患者进行了评估，发现经过平均8.2年的随访观察，13%的患者出现加重，20%的患者有改善，而67%患者无改变。

日常生活活动

Sampath等对一组行保守治疗的31例脊髓型颈椎病患者进行了为期11个月的前瞻性研究，采用了4点量表法（无，一些，大部分，全部）来评估患者参与日常工作或社会活动的程度[11]。参与社会活动和工作的平均值代表了患者整体的功能状态，得分越高代表越好的功能状态。经11个月随访，整体功能状态无明显改善，评分从3.26分上升到3.68分。研究者也对研究对象的日常生活状态进行了评估。他们以0～5分的等级表示日常活动对加重患者症状影响

表6.2　Nurick分级	
出现神经症状或体征但与脊髓型颈椎病无关联	0分
出现神经症状或体征但无行走困难	1分
轻微行走困难但不影响工作	2分
重度行走困难且影响工作和生活，但行走时不需要别人扶住	3分
需要别人扶住或者助步器才能行走	4分
轮椅或卧床	5分

的大小。这些活动包括举起重物、站立>10min、坐>10min、坐在车里和卧床等活动。0分表示这些活动不会对患者症状造成影响，而5分代表这些活动会加重患者的症状。经过11个月的随访，得分从1.84分上升到2.47分，具有显著的统计学意义。Kadaňka 等[7]也报道了一组10年随访期患者的日常生活活动评分的变化，发现56%患者诉说其日常生活活动能力与观察初期相比，主观上出现加重的情况。

10m行走所需时间

作为评估功能状况的另一种方法，Kadaňka及其同事使用10m行走所需时间这一方法，评估了一组行保守治疗的25例患者在10年随访期间的功能状况[7]，结果显示，患者10m行走所需时间在观察初期和10年随访时的数值分别为7.0s和7.1s。

小结

众多研究使用了各种不同的定量或半定量评估方法，结果表明，在脊髓型颈椎病的自然病程中，20%～60%患者将随着时间的推移，出现神经功能损害的加重情况 (表6.3)。然而，对任何一个脊髓型颈椎病的患者，其临床过程具有较大的个体差异，且病情加重的时间和程度也难予预测。

影响预后的因素

尽管上述的阐述表明，脊髓型颈椎病患者的自

表6.3　自然病程的关键特点

- 目前对脊髓型颈椎病患者自然病程的了解是来源于对非手术保守治疗患者症状进展的研究。这些保守的方法多种多样且缺乏规范性。
- 非手术治疗的患者中，20%～60%将会出现神经功能损害的加重。
- 脊髓型颈椎病的临床过程具有高度的个体差异。部分患者可处于长时间的临床静止状态，而有些患者则出现脊髓病症状的迅速加重。

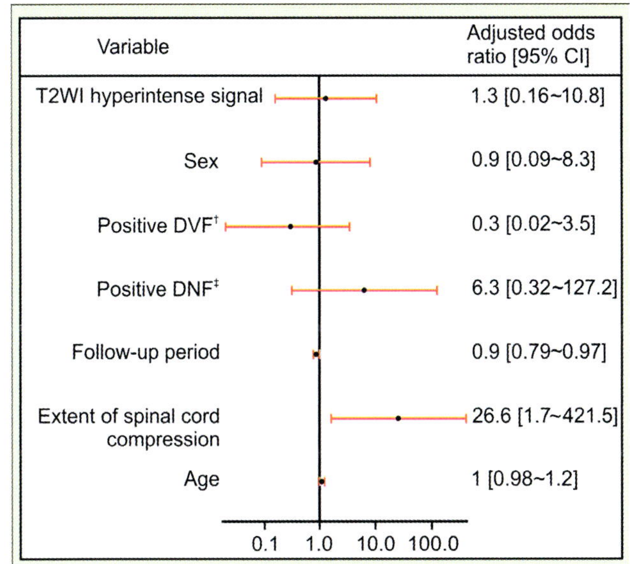

图6.2　脊髓型颈椎病患者行保守治疗时，神经功能加重的预测因素，调整的概率比。Shimomura T等报道[12]。
†：颈椎侧位片发育性因素。
‡：颈椎侧位片动力性因素。
来源：摘自Karadimas SK等[27]。

然病程是多变无常的，但对临床医生来说，了解该病的神经功能进行性加重的危险因素并提出有利的临床建议，对制定相应的治疗方案是必不可少的。本节的目的，就是总结当前对这些相关危险因素的理解，以能帮助临床医生在确定临床随访时间和把握外科治疗时机之间进行决策时有相应的参考。

神经功能加重的预测因素

Shimomura等对56例中等程度脊髓型颈椎病（CSM）患者（JOA评分≥13分）进行了一项前瞻性研究，评估了与神经功能加重相关的危险因素（图 6.2）[12]。在磁共振成像（MRI）上，唯一与神

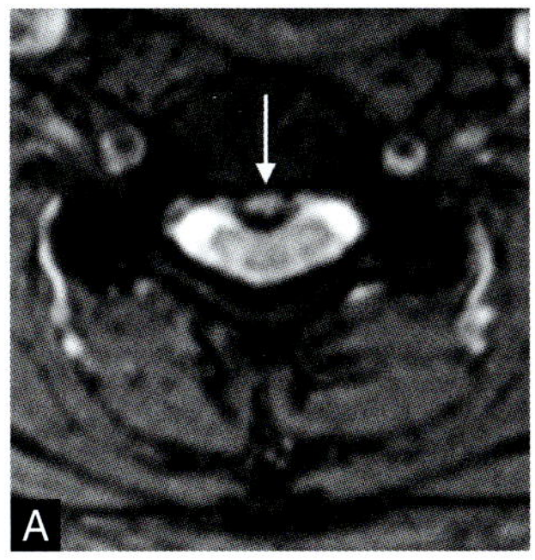

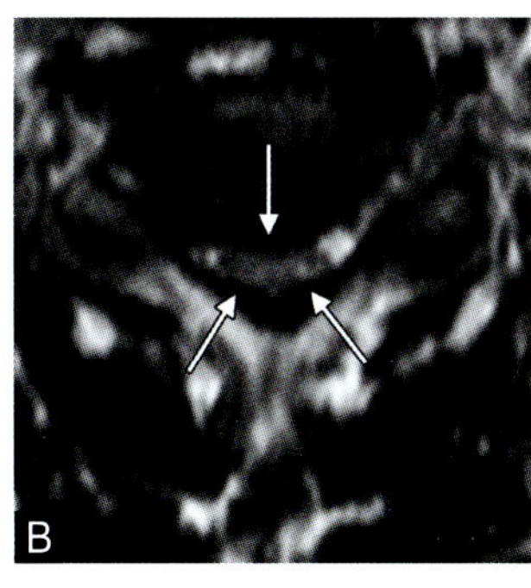

图6.3A和B　磁共振成像(MRI) T_2相显示Shimomura T等定义的脊髓压迫的程度[12]。A．部分脊髓压迫，白色箭头表示腹侧的致压物。B．脊髓的环形压迫。3个白色箭头表示脊髓周围的致压物。

经功能加重明显相关的因素是，在压迫最明显节段的横断面影像上，存在着脊髓的环形压迫。33例存在环形压迫的患者中，有10例在随访期间出现脊髓神经功能加重，而仅为部分脊髓神经压迫的23例患者中，仅有1人出现神经功能加重（概率系数:26.6；95%可信区间：1.7～421.5）。研究结果也显示，神经功能加重与年龄、性别、随访时间、颈椎侧位片上与椎管相关的发育性或动力因素以及磁共振成像矢状面T_2加权像的高信号表现等因素无明显的相关性（图 6.3 A和B）[27]。

Yoshimatsu和同事[13]评估了69例非手术治疗的脊髓型颈椎病患者，平均随访时间为29个月，发现唯一能明显影响患者随访JOA评分的预测因素是疾病的持续时间。在该研究中发现，患病时间达5年或更长的8个患者，均在随访期间出现了病情的加重。

有利的预后因素

临床上，对采用非手术治疗的患者，找出有利的能判断神经功能恢复的预测因素，也和能预测神经功能加重的因素一样重要。一项对64例行保守治疗的患者进行的回顾性研究显示，按JOA运动部分进行评分，确定为轻微的失能者，在平均随访6年零2个月的时间内，存在着运动功能评分达到4分（没有残疾）的较大可能性[14]。此外，老龄患者、压迫节段脊髓的横向面积较大和中枢向上肢运动传

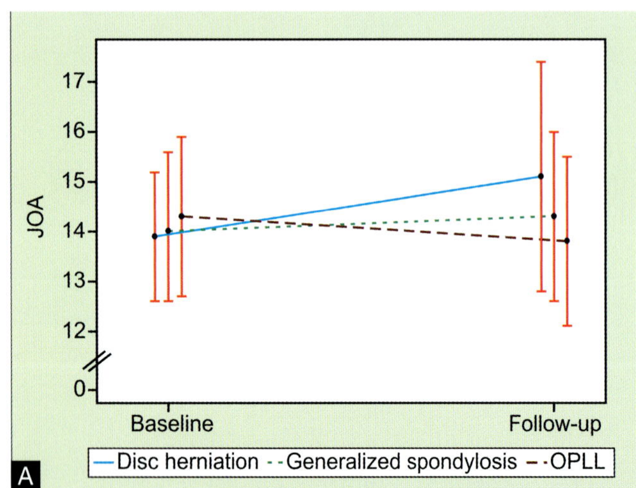

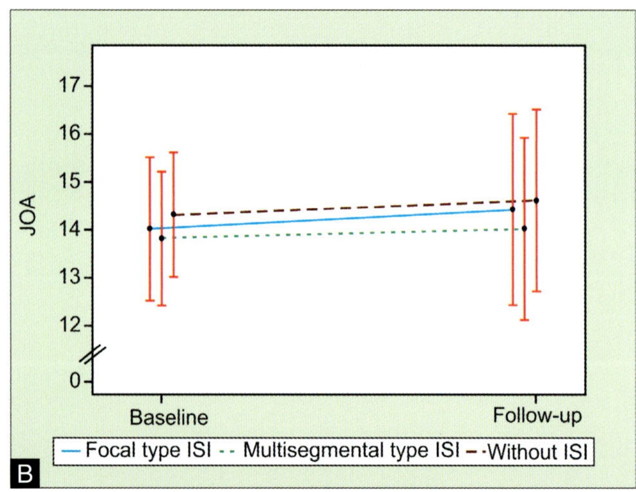

图6.4A和B A. 不同压迫病灶（单节段椎间盘突出、广范脊髓压迫性的脊椎病及后纵韧带骨化）患者的自然病程与脊髓病理症状进展间的关系，3组患者的JOA评分间无显著差异。B. MRI检查T_2加权像不同类型颈脊髓信号增强（局灶性、多节段、无）与脊髓病症状进展的关系。JOA评分与信号增强不同类型间的无显著性差异。

来源：数据来自Matsumoto M等[17]。

导时间值正常3个因素，被认为是患者在3年随访中mJOA值增加的重要预测因子[6]。较高的巴甫洛夫（Pavlov's）指数值，也被发现可预示mJOA评分的增加，该指标的值是计算C_5椎管矢状径和椎体矢状径的比值的大小[15]。

值得注意的非预测性因素

Matsumoto等[16]对17例采用保守治疗的脊髓型颈椎病患者进行了一项小样本的回顾性研究，随访时间起点为3～6个月，随访时间终点平均为3.9年。在该研究中，仅纳入患有继发于软性颈椎间盘突出的脊髓型颈椎病患者（由MRI确定），排外继发于广泛的骨性增生或存在后纵韧带骨化（OPLL）的脊髓型颈椎病患者。该组患者初期的平均JOA评分为13.6分，经3个月随访，平均JOA评分改善为14.9分,随访6个月时为15.6分，最终评分为16.2分。该组患者的JOA评分从13.6分显著地增加到16.2分，患者的满意率为77%，表明继发于软性椎间盘压迫的脊髓型颈椎病患者的自然病程，好于继发于广泛的骨性增生者。然而，与上述结果相反，Matsumoto等[17]进行的对52例轻度脊髓型颈椎病患者的另一项研究，病例包含广泛骨赘增生的脊椎病、存在后纵韧带骨化（OPLL）以及软性椎间盘突出患者，结果显示，3组的初期平均JOA评分值与随访时的评分值之间无显著的统计差异（图6.4A）。另外，该研究还分析了患者MRI检查T_2加权像（T_2WI）颈脊髓信号增强（ISI）与脊髓型颈椎病自然病程之间的关系。研究者把信号增强（ISI）模式进行了分类，并把患者分为3组。第一组在影像上无任何信号增强，第二组存在局部增强，第三组存在多节段信号增强。结果，三组间的JOA评分也不存在显著的统计学差异（图6.4B）。

小结

总的来说，存在着脊髓的环形压迫以及病程的时间增加可作为脊髓型颈椎病患者神经功能损害加重的预测因素。而症状轻微、年龄较大、压迫区域脊髓的横向面积较大、巴甫洛夫指数值高、中枢向上肢的运动传导时间值正常等则为有利的疾病病程预测因素（表6.4）。软性颈椎间盘突出的患者与广泛压迫的颈椎病患者之间，两者在神经功能改变的结果方面不存在显著差异，同样，不同T_2WI MRI信号增强类型的存在与否，与患者神经系统功能改变的结果预测之间也不存在显著差异。

表6.4　关键的预测特征

- 环形脊髓压缩和脊髓型颈椎病患者症状的病程延长是可预测神经功能损害加重的因素。
- 症状轻微、年龄较大、压迫区域脊髓的横向面积较大、巴甫洛夫指数值高、中枢向上肢的运动传导时间值正常等则表明保守治疗可使脊髓型颈椎病向好的方向发展。
- 颈髓T_2加权像的高信号并不能预示着保守治疗的脊髓型颈椎病神经功能损害的风险更高。

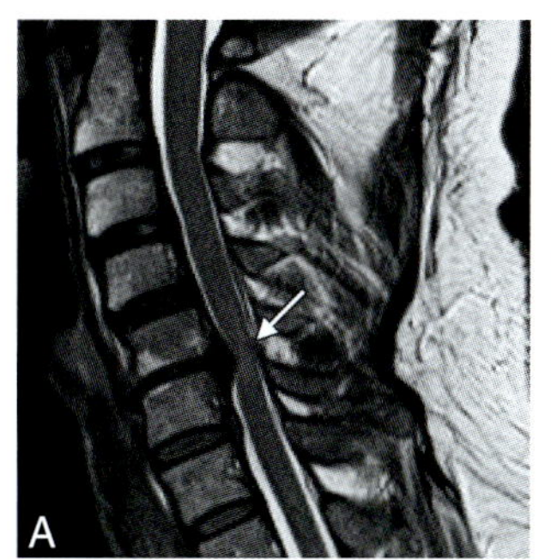

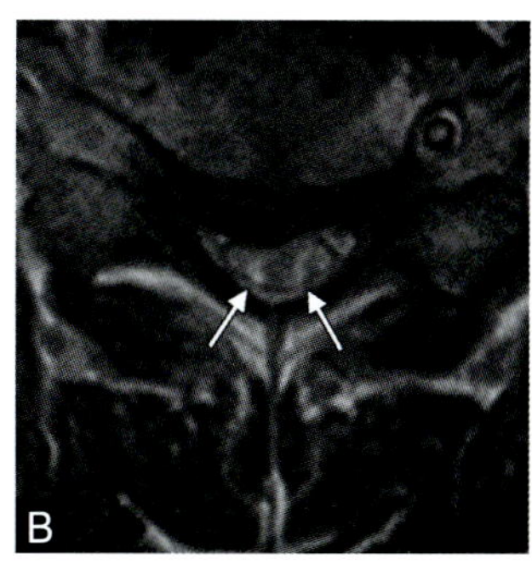

图6.5A和B　T_2加权磁共振成像显示信号增强。A．矢状面上，继发于C_5/C_6水平的颈椎管狭窄，出现髓内高信号。B．轴面上，C_5/C_6水平出现相同的髓内高信号表现。

非脊髓病患者神经功能异常的预测因素

一直以来，对最初症状表现为脊髓病患者的疾病发展过程进行了较多的研究表明，大多数退行性颈椎管狭窄的患者不会出现脊髓病症状。尸检结果显示，年龄大于70岁的人中，有9%的人表现有颈椎管狭窄。在相同年龄阶段，95%的男性和70%的女性，均有颈椎病的表现[18,19]。随着影像学检查资料研究的不断增加，对专注于脊柱病变治疗的专家来说，建议对无症状的颈椎退行性改变患者，关注有关脊髓病症状发展的风险因素及采取相应的治疗措施变得越来越重要。

Bednařik等[20]在对199例诊断为脊髓型颈椎病或脊髓间盘源性压迫但无与脊髓压迫相关的临床症状体征的患者进行的一项前瞻性研究中开展了这项工作。受试者在接受了初次的临床检查、电生理评估和影像学成像后，预定在随后2年内每半年进行随访检查，2年后改为每年随访检查一次。该研究平均随访时间为44个月，共有22.6%的患者坚持到研究结束，即可明确地检查到与脊髓型颈椎病相关的颈脊髓功能障碍的临床症状和体征。与脊髓型颈椎病进展相关的明显的危险因素是：存在脊髓前角细胞损伤的肌电图迹象、体感觉诱发电位（SEP）延迟、运动诱发电位（MEP）延迟、磁共振影像上T_2高信号（图6.5 A和B）和临床上出现神经根性症状。8%的研究对象在进入研究的1年内出现脊髓病损症状进展。临床脊髓病早期（≤12个月）进展的明显危险因素为体感觉诱发电位（SEP）延迟、运动诱发电位（MEP）延迟和临床上存在神经根性症状。值得特别注意的是，这些患者均缺乏磁共振影像上T_2高信号表现。就此而言，为进一步研究创伤与无症状性颈脊髓压迫的脊髓病症状的出现间的关系，再次对这199名患者进行了单独的研究，结果表明创伤因素与脊髓病的发病之间并没有明显的联系[21]。

Fujiyoshi等[22]重点研究了后纵韧带骨化（OPLL）患者的颈脊髓受压情况。他们前瞻性地研究了进行MRI测量椎管测量前后径为12mm或更小的27例无症状患者。该组患者的首次JOA评分为17分（正常）,平均随访59个月后，按JOA评分标准评估，无一例患者出现脊髓病病情进展。在另一项对无症状后纵韧带骨化（OPLL）患者的研究中，Matsunaga等[23]多中心回顾了平均随访时间为10.3年的156名患者，以确定脊髓病发病的影像学预测因素。研究发现，61.5%的患者出现了脊髓病症状，100%的患者出现了颈椎管狭窄，60%或更多的患者出现了脊髓病的症状。然而，作者并未说明如何确认脊髓病的神经病学改变，似乎也没有使用客观、定量的评价方法。

小结

总的来说，约8%无症状的退行性压迫性颈椎管狭窄患者会在12个月内出现临床表现，23%的患者

表6.5 对无症状退行性压迫性颈椎管狭窄患者思考的关键点
• 约8%的无症状退行性压迫性颈椎管狭窄患者会在1年内出现脊髓病临床表现，23%的患者在平均44个月的随访中出现脊髓病临床症状。
• 出现临床神经根性症状、体感诱发电位（SEP）延时、运动诱发电位（MEP）延时和肌电图有脊髓前角细胞损伤的征象是初诊后1年内出现脊髓病临床症状的危险因素。
• 出现颈髓T_2加权像高信号的患者是长期随访中出现脊髓病临床症状的高危因素。

在平均44个月的随访中出现临床症状（表6.5）。初诊时存在体感诱发电位（SEP）延迟、运动诱发电位（MEP）延迟和出现临床神经根性症状是脊髓病早发和迟发性的主要危险因素；不管怎样，没有磁共振影像高信号，似乎可以作为脊髓病早发的预测因素，而存在磁共振影像高信号，则可能预示着脊髓病晚发。特别是，无症状的后纵韧带骨化（OPLL）患者中，随访59个月到10.3年间，脊髓病的发病的概率为0～61.5%[24]。可是，脊髓病定义的不统一，使得上述这些结论变得难于解释。

自然病史研究的局限性

脊髓型颈椎病的自然病程研究的证据主要来自一些小样本的前瞻性和回顾性研究。这些研究使用了多种定量和半定量的神经功能测定方法。然而，由于采用的标准方法众多，确定何为有临床意义的脊髓神经功能加重变得较为困难。正如前面所述的Kadaňka等人的具有里程碑意义的前瞻性研究，显示出初诊时和随访10年时的mJOA评分间无明显改变。尽管评分值之间缺乏显著的统计学差异，但在随访期间内，超过一半的患者进行日常生活活动的能力存在显著的恶化。目前，对脊髓型颈椎病患者缺乏可靠和有效的结果评估方法，文献中为数不多的、针对脊髓型颈椎病自然病程的研究，也被认为存在着病例数量不足的缺陷[25]。

现有文献中，除脊髓型颈椎病自然病程的研究数量少以外，这些研究也存在着所采用的保守治疗或非手术治疗方法不同的限制。几乎所有的研究中，对所观察的脊髓型颈椎病患者，保守治疗的方法均涉及人为的患者身体或生活方式的改变。例如，在Nakamura及其同事[14]进行的回顾性研究中，保守治疗的患者采用了各种各样针对脊髓型颈椎病的保守治疗方法，如克拉奇菲尔德（Crutchfield’s）的颅骨牵引、颈椎支具及在床上进行连续的枕颌吊带牵引等。其他保守治疗方法包括间歇性软性颈围固定、抗炎药物治疗、危险活动的主动规劝、疼痛患者的间歇性卧床休息、远离危险的环境等[5]。这些保守治疗的方法对脊髓型颈椎病自然病程的作用是可变的且含糊不清的。而且，不清楚大多数研究是如何将患者纳入非手术治疗组的。在这种情况下，存在着较高的患者选择偏性，即患者因出现严重的症状而被优先选择了手术治疗。实施一项纯粹进行自然病程的研究不太可能，在这种研究中，患者因选择采用非手术治疗而导致的出现行为或身体上的改变的情况是不允许的。当然，采用严格界定的非手术治疗方法进行的大样本前瞻性研究，将可能获得最好的临床资料证据，而且使我们能在更好地了解脊髓型颈椎病自然病程的同时，减少某些限制性因素。然而，需要注意的是，越来越多的证据表明，脊髓型颈椎病的手术减压与患者的功能改善、生活质量提高存在着明显的相关性[26]，在这种情况下，有关脊髓型颈椎病自然病程研究的文献资料可能会变得越来越少。

结论

尽管脊髓型颈椎病的患病率和发病率居高不下，但现有该病自然病程的临床研究数量和内涵，均不能得出对该病病程及其进展加重相关危险因素的明确理解。

目前可获得的关于脊髓型颈椎病自然病程的文献资料表明，如不采取手术治疗，随着时间的推移，20%～60%的脊髓型颈椎病患者将出现神经功能

表6.6 结论的关键点

- 脊髓型颈椎病（CSM）患者的自然病程差异性较大。如不进行手术治疗，20%～60%的患者将出现神经功能症状的加重。
- 存在着脊髓的环状压迫、有症状的脊髓型颈椎病病程时间的迁延是保守治疗患者神经功能加重的危险因素。而症状轻微、压迫节段处的脊髓横径较大、巴甫洛夫（Pavlov's）指数较大、中枢运动传导时间正常等因素预示保守治疗的脊髓型颈椎病患者的神经功能存在改善的可能。
- 退行性、压迫性颈椎管狭窄而无症状的患者，8%会在一年内出现临床表现。23%的患者在平均44个月的随访过程中出现临床表现。存在神经根性症状及电生理异常情况是短期内出现脊髓功能障碍的危险因素；颈脊髓磁共振T_2加权像显示高信号是发生迟发性脊髓功能障碍的危险因素。
- 当前有关脊髓型颈椎病的文献资料不足以明确说明该病的自然病程，其文献资料也受限于多样化的保守治疗方法，缺乏有效的、可靠的神经功能障碍定量的有意义的测定结果。

障碍的加重（表6.6）。该病的临床进程变异较大，部分患者可能出现周期性的神经症状改善或者至少没有出现神经功能障碍的加重，部分患者则出现持久而缓慢的神经功能障碍的加重，还有部分患者则表现为迅速的神经功能障碍的加重。

判断患者病情加重的高危因素的相关依据非常有限。脊髓的环形压迫、有症状的脊髓型颈椎病的病程时间的迁延被确定为是患者神经功能加重的危险因素。而症状轻微、压迫节段的脊髓横径较大、巴甫洛夫（Pavlov's）指数较大、中枢运动传导时间正常等因素则预示mJOA评分可能改善。对非手术治疗的脊髓型颈椎病患者而言，磁共振T_2加权像高信号的存在及形态，并不能对神经功能改变情况做出预测。

影像学上确定有颈椎管狭窄但无脊髓病临床症状或体征的患者，约8%将在12个月内出现临床症状或体征。存在体感觉诱发电位（SEP）、运动诱发电位（MEP）潜伏期延长和临床上存在神经根性症状的患者，脊髓神经功能障碍加重的风险更大，需要进行更密切的临床随访。

总的来说，由于受到为患者提供的保守治疗方法的多样性的影响，目前研究就脊髓型颈椎病自然病程所提供的相关资料依据受到限制，且未来的研究也同样地会受到限制。到目前为止，仍无对脊髓型颈椎病患者神经功能障碍加重结果进行预测的可靠而有效的方法，但这些方法的不断改进和完善，将有助于建立对脊髓型颈椎病患者神经功能障碍加重进行分类的统一标准，将为临床医生更完整的理解该病的自然病史提供更好的机会。

参考文献

[1] Moore AP, Blumhardt LD. A prospective survey of the causes of nontraumatic spastic paraparesis and tetraparesis in 585 patients[J]. Spinal Cord. 1997;35(6):361-367.

[2] Clarke E, Robinson PK. Cervical myelopathy: a complication of cervical spondylosis[J]. Brain, 1956;79(3):483-510.

[3] Yonenobu K, Okada K, Fuji T, et al. Causes of neurologic deterioration following surgical treatment of cervical myelopathy[J]. Spine (Phila Pa 1976), 1986;11(8):818-823.

[4] Benzel EC, Lancon J, Kesterson L, et al. Cervical laminectomy and dentate ligament section for cervical spondylotic myelopathy[J]. J Spinal Disord, 1991;4(3):286-295.

[5] Kadaňka Z, Mareš M, Bednařík J, et al. Approaches to spondylotic cervical myelopathy: conservative versus surgical results in a 3year followup study[J]. Spine (Phila Pa 1976), 2002;27(20):2205-2210.

[6] Kadaňka Z, Mareš M, Bednařík J, et al. Predictive factors for spondylotic cervical myelopathy treated conservatively or surgically[J]. Eur J Neurol, 2005;12(1):55-63.

[7] Kadaňka Z, Bednařík J, Novotný O, et al. Cervical spondylotic myelopathy: conservative versus surgical treatment after 10 years[J]. Eur Spine J, 2011;20(9):1533-1538.

[8] Sumi M, Miyamoto H, Suzuki T, et al. Prospective cohort study of mild cervical spondylotic myelopathy without surgical treatment[J]. J Neurosurg Spine, 2012;16(1):8-14.

[9] Nurick S. The pathogenesis of the spinal cord disorder associated with cervical spondylosis[J]. Brain, 1972;95(1):87-100.

[10] Barnes MP, Saunders M. The effect of cervical mobility on the natural history of cervical spondylotic myelopathy[J]. J Neurol Neurosurg Psychiatry, 1984;47(1):17-20.

[11] Sampath P, Bendebba M, Davis JD, et al. Outcome of patients treated for cervical myelopathy: a prospective, multicenter study with independent clinical review[J]. Spine (Phila Pa 1976), 2000;25(6):670-676.

[12] Shimomura T, Sumi M, Nishida K, et al. Prognostic factors for

deterioration of patients with cervical spondylotic myelopathy after nonsurgical treatment[J]. Spine (Phila Pa 1976), 2007;32(22):2474-2479.

[13] Yoshimatsu H, Nagata K, Goto H, et al. Conservative treatment for cervical spondylotic myelopathy: prediction of treatment effects by multivariate analysis[J]. Spine J, 2001;1(4):269-273.

[14] Nakamura K, Kurokawa T, Hoshino Y, et al. Conservative treatment for cervical spondylotic myelopathy: achievement and sustainability of a level of "no disability" [J]. J Spinal Disord, 1998;11(2):175-179.

[15] Pavlov H, Torg JS, Robie B, et al. Cervical spinal stenosis: determination with vertebral body ratio method[J]. Radiology,1987;164(3):771-775.

[16] Matsumoto M, Chiba K, Ishikawa M, et al. Relationships between outcomes of conservative treatment and magnetic resonance imaging findings in patients with mild cervical myelopathy caused by soft disc herniations[J]. Spine (Phila Pa 1976), 2001;26(14):1592-1598.

[17] Matsumoto M, Toyama Y, Ishikawa M, et al. Increased signal intensity of the spinal cord on magnetic resonance images in cervical compressive myelopathy: does it predict the outcome of conservative treatment[J]? Spine (Phila Pa 1976), 2000;25(6):677-682.

[18] Gore DR, Sepic SB, Gardner GM. Roentgenographic findings of the cervical spine in asymptomatic people. Spine (Phila Pa 1976). 1986;11(6):521-524.

[19] Lee MJ, Cassinelli EH, Riew KD. Prevalence of cervical spine stenosis: anatomic study in cadavers[J]. J Bone Joint Surg Am, 2007;89(2):376-380.

[20] Bednařík J, Kadaňka Z, Dusek L, et al. Presymptomatic spondylotic cervical myelopathy: an updated predictive model[J]. Eur Spine J, 2008;17(3):421-431.

[21] Bednařík J, Sládková D, Kadaňka Z, et al. Are subjects with spondylotic cervical cord encroachment at increased risk of cervical spinal cord injury after minor trauma?[J]. J Neurol Neurosurg Psychiatry, 2011;82(7):779-781.

[22] Fujiyoshi T, Yamazaki M, Okawa A, et al. Static versus dynamic factors for the development of myelopathy in patients with cervical ossification of the posterior longitudinal ligament[J]. J Clin Neurosci, 2010;17(3):320-324.

[23] Matsunaga S, Nakamura K, Seichi A, et al. Radiographic predictors for the development of myelopathy in patients with ossification of the posterior longitudinal ligament: a multicenter cohort study[J]. Spine (Phila Pa 1976), 2008;33(24):2648-2650.

[24] Wilson JR, Barry S, Fischer DJ, et al. Frequency, timing, and predictors of neurological dysfunction in the nonmyelopathic patient with cervical spinal cord compression, canal stenosis, and/or ossification of the posterior longitudinal ligament[J]. Spine (Phila Pa 1976), 2013;38(22 Suppl 1):S37-54.

[25] KalsiRyan S, Singh A, Massicotte EM, et al. Ancillary outcome measures for assessment of individuals with cervical spondylotic myelopathy[J]. Spine (Phila Pa 1976), 2013;38(22 Suppl 1):S111-122.

[26] Fehlings MG, Wilson JR, Kopjar B, et al. Efficacy and safety of surgical decompression in patients with cervical spondylotic myelopathy: results of the AO Spine North America prospective multicenter study[J]. J Bone Joint Surg Am, 2013;95(18):1651-1658.

[27] Karadimas SK, Erwin WM, Ely CG, et al. The pathophysiology and natural history of cervical spondylotic myelopathy[J]. Spine (Phila Pa 1976), 2013;38(22 Suppl 1):S21-36.

第7章

保守治疗对临床疗效的影响

Jerry Cheriyan, Elizabeth Tanzi, Perer G Passias, Thomas Cheriyan

概述

脊髓型颈椎病以及无症状的颈脊髓压迫的自然发展过程具有高度的不可预测性。脊髓型颈椎病患者中，3～6年内病情加重的比例从20%到62%不等[1]，鉴于脊髓型颈椎病临床进展的不可预测性，有关患者的最佳治疗方法，目前仍存在争议，尤其是对症状轻微和无症状的脊髓压迫的这一部分患者[1-3]。传统认为，脊髓型颈椎病一般采取手术治疗，手术能阻止临床症状的加重，并能改善功能，而手术治疗时间的延迟，可能会导致较差的临床预后[4,5]。中度或重度的脊髓型颈椎病患者，一般推荐采用外科手术方法。然而，对于症状轻微、无进展或进展缓慢的脊髓型颈椎病患者，手术治疗是否比保守治疗具有的长期优越性，尚未得到证实。

非手术疗法

脊髓型颈椎病患者的非手术疗法包括：休息；使用软性颈围或支具行颈部制动；禁止行具有高风险损伤的活动，如举重、身体锻炼和搏击运动；治疗疼痛[3,6,7-9]。需提醒患者防止发生挥鞭样损伤，譬如把枕头调高到枕骨的水平[7]。行颈椎牵引和推拿时，可能会使脊髓压迫加重，应注意避免。治疗疼痛的药物包括非甾体类消炎药（nonsteroidal anti-inflammatorydrugs，NSAIDs）、阿片类和非阿片类药物、肌肉松弛剂和抗抑郁剂。

非甾体类抗炎药，如阿司匹林和布洛芬，被广泛用于脊髓型颈椎病的治疗，它可缓解疼痛、减轻肿胀及控制炎症。然而，目前缺乏临床证据支持使用这类药物疗效的有效性[10]。NSAIDs可对患者伴有的急性轴向疼痛或放射性疼痛具有较好的疗效。如果NSAIDs药物缓解了患者的轴向性疼痛，可要求患者进行长期服用，但必须定期监测药物的副作用。对NSAIDs药物存在毒性高风险的患者，可考虑使用环氧化酶-2抑制剂、阿片类或非阿片类药物[11]。

乙酰氨基酚具有良好的药物疗效及安全性，可考虑用于轻、中度疼痛的患者。当使用NSAIDs和非阿片类药物不能获得足够的镇痛效果时，可考虑使用阿片类药物进行镇痛。阿片类药物的优势在于，它与靶器官的毒性无相关性，且小剂量即可获得良好的镇痛效果。然而，阿片类药物对神经性疼痛的镇痛效果是有限的[11]。阿片类药物的长期使用，存在着身体对药物产生依赖的危险。通过与非阿片类药物联合使用，可减少阿片类药物的使用剂量。

肌肉松弛剂可缓解因椎旁肌及斜方肌反应性痉挛引起的疼痛。中枢性肌肉松弛剂包含氯苯氨丁酸、环苯扎林、肌安宁和替扎尼定，这些药物在一定程度上可以缓解疼痛，对受到疼痛困扰的睡眠障碍患者也有一定的帮助[11]。抗抑郁药对慢性疼痛的患者可能有一定的效果，常见的副作用包括：口干、嗜睡、发胖、性功能障碍、尿潴留、便秘等。对于严重心功能障碍的患者，严禁使用三环类抗抑郁药物。抗惊厥药如噻加宾、奥卡西平，可考虑用于治疗神经性疼痛，但临床使用尚未得到美国食品药品监督管理局（Food and Drug administration，

FDA）的批准。硬膜外注射类固醇治疗，也可能缓解脊髓型颈椎病患者的疼痛，尽管这种方法使用不多。需要注意的是，目前缺乏足够的数据来支持或否定这些治疗脊髓型颈椎病疼痛药物的临床疗效。在考虑给患者使用这些药物时，应注意药物的副作用（表7.1）。

依据

Matz[12]对观察脊髓型颈椎病行保守治疗后病情进展的情况所进行的早期纵向研究做了一个全面的回顾。1963年，Lees和Aldren-Turner[13]率先描述了颈椎病的自然病程及其进展，对44例颈椎病患者进行了长达3～40年不等的随访，其中的28例采用颈椎制动进行非手术治疗的患者，临床病情的改善率为61%。此外，他们也记录到存在着病情长期的稳定和短期发作的患者的情况。Nurick[14]报道了91例脊髓型颈椎病患者的治疗效果，27例患者采用休息及颈部制动进行保守治疗，其中18例（占67%）维持了好的Nurick评分（Ⅰ级和Ⅱ级）。Nurick认识到应及早确定功能障碍的严重程度以及脊髓型颈椎病自然病程包含稳定和恶化的周期性过程。Clarkehe和Robinson在对121例脊髓型颈椎病患者的观察中发现，患者的死亡率为5%，该组患者在诊断脊髓型颈椎病后，平均存活时间为7年[15]；研究发现，75%的患者出现稳步的加重恶化，20%的患者表现为缓慢而稳定的加重，5%的患者在初次恶化后进入长时间的稳定期[12,15]。16例采用颈围保守治疗的患者中，8例患者的症状得到改善，未出现任何症状加重的迹象[3,13]。Matz在表7.2中总结了研究的结果[12]。

表7.1 脊髓型颈椎病镇痛药物的常见副作用

药物	常见副作用
非甾体类抗炎药	消化道溃疡、胃病、肾功能衰竭、高血压、充血性心功能衰竭、心血管事件
非阿片类/阿片类镇痛药	消化道溃疡、消化不良、成瘾、认知障碍
肌松剂	嗜睡、口干、性格改变
抗抑郁药物	嗜睡、口干、头晕、便秘、尿潴留、体重增加、心脏节律的改变
抗惊厥药物	头晕、嗜睡、体重增加
硬膜外类固醇注射	硬脊膜穿破、脊性头痛、局部红肿、颈部僵硬、高血压、化学性蛛网膜炎

资料来源：摘自Mazanec D, Reddy A[11]。

Matsumoto等人[16]观察了保守治疗对软性椎间盘突出（由核磁共振检查确定）引起的轻度脊髓型颈椎病的临床疗效。轻度脊髓型颈椎病定义为：患者的日本骨科协会（Japanese Orthopedic Association, JOA）评分>10分。27例患者中，17例采用了颈部支具及限制日常活动6个月以上的保守治疗，结果发现，患者的平均JOA评分（13.6～16.2分）获得了明显的改善；此外，随访的磁共振成像显示，10例（59%）患者突出的椎间盘出现了自发性复位，并且，弥漫型颈椎间盘突出的患者，比局限型颈椎间盘突出的患者，更易出现突出椎间盘的自发复位（78%对37%）。剩余的10例患者，由于神经功能的加重，最终采用减压手术进行了治疗。该组病人中，平均

表 7.2 脊髓型颈椎病保守治疗的早期观察研究总结

研究者	治疗	结果概况
Lee及Aldren-Turner[13]	颈部制动	61%的患者临床症状改善；观察超过30年的44例患者，病情在短期的加重前，有一长期的稳定阶段
Nurick[14]	颈部制动并休息	27例中的18例患者维持在良好的Nurick分级（Ⅰ级和Ⅱ级），但与外科减压手术相比，年龄> 60岁可能是一个不利的危险因素，特别是与手术减压相比较时（n=62,好等级的患者）
Clarke 及 Robinson[15]	颈部制动并休息	16个患者中有8个症状得到改善，剩余的患者病情稳定
Barnes and Saunders	期待疗法	6个病情加重; 30 个病情稳定;病情加重的患者与运动量大及女性性别有关
Roberts	颈部制动并休息	7例症状得到改善，9例病情无加重，改善情况出现在观察5个月内，否则不再出现改善。保守治疗中出现临床症状加重的患者，通常开始功能受限

来源:：摘自 Matz PG[12]。

表 7.3　脊髓型颈椎病行保守治疗的疗效评价的观察研究总结

作者	患者总数	疗效评价方法	治疗手段	疗效
Matsumoto等[16]	27	日本矫形外科学会（JOA）	颈部制动，q8h，时间3个月，JOA >10（平均13.6分）的患者，间隔6个月后重复制动	JOA分级中，17例(59%)症状得到改善；10例患者因神经症状加重进行了手术治疗
Matsumoto 等[6]	52	JOA 及MRI信号强度增加	颈部制动，q8h，时间3个月，JOA >10（平均13.6分）、有或无ISI的患者，间隔6月后重复制动	脊髓信号增强与保守治疗的疗效差无直接相关，JOA维持于14左右超过3年
Nakamura 等[17]	64	JOA	枕颌带牵引，颈部制动，石膏床和Crutchfield牵引	55%的上肢及57%的下肢症状改善了1级
Sampath等[18]	62	神经的功能评分、功能状态测定、日常生活活动能力（ADL）量表	保守治疗(n= 31例，包括休息、锻炼、颈围治疗) 手术治疗(n=31例)	手术组见神经功能改善，但与保守治疗组相比无显著性差异。同时两种治疗方法均见功能的改善
Yoshimatsu 等[19]	69	治疗前后的症状检查对比	严格保守（n= 37例）：颈椎持续牵引1～3个月，每天3～4h，非牵引时间进行锻炼； 非严格保守治疗（32例）：无明确的治疗	严格的非手术治疗组，38%的患者获得了明显改善，非严格保守治疗组，仅6%的获得改善
Bednarik等[8]	49	改良的JOA评分和诱发电位监测	保守治疗(27例，颈围，NSAIDs，休息)；手术治疗 (22例)	改良JOA评分和诱发电位监测在6个月及24个月时无差异
Kadanka 等[21]	64	改良的JOA评分，10m步行时间，视频方式下日常生活活动能力的自我评估及观察员评估	保守治疗（32例），包括颈围，NSAIDs，休息；手术治疗（32例)	经10年的随访，保守治疗与手术治疗在疗效上无明显差异
Kadanka 等[20]	68	改良的JOA评分，10m步行时间，视频方式下日常生活活动能力的自我评估及观察员评估	保守治疗（35例），包括颈围，NSAIDs，休息；手术治疗（33例)	经3年的随访，保守治疗与手术治疗在疗效上无明显差异

JOA评分从14.1分的改善到16分（表7.3）。

Mastumoto等[6]进行的第二次研究，观察了52例使用颈部支具进行非手术治疗的轻度脊髓型颈椎病患者。在该研究中，同样将轻度的脊髓病定义为JOA评分>10分，所研究的患者组成情况为：29例颈椎病患者、12例颈椎间盘突出症患者及11例后纵韧带骨化患者，治疗方法与前期研究所采用的颈围制动6个月以上的疗法相类似。36例（69%）患者取得了满意的疗效，平均获得的JOA评分的增加值为：0.4 ± 1.9分（范围：-5到+6）。此外，作者得出如下结论：轻度的颈脊髓病患者，磁共振成像上表现出的信号增强与非手术治疗效果不佳之间无相关性（表7.3）。

Nakamura等[17]报道了64例脊髓型颈椎病患者的非手术治疗的结果，非手术治疗包括以下内容：持续床上枕颌带牵引（2例）、颈部支具固定（19例）、维持头和躯干位置的石膏床固定（15例）以及Crutchfileld颅骨牵引（28例），采用基于上下肢（每类分值为0～4分）为基础的JOA分级系统对患者进行评估。结果显示，无功能障碍的比率上肢为27%、下肢为26%；所有患者均未出现上肢临床症状加重，但有3%的患者出现了下肢临床症状加重；此外，大多数患者改善的功能得以长期维持，甚至有一部分患者，在3～10年的随访期内，其功能得到了进一步的改善（表7.3）。

脊髓型颈椎病的手术治疗与保守治疗的比较

表7.3中总结了文献中有关脊髓型颈椎病手术治疗与保守治疗临床疗效的研究概况。

Sampath等[18]进行了一项前瞻性、多中心的非随机研究，该研究包括62例以颈脊髓病为主要综合征的患者。31例（50%）患者进行了保守治疗，包括：休息、锻炼及颈围固定；43例（69%）患者进行了平均11个月的随访，并进行了神经学功能评分、功能状态测定以及日常生活能力评分（ADL）。采用保守治疗的患者出现了显著的病情加重，表现为日常活动能力的下降及神经症状的加重。此外，也观察了手术组及非手术组功能改善的情况，结果发现，与非手术治疗组相比，手术治疗组获得了明显的社会及工作能力的功能改善。尽管治疗前存在着许多神经系统及非神经系统的问题，当两组治疗进行比较时，手术治疗的患者显示出更好的临床疗效。

Yoshimatsu等[19]观察了69例脊髓型颈椎病患者进行保守治疗后的症状。非手术治疗的患者被进一步划分为严格治疗组与非严格治疗组。严格治疗组在1～3个月内，每天接受3～4h的持续颈椎牵引，并在非牵引期间进行锻炼治疗；非严格治疗组为12例拒绝任何方式的保守治疗的患者；剩余的20例患者没有明确的治疗方式。观察结果经多元分析后发现，严格保守治疗的患者临床转归和疾病的持续时间之间具有明显的相关性。严格保守治疗的患者中，38%的患者症状得到改善，而非严格保守治疗的患者中，仅有6%的患者症状得到改善。作者进一步得出结论：保守治疗仅对选择出来的且严格进行加强治疗的患者才有效。保守治疗后，22例患者继续接受了手术治疗。约78%的手术治疗患者，神经功能得以改善。作者建议，在治疗脊髓型颈椎病时，应考虑患者病情的持续时间，作者也建议，充分的患者教育后，应对患者进行加强的保守治疗。如经保守治疗后，患者的症状体征无改善或出现加重，则考虑手术治疗。

Bednarik等[8]进行了一项对61例患者随访2年的前瞻性随机研究，该研究通过MRI检查来确诊脊髓型颈椎病。根据临床上颈脊髓受累的情况，将患者分为两组，采用改良JOA评分及电生理监测来评价临床疗效。49例轻度到中度的脊髓型颈椎病患者，被随机分到手术治疗组及保守治疗组。约27例患者进行了非手术治疗，包括间歇性颈部制动、抗炎药物以及只进行低风险的活动。作者得出结论：手术治疗与非手术治疗，在随访6个月及随访2年时，二组的改良JOA评分及电生理诱发电位无明显差异。

Kadanka等[20]进行了一项为期3年的前瞻性随机研究。该研究将68例患者随机分为两组，非手术治疗组35例患者，而手术治疗组33例患者。疗效的评价方法包括：改良JOA评分、记录步行10m的时间及日常活动的视频记录。视频由不知道治疗方式的观察者进行评估。此外，在6个月、12个月、24个月以及36个月时，患者也进行主观的评价。非手术治疗包括间歇性制动、抗炎药物及休息。手术治疗组与非手术治疗组的JOA评分无统计学差异；但在步行10m的时间上，两组间存在差异（P=0.034）。对于非手术治疗的患者，改良JOA评分的改善从14.6分提高到14.7分，而步行10m的时间从7.4s增加到7.5s。手术治疗的患者，改良JOA评分从14.1加重到13.8，而10m步行时间从7.9s增加到9.4s。对于日常生活的活动，非手术治疗组在6个月时的统计结果更好（P<0.05），手术治疗组的自我评估在6个月时的统计结果也是好的（P<0.05）。然而，经过3年的随访，非手术治疗组与手术治疗组之间的平均日常生活活动无统计学差异。Kadanka等[21]报告了为期10年而不是3年的前瞻性随机研究的结果，对轻度和中度的脊髓型颈椎病患者，在10年的随访时，手术治疗与非手术治疗组间无统计学差异。此外，对于轻度和中度非进行性的脊髓型颈椎病患者而言，功效分析显示了以最少的过程去确定何种方法是最好的治疗方法。该研究中，仅有少数患者进行了最终的评估，因为17例患者在随访期间发生自然的、与该病无关的死亡。

目前仍无以脊髓型颈椎病的严重程度来研究保守治疗的临床效果。然而，对于严重的脊髓型颈椎病患者，手术治疗往往比保守治疗能获得更好的临床效果[22]，但对于轻度的脊髓型颈椎病患者，也不可能从手术治疗中获益太多。Rhee等[22]在一篇综合性综述和推荐的出版物中，提出以下建议：

1. 不常规将非手术治疗作为中度至重度脊髓型颈椎病患者的初始治疗手段（证据强度：低；推荐力度：强）。
2. 如果作为初始治疗方式的非手术治疗能起到一定的作用，这可能是轻度的脊髓型颈椎病患者。特定的非手术治疗能否在整个自然病程中给患者带来益处，目前还不清楚。应细心、警惕地观察神经功能状态（证据强度：低；推荐力度：弱）。
3. 脊髓型颈椎病不伴有后纵韧带骨化（OPLL）的患者，现有的研究并不认为神经系统的加重继发于轻微的创伤。但是，对于伴有后纵韧带骨化的患者，创伤可能会使其症状加重，或是使无症状的患者出现症状（证据强度：低；推荐力度：弱）。
4. 对无症状、亦无临床脊髓病的脊髓受压患者，没有证据支持或否定神经功能的加重继发于轻微伤（证据强度：低；推荐力度：弱）。

结论

关于脊髓型颈椎病保守治疗的有效性，尚缺乏强有力的证据，不能常规将保守治疗推荐给患者。然而，对确定为轻度、非进行性或进展缓慢的脊髓型颈椎病患者，非手术治疗可能是有效的。

参考文献

[1] Fehlings MG, Wilson JR, Kopjar B, et al. Efficacy and safety of surgical decompression in patients with cervical spondylotic myelopathy: results of the AOSpine North America prospective multicenter study[J]. J Bone Joint Surg Am, 2013;95:1651-1658.

[2] Fehlings MG, Arvin B. Surgical management of cervical degenerative disease: the evidence related to indications, impact, and outcome[J]. J Neurosurg Spine, 2009;11:97-100.

[3] Kadanka Z, Bednarik J, Vohanka S, et al. Conservative treatment versus surgery in spondylotic cervical myelopathy:a prospective randomised study[J]. Eur Spine J, 2000;9:538-544.

[4] Holly LT, Matz PG, Anderson PA, et al. Clinical prognostic indicators of surgical outcome in cervical spondylotic myelopathy[J]. J Neurosurg Spine, 2009;11:112-118.

[5] Kong LD, Meng LC, Wang LF, et al. Evaluation of conservative treatment and timing of surgical intervention for mild forms of cervical spondylotic myelopathy[J]. Exp Ther Med,2013;6:852-856.

[6] Matsumoto M, Toyama Y, Ishikawa M, et al. Increased signal intensity of the spinal cord on magnetic resonance images in cervical compressive myelopathy. Does it predict the outcome of conservative treatment?[J]. Spine, 2000;25:677-682.

[7] Levin K. Cervical spondylotic myelopathy[M]. UpToDate, 2013.

[8] Bednarik J, Kadanka Z, Vohanka S, et al. The value of somatosensory-and motor-evoked potentials in predicting and monitoring the effect of therapy in spondylotic cervical myelopathy. Prospective randomized study[J]. Spine, 1999;24:1593-1598.

[9] Adams AE. [Acid-base regulations in cerebrospinal fluid and brain functions] [J]. Hippokrates, 1973;44:323-324.

[10] Hirpara KM, Butler JS, Dolan RT, et al. Nonoperative modalities to treat symptomatic cervical spondylosis[M]. Adv Orthop. 2012, 2012:294857.

[11] Mazanec D, Reddy A. Medical management of cervical spondylosis[J]. Neurosurgery, 2007;60:S43-50.

[12] Matz PG. Does nonoperative management play a role in the treatment of cervical spondylotic myelopathy[J]? Spine J, 2006;6:175S-181S.

[13] Lees F, Turner JW. Natural history and prognosis of cervical spondylosis[J]. Br Med J, 1963;2:1607-1610.

[14] Nurick S. The pathogenesis of the spinal cord disorder associated with cervical spondylosis[J]. Brain, 1972;95:87-100.

[15] Clarke E, Robinson PK. Cervical myelopathy: a complication of cervical spondylosis[J]. Brain, 1956;79:483-510.

[16] Matsumoto M, Chiba K, Ishikawa M, et al. Relationships between outcomes of conservative treatment and magnetic resonance imaging findings in patients with mild cervical myelopathy caused by soft disc herniations[J]. Spine (Phila Pa 1976), 2001;26:1592-1598.

[17] Nakamura K, Kurokawa T, Hoshino Y, et al. Conservative treatment for cervical spondylotic myelopathy: achievement and sustainability of a level of “no disability” [J]. J SpinalDisord, 1998;11:175-179.

[18] Sampath P, Bendebba M, Davis JD, et al. Outcome of patients treated for cervical myelopathy. A prospective,multicenter study with independent clinical review[J]. Spine (Phila Pa 1976), 2000;25:670-676.

[19] Yoshimatsu H, Nagata K, Goto H, et al. Conservative treatment for cervical spondylotic myelopathy. Prediction of treatment effects by multivariate analysis[J]. Spine J, 2001;1:269-273.

[20] Kadanka Z, Mares M, Bednanik J, et al. Approaches to spondylotic cervical myelopathy: conservative versus surgical results in a 3-year follow-up study[J]. Spine (Phila Pa 1976), 2002;27:2205-10; discussion 10-11.

[21] Kadanka Z, Bednarik J, Novotny O, et al. Cervical spondylotic myelopathy: conservative versus surgical treatment after 10 years[J]. Eur Spine J, 2011;20:1533-1538.

[22] Rhee JM, Shamji MF, Erwin WM, et al. Nonoperative management of cervical myelopathy: a systematic review[J]. Spine (Phila Pa 1976), 2013;38:S55-67.

第8章

手术治疗对临床疗效的影响

Hisashi Yoshimoto

概述

近年来，手术治疗颈椎病的进展是显著的，颈椎病的患者能从各种各样的使用或不使用内置物的减压手术、融合手术，甚至微创手术中受益。

颈椎病的外科治疗有着悠久的历史。1910年，Mixter和Osgood[1]首次报道了经后路使用丝线固定创伤性寰枢椎不稳。后来，相继发展并报道了很多的融合手术和/或减压手术。然而，在摸索过程中也出现了很多的问题，比如：临床效果不满意、骨性融合率低、脊柱序列失常，甚至严重的并发症。

20世纪70年代，减压手术出现了重大的突破。在此之前，颈椎病唯一的减压手术就是椎板切除术，该手术有时会导致颈椎后凸畸形和不稳定，导致术后效果不满意。然而当时，Kirita[2]采用牙科钻开创了一种更安全、范围更广泛的椎板切除手术；另外，Oyama和Hattor[3]介绍了一种可以保留颈椎的后方结构的Z形椎板成形术。这些手术极大地提高了脊髓型颈椎病的手术疗效，而这些合理的方法形成了当今颈椎减压手术的基础。

关于融合手术，Robinson[4]、Cloward[5]和Bailey[6]设计了一种精细的颈椎前路融合手术，由于手术的临床效果令人十分满意，颈椎前路融合术得到了广泛的应用。Southwick和Robinson[7]提出了中、下段颈椎前方入路的具体方法及路径。颈椎前路手术入路及前路减压融合手术的建立，使颈椎重建手术的发展有了一个飞跃。

另外，应该对颈椎器械长期的、渐进式的发展做一个介绍。作为一种早期的脊柱内固定器材，钢丝捆绑技术被广泛应用于颈椎的后方固定[8-12]。Luque矩形棒和钢丝已被临床应用于多种疾病、不同部位和范围的颈椎后路固定[13,14]。钩棒内固定系统[15]和骨水泥固定[16]也得到临床的尝试和报道。然而，这些方法的生物力学特性并不十分稳定，所以未必能给颈椎病患者带来满意的效果。

过去的20年里，许多研究人员提出了不少的新的观念及挑战，让颈椎内固定器械发生了令人惊叹的改变。采用侧块螺钉[17-19]技术及椎弓根螺钉[20]技术的颈椎后路内固定系统，适用于各种疾病、几乎所有的部位及不同的融合节段，使需要进行融合的很多颈椎疾患得到了更好的治疗。在颈椎前路融合手术方面，Orozco和Llovet首先提倡使用钢板螺钉固定系统[21]，此后发展出对该系统的一些改良产品，比如Caspar板[22]、颈椎锁定钢板[23]和其他的内固定系统。一些学者为了增加对脊柱结构更多的稳定，提出了前路颈椎椎弓根螺钉固定[24,25]。

现在，一些颈椎的微创或/和微侵袭手术已被发展出来，比如，跳跃式椎板成形术及微创内镜下的减压术[26-28]。其最终目的是在获得与开放手术相似的神经系统改善的同时，尽可能地减少功能损害，如与手术入路相关的颈椎活动范围的减小以及轴向疼痛。

归功于上面所述的包括脊柱内固定器械和先进诊断方法对病理改变进行的精确分析的手术技术的不断进步，与早期的颈椎外科手术相比，颈椎病总的手术疗效得到了极大的提高。然而，必须对每项手术操作进行评估，以明确是否真的为患者带来了预期的临床疗效。

本章对手术治疗颈椎病的临床疗效的相关文献进行回顾，使读者能更好地了解手术治疗颈椎病的临床优势及其局限性。首先，对评价手术治疗颈椎病的临床疗效的合适的方法进行回顾。其次，特别就文献中报道较多、临床较为常见的脊髓型颈椎病、颈椎后纵韧带骨化症及类风湿关节炎的手术治疗效果进行讨论，同时，也对一些少见的疾病如脊髓肿瘤、先天性颈椎异常、脊髓空洞症以及其他的疾病进行讨论。

临床疗效评价方法

准确客观地评价颈椎病的手术疗效是非常重要的，采用已知的和广泛接受的结果评价方法，以利于对不同机构及文献的临床结果进行比较。

Kalsi-Ryan等[29]对颈椎病的结果评价方法进行了全面的总结，他们将若干的结果评价方法分成4类，并且推荐其中的几种方法用于临床，如下所述。

上肢评估

1. 简版上肢功能失能评分（QuickDASH）[30]。

2. 力量、感觉和抓握功能分级和评估（GRASSP）[31]。

3. 握力。

平衡

Berg平衡量表[32]。

步态

1. 10m行走测试。

2. 30m行走测试[33]。

3. 6m行走测试。

全身整体状态

1. 改良的日本骨科学会评分（mJOA）[34,35]。

表 8.1 Kalsi-Ryan等推荐的颈椎病功能评估方法[29]

组成	筛查	临床纵向观察	研究纵向观察
上肢	GRASSP Grip strength	GRASSP Grip strength QuickDASH	GRASSP Grip strength QuickDASH
平衡		BBS	BBS
步态	30 MWT	30 MWT 10 MWT 6 MWT	30 MWT 10 MWT 6 MWT GAITRite analysis
总体评估	NDI mJOA MDI	NDI mJOA MDI	NDI mJOA MDI SF-36

（GRASSP：力量、感觉和抓握功能分级和评估；Quick DASH：简版上肢功能失能评分；BBS：Berg平衡量表；30 MWT: 30m行走测试；10 MWT：10m行走测试；6 MWT：6m行走测试；NDI：Nurick分级；mJOA：改良的日本骨科学会评分；MDI：脊髓病伤残指数；SF-36: 36简表）。

2. Nurick分级（Nurick grade）[36]。

3. 颈部功能障碍指数（NDI）[37]。

4. 脊髓病功能障碍指数（MDI）[38]。

5. 欧洲脊髓病量表[39]。

6. 36简表[40]。

在对文献中有关评价方法的文献使用频率、有效性、可靠性及响应性方面进行全面回顾后，Kalsi-Ryan总结得出：mJOA、Nurick分级、NDI、MDI及30m行走测试是最适合用来筛选和临床随访的方法（表8.1）。尽管尚无对颈椎病患者评价的有效性、可靠性及响应性的研究报道，其推荐采用QuickDASH、GRASSP及握力测定对上肢进行功能评估，连同采用Berg平衡量表和GAITRite 评分[41]对步态进行的评估，作为颈椎病功能评价的补充方法。

近期，日本骨科学会（JOA）提出一项新的评价方法——日本骨科协会颈椎病评价问卷调查表（Japanese Orthopaedic Association Cervical Myelopathy Evaluation Questionnaire），以能全面评估颈椎病的严重程度。这是一种前所未有的、针对与颈椎病生活质量相关的特别健康问卷调查表，该表共24个问题，涵盖以下5个方面：颈椎功能、上肢功能、下肢功能、膀胱功能、生活质量以及连同身体各部位的视觉模拟评分[42,43]。这种多维度的评估，可让脊柱外科医生能够对患者的病情做出全面的评估，所以，在临床实践和临床研究中正不断地被广泛运用。

对于类风湿性关节炎的患者，由于多关节的破坏性病变，使得精确的神经系统检查变得非常困难。为了解决这种缺陷，Ranawat建立了一套神经系统检测方法来评估伴有颈椎病的类风湿性关节炎患者[44]。对有类风湿性关节炎患者，Casey等也制定了一种功能评估的评分方法，即脊髓病伤残指数（MDI）[38]，对于将要对脊髓型颈椎病进行相关临床研究的学者，需要熟悉这些评价方法。

手术疗效的预测因素

Yoon等[45]综述了脊髓型颈椎病患者行椎板成形术后临床疗效的预测因素，系统分析后结果表明：进行性的脊髓病、具有较严重的神经系统症状及较长的症状持续时间，都与术后疗效不佳有关。然而，年龄增长与神经功能差之间无相关性。尽管他们分析了一系列的因素，如脊柱序列、磁共振影像上的表现，但仍然无法得出任何其他结论来确定影响脊髓型颈椎病患者行椎板成形术后的临床疗效的预测因素（图8.1A～F）。

Li等[46]对颈椎后纵韧带骨化症手术治疗后的临床疗效的预测因素进行了一项系统综述，其将脊髓的横切面积、脊髓诱发电位、颈椎活动范围的增加、糖尿病史、外伤史、出现胸椎黄韧带骨化、MRI轴位影像上的“蛇眼”征以及减压不完全列为预测因素。然而，由于所查询论文间的差异，不能确定术后的临床疗效与神经功能评分、后纵韧带骨化类型、术前症状持续时间、MRI T_2加权图像上局灶性髓内高信号增强、后纵韧带骨化或脊柱后凸的发展以及椎管扩大之间的相关性。最后得出的结论是：性别、病变累及的节段及许多影像学测量方法似乎都不能预测手术的效果。

Yoon等[45]和Li等[46]指出，在检索的文献中，缺乏合适的统计学方法分析，即逐步回归分析和多因素回归分析。他们建议，后续研究者对合适端点及统计分析的选择，将对确定影响手术疗效的预测因素的研究有一定帮助（表8.2）。

手术治疗脊髓型颈椎病的临床疗效

保守治疗与手术治疗比较

多数脊柱外科医生根据自己的临床经验，从不怀疑脊髓型颈椎病的手术疗效。然而，出乎我们意料的是，目前几乎没有一项设计完好的前瞻性研究结果表明，手术治疗的效果比保守治疗更具优越性。Kadanka等在其前瞻性研究中发现，对于轻度和中度的脊髓型颈椎病患者，手术治疗和保守治疗的临床疗效是相似的[47,48]。

Sampath等[49]和Yoshimatsu等[50]进行的两项队列研究表明，对于中度和重度的脊髓型颈椎病患者，手术治疗的效果优于非手术治疗。然而，在这些研究中，手术治疗组与非手术治疗组患者术前的症状严重程度明显不同。鉴于手术治疗组有着更严重的临床症状，这表明手术治疗对脊髓型颈椎病患者症状的改善具有更大的作用。

如上所述，目前文献缺乏对脊髓型颈椎病采用保守治疗和手术治疗的临床效果间严谨的比较研究。如可能，我们期待更多的比较两种治疗方法临床效果的前瞻性研究，以证实手术治疗脊髓型颈椎病更有效。

前路手术和后路手术比较

Lawrence等发表了一篇系统综述，分析比较了前路手术和后路手术治疗多节段脊髓型颈椎病的手术效果及安全性[51]。尽管不同学者对前路手术和后路手术有不同的偏好，但基于全面的分析后得出，在神经功能改善以及并发症的发生率方面，两种手术方式的临床结果相似。他们建议，应该根据患者

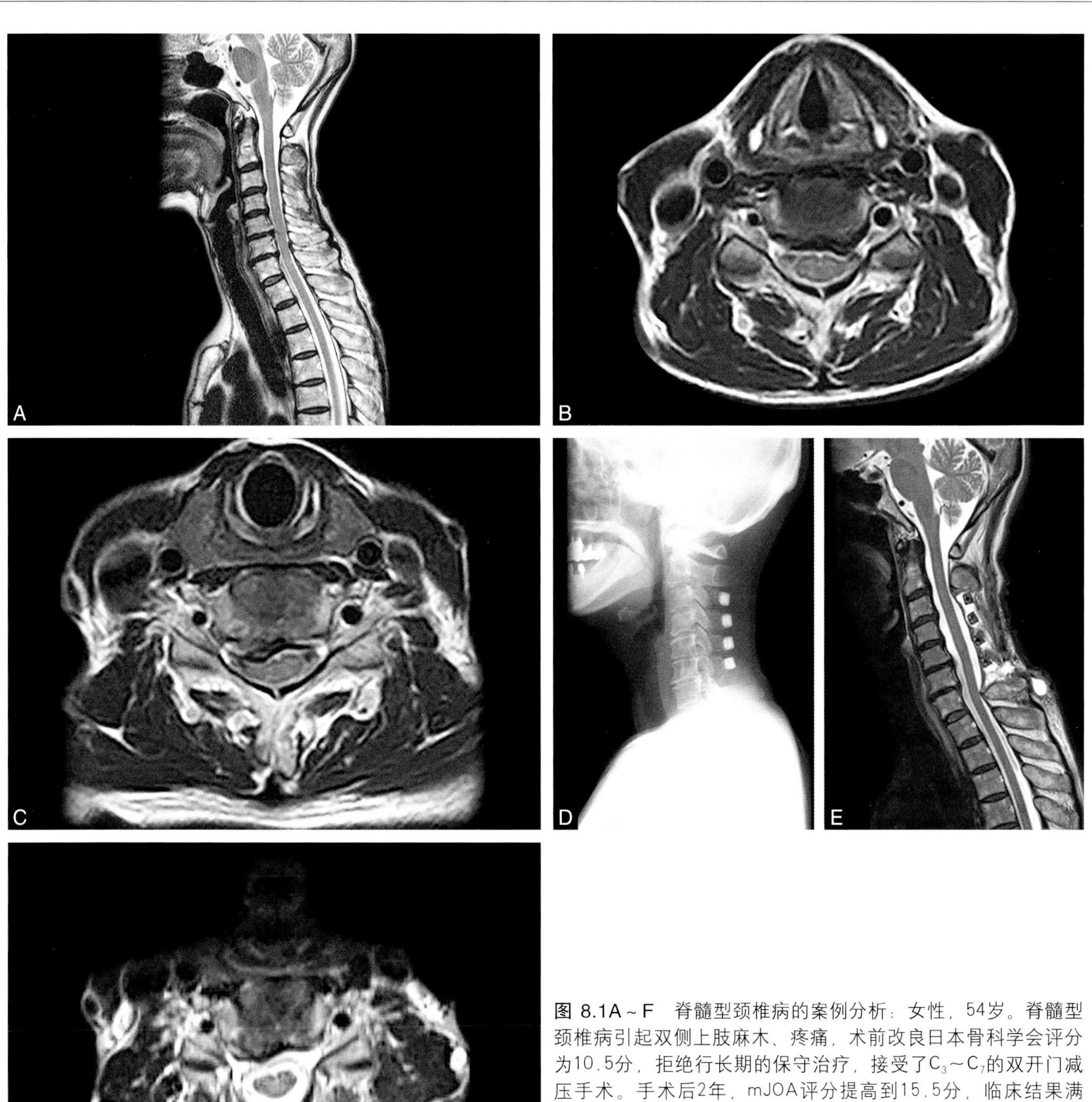

图 8.1A～F　脊髓型颈椎病的案例分析：女性，54岁。脊髓型颈椎病引起双侧上肢麻木、疼痛，术前改良日本骨科学会评分为10.5分，拒绝行长期的保守治疗，接受了C_3～C_7的双开门减压手术。手术后2年，mJOA评分提高到15.5分，临床结果满意。注意术后磁共振成像中的充分减压、脊髓后移和脊髓横断面的恢复。A．术前MRI矢状面的T_2加权像。B．术前C_4/C_5水平MRI在横断面的T_2加权像。C．术前C_5/C_6水平MRI在横断面的T_2加权像。D．术后侧位X线平片。E．术后MRI矢状面的T_2加权像。F．术后C_5/C_6水平MRI在横断面的T_2加权像。

的病理解剖的不同，如腹侧病变与背侧病变、局灶性病变与弥漫性病变、矢状面形态及节段性不稳，手术方式应进行个性化的选择。Fehlings等[52]支持Lawrence等的结论。多中心对264位患者的研究结果也显示，前路手术与后路手术在手术效果和并发症方面并无明显差异。

Liu等采用同样的方式进行了系统综述[53]，与Lawrence的结论不同，他们认为，对于病变超过3个节段的脊髓型颈椎病患者，应选择后路减压手术，因为前路手术存在更高的并发症发生率。他们强

表8.2　影响颈椎病手术效果的预测因素

	导致效果不佳的可能因素	与效果不佳无关或尚不确切的影响因素
Yoon等[45]（CSM文献的综述）	进行性脊髓病，严重的神经功能症状，症状持续时间长	年龄增加，糖尿病，狭窄程度，超过3个节段的压迫，局部后凸畸形，磁共振成像中的信号强度分布
Li等[46]（OPLL文献的综述）	脊髓横断面积，SCEPs，颈椎ROM的增加，外伤史，伴胸椎的OLF，MRI出现SEA,减压不彻底	神经功能评分，OPLL类型，术前症状持续时间，信号强度分布，OPLL进一步发展，局部后凸畸形，减压范围，性别，影响节段

注：CSM：脊髓型颈椎病；OPLL：后纵韧带骨化症；MRI：磁共振成像；SCEPs：脊髓诱发电位；ROM：运动范围；OLF：胸椎黄韧带骨化症；SEA：“蛇眼”征。

调，前路减压融合手术应限制在少于两个节段病变的脊髓型颈椎病患者。

椎板切除术和椎板成形术比较

由于椎板切除术后的脊柱后凸畸形的高发生率会影响临床效果，如出现术后轴向疼痛及颈椎病复发等，故单纯椎板切除术来治疗脊髓型颈椎病现已很少使用。Kaptain等[54]报道，在椎板切除术后4年的随访中，21%的患者出现了脊柱后凸。在文献中，术后颈椎序列异常伴或不伴有临床症状加重的发生率从6%到30%不等[55,56]。然而，根据一些系统的文献综述分析发现，在神经功能改善、轴向症状及并发症方面，椎板切除加后路融合内固定术与椎板成形术的临床效果类似[57,58]。

脊柱后凸的影响

Smith等报道，脊髓型颈椎病的严重程度与颈椎的矢状序列如$C_2 \sim C_7$的矢状垂直轴呈负相关[59]。另外，许多研究报道强调，由于颈椎后凸畸形的发生，降低了椎板成形术治疗脊髓型颈椎病的临床疗效[60,61]。然而，一些学者提到，颈椎板成形术治疗伴有局部后凸畸形的脊髓型颈椎病，也有着不错的临床效果[62,63]。而且，Ames及其助手指出，对脊髓型颈椎病伴有的局部后凸畸形的手术矫正与患者健康相关的生活质量（QOL）评分的改善之间的相关性尚不明确[64]。总体上，局部后凸畸形对脊髓型颈椎病手术效果的影响，还存在着争议。

颈椎微创和/或微侵袭手术的作用

跳跃式椎板切除术是传统的椎板切除术和椎板成形术的一种备选术式。一些作者强调，神经功能恢复方面，跳跃式椎板切除术与传统的椎板切除术具有同样的效果，但跳跃式椎板切除术对术后颈部活动范围的影响小，且轴向疼痛轻微[26,65]。而且，Yukawa等的前瞻性研究也表明，在神经功能恢复、术后颈椎活动范围及颈部疼痛方面，跳跃式椎板切除术与传统的椎板成形术的临床疗效是相同的[66]。因此，跳跃式椎板切除术在术后轴性症状及颈椎活动范围方面的临床优越性，尚未被很好地证明。

一些研究者介绍了后路微创减压术治疗脊髓型颈椎病，在轴向症状及颈椎运动范围方面，获得了良好的临床效果。然而，由于临床疗效观察的时间短，且病例数有限，颈椎微创减压术的有效性尚未得到充分的证实[27,28]。

选择性减压和广泛减压的比较

对老年脊髓型颈椎病患者，已开展了一些减少手术创伤侵袭的尝试。Kato等报道，对老年脊髓型颈椎病患者实施后路减压手术时，采用体感诱发电位引导选择责任节段非常有效[67]。Tsuji及其助手[68]则根据磁共振成像上蛛网膜下腔的消失情况来选择减压部位。他们的回顾性研究，对选择性椎板切除术与传统$C_3 \sim C_7$椎板成形术进行了比较，结果表明，两者在统计学上并无差异。更多有关局灶性减压的研究的开展将更好地明确其有效性。

颈椎后纵韧带骨化的手术效果

保守治疗和手术治疗的比较

比较颈椎后纵韧带骨化合并脊髓型颈椎病的保

守治疗和手术治疗的文献比较少。然而，对于轻微外伤后的急性脊髓损伤，Gu等[69]进行了一项对椎板成形术和保守治疗进行比较的前瞻性研究。尽管在接受保守治疗的患者，脊髓损伤通常会自发性地改善，但他们还是认为，椎板成形术有更好的临床效果。此外，Wu等[70]进行了一项全国性的队列研究，将保守治疗的颈椎后纵韧带骨化症患者与同年龄、同性别的无颈椎后纵韧带骨化的人群进行比较，结果发现，存在后纵韧带骨化症的患者，急性骨髓损伤的发生风险是无后纵韧带骨化人群的32.16倍。鉴于未来存在着发生急性脊髓损伤的潜在高风险，对颈椎后纵韧带骨化患者行保守治疗的效果是有限的。

前路和后路的比较

Xu等[71]进行的系统性综述分析表明，由于缺乏前瞻性研究、手术治疗的不同、效果评价的异质性以及研究质量的差异，对采用前路手术和后路手术治疗颈椎后纵韧带骨化症，尚无法确定何种手术更具优越性。目前为止，尚无较好设计的研究探讨该问题。不管怎样，Yamazaki等[72]、Seichi等[73]、Fujiyoushi等[74]和Iwasaki等[75]分析了椎板成形术治疗颈椎后纵韧带骨化症的适应证的限制因素。他们将颈椎后凸畸形、脊髓受压节段过度活动、后纵韧带骨化的厚度、椎管占位率列为影响椎板成形术治疗颈椎后纵韧带骨化症手术效果的因素，这些限制因素表明，前路减压融合术与后路减压植入物固定融合术，均能获得较好的临床疗效（图8.2A～E），但还需进一步的临床研究证实。

类风湿性关节炎的手术效果

保守治疗和手术治疗的比较

Wolfs等[76]首次系统地综述了类风湿性颈椎疾病的手术治疗和保守治疗的临床效果。他们指出，如果患者出现神经损害（Ranawat Ⅱ型、ⅢA型、ⅢB型），手术治疗的效果优于保守治疗；然而，如果患者无神经系统症状（Ranawat Ⅰ型），那么手术治疗与非手术治疗的效果之间则并无明显差异。一些作者认为，对于Ranawat Ⅰ型和Ranawat Ⅱ型的患者，接受早期的、预防性的手术治疗，能够明显地延迟生活质量的降低和神经功能状态的加重[77,78]。也有些学者推断，手术治疗能够改善Ranawat ⅡB型患者的生活质量和降低死亡率[79–81]，但其他学者对此并不认同[38]。Wolfs等认为，由于缺乏随机性对照研究，他们无法从系统文献综述中得出结论[76]。

减压、短节段融合和长节段融合的比较

对不同的类风湿性关节炎患者，需要不同的手术策略来治疗颈椎病，因此，对其进行讨论存在一定难度。然而，我们还是对一些文献进行了综述。

一些研究分析了单独减压手术对类风湿性关节炎导致的颈椎病的临床治疗效果[82–84]。然而，目前仍无一项设计相对完善对减压手术和融合手术进行比较的研究。虽然脊柱融合术经常用于治疗类风湿性关节炎导致的颈椎病，但在寰枢椎半脱位和下颈椎病损中，尚无统计学数据明确地肯定单纯减压手术没有较好的效果。

对于单纯性寰枢椎半脱位且不是晚期阶段类风湿性关节炎的患者，采用各种技术的C_1～C_2后路融合，能够给患者带来术后早中期的满意效果[85]，即使随机对照研究不多，但文献中关于这一问题的观点几乎是一致的。

有关融合节段的问题，文献中也有研究讨论。大多数研究报道的病例均在病损节段采用了颈椎后路融合手术，尽管这些研究报道了良好的临床效果，但仍有许多问题尚未解决，如邻近节段的半脱位，这种情况可能会导致颈椎病的复发[86]。鉴于类风湿性关节炎患者存在着在其较短的预期寿命内出现病情加重的可能性，一些作者推荐采用枕胸融合术，以降低颈椎邻近节段可能发生的问题[80,81]。然

而，Tanouchi等[87]在随访的研究中报道，在35例行枕胸融合术的患者中，9例出现了邻近椎体的骨折。很多的研究仍将继续探讨这一问题，也期望进行设计良好的研究来澄清这一问题（图8.3A～H）。

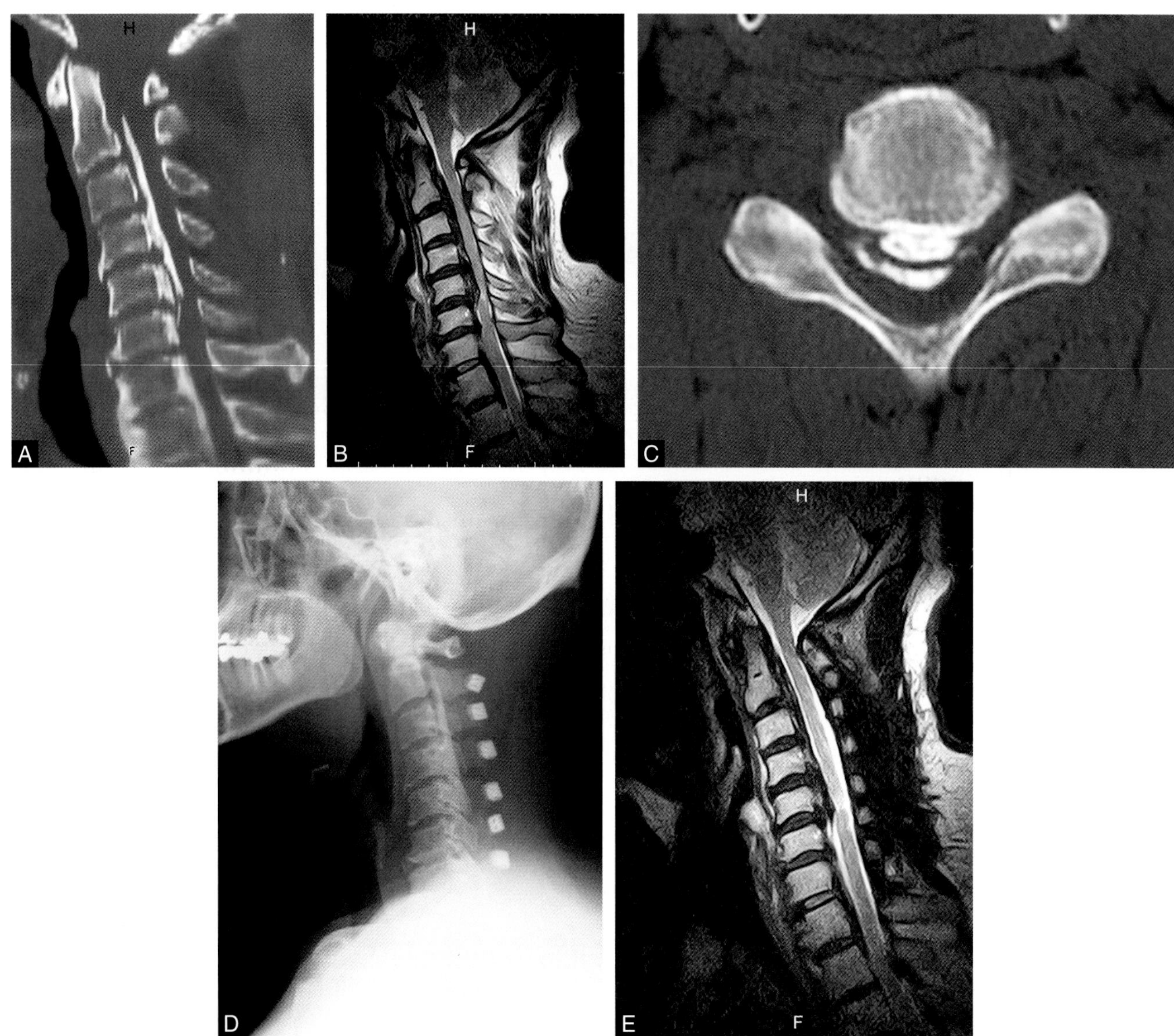

图8.2A～E 颈椎后纵韧带骨化症（OPLL）的案例分析：男性，56岁。轻微外伤导致颈椎病加重就诊。可见C_2到C_6的混合型OPLL，改良的日本骨科学会评分为6.5分，行C_2～C_7的颈椎双开门减压手术。术后4年的随访，mJOA评分为9.5分，临床效果不满意。神经功能恢复不满意的原因包括：较大的后纵韧带骨化、C_5/C_6节段的过度活动及脊髓减压不彻底等。注意与图8.1所示脊髓型颈椎病的图像比较，蛛网膜下腔扩张不充分及脊髓后移不足。A．术前颈椎的CT重建矢状面影像。B．术前颈椎矢状面MRI的T_2加权像。C．术前C_5/C_6水平的CT平扫。D．术后颈椎的侧位X线平片。E．术后颈椎MRI的T_2加权像。

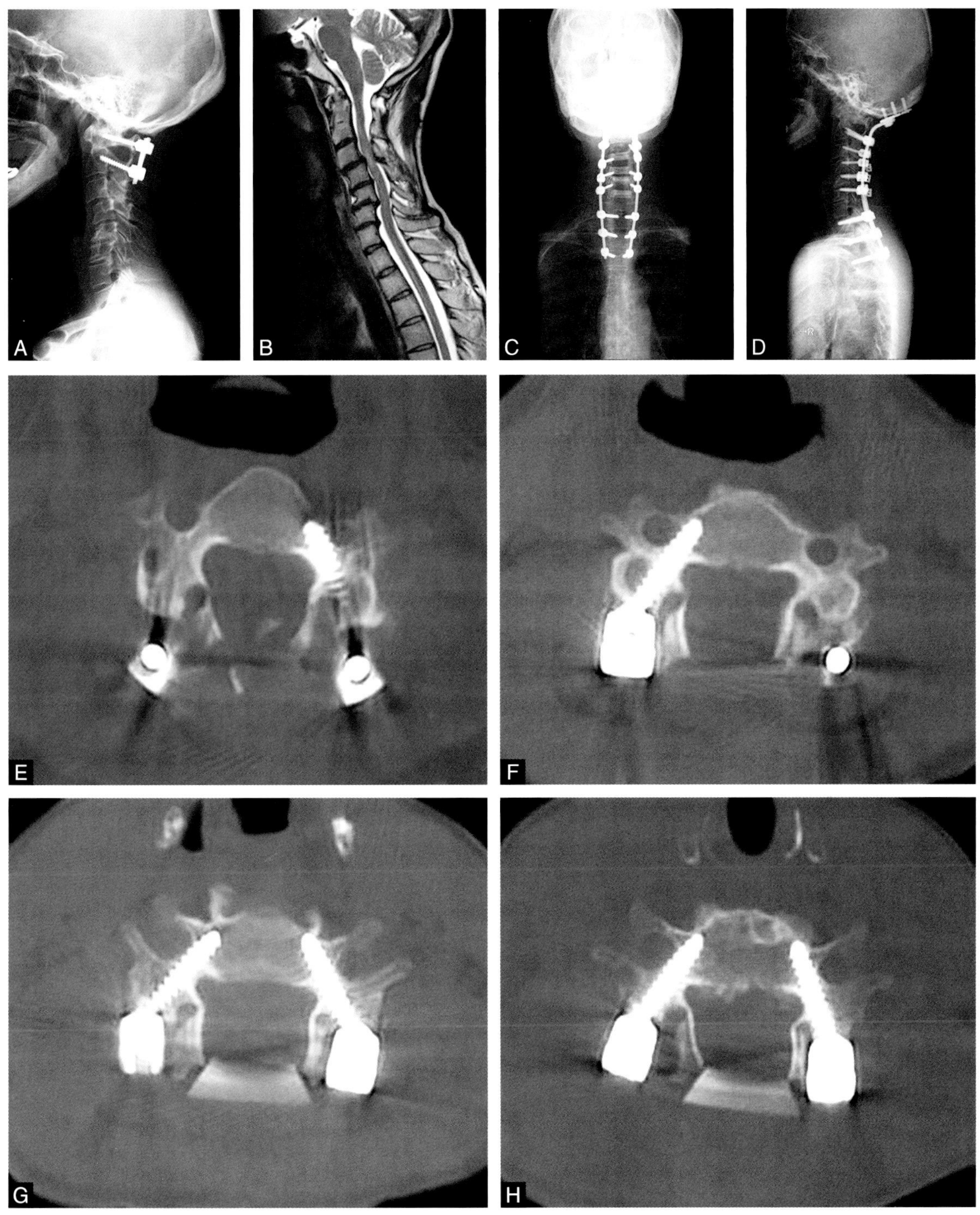

图8.3A～H　类风湿性关节炎（RA）的病案分析：女性，53岁。 RA所致寰枢椎半脱位，行C_1～C_2的后方融合术。术后3年发生了Ranawat ⅢA脊髓病。尽管寰枢椎融合牢固，但下方节段半脱位处存在明显的脊髓压迫。在寰枢椎后路融合术前，下方的颈椎并未受到RA的明显侵犯。明显的脊髓受压节段位于C_3/C_4及C_5/C_6平面。由于术后下方的颈椎的半脱位迅速扩散，进行减压和短节段融合可能继续导致邻近关节的半脱位。因此，作者实施了到T_3的枕胸融合术。补救手术后?年，患者的症状改善到Ranawat Ⅰ级。到目前为止，没有其他的脊柱病变发生，临床效果满意。注意所有的颈椎椎弓根螺钉位置良好。A．术前侧位X线片。B．术前MRIT_2加权像。C．术后正位X线片。D．术后侧位X线片。E．术后C_3水平的CT图像。F．术后C_4水平的CT图像。G．术后C_5水平的CT图像。H．术后C_6水平的CT图像。

参考文献

[1] Mixter WT, Osgood RB. Traumatic lesions of the atlas and axis[J]. Am J Orthop Surg, 1910;7:348-370.
[2] Kirita Y. Posterior decompression for cervical myelopathy due to ossification of the posterior longitudinal ligament [in Japanese] [J]. Surgery (Shujutu), 1976;30:287.
[3] Oyama M, Hattori S. A new method of posterior decompression [in Japanese]. Cent Jpn J Orthop Traumat[J]. Chubuseisaisi, 1973;16:792-794.
[4] Robinson RA, Smith GW. Anterolateral cervical disc removal and interbody fusion for cervical disc syndrome[J]. Bull Johns Hopkins Hosp, 1955;96:223-224.
[5] Cloward RB. The anterior approach for removal of ruptured cervical disc[J]. J Neurosurg, 1958;23:602-607.
[6] Bailey RW. The Cervical Spine[M]. Philadelphia: Lea and Febiger, 1974: 146-156.
[7] Southwick WO, Robinson RA. Surgical approaches to the vertebral bodies in the cervical and lumbar lesions[J]. J Bone Joint Surg, 1957;39A:631-644.
[8] Cone W, Turner WG. The treatment of fracturedislocations of the cervical vertebrae by skeletal traction and fusion[J]. J Bone Joint Surg, 1937;19:584-602.
[9] Gallie WE. Features and dislocations of the cervical spine[J]. Am J Surg, 1939;46:495-499.
[10] Brooks AL, Jenkins EB. Atlantoaxial arthrodesis by the wedge compression method[J]. J Bone Joint Surg, 1978;60A:279-284.
[11] Rogers WA. Treatment of fracturedislocation of the cervical spine[J]. J Bone Joint Surg, 1942;24:245-258.
[12] Robinson RA, Southwick WO. Surgical approaches to the cervical spine[J]. Instr Course Lect, 1960;17:229-330.
[13] Bridwell K. Treatment of markedly displaced hangman's fracture with a Luque rectangle and a posterior fusion in a 71yearold man. Case report[J]. Spine, 1986;11:49-52.
[14] Ransford AO. Craniocervical instability treated by contoured loop fixation[J]. J Bone Joint Surg, 1986;68B:173-177.
[15] Murphy MJ, Daniaux H, Southwick WO. Posterior cervical fusion with rigid internal fixation[J]. Orthop Clin North Am, 1986;17:55-65.
[16] Brattstrom H, Granholm L. Atlantoaxial fusion in rheumatoid arthritis: A new method of fixation with wire and bonecement[J]. Acta Orthop Scand, 1976;47:619-628.
[17] RoyCamille R, Saillant G, Mazel C. Internal fixation of the unstable cervical spine by a posterior osteosynthesis with plates and screws. In: Sherk HH, Dunn EJ, Eismont FJ, et al. (Eds). The Cervical Spine, 2nd edition[M]. Philadelphia: JB Lippincott, 1989: 390-403.
[18] An HS, Hordin R, Renner K. Anatomic considerations for plate-screw fixation of the cervical spine[J]. Spine, 1991;16:S548-551.
[19] Jeanneret B, Magerl F, Ward EH. Posterior stabilization of the cervical spine with hook plates[J]. Spine, 1991;16:S56-63.
[20] Abumi K, Kaneda K. Pedicle screw fixation for nontraumatic lesions of the cervical spine[J]. Spine, 1997;22:1853-1863.
[21] Orozco Delclos R, Llovet Tapies J. Osteosintesis en las fracturas de raquis cervical. Nota de tecnica[J]. Rev Prtop Traumatol, 1970;14:285-258.
[22] Caspar W, Barbier DD, Klara PM. Anterior cervical fusion and Caspar plate stabilization for cervical trauma[J]. Neurosurgery, 1989;25:491-502.
[23] Morscher E, Sutter F, Jenny H, et al. Anterior plating of the cervical spine with the hollow screwplate of titanium[J].Chirurg, 1986;57:702-707.
[24] Aramomi M, Masaki Y, Koshizuka S, et al. Anterior pedicle screw fixation for multilevel cervical corpectomy and spinal fusion[J]. Acta Neurochir (Wien), 2008;150:575-582.
[25] Yukawa Y, Kato F, Ito K, et al. Anterior cervical pedicle screw and plate fixation using fluoroscopeassisted pedicle axis view imaging: a preliminary report of a new cervical reconstruction technique[J]. Eur Spine J, 2009;18:911-916.
[26] Shiraishi T, Fukuda K, Yato Y, et al. Results of skip laminectomy: minimum 2year followup study compared with opendoor laminoplasty[J]. Spine. 2003;28:2667-2672.
[27] Dahdaleh NS, Wong AP, Smith ZA, et al. Microendoscopic decompression for cervical spondylotic myelopathy[J]. Neurosurg Focus, 2013;35:E8.
[28] Minamide A, Yoshida M, Yamada H, et al. Clinical outcomes of microendoscopic decompression surgery for cervical myelopathy[J]. Eur Spine J, 2010;19:487-493.
[29] KalsiRyan S, Singh A, Massicotte EM, et al. Ancillary outcome measures for assessment of individuals with cervical spondylotic myelopathy[J]. Spine, 2013;38:S111-122.
[30] Beaton DE, Wright JG, Katz JN. Development of the Quick-DASH: comparison of three itemreduction approaches[J]. J Bone Joint Surg Am, 2005;87:1038-1046.
[31] KalsiRyan S, Curt A, Verrier MC, et al. Development of the Graded Redefined Assessment of Strength, Sensibility and Prehension (GRASSP): reviewing measurement specific to the upper limb in tetraplegia[J]. J Neurosurg Spine, 2012;17:65-76.
[32] Berg EM, WoodDauphinee S, Kesterson L, et al. Measuring balance in the elderly: preliminary development of an instrument[J]. Physiother Can, 1989;41:304-311.
[33] Singh A, Crockard HA. Quantitative assessment of cervical spondylotic myelopathy by a simple walking test[J]. Lancet,1999;354:370-373.
[34] Bartels RH, Verbeek AL, Benzel EC, et al. Validation of a translated version of the modified Japanese Orthopaedic Association score to assess outcomes in cervical spondylotic myelopathy: an approach to globalize outcomes assessment tools[J]. Neurosurgery, 2010;66:1013-1016.
[35] Benzel EC, Lancon J, Kesterson L, et al. Cervical laminectomy and dentate ligament section for cervical spondylotic myelopathy[J]. J Spinal Disord, 1991;4:286-295.
[36] Nurick S. The pathogenesis of the spinal cord disorder associated with cervical spondylosis[J]. Brain, 1972;95:87-100.
[37] Vernon H, Mior S. The neck disability index: a study of reliability and validity[J]. J Manipulative Physiol Ther, 1991;14:409-415.
[38] Casey AT, Crockard HA, Bland JM, et al. Surgery on the rheumatoid cervical spine for the nonambulant myelopathic patienttoo much, too late?[J]. Lancet, 1996;347:1004-1007.
[39] Herdman J, Linzbach M, Krzan M (Eds). The European Myelopathy Score[M]. Berlin: Springer Verlag, 1994.
[40] King JT Jr, Roberts MS. Validity and reliability of the Short

Form36 in cervical spondylotic myelopathy[J]. J Neurosurg, 2002;97:180-185.

[41] GAITRite Analysis, Homepage; Available at: http://www.gaitrite.com/index.html. Accessed September 13, 2013.

[42] Fukui M, Chiba K, Kawakami M, et al. An outcome measure for patients with cervical myelopathy: Japanese Orthopaedic Association Cervical Myelopathy Evaluation Questionnaire (JOACMEQ): Part 1[J]. J Orthop Sci, 2007;12:227-240.

[43] Fukui M, Chiba K, Kawakami M, et al. JOA Back Pain Evaluation Questionnaire (JOABPEQ)/JOA Cervical Myelopathy Evaluation Questionnaire (JOACMEQ). The report on the development of revised versions. April 16, 2007. The Subcommittee of the Clinical Outcome Committee of the Japanese Orthopaedic Association on Low Back Pain and Cervical Myelopathy Evaluation[J]. J Orthop Sci, 2009;14:348-365.

[44] Ranawat CS, O'Leary P, Pellicci P, et al. Cervical spine fusion in rheumatoid arthritis[J]. J Bone Joint Surg Am, 1979;61:1003-1010.

[45] Yoon ST, Raich A, Hashimoto RE, et al. Predictive factors affecting outcome after cervical laminoplasty[J]. Spine, 2013;38:S232-252.

[46] Li H, Jiang LS, Dai LY. A review of prognostic factors for surgical outcome of ossification of the posterior longitudinal ligament of cervical spine[J]. Eur Spine J, 2008;17:1277-1288.

[47] Kadanka Z, Bednarik J, Novotny O, et al. Cervical spondylotic myelopathy: conservative versus surgical treatment after 10 years[J]. Eur Spine J, 2011;20:1533-1538.

[48] Kadanka Z, Mares M, Bednanik J, et al. Approaches to spondylotic cervical myelopathy: conservative versus surgical results in a 3year followup study[J]. Spine, 2002;27:2205-2210.

[49] Sampath P, Bendebba M, Davis JD, et al. Outcome of patients treated for cervical myelopathy. A prospective, multicenter study with independent clinical review[J]. Spine, 2000;25:670-676.

[50] Yoshimatsu H, Nagata K, Goto H, et al. Conservative treatment for cervical spondylotic myelopathy. Prediction of treatment effects by multivariate analysis[J]. Spine J, 2001;1:269-273.

[51] Lawrence BD, Jacobs WB, Norvell DC, et al. Anterior versus posterior approach for treatment of cervical spondylotic myelopathy: a systematic review[J]. Spine, 2013;38:S173-182.

[52] Fehlings MG, Barry S, Kopjar B, et al. Anterior versus posterior surgical approaches to treat cervical spondylotic myelopathy: outcomes of the prospective multicenter AOSpine North America CSM study in 264 patients[J]. Spine, 2013;38:22472-252.

[53] Liu X, Min S, Zhang H, et al. Anterior corpectomy versus posterior laminoplasty for multilevel cervical myelopathy: a systematic review and metaanalysis[J]. Eur Spine J, 2014;23:362-372.

[54] Kaptain GJ , Simmons NE , Replogle RE, et al. Incidence and outcome of kyphotic deformity following laminectomy for cervical spondylotic myelopathy[J]. J Neurosurg, 2000;93: 199-204.

[55] Hukuda S, Ogata M, Mochizuki T, et al. Laminectomy versus laminoplasty for cervical myelopathy: brief report[J].J Bone Joint Surg Br, 1988;70:325-326.

[56] Herkowitz HN. A comparison of anterior cervical fusion, cervical laminectomy, and cervical laminoplasty for the surgical management of multiple level spondylotic radiculopathy[J]. Spine, 1988;13:774-780.

[57] Lao L, Zhong G, Li X, et al. Laminoplasty versus laminectomy for multilevel cervical spondylotic myelopathy: a systematic review of the literature[J]. J Orthop Surg Res, 2013;8:45.

[58] Yoon ST, Hashimoto RE, Raich A, et al. Outcomes after laminoplasty compared with laminectomy and fusion in patients with cervical myelopathy: a systematic review[J].Spine, 2013;38:S183-194.

[59] Smith JS, Lafage V, Ryan DJ, et al. Association of myelopathy scores with cervical sagittal balance and normalized spinal cord volume: analysis of 56 preoperative cases from the AOSpine North America Myelopathy study[J]. Spine, 2013;38:S161-170.

[60] Suda K, Abumi K, Ito M, et al. Local kyphosis reduces surgical outcomes of expansive opendoor laminoplasty for cervical spondylotic myelopathy[J]. Spine, 2003;28:1258-1262.

[61] Baba H, Maezawa Y, Furusawa N, et al. Flexibility and alignment of the cervical spine after laminoplasty for spondylotic myelopathy. A radiographic study[J]. Int Orthop,1995;19:116-121.

[62] Uchida K, Nakajima H, Sato R, et al. Cervical spondylotic myelopathy associated with kyphosis or sagittal sigmoid alignment: outcome after anterior or posterior decompression[J]. J Neurosurg Spine, 2009;11:521-528.

[63] Chiba K, Toyama Y, Watanabe M, et al. Impact of longitudinal distance of the cervical spine on the results of expansive open-door laminoplasty[J]. Spine, 2000;25:2893-2898.

[64] Ames CP, Blondel B, Scheer JK, et al. Cervical radiographical alignment: comprehensive assessment techniques and potential importance in cervical myelopathy[J]. Spine, 2013;38:S149-160.

[65] Sivaraman A, Bhadra AK, Altaf F, et al. Skip laminectomy and laminoplasty for cervical spondylotic myelopathy: a prospective study of clinical and radiologic outcomes[J].J Spinal Disord Tech, 2010;23:96-100.

[66] Yukawa Y, Kato F, Ito K, et al. Laminoplasty and skip laminectomy for cervical compressive myelopathy: range of motion, postoperative neck pain, and surgical outcomes in a randomized prospective study[J]. Spine, 2007;32:1980-1985.

[67] Kato Y, Kojima T, Kataoka H, et al. Selective laminoplasty after the preoperative diagnosis of the responsible level using spinal cord evoked potentials in elderly patients with cervical spondylotic myelopathy: a preliminary report[J]. J Spinal Disord Tech, 2009;22:586-592.

[68] Tsuji T, Asazuma T, Masuoka K, et al. Retrospective cohort study between selective and standard C_3-C_7 laminoplasty. Minimum 2year followup study[J]. Eur Spine J, 2007;16:2072-2077.

[69] Gu Y, Chen L, Dong RB, et al. Laminoplasty versus conservative treatment for acute cervical spinal cord injury caused by ossification of the posterior longitudinal ligament after minor trauma[J]. Spine J, 2014;14:344-352.

[70] Wu JC, Chen YC, Liu L, et al. Conservatively treated ossification of the posterior longitudinal ligament increases the risk of spinal cord injury: a nationwide cohort study[J]. J Neurotrauma, 2012;29:462-468.

[71] Xu J, Zhang K, Ma X, et al. Systematic review of cohort studies comparing surgical treatment for multilevel ossification of posterior longitudinal ligament: anterior vs posterior approach[J]. Orthopedics, 2011;33:e397-402.

[72] Yamazaki A, Homma T, Uchiyama S, et al. Morphologic limitations of posterior decompression by midsagittal splitting method for myelopathy caused by ossification of the posterior longitudinal ligament in the cervical spine[J]. Spine, 1999;24:32-34.

[73] Seichi A, Chikuda H, Kimura A, et al. Intraoperative ultrasonographic evaluation of posterior decompression vialaminoplasty in patients with cervical ossification of the posterior longitudinal ligament: correlation with 2year followup results[J]. J Neurosurg Spine, 2010;13:47-51.

[74] Fujiyoshi T, Yamazaki M, Kawabe J, et al. A new concept for making decisions regarding the surgical approach for cervical ossification of the posterior longitudinal ligament: the Kline[J]. Spine, 2008;33:E990-993.

[75] Iwasaki M, Okuda S, Miyauchi A, et al. Surgical strategy for cervical myelopathy due to ossification of the posterior longitudinal ligament: part 1. Clinical results and limitations of laminoplasty[J]. Spine, 2007;32:647-653.

[76] Wolfs JF, Kloppenburg M, Fehlings MG, et al. Neurologic outcome of surgical and conservative treatment of rheumatoid cervical spine subluxation: a systematic review[J].Arthritis Rheum, 2009;61:1743-1752.

[77] Ronkainen A, Niskanen M, Auvinen A, et al. Cervical spine surgery in patients with rheumatoid arthritis: longterm mortality and its determinants[J]. J Rheumatol, 2006;33:517-522.

[78] SchmittSody M, Kirchhoff C, Buhmann S, et al. Timing of cervical spine stabilization and outcome in patients with rheumatoid arthritis[J]. Int Orthop, 2008;32:511-516.

[79] Nannapaneni R, Behari S, Todd NV. Surgical outcome in rheumatoid Ranawat class IIIB myelopathy[J]. Neurosurgery, 2005;56:706-715.

[80] Matsuyama Y, Kawakami N, Yoshihara H, et al. Longterm results of occipitothoracic fusion surgery in RA patients with destruction of the cervical spine[J]. J Spinal Disord Tech, 2005;18:S101-106.

[81] Tanouchi T, Shimizu T, Fueki K, et al. Neurological improvement and prognosis after occipitothoracic fusion in patients with mutilatingtype rheumatoid arthritis[J]. Eur Spine J, 2012; 21:2506-2511.

[82] Suda Y, Saitou M, Shioda M, et al. Cervical laminoplasty for subaxial lesion in rheumatoid arthritis[J]. J Spinal Disord Tech, 2004;17:94-101.

[83] Ogawa H, Hosoe H, Hori H, et al. Postoperative cervical kyphosis after atlantoaxial fixation and cervical expansive laminoplasty at one time[J]. J Spinal Disord Tech, 2006;19:607-611.

[84] Mukai Y, Hosono N, Sakaura H, et al. Laminoplasty for cervical myelopathy caused by subaxial lesions in rheumatoid arthritis[J]. J Neurosurg, 2004;100:7-12.

[85] Nagaria J, Kelleher MO, McEvoy L, et al. C_1-C_2 transarticular screw fixation for atlantoaxial instability due to rheumatoid arthritis: a sevenyear analysis of outcome[J]. Spine, 2009; 34:2880-2885.

[86] Matsunaga S, Sakou T, Onishi T, et al. Prognosis of patients with upper cervical lesions caused by rheumatoid arthritis: comparison of occipitocervical fusion between c1 laminectomy and nonsurgical management[J]. Spine, 2003;28:1581-1587.

[87] Tanouchi T, Shimizu T, Fueki K, et al. Adjacentlevel failures after occipitothoracic fusion for rheumatoid cervical disorders[J]. Eur Spine J, 2014;23:635-640.

第三部分

需进行鉴别诊断的疾病的特点

第9章

颈性肌萎缩

Venu M Nemani, Han Jo Kim

简介

颈椎病是一种影响65岁以上的大部分人群的常见病，其中大多数人没有与神经功能障碍相关的临床症状。然而，部分患者会继续发展，出现脊髓压迫（脊髓型）或神经根压迫（神经根型）的症状及体征。然而，在少数情况下，颈椎病可能会导致严重的上肢肌肉萎缩而无明显的感觉功能障碍。Keegan于1965年首次报告了这种病变，并将其描述为"上肢分离性的运动障碍性颈椎病"。在其病例组中，患者主要表现为三角肌、肱二头肌及旋后肌的严重肌肉萎缩，因此患者的主诉常为不能上举上肢，患者仅有极轻微的感觉障碍，锥体束征也为阴性[1]。Crandall和Batzdorf估计，仅有小于7%的脊髓型颈椎病患者会表现出很轻微的感觉障碍，他们将该病描述为一个"运动系统型脊髓病"[2]。Sobue首次将该病描述为"颈椎病性肌萎缩"（cervical spondylotic amyotrophy，CSA），并将其定义为：分离性的运动丧失，不伴有或仅有极轻微的感觉障碍及上肢神经性疼痛（尽管常为暂时性的）；根据这一定义，该病也可出现下肢反射亢进的体征[3,4]。

由于对该病确切的病理生理学机制尚未完全了解，所以，在询问患者的病史及讨论治疗的选择时，往往存在许多的不确定性。因此在本章节中，我们将讨论目前文献对颈椎病性肌萎缩的理解，包括诊断、检测以及现有的非手术和手术治疗方案。

临床表现

颈椎病性肌萎缩仍然是一种相对少见的临床疾病，关于该病的描述仅限于几篇病案报道，并且没有该病在人群中的发病率的相关报道。大部分文献来自日本，仅有少数几篇来自北美。神经系统症状出现的年龄通常在30～60岁之间，其中男性比女性更易发病。

颈椎病性肌萎缩通常会出现肌无力、严重肌肉萎缩以及无感觉障碍的上肢肌肉废用。因具体受累的肌肉不同，患者可表现出不同的临床症状，据此将该病分为近端型、远端型及弥漫型。近端型患者的肌肉废用，常典型地表现出肩胛骨周围的肌无力，如三角肌、肱二头肌，患者常主诉肩关节外展及外旋困难（手臂下垂征阳性）。远端型颈椎病性肌萎缩患者，则表现为肱三头肌、前臂肌肉和手内在肌的萎缩，患者常主诉手腕和手指伸直困难（手腕下垂征阳性）。弥漫型患者则表现为上肢肌肉的广泛受累。最近，有一个案报道文献将由一名颈后部肌肉萎缩及肩胛带肌萎缩造成的颈椎病性肌萎缩患者描述为垂头综合征（dropped head syndrome）[5]。

病理生理学

目前推测两种不同的解剖病变与颈椎病性肌萎缩有关：腹侧神经根以及前角运动神经元。Keegan在其关于颈椎病性肌萎缩的首次报道中描述的原因为钩椎关节对于腹侧神经根的撞击。然而，随着后来使用MRI[6]及延时增强CT扫描[7]的研究的结果表明，颈椎病性肌萎缩的原因主要是前角运动神经元受到撞击。由于这两种结构在解剖关系上较为接近，可能腹侧神经根及前角运动神经元都涉及不同患者不同程度的病变，随后的一些研究也证明了这一观点。Fujiwara等检查了32例单侧颈椎病性肌萎缩的患者后发现，88%的患者表现为前角运动神经元受到冲击，66%的患者表现为腹侧神经根受到冲击，而53%的患者两者都涉及[8]。有趣的是，两种结构都受到波及的患者，手术治疗的效果比仅是腹侧神经根受到波及的患者差。Shinomiya等也采用放射学和电生理学的检查方法，证实了颈椎病性肌萎缩患者腹侧神经根及前角运动神经元均受压迫的依据[9]。

其他的研究表明，近端型与远端型颈椎病性肌萎缩的病变位置不同。Fujiwara等在其系列研究中表明，远端型颈椎病性肌萎缩的患者中，无一例仅只出现单独腹侧神经根受到波及的情况；相反，这些患者要么是单独前角运动神经元受到冲击，要么是前角运动神经元和腹侧神经根同时受到波及[8]。另一项对远端型颈椎病性肌萎缩患者进行MRI检查和记录硬膜外脊髓反应的研究，也发现存在广泛的选择性灰质病损，但没有或很少的颈神经根受累的情况[10]。

最后，造成神经损伤的病理生理机制尚不清楚。虽然有学者提出了颈椎病直接压迫的证据，但另一些学者也提出，旁正中受压引起前角细胞的供血不足是其潜在的病因[11]。脊髓前角位于沟动脉供血的终末端，是已知的最易受到血循环减弱影响的分水岭区域[12]。已知在颈椎病性肌萎缩患者的MRI影像上，经常可以见到多节段脊髓前动脉供血区域受累的表现，张氏等人进行了研究，以确定脊髓前动脉的闭塞是否是引起颈椎病性肌萎缩或脊髓型颈椎病患者磁共振影像上表现出的脊髓“蛇眼”征的原因，通过CT血管造影，他们并未发现在研究的患者中，出现有脊髓前动脉闭塞导致颈椎病性肌萎缩的确切依据[13]。然而，这并不排除由于椎间盘骨赘复合物的机械撞击，造成了脊髓前动脉或其他血管受到继发性的动态压迫，导致脊髓前角缺血的可能性。目前，尚需更多的证据来最终确定颈椎病性肌萎缩患者真正的病理性原因。

体格检查

除了标准的颈椎体格检查外，对于疑似颈椎病性肌萎缩的患者，应特别重点检查整个上肢及肩胛带肌肉的废用及萎缩情况，同时进行两侧上肢和下肢的徒手肌力试验（MMT）检查和操作，以确定脊髓病变的征象。颈椎病性肌萎缩患者一般无或仅伴随极轻微的感觉障碍，检查者应通过轻触觉及两点辨别觉检查来仔细地确定这种情况。如果后柱的神经传导路径未受影响，那么患者的本体感觉和振动感也应是正常的。最后，应仔细检查颅神经，以排外眼球肌受累及运动神经元功能障碍的可能性。检查者应特别地检查舌萎缩或肌束震颤、构音障碍或吞咽困难等情况。除弥漫性肌肉萎缩和颈部屈肌的无力外，这些体征中都是肌萎缩侧索硬化症（ALS）的特征，而非颈椎病性肌萎缩的特征。

影像学及电生理学检查

就所有累及颈椎的疾病来说，影像学评估应该从能显示颈椎病的普通X线片开始。颈椎前屈／后伸位X线片，对排外颈椎不稳情况极为重要；而颈椎斜位X线片，能显示可能导致神经根出口处腹侧压迫的钩椎关节骨赘。虽然CT扫描能显示更详细的骨性病变，但影像学的主要手段还是MRI，它能显示骨或椎间盘对脊髓或神经根的撞击以及任何脊髓内的信号改变。除了局部的撞击区域，还应注意观察椎管的直径，因为多节段的椎管狭窄，可提示需要充分减压时所需的手术路径（椎管成形术加椎间孔切开术，或是前路椎体次全切除加融合术）。

Kameyama等使用MRI研究了3例颈椎病性肌萎缩患者的脊髓内在的病理变化[6]，在该研究中，MRI检

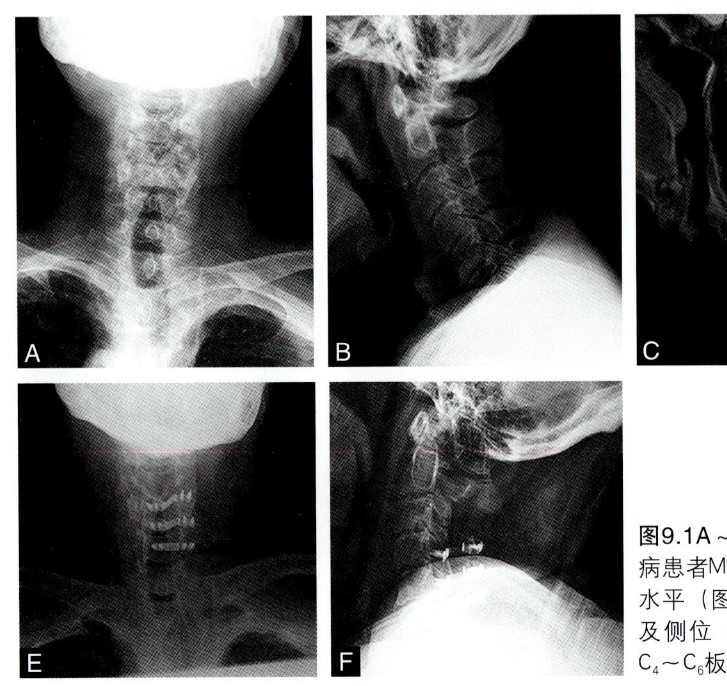
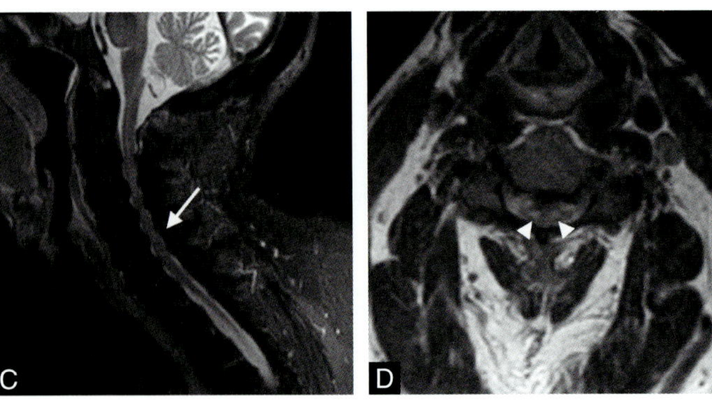

图9.1A～F　术前的颈椎正位X线片（A）和侧位X线片（B）以及颈椎病患者MRI矢状位影像（C），轴位流体敏感影像（D）显示位于C_5～C_6水平（图C，箭头）的典型的"蛇眼"征（箭头）。术后正位（E）及侧位（F）X线片，显示C_2和C_7部分椎板切除，C_3椎板切除及C_4～C_6板成形术。

查发现，在受压的脊髓内出现线性高信号增强的病变区，在矢状面影像上，病变延伸至少超过一个节段。此外，轴位影像上显示出"蛇眼"征表现，该征与髓内小而对称的高信号增强区有关，并与脊髓前角区域相对应（图9.1A～F）。由于人体肌肉受多个脊髓节段神经的支配，而单节段的病变不太可能造成严重的肌肉萎缩，尽管在颈椎病性肌萎缩患者的MRI影像上并未被发现这种征象（或许是低于检测极限的下限）[14]，延伸到多个脊髓节段的病变应该是肌肉萎缩的关键因素。

在一项大样本颈椎病性肌萎缩病例的研究中，Uchida等发现，颈椎病性肌萎缩远端型患者与近端型相比，远端型患者更易在MRI影像上出现高信号改变（66.7%对35.7%，$P<0.01$）。此外，他们还发现，中央压迫病变的患者相对于旁正中病变或椎间孔病变患者，更易出现髓内T_2高强度信号改变（85.0%：22.7%：11.1%，$P<0.05$），这种情况与脊髓及前角细胞在椎管内所处的中央位置的解剖关系是一致的，而腹侧神经根的位置则更靠外侧[15]。然而，目前尚不清楚T_2像上的髓内高强度信号改变与脊髓及前角细胞的生物学功能活动之间的关系。

当MRI上未发现信号变化时，颈椎病性肌萎缩的诊断就依赖于病史、体格检查和电生理检查，这些方法是颈椎病性肌萎缩诊断检查的重要组成部分。通过肌电图（EMG）检查，可以发现受影响肌肉的失神经电位及运动单元电位的数量减少。重要的是，在这类患者中，胸椎椎旁肌肉和下肢的肌肉应该不受影响，肌电图上可以清晰显示出来[16]。Imajo等测量了近端型颈椎病性肌萎缩患者三角肌和肱二头的混合肌肉动作电位（CMAPs），并使用这些测量值来预测保守治疗[17]和手术治疗[16]的临床效果。但是，目前未见使用CMAPs确定颈椎病性肌萎缩严重程度的报道，也无使用CAMPs预测远端型颈椎病性肌萎缩行保守治疗及手术治疗的临床效果的报告，且远端型的特征比近端型颈椎病性肌萎缩患者的预后差[8,15,18]。

鉴别诊断

由于颈椎病性肌萎缩患者的症状体征易与其他疾病的症状体征相混淆[19]，因此，在决定采取保守治疗，特别是手术治疗之前，对颈椎病性肌萎缩患者进行鉴别诊断是至关重要的。特别要注意的是，运动神经元疾病，其中最常见的是肌萎缩侧索硬化症，可能很难与颈椎病性肌萎缩鉴别开来。加上两种疾病都常发生在中年和老年人，在一定程度上增加鉴别诊断的难度。同时颈椎病性肌萎缩和肌萎缩侧索硬化症可以存在于同一患者中。

在早期阶段，做出明确诊断和鉴别两种疾病是非常困难的。体格检查可用来确定是否存在脊髓后柱受累的情况（振动觉或本体感觉减弱），这可排除单纯性的运动神经元疾病。此外，使用EMG检查可能有一定帮助，因为肌萎缩侧索硬化症患者的电生理改变是弥漫性，而颈椎病性肌萎缩患者的改变仅局限于受累出现萎缩的肌肉内。最重要的是，对诊断不清楚的患者，应该在一段时间内重复检查，以观察临床症状的进展或变化，直到可以确定诊断。颈椎病性肌萎缩是一种自限性疾病，局限于某几个肌节的运动功能的减弱，且症状通常在初期进展后稳定多年。而肌萎缩侧索硬化症则相反，该症可以局灶性的起病，但疾病呈现进行性的进展，最终波及整个身体和延髓支配的肌肉组织。

颈椎病性肌萎缩也应与平山病（Hirayama's disease，也称为单侧性肌萎缩或青少年远端肢体肌肉萎缩）进行鉴别，平山病相类似的表现为，起病隐匿的不对称的上肢肌无力和肌肉萎缩，通常无感觉改变[20]。该病的病理性病变也主要发生在脊髓前角，最多见于C_7和T_1的前角[21]。在中立位磁共振影像上，可以表现轻微的脊髓萎缩，但平山病的病理特点为：下颈髓的动态压迫导致脊髓向前移位，伴有硬膜外静脉丛的瘀血[21,22]。

最后，应排除可导致肌无力和/或萎缩的臂丛或周围神经疾病，例如创伤性臂丛疾病、Parsonage-Turner综合征、后部肌间神经麻痹、Cubital-Tunnel综合征或腕管综合征。并排外一些相对良性的疾病，如肩袖撕裂可导致肌肉萎缩，并类似于近端型颈椎病性肌萎缩。鉴于对这类疾病的治疗方法与颈椎病性肌萎缩的治疗方法不同，在进行针对性治疗之前，明确诊断是至关重要的。

保守治疗

遗憾的是，目前对颈椎病性肌萎缩的有效治疗方法仍未有一致的共识。有几篇日本外科医生的文献，报道了颈椎病性肌萎缩保守治疗的临床效果。Nagata等报道了采用联合治疗120名患者的临床疗效，这些方法包括：颈椎牵引、颈围颈部制动、物理治疗以及维生素B_{12}或维生素E注射[23]，得出的结论是，通过保守治疗，58%的患者获得肩部功能的恢复。然而，该研究仅限于近端型颈椎病性肌萎缩的患者。

最近，Imajo等采用保守治疗对21例近端型颈椎病性肌萎缩患者进行了研究，检测了患者的三角肌和肱二头肌的复合动作电位（CMAPs），结果再与患者的MRI表现进行关联[17]，遗憾的是，除了“大多数患者接受了药物治疗，包括维生素B_{12}”之外，该研究并未说明保守治疗的具体方案。平均30个月的随访结果，发现其中8名患者获得肌肉功能的完全恢复，13例患者获得了不完全恢复。该研究得出的结论是，如果患者受累肢体的复合动作电位的波幅能够达到正常肢体的50%或以上，则采用保守治疗能使患者的肌肉功能完全恢复。

最近的另一项研究，报道了90例接受为期2～3周的颈椎牵引保守治疗的颈椎病性肌萎缩患者（55例近端型，24例远端型）。研究发现，患者出院时，获得好或良好效果者达46.7%（42例）；在平均随访5年时间中，51例患者避免手术，其中获得良好或优异的结果占 66.7%（34例）[24]。进一步分析这些患者后发现：如患者年龄<50岁、症状持续时间<6个月、单节段椎管狭窄（相比较多节段）以及椎间孔狭窄（相比较中央性狭窄），均预示进行保守治疗可获得较好疗效。

手术治疗

颈椎病性肌萎缩手术治疗的适应证尚未明确。

Inui等认为，应首先使用牵引等非手术治疗，如保守治疗无效的患者，再进行手术治疗[24]。另一些作者基于已经确认的可能与手术治疗效果不佳有关的风险因素，认为如果患者有非常严重的肌肉萎缩，或者患者的症状持续已久，则推荐首次就诊时进行手术治疗[18]。目前，由于对未经治疗的颈椎病性肌萎缩的自然病程以及进行保守治疗的长期疗效缺乏足够的了解，手术治疗的适应证仍难以严格地确定。

颈椎病性肌萎缩患者的手术治疗有多种不同的方式，包括颈前路减压和融合术（anterior cervical decompression and fusion，ACDF）、椎板成形术和后路椎间孔切开术（常与椎板成形术联合使用）。对颈前路减压和融合手术存在的争议是，受到侵犯的病变常常位于前方，然而，正如前所述，与症状相对应的脊柱节段在影像学上并不总是清晰的。在这种情况下，有人提出对所有节段的椎管进行后路减压，并在椎间孔狭窄处行选择性的椎间孔切开术，这可能是最佳的术治疗方式。遗憾的是，以往系列研究中所报道的不同患者间的个体差异，使得确定最佳的手术治疗方式变得不太可能。对于明确的只有一个或两个受累节段且位于腹侧的病变，以及可使脊髓在椎管内获得足够的空间时，前路颈椎椎体切除融合术可能是最好的术式。当存在3个或更多个节段受累并伴有椎管狭窄时，如患者仍存在颈椎前凸，且无颈部疼痛，此时椎板成形术加椎间孔切开术可能是更好的选择。最后，外科医生必须仔细研究患者的病史、体格检查及诊断检查得到的有用信息，以确定受累病变部位，并制定适当的手术策略。

有几项研究评价了颈椎病性肌萎缩手术治疗的临床效果[8,10,15,16,18,24-27]。Fujiwara等报道，32例行椎管成形术治疗颈椎病性肌萎缩的患者中（22例同时进行椎间孔切开术），78%的患者获得了肌肉功能的改善，但有趣的是，近端型患者有92%的患者表现出肌肉功能改善，而远端型患者仅有38%的改善率[8]。Uchida等报道了51例接受手术减压的患者（39例颈前路减压和融合术，12例椎板成形术+椎间孔切开术），结果显示，近端型颈椎病性肌萎缩患者中，术前病史较长，且为中央狭窄而非侧隐窝狭窄的患者的手术效果较差[15]。迄今为止病例数最多的研究中，Inui等人对90例颈椎病性肌萎缩患者进行了治疗，按治疗方案，开始采用颈椎牵引治疗2～3周，如保守治疗无效，再对患者进行手术治疗。在该研究中，共有34名患者进行了手术，其中22名患者接受了椎管成形术和选择性椎间孔切开术，5名患者行单独椎板成形术，7名患者接受了颈前路减压和融合术[24]。研究发现，82%的患者术后神经症状得到改善，但仍无法确定与良好的治疗效果相关的预测因素。

最近的一些研究，试图确定颈椎病性肌萎缩患者手术治疗后效果不佳的相关因素。Imajo等对一组近端型颈椎病性肌萎缩患者检测了三角肌、肱二头肌的复合运动电位（CMAPs）及中枢运动传导时间，结果发现，在手术治疗效果好及较好的患者中，CMAP的振幅至少为对侧（健侧）的30%[16]。另一项研究回顾性地分析了59例接受不同手术方法治疗的患者，发现症状持续时间[优势率[（odds ratio，OR）=1.263]、术前MMT分级（OR=0.169）及远端型颈椎病性肌萎缩（OR=9.223）为手术治疗效果不佳的危险因素[18]。

尽管至少有一项研究显示，远端型与近端型颈椎病性肌萎缩患者的手术治疗临床效果之间并无显著性差异[24]，但是，也有几项研究表明，与近端型颈椎病性肌萎缩相比，远端型颈椎病性肌萎缩的手术治疗效果较差[8,15]。在一个病例数较多、专门针对远端型颈椎病性肌萎缩患者的研究中，Tauchi等对17例经手术治疗的患者进行了评估（11例椎板成形术，1例椎板成形术+椎间孔切开术，3例颈前路减压和融合术，2例椎板切除术+后路脊柱融合术），其中41%（7名）的患者获得良好的效果，但术前MMT分级＜3的亚组中，仅有30%的患者获得了良好的恢复[25]。远端型颈椎病性肌萎缩治疗效果不佳的可能原因包括：在远端型颈椎病性肌萎缩患者，脊髓前角的侵害，不可能出现像腹侧神经根一样可以修复；同时，支配萎缩的手部肌肉的神经距离较近端型颈椎病性肌萎缩受累的三角肌和肱二头肌的神经距离为远。需要进一步的研究，最好是前瞻性研究，来更好地确定影响颈椎病性肌萎缩患者手术治疗效果的因素。

对于进行了手术减压但手术效果不佳的患者，目前仍无更好的治疗方案。不管怎样，Kumar等最近报道了8例近端型颈椎病性肌萎缩患者，采用了斜方肌、胸大肌及背阔肌转位手术和Steindler手术，以重建肩关节和肘关节功能[28]，进行的3～6个月的随访结果表明，通过这些重建性手术的治疗，所有的患者都获得了令人满意的功能恢复，且患肢功能在进行日本版手臂、肩和手部功能障碍评分时获得了28分的提升。然而，由于颈椎病性肌萎缩患者具有潜在的、进展性的肌无力的特点，目前尚不清楚这些治疗的效果在长期随访中是否能持续保持。

结论

颈椎病型肌萎缩是一种难以治疗的以上肢肌肉萎缩和肌无力、无感觉障碍或脊髓病损为特征的疾病。需要进行更多的研究，以更好地确定该病的病理生理改变，如此才能指导提高非手术治疗和手术治疗的能力。目前，与使用椎板成形术与选择性椎间孔切开术的后路减压手术相比较，没有证据表明ACDF在颈椎病性肌萎缩患者的治疗方面具有更好的效果。ACDF可能对于一或两个节段无椎管狭窄的腹侧病变治疗有效，但对于2节段以上并伴有椎管狭窄的腹侧病变，椎板成形术加选择性椎间孔切开术可提供有效的减压。

参考文献

[1] Keegan JJ. The cause of dissociated motor loss in the upper extremity with cervical spondylosis[J]. J Neurosurg, 1965;23(5):528-536.

[2] Crandall PH, Batzdorf U. Cervical spondylotic myelopathy[J].J Neurosurg, 1966; 25(1):57-66.

[3] Sobue I, Kato H, Yanagi T. Clinical characteristics and classification of cervical spondylotic myelopathy[J]. Rinsho Seikeigeka, 1975;10:999-1006.

[4] Yanagi T, Kato H, Sobue I. Clinical characteristics of cervical spondylotic amyotrophy[J]. Rinsho Shinkeigaku, 1976;16:520-528.

[5] Ahdab R, Creange A, Benaderette S, et al. Cervical spondylotic amyotrophy presenting as dropped head syndrome[J].Clin Neurol Neurosurg, 2009;111(10):874-876.

[6] Kameyama T, Ando T, Yanagi T, et al. Cervical spondylotic amyotrophy. Magnetic resonance imaging demonstration of intrinsic cord pathology[J]. Spine (Phila Pa 1976), 1998;23(4):448-452.

[7] Fujiwara K. Cervical spondylotic amyotrophy with intramedullary cavity formation[J]. Spine (Phila Pa 1976), 2001;26(10):E220-222.

[8] Fujiwara Y, Tanaka N, Fujimoto Y, et al. Surgical outcome of posterior decompression for cervical spondylosis with unilateral upper extremity amyotrophy[J]. Spine (Phila Pa 1976), 2006;31(20):E728-732.

[9] Shinomiya K, Komori H, Matsuoka T, et al. Neuroradiologic and electrophysiologic assessment of cervical spondylotic amyotrophy[J]. Spine (Phila Pa 1976), 1994;19(1):21-25.

[10] Kaneko K, Taguchi T, Toyoda K, et al. Distal-type cervical spondylotic amyotrophy: assessment of pathophysiology from radiological findings on magnetic resonance imaging and epidurally recorded spinal cord responses[J]. Spine (Phila Pa 1976), 2004;29(9):E185-188.

[11] Ito T, Tsuji H, Tamaki T, et al. The clinical consideration of the dissociated motor loss syndrome (Keegan) in diseases of the cervical spine[J]. Nippon Seikeigeka Gakkai Zasshi, 1980;54:135-151.

[12] Gilles FH, Nag D. Vulnerability of human spinal cord in transient cardiac arrest[J]. Neurology, 1971;21(8):833-839.

[13] Zhang Z, Wang H. Is the "snake-eye" MRI sign correlated to anterior spinal artery occlusion on CT angiography in cervical spondylotic myelopathy and amyotrophy[J]? Eur Spine J, 2014;23(7):1541-1547.

[14] Iizuka Y, Iizuka H, Mieda T, et al. Prognostic factors forcervical spondylotic amyotrophy: are signs of spinal cordinvolvement associated with the neurological prognosis[J]? Spinal Cord, 2014;52(5):364-367.

[15] Uchida K, Nakajima H, Yayama T, et al. Anterior and posterior decompressive surgery for progressive amyotrophyassociated with cervical spondylosis: a retrospective studyof 51 patients[J]. J Neurosurg Spine, 2009;11(3):330-337.

[16] Imajo Y, Kato Y, Kanchiku T, et al. Prediction of surgicaloutcome for proximal-type cervical spondylotic amyotrophynovel mode of assessment using compound action potentials of deltoid and biceps brachii and central motor conduction time[J]. Spine (Phila Pa 1976), 2012;37(23):E1444-1449.

[17] Imajo Y, Kato Y, Kanchiku T, et al. Pathology and prognosisof proximal-type cervical spondylotic amyotrophy: newassessment using compound muscle action potentials ofdeltoid and biceps brachii muscles[J]. Spine (Phila Pa 1976), 2011;36(7):E476-481.

[18] Tauchi R, Imagama S, Inoh H, et al. Risk factors for apoor

outcome following surgical treatment of cervicalspondylotic amyotrophy: a multicenter study[J]. Eur Spine J, 2013; 22(1):156-161.

[19] Kim HJ, Tetreault LA, Massicotte EM, et al. Differentialdiagnosis for cervical spondylotic myelopathy: literaturereview[J]. Spine (Phila Pa 1976), 2013;38(22 Suppl 1):S78-88.

[20] Tashiro K, Kikuchi S, Itoyama Y, et al. Nationwide surveyof juvenile muscular atrophy of distal upper extremity(Hirayama disease) in Japan[J]. Amyotroph Lateral Scler, 2006;7:38-45.

[21] Chen CJ, Chen CM, Wu CL, et al. Hirayama disease: MRdiagnosis[J]. AJNR Am J Neuroradiol, 1998;19(2):365-368.

[22] Pinho J, Machado C, Oliveira TG, et al. Dynamic myelopathyin Hirayama disease[J]. Spine J, 2014;14(11):2789-2790.

[23] Nagata K, Ohashi T, Ishibasi K, et al. Effectiveness ofconservative treatment for Keegan type upper extremitydysfunction[J]. Seikei Saigai Geka, 1996;39:131-137.

[24] Inui Y, Miyamoto H, Sumi M, et al. Clinical outcomes andpredictive factors relating to prognosis of conservative andsurgical treatments for cervical spondylotic amyotrophy[J]. Spine (Phila Pa 1976), 2011;36(10):794-799.

[25] Tauchi R, Imagama S, Inoh H, et al. Characteristics andsurgical results of the distal type of cervical spondyloticamyotrophy[M]. J Neurosurg Spine, 2014:1-6.

[26] Takebayashi T, Yoshimoto M, Ida K, et al. Minimuminvasive posterior decompression for cervical spondyloticamyotrophy[J]. J Orthop Sci, 2013;18(2):205-207.

[27] Zhang JT, Yang da L, Shen Y, et al. Anterior decompression in the management of unilateral cervical spondyloticamyotrophy[J]. Orthopedics, 2012;35(12):e1792-1797.

[28] Kumar KK, Doi K, Hattori Y, et al. Reconstruction ofshoulder and elbow function using multiple muscletransfers for cervical spondylotic amyotrophy[J]. Spine (PhilaPa 1976), 2014;39(21):E1269-1275.

第10章

类风湿性颈椎疾患

Afshin E Razi, Lana Nirenstein, Yong Kim

类风湿性关节炎

类风湿性关节炎（Rheumatoid arthritis，RA）是一种慢性、炎症性、自身免疫性疾病，通常会典型性地影响许多器官，包括手、足的小关节。类风湿性关节炎是颈椎炎症性疾病最常见的原因。最经典的说法是，上颈椎是最常受累的部位，公认的颈椎3个标志性的疾患为：寰枢椎半脱位（atlantoaxial subluxation，AAS）、颅底凹陷及下颈椎半脱位。

类风湿性关节炎是一个相对常见的疾病，美国的患病率为0.5%～1.5%，女性的患病率是男性的2倍。尽管风湿性关节炎的病因仍未明了，但该病是一种与遗传因素密切相关的多因素疾病，公认的是，当具有免疫易感性的个体接触了致关节炎性的微生物抗原时可引起该病的发生。类风湿因子（rheumatoid factor）是一种身体产生的用来对抗自体IgG的免疫球蛋白（IgM）。激发了炎症应答级联反应，导致了增生性、侵蚀性的滑膜炎，随后的发展导致了关节软骨的破坏和血管翳的形成。类风湿性关节炎有强烈的全身效应，能减少人的预期寿命，并且有报道显示，该病患者起病后，10年内将出现残疾。无论如何，该病的自然病程变异较大、结果不可预测，以及表现为慢性进行性的病程，或者是间歇性的急性发作和缓解交替的病程。在软骨破坏前，对该病进行积极的药物治疗，可以防止或延缓关节的损害。因此，及时的药物治疗（如新的免疫调节剂）能减缓疾病的发展进程。

类风湿性关节炎导致血管翳的形成及滑膜的慢性炎症，造成了关节的破坏或者是严重的骨性结构、韧带和肌腱的功能丧失。颈椎是仅次于跖趾关节外的第二个常见好发部位。Garrod在1890年首次报道，在类风湿性关节炎患者中，颈椎发病者占36%[1]。1952年，Kornblum等认识到，类风湿性关节炎与颈椎不稳定之间存在着相关性[2]。在颈椎，类风湿性关节炎可表现为半脱位、不稳及脊髓压迫。患者可表现为疼痛、不稳及神经功能障碍。Rawlins等根据患者人数及诊断标准，估计17%～86%的类风湿性关节炎患者颈椎出现病损；此外，颈椎受累与类风湿性关节炎的发病存在一定的时间顺序，通常12%的类风湿性关节炎患者会在发病2年内累及颈椎[3]；而2.5%的类风湿性关节炎患者，约在发病14年后出现导致脊髓病的寰枢椎不稳[4]。文献报道了类风湿性脊柱疾患存在3种类型的脊柱不稳：寰枢半脱位、颅底凹陷和下颈椎半脱位。每种类型的不稳可以单独发生，亦可与其他类型的不稳合并存在。Riise等的观察和记录表明，从类风湿性关节炎确诊，到发展为AAS，平均需要3.9年[5]。而Pellicci等报告，在其研究之初，43%的类风湿性关节炎患者的颈椎就出现了类风湿性病变的影像学征象[6]，其中，寰枢半脱位占61%，寰枢半脱位并下颈椎半脱位占20%，单纯的下颈椎半脱位占11%。在后续的研究中，随着类风湿性关节炎病变对手足的侵蚀，有更多的患者出现了颈椎半脱位。一些研究也表明，颈椎受累的严重程度，与男性、血清强阳性、类风湿结节、血管炎、高剂量的类固醇治疗以及周围小关节病变的严重程度之间具有明显的相关性[7-10]。

类风湿性关节炎颈椎病变最大的危险，是脊髓或脑干受压导致的瘫痪或死亡。Sunahara等[11]报道了21例类风湿关节炎患者，该组患者具有寰枢半脱位导致的脊髓病，但拒绝进行手术治疗。在后来的随访中，患者的病情并未得到改善，且76%的患者病情出现加重。而且，这些患者都在脊髓病出现后的3年内卧床不起，且7年的累积生存率为0。另一项研究报道，类风湿性关节炎出现寰枢半脱位的患者的死亡率是无寰枢半脱位患者的8倍多。因此，有必要及时发现存在神经功能加重可能性的患者，及时进行手术干预，以防止毁灭性的、永久性的神经功能损害。

Boden等对出现颈椎病变的73例类风湿性关节炎患者进行了平均7.1年的随访，这些患者中，58%的患者发生了瘫痪；采用保守治疗的大部分患者的神经功能均出现加重，且在4年内所有的保守治疗的患者均死亡。而采用手术治疗的患者中，71%的患者术后神经功能相对于最初的有了明显改善[12]。

病理生理学

颈椎有22个独立的滑膜关节，包括寰枕关节、寰枢关节、关节突关节，每一个滑膜关节都是类风湿性关节炎潜在的目标。寰枕关节和寰枢关节没有任何的椎间盘或钩锥关节（Luschka关节），$C_1 \sim C_2$关节突关节的方向呈水平位。有数根重要的韧带维持寰椎的稳定，其中最为重要的是横韧带，在横韧带和齿状突之间有滑膜存在。第二根维持稳定的重要韧带是位于齿状突和枕骨之间的翼状韧带。另一根是齿状尖韧带，主要提供寰枢关节与枕骨的稳定。当翼状韧带完整时，完全切除横韧带只会出现$C_1 \sim C_2$向前4～5mm的半脱位；但若翼状韧带受损，则可出现>10mm的半脱位。

一些炎性因子参与了类风湿性关节炎病理过程级联反应的调节，这些因子包括：一些生长因子、细胞因子及金属蛋白酶。这些因子参与了滑膜细胞的激活及增殖，导致关节软骨、肌腱、韧带及软骨下骨的破坏。随着滑膜炎症的进展，出现了骨组织的侵蚀以及韧带的松弛，进而导致颈椎的力学不稳。颈椎最常见的类风湿性关节炎病变的表现包括：寰枢半脱位（65%）、颅底凹陷（20%）、下颈椎半脱位（15%），或者是上述表现合并存在的情况。

寰枢关节半脱位

滑膜关节中血管翳的形成，可导致关节的破坏，而血管翳为在类风湿性关节炎患者中观察到的炎性纤维组织。血管翳的形成及滑膜炎，降低了横韧带、翼状韧带及齿状尖韧带的力学完整性及强度。随着时间的推移，因重复性劳损及和头部重量的作用，使受损的韧带受到过度的牵伸甚至断裂。横韧带最常见的断裂部位在滑膜囊的位置，断裂的横韧带可从齿状突的后缘分离开来。慢性炎症导致了邻近的骨骼组织脱钙，从而使韧带从寰椎的附着点剥脱下来。

半脱位也可因齿状突受到侵蚀引起，这是类风湿性关节炎的另一个典型特征。侵蚀可能发生在3个地方：前方与寰椎前弓相关节的滑膜关节部分、后方与横韧带相连的滑膜关节的部分以及上方齿状尖韧带附着点的部分。不对称的侵蚀，可使颈椎不稳出现几种不同的影像学表现形式，包括：前方半脱位（最常见）、后方半脱位（7%）以及具有旋转的侧方半脱位（20%）。

近一半的类风湿性关节炎患者均表现为寰枢关节半脱位。大多数情况下，寰椎在水平位上向前移位，在颈椎侧位X线片上，表现为前方的寰齿间距（AADI）的增大，而后方的寰齿间距（PADI）减少。

不幸的是，寰枢椎半脱位表现为进行性加重，由于寰椎远离枢椎，使得椎管内容纳脊髓的有效空间（SAC）减少。初期，这一畸形是动态的，只在颈椎屈曲时表现出来，且在早期阶段是可复位的。

随着寰齿前间距的增大及寰齿后间距的减少，使脊髓在椎管内的可容纳空间减少。随着疾病的进一步发展，寰椎和齿状突之间会形成血管翳，这将阻止脱位的复位，并使动态的脱位发展成为固定性的脱位畸形。齿状突后方的血管翳也可使寰齿后间距减少，最终导致脊髓的可容纳空间的进一步减少。最终，半脱位将导致脊髓的压迫，引起的脊髓损害可出现神经功能障碍。

颅底凹陷

颅底凹陷又称为颅底下沉、齿状突头侧移位、寰枢嵌入、齿状突脱位、垂直下沉、齿状突向上移位。总之，该病理现象由寰枢关节及寰枕关节的病变而引起。发生的相关疾病使关节变得松弛，并可引起侧块的坍塌，使得齿状突向头侧移位，最终导致颅底凹陷。颅底凹陷通常发生于寰枢关节半脱位之后，患病率为5%～32%。与其他形式的颈椎不稳相比,颅底凹陷可能是最危险的颈椎不稳，预示发生脊髓病的风险最高。

病变侵犯第一颈神经，可出现枕颈部的疼痛。同时，由于延髓腹侧受压，患者可出现颅神经损害的表现，甚至是呼吸中枢的损害而导致猝死。血管供应也处于受损的风险中，脊髓前动脉和椎动脉椎受压后，可导致直接的神经功能障碍、短暂性脑缺血的发作或椎基底动脉的供血不足。随着寰枢椎嵌入的进一步加重，齿状突会移位到枕骨大孔处，此时寰枢关节半脱位不稳的情况会减轻，这种现象被称为“假性稳定”[13]。但这种现象提示了疾病的进一步加重，也可认为是解剖性半脱位的进一步加重。

下颈椎半脱位

当类风湿性关节炎削弱了关节囊及棘间的韧带时，会导致关节突关节的不稳定，进而导致下颈椎向前半脱位，随之出现骨赘形成、关节僵硬、骨塌陷及后凸畸形。当后凸畸形发生在多个节段时，可出现典型的“楼梯状”畸形。尽管这组人群可能存在着中度到重度的椎间盘退变性疾病，但这与滑膜炎无关。上述所述的颈椎不稳形式的最后三部曲，可能出现在近1/4的类风湿性关节炎患者。

下颈椎半脱位同样可见于类风湿性关节炎患者行上颈椎融合术后，最常发生的节段为C_2～C_3和C_3～C_4水平，这种半脱位可能不易在侧位X线片发现，但屈伸位的X线片上却比较容易显现出来。

临床表现

尽管大多数类风湿性颈椎病变的患者没有症状，但大多数患者将表现出颈部疼痛。患者通常将这种不适描述为颈部深在的疼痛，并可放射至枕部、眼眶或颞区区域。当疼痛出现在脸部或耳朵时，这通常是C_2神经、三叉神经脊束核或耳大神经受到激惹所致；当患者主诉枕下部疼痛时，通常为病变累及了枕小神经（C_1）；当疼痛位于枕部区域时，通常是因枕大神经（C_2）受累所致。颅底凹陷患者，出现枕部疼痛的概率相对较高。当椎基底动脉供血不足，或是颈–延髓交界区受压时，可出现头晕、视觉障碍、耳鸣、平衡失调、复视、吞咽困难等一些不常见的症状。颅底凹陷的患者，同样也存在较高的脊髓病变、脑干功能障碍及颅神经受累的发生率。

也有这样的报道，患者在颈部屈曲、头向前跌倒时，当颈椎后伸中，可听到沉闷的金属声，这标志着下颈椎半脱位出现自发的复位。这种现象被定义为Sharp–Purser试验。因此，获得全面的病史是至关重要的。

与影像学改变不同，神经功能障碍常常在类风湿性关节炎病程的晚期阶段出现，通常影响中年后期的患者。由于多关节痛性运动范围的受限、神经病变及肌肉萎缩等，患者的神经损害难以被检查发现。应积极监测脊髓病变的体征，如步态变化、完成精细动作时笨拙以及大、小便功能障碍。其他典型的体检阳性体征包括反射亢进、病理征阳性（如巴宾斯基征、霍夫曼征及Lhermitte's征）。也推荐采用其他体格检查的方法，包括本体感受缺失和痉挛状态在内的精细的检查。

目前已有几个分类系统用来评估类风湿性关节炎患者的颈椎病变。然而，由于继发的畸形、关节炎性改变、神经病变等相关功能障碍的限制，这些分类的作用是有限的。已有报道的分类系统包括：美国类风湿病协会（American Rheumatological Association）分类、Seinbrocker分类及Ranawat分类等。Ranawat分类通常根据体格检查结果，对伴有颈椎病变的类风湿性关节炎患者进行分类，该分类系统在评价初期神经功能、制订手术计划、预测术后临床治疗效果和神经功能恢复方面是有益的。Ⅰ型为患者出现颈部疼痛、但无神经功能障碍；Ⅱ型为患者有主观描述如乏力和感觉迟钝；Ⅲ型为患者出现客观的无力及锥体束征。Ⅲ 型进一步分为两个亚型:Ⅲ A型患者具有不稳定的症状体征，而Ⅲ B型患者的症状体征是稳定的[14]。

影像学评估

对类风湿性关节炎颈椎病变患者，影像学检查尚未被列为诊断的标准，且术前进行颈椎的影像学检查的重要性仍存在着争议。然而，对将接受气管内插管的高危患者，仍需要进行颈椎的X线摄片检查，摄片应包括：侧位、前后位、张口位及前屈后伸侧位。由于骨性重叠、骨量减少及齿状突的侵蚀，在X线平片上进行评估较为困难。Riew等[15]分析了类风湿性颈椎病变患者的X线片，发现最易识别的标志是硬腭，约93%的X线片上可见到该结构；其次是寰椎，在88%的X线片上可见该结构；而齿状突尖端是最不易看清的结构。因此，在侧位片上，应注意识别几个标志性结构，包括斜坡、硬腭、枕后点（枕骨大孔后缘）、颅底点（枕骨大孔腹侧缘）、寰椎、枢椎的椎弓及齿状突尖端。

寰齿前间距为寰椎前弓后缘到齿状突前缘之间的距离，正常值<3mm[16]。类风湿性关节炎患者常使用寰齿前间距来进行评估，并根据该值的大小选择手术方式。许多研究认为，8～10mm是选择手术治疗的临界值[17-19]。然而，其他研究指出，寰齿前间距的测量结果也常不一致[20,21]。如前所述，随着疾病的进展，齿状突会向颅骨方向移位，这为临床给出一种寰齿前间距恢复好转的错误提示[13,22]。而且，由于寰椎及血管翳齿向后至齿状突的直径的变化，使该种测量受到一定的限制。寰齿后间距为齿状突后缘到寰椎后弓前缘之间的距离。Boden等的研究显示，60%的寰枢椎半脱位伴神经损害的患者，AADI<9mm，与此相比，96%的寰枢椎半脱位伴Ranawat Ⅲ型的患者，PADI≤13mm[12]。寰枢椎半脱位伴Ranawat Ⅱ型的患者，PADI平均值是13mm，而Ranawat Ⅰ型患者的PADI平均值为15mm。该研究表明，识别这些寰枢椎半脱位伴瘫痪的患者时，当PADI≤14mm时，敏感度为97%，特异度为52%；而当AADI>8mm时，敏感度只有59%，特异度为58%。

颅底凹陷可通过一系列的影像学测量进行诊断。常用的一种测量方法是McGregor's线，在侧位X线片上，该线为硬腭至枕后点之间的连线，当齿状突尖突出超出此线>4.5mm时，则可以确定为颅底凹陷。然而，齿状突的侵蚀可以掩盖这种情况。其他测量方法包括McRae's线和Chamberlain's线。Ranawat方法用来测量寰枢关节的塌陷程度，该法是测量寰椎及C_2椎弓根的横轴线之间的垂直距离，当男性测量值<15mm、女性<13mm时，提示存在塌陷情况。Redlund-Johnell值表示枕骨至C_2间的变化。Clark等提出了另一种方法，该法按齿状突的位置分为3个类型[19]：Ⅰ型是指齿状突的上1/3在寰椎椎弓水平或是接近该水平；Ⅱ型是指齿状突的中间1/3在寰椎弓水平；Ⅲ型是指齿状突的下1/3在寰椎弓水平，提示严重的颅底凹陷。

Riew等指出，将Clark's分型、Ranawat指数及Redlund-Johnell值结合起来，其敏感性为94%，阴性的准确率为91%，这比单独采用任何一种测量方法要高得多。他们还建议，如果任何关于颅底凹陷的指标出现阳性时，则需要进行神经诊断的检查（断层CT扫描或磁共振成像）[15]。

对下颈椎半脱位患者进行颈椎影像学分析时，要注意矢状面及后柱的变化，如关节突关节的侵蚀及增宽。Boden等指出，对于下颈椎半脱位的患者，当脊髓的可容纳空间（SAC，测量方法与PADI类似）≤14mm时，提示神经损害的风险增高，同时，术后神经功能的恢复也不理想。1995年，Yonezawa等人将下颈椎半脱位描述为移位＞2mm或椎体向前移位的距离超过椎体直径的20%，这种改变常与脊髓病变的加重有关[23]。

其他的影像学检查包括MRI等方法，可提供更为详细的颈椎信息，包括脊髓受压及脊髓病变、软组织病变、硬膜外组织如齿状突周围的血管翳。这是评价脊髓受压情况最好的方法。因此，对于存在任何神经功能异常或普通X线片发现异常的患者，都应进行磁共振成像检查。延髓脊髓角（CMA）是颈髓前缘线与延髓长轴线所形成的交角，该值通常在135°~175°。在颅颈疾病的进展中，脑干会出现顶端向前的畸形。当CMA小于135°时，常与颈延髓受压或脊髓病变有关[24,25]。此外，部分学者对动态MRI检查进行了研究，Reijnierse等指出，如果中立位MRI上显示颈延髓交界区存在脊髓受侵犯征象时，椎管狭窄会在颈椎屈曲位时，加重该区域脊髓受压的情况[26]。

CT扫描也常用于骨组织解剖结构的详细描述，特别是术前准备，如对椎动脉异常的评估。现已表明，在与神经功能障碍的相关性方面，该方法比AADI值的价值更高，对磁共振检查有禁忌证的患者，可考虑行CT脊髓造影检查[27]。

治疗方案

详细地了解了类风湿性关节炎的自然病程、分析了瘫痪和神经功能恢复的预测因素后，可考虑进行手术治疗。现已确定，在类风湿性关节炎因寰齿前间距增大而引起的寰枢椎不稳的患者中，50%的患者通常无临床症状；而存在严重神经功能障碍的患者，往往预后较差；而且，类风湿性关节炎患者中，约有10%的患者会出现猝死。类风湿性颈椎疾病的治疗目的是：确定寰枢椎不稳、预防不可逆神经功能障碍的加重、预防因未确定的神经压迫所导致的猝死[21]。

非手术治疗

类风湿性颈椎疾病患者，可以从早期的药物治疗及包括颈椎X线在内的定期随访中受益。研究表明，能改善病情的抗风湿药物（DMARD）的早期联合应用，可以预防或延迟寰枢关节半脱位的发生。

软颈围对于有轻度枕颈部疼痛的患者是一个有效的治疗方法，并且也适用于不能耐受手术治疗的老年患者及危重病患者。然而，该方法不能限制颈部的活动，也不能延缓或改变疾病的进程。多种方法的联合应用，如患者教育、理疗、对症治疗以及能改善病情的抗风湿药物治疗等，可使许多患者获得并维持疼痛的缓解。理疗可就围绕颈部的肌肉进行等张收缩及姿势进行训练。然而，在使用软颈围治疗的脊髓病变患者中，已观察到神经功能恶化的情况。Santavirta等[28]的研究显示，非手术治疗的34例类风湿性颈椎疾病患者中，有1例出现疼痛改善，但所有患者均出现了神经功能的加重。Mark等的研究报道对于类风湿性脊髓病变患者，大多数采用了非手术治疗的患者，在短期的随访中死亡；4例患者采用了手术治疗，其中3例患者获得良好的手术效果[29]。

药物治疗

药物在预防颈椎的病理改变中的作用是有争议的。Winfield等报道，使用青霉胺治疗类风湿性关节炎患者，经两年的随访，10%的患者发生寰枢椎半脱位。Paimela等报道，使用能改善病情的抗风湿药物治疗类风湿性关节炎两年以上的患者，9%的患者出现了寰枢椎半脱位，而4%的患者出现了颅底凹陷。Neva等进行了一项前瞻性随机对照实验研究，该研究单一使用或联合使用能改善病情的抗风湿药物治疗类风湿性关节炎患者，并随访2年，结果发现，2年后，联合用药组的病人没有出现寰枢椎半脱位或颅底凹陷；然而，在单一用药组中，寰枢椎半脱位发生率是6.6%，颅底凹陷的发生率是2.2%。系统的药物治疗的早期结果似乎是有效的。但是，该病的药物治疗仍需要更长时间的随访研究[30-32]。

手术治疗

类风湿性颈椎疾病的手术治疗需要达到两个公认的目标：脊椎必须通过牢固的融合来获得稳定，压迫神经的因素必须被解除。对于顽固性疼痛、神经功能加重以及存在颈椎不稳的患者，都是手术治疗的适应证。神经功能加重的情况包括肌无力、步态障碍和运动协调功能丧失。Boden等认为，当患者出现任何影像学危险因素时，即使患者无神经损害，也应手术治疗。这些危险因素包括：寰枢椎半脱位且PADI≤14mm、出现寰枢椎嵌入的证据即齿状突向头侧移位超过McGregor's线>5mm以及下颈椎半脱位伴椎管直径≤14mm[21]。

因此，为了对类风湿性关节炎患者进行及时的手术治疗，识别引起瘫痪的影像学危险因素显得极为重要，这些影像学危险因素包括：PADI<14mm、下颈椎椎管直径<14mm、下颈椎半脱位向前移位>2mm或下颈椎轴向短缩，或有颅底凹陷的证据。此外，磁共振成像发现延髓脊髓角（CMA）<135°、屈曲位脊髓直径<6mm或更少，或是脊髓可容纳空间（SAC）<13mm，这些都是与出现瘫痪预后不良相关的因素。

在过去的10年中，类风湿性关节炎患者的手术治疗效果取得了明显进步，很大程度上得益于脊髓病变的早期诊断及更高效的转诊模式。然而，对于既有影像学证据，又有临床因素预示预后不佳的类风湿性颈椎疾病的患者，虽然进行手术治疗，但往往患者的神经功能恢复也不佳。术前神经功能障碍严重的患者，术后往往神经功能改善较差。例如，Ranawat分型越高的患者，术后神经功能改善往往越差，比如，Ⅲ型患者的预后比Ⅱ型差，同样，Ⅲb型患者的预后Ⅲa型的差[12,33~35]。Casey等报道，RanawatⅢb的患者临床效果差，表现为术后并发症发生率高、住院时间长、神经功能恢复差、生存率低[36]。

此外，病变部位也影响预后。颅底凹陷伴寰枢椎半脱位的患者，临床预后比单独的寰枢椎半脱位或下颈椎半脱位患者的预后差。其他研究显示了术前影像学测量的重要性。对于只有寰枢椎半脱位（ASS）的患者，PADI>14mm的患者的预后比PADI<10mm的患者的预后好。对于寰枢椎半脱位伴颅底凹陷的患者，如果PADI≥13mm，则往往能获得更好的神经功能恢复。同样，下颈椎半脱位患者，若术后椎管直径<14mm，则提示神经功能恢复不佳。磁共振成像研究表明，脊髓面积≥44mm的患者，往往能获得良好的神经功能恢复。此外，还有几个因素尚未证实与神经功能的恢复无关，包括年龄、性别、术前患病的持续时间、神经损害的持续时间以及寰齿前间距（AADI）[34]。

一般的手术注意事项

类风湿关节炎患者往往表现有营养状况不佳、皮肤条件差、治疗效果不好、骨质疏松，这些情况可能与长期使用类固醇和/或具有的慢性系统性疾病有关，术前应对患者的营养状况进行评估，并采取适当的治疗措施。

手术最关键的一个方面是围手术期呼吸道的管理。Wattenmaker等[37]发现，类风湿性关节炎患者行手术时，14%采用非纤维支气管镜插管的患者，拔管后会出现上呼吸道阻塞的情况，而采用纤维支气管镜插管的患者，只有1%的患者会出现拔管后上呼吸道阻塞。如果患者存在脊髓压迫或颈椎不稳的情况时，应考虑在患者清醒时，采用纤维光学引导下的纤维支气管镜插管。Wattenmaker等建议，术后留置气管插管至少12h，对于经口入路的患者，可能需要更长的留管时间。

寰椎半脱位

如果寰枢椎半脱位是可复性的，一般建议采用后路寰枢椎融合。然而，如果寰枢椎半脱位是不可复位的，必须对致压的原因进行分析。如果是脊髓后方受压迫，则可行椎扳切除术；如果是骨性结构导致脊髓前方的压迫，应考虑Ⅰ期经口减压和后路稳定手术；如果是齿状突周围的血管翳导致的脊髓前方压迫，应考虑前方经口减压。Grob等发现，22例未行前方减压的上颈椎融合术患者中，有19名患者术后的MRI表现出血管翳吸收的情况。对单纯施行C_1～C_2融合术的患者，如果术后神经功能障碍持续存在，应复查磁共振成像；如果影像检查表明,血管翳尚未吸收，则建议行Ⅱ期的前路经口切除术。最常见的术后并发症为脑脊液漏、脑脊膜炎，其他的并发症包括出血、术后舌肿胀、伤口裂开、术后不稳以及神经功能加重[38,39]。

有多种后路融合方法可以用于治疗寰枢椎半脱位。传统上，后路C_1～C_2融合通常使用椎板下或棘突间钢丝进行固定，这些技术包括Gallie、改良的Gallie及Brooks捆绑技术。椎板下钢丝或钢缆固定技术存在着损伤脊髓、内固定断裂及软性骨组织切割的风险。Magerl的经关节螺钉技术，提供了一种更加牢固的内固定，手术前必须进行CT扫描，详细评估椎弓根的解剖结构及其与椎动脉的关系，该技术出现椎动脉和脊髓损伤的风险较高[40,41]。Moskovich和Crockard描述了一种使用Halifax椎板夹固定并植骨的技术[42]。2001年，Jürgen Harms描述了一种新颖的C_1～C_2后路植入物内固定技术，该技术通过使用多轴螺钉和棒对C_1侧块和C_2的椎弓根进行固定，该技术已有几种改良的方法[43,44]。

颅底凹陷

颅底凹陷导致的颈椎不稳，出现神经损害的风险较高，对于确诊的患者，应及早进行手术治疗。存在神经功能的临床症状及MRI影像上有脊髓受压的表现，是进行手术治疗的重要依据。建议术前使用halo颅骨牵引术进行寰枢椎的复位，以减少行枕骨大孔减压或齿状突切除的需要。枕颈部融合术，可以通过附着于枕骨上项线尾端处的钢丝或螺钉与下颈椎的内固定物进行连接固定。如果术前牵引不能实现嵌入的寰枢椎的复位，需要考虑进行经口齿状突切除术或C_1椎板切除术。

下颈椎半脱位

对于存在神经功能障碍或下颈椎椎管直径<14mm的无症状患者，都是手术治疗的适应证。下颈椎半脱位也可以发生于上颈椎融合术后。一项研究表明，Occ～C_2融合术后平均2.6年，下颈椎半脱位的发生率为36%，而C_1～C_2融合术后平均9年，下颈椎半脱位的发生率为5.5%[45]。

对可复性的下颈椎半脱位，可采用经后路或经前路的融合术；不可复位的下颈椎半脱位，必须采用前路的减压及融合术。椎板切除术后应考虑后路的融合术。对于融合不良的患者，需仔细考虑是否是继发于类风湿性关节炎的病变进展。当下颈椎半脱位与寰枢椎半脱位合并存在时，则融合区域必须延伸到最低的病变水平，这有助于减少交界区退变的风险。

手术效果

不同手术方式的死亡率、再手术率和神经功能的改善基本相似。报道认为，对不断进展的严重患者以及Ranawat ⅢB型的严重患者，术后的总体死亡率为10%～11%，再次手术率为3%～10%，总体神经功能恢复在38%～72%之间。不同类型手术的融合率也不同，为50%到100%之间[19,34,35,46-48]。

弥漫性特发性骨肥厚症

弥漫性特发性骨肥厚症（Diffuse idiopathic

skeletal hyperostosis，DISH）是一种骨骼肌肉性疾病，特点是脊柱僵硬及背部疼痛。这是一种相对常见的系统性骨形成性疾病，该病具有原发于脊柱的临床及影像学表现特征，好发年龄>50岁，男性居多。1987年的一项研究报告显示，28%的受试者（平均年龄为65岁）存在有弥漫性特发性骨肥厚的证据[49]。然而，一些作者认为，这种情况实际发生的时间可能更早，可能在20～40岁之间，但需要时间成熟并表现出临床及影像学上的征象[50]。

对弥漫性特发性骨肥厚症的遗传病因的探索研究，在很大程度上是不成功的。尽管在弥漫性特发性骨肥厚症患者中观察到的骨形成，与一些血清学阴性的脊柱关节病相类似，但研究忽略了该病与HLA-B27之间的相关性。

通过X线片可以诊断弥漫性特发性骨肥厚症，X线片上的表现为：至少4个连续的椎体的前外侧出现活动性的骨化，但无脊柱关节病及脊柱退行性变的表现。有趣的是，骨性改变在胸椎的右侧更为常见。

患者典型的表现为胸背部到腰背部慢性轻度疼痛并伴有僵硬，部分患者也可能同时患有脊柱外的肌腱疾患，特别是跟腱炎。然而，许多患者在整个疾病的过程中都维持一个无症状的、相对稳定的临床过程。

相对于胸腰椎而言，该病累及颈椎的情况不常见。主要的症状可能是疼痛和僵硬，而在下颈椎发现该病的影像学证据相对容易。通常，在椎体前方可以看到骨质增生以及椎体前方椎旁组织丧失弹性，特别是前纵韧带。黄韧带增生，后纵韧带无抑制的钙化以及轻度颈椎强直，这将导致颈椎管狭窄及脊髓病变。骨赘对称性地在椎体前方前外侧形成。

少数情况下，颈椎疾病可能影响邻近的软组织结构，特别是存在较大骨赘时。吞咽困难、声音沙哑、阻塞性睡眠呼吸暂停综合征都可能是弥漫性特发性骨肥厚症的潜在后遗症。

一般不主张对弥漫性特发性骨肥厚症患者进行手术治疗，部分原因在于，与其他类风湿性颈椎疾病相比，该病的疼痛比较轻微，而这种轻微的疼痛被认为是关节僵硬抑制了痛性运动的结果。如果出现脊髓病变、痛性畸形或是病变继续加重的情况，则建议手术治疗。如果增生的骨赘持续压迫前方的组织结构，进行骨赘切除术，可以有效地缓解症状。对于颈椎管狭窄并脊髓病变的患者，如果颈椎前凸存在，则可以采用椎板成形术；否则，可能需要施行前路减压固定术。

弥漫性特发性骨肥厚症的患者，存在着轻微创伤后即可发生骨折及不稳定不断增加的风险。弥漫性特发性骨肥厚症的诊断常被延误，且具有诊断时已伴即刻的或延迟的神经损害的高发生率。由于骨折节段附近或其以远的邻近椎体节段的僵硬，导致杠杆力臂增加，进而使骨折变得不稳定。

必须仔细分析颈椎管的直径、序列及移动度，以便排外创伤所导致的损伤。过伸机制导致的损伤不多见。也可出现齿状突骨折和寰枢椎半脱位，但这不是经典的损伤类型。

银屑病性关节炎

银屑病性关节炎（Psoriatic arthritis，PsA）是一种发生在躯干和四肢关节的炎性关节炎，6%～48%的银屑病患者会出现银屑病性关节炎，该病通常在40岁左右发病，男女发病率相同。

对银屑病性关节炎的遗传学基础的研究，将该病的发病原因指向了环境因素的刺激如创伤和感染等。在皮肤和滑膜组织发生了强烈的炎症性级链反应。可能基于相同的生物力学基础，两种组织之间才存在这一共同的联系。在承受高应力的区域，真皮-表皮界面及骨骼-肌腱连接区具有抗剪切应力的作用。在银屑病及银屑病性关节炎患者中，这些区域分布着较多的无性增殖的T4和T8淋巴细胞[51]。此外，银屑病患者的滑膜中存在高表达的金属蛋白酶、黏附分子及血管标志因子。在该病中，关节炎的严重程度与皮肤受累的程度无关，影像学特征包括关节僵硬、侵蚀及绒毛性骨膜炎。该病通常经历一个缓慢进展的过程，但近半数患者将出现足以破坏关节结构的严重关节炎。

约14%的银屑病性关节炎患者，病变会累及中轴骨，发生在脊柱或骶髂关节（SI），这些患者可能会表现为骶髂关节炎、骨赘形成、椎旁骨化以及椎间盘–椎体病变。而颈椎的炎性关节炎改变，也可出现关节僵硬、骨赘形成及韧带骨化的特征。Salvarani等[52]描述了57例银屑病性关节炎患者的颈椎改变并提出了两种颈椎受累的模式，第一种为颈椎的侵蚀性改变和/或半脱位改变，这种改变与类风湿性关节炎的病变相似；第二种颈椎的改变与强直性脊柱炎（ankylosing spondylitis，AS）的颈椎改变相似。许多患者主诉有颈部疼痛及僵硬。Laiho和Kauppi在一项160名芬兰患者的研究中，均确定了病变颈椎的与临床相关的影像学特征的发生率。研究发现，18%的银屑病性关节炎患者会出现颈椎病变，最常见的病理改变是关节突关节僵硬，而最常见的影像学特征是寰枢椎向前半脱位，其次是寰枢椎塌陷[53]。

强直性脊柱炎

强直性脊柱炎（ankylosing spondylitis，AS）是一种慢性、进行性、血清学阴性的炎性关节炎，该病的病因目前尚不清楚，病变主要累及中轴骨，特别是骶髂关节。骶髂关节受累通常发生在疾病的早期，随着疾病的进展，可累及椎旁的关节突关节及椎间隙。

强直性脊柱炎多发于年轻人，通常在30～40岁发病，男性好发。发病率为1‰～2‰。现已证实，该病具有显著的遗传学基础，并与HLA–B27有关。

该病的常见病理改变发生在肌腱附着点，可出现肌腱附着点的纤维化、钙化，最终导致关节强直。这种病理性的融合，改变了脊柱矢状面的平衡，常可导致严重的脊柱后凸畸形。

该病晚期，颈椎变得僵硬，随着疾病的进一步发展，颈胸连接区可出现严重的脊柱后凸畸形或屈曲畸形。

一般认为，女性更容易出现颈椎的病损。随着强直性脊柱炎的进展，颈椎矢状面上的运动范围也将逐渐受限。颌眉角（chinbrow angle）、头–墙距离（occiputtowall distance）及视角（gaze angle）等测量方法可用来评估颈椎的畸形。大多数患者具有完好的神经功能及正常的深部腱反射。然而，在疾病晚期，存在着出现马尾综合征的风险[54]。

颈椎受累的患者，同样存在出现寰枢椎半脱位、颈椎骨折及颈椎管狭窄的风险。该病的治疗主要是使用非甾体类抗炎药和颈围进行的非手术治疗和支持治疗。

与类风湿性关节炎出现的血管翳导致的骨侵蚀不同，当强直性脊柱炎患者的骶髂关节病变向上发展时，可使脊柱出现僵硬。在强直性脊柱炎患者中，纵向韧带的明显钙化使该病表现为特征性的“竹节样”脊柱畸形。僵硬的脊柱像一根长骨一样活动，患者容易发生脊柱骨折。因此，不足为奇的是，强直性脊柱炎患者脊柱骨折的发生率是其他疾病的4倍以上。该病具有一个相关的神经损伤的高发病率，可由多种原因引起，包括椎体脱位的移位、硬膜外血肿及钙化黄韧带的撞击等[55,56]。据估计，强直性脊柱炎患者，发生脊髓损伤的风险是正常人的11倍。

大多数急性骨折都是在低能量损伤的机制下发生，比如跌倒。绝大多数骨折发生在颈椎，通常在C_5～C_6或C_6～C_7节段，容易受损的原因是，这些部位的关节面是倾斜的，且它的位置介于固定胸椎和可移动的头部之间。3/4的损伤是过伸机制所致，推测与后凸畸形的增加使脊柱更易受到过伸力量的损伤有关。由于病变椎间盘的弹性丢失以及纤维环钙化，使得骨折线可以穿过椎体及椎间盘。

参考文献

[1] Wasserman BR, Moskovich R, Razi AE. Rheumatoid arthritis of the cervical spine—clinical considerations[J]. Bull NYU Hosp Jt Dis, 2011;69(2):136-148.

[2] Kornblum D, Clayton ML, Nash HH. Nontraumatic cervical dislocations in rheumatoid spondylitis[J]. J Am Med Assoc,1952;149(5):431-435.

[3] Paimela L, Laasonen L, Kankaanpää E, et al. Progression of cervical spine changes in patients with early rheumatoid arthritis[J]. J Rheumatol, 1997;24(7):1280-1284.

[4] Moskovich R, Shott S, Zhang ZH. Does the cervical canal to body ratio predict spinal stenosis[J]? Bull Hosp Jt Dis, 1996;55(2):6171.

[5] Riise T, Jacobsen BK, Gran JT. High mortality in patients with rheumatoid arthritis and atlantoaxial subluxation[J]. J Rheumatol, 2001;28(11):2425-2429.

[6] Pellicci PM, Ranawat CS, Tsairis P, et al. A prospective study of the progression of rheumatoid arthritis of the cervical spine[J]. J Bone Joint Surg Am, 1981;63(3):342-350.

[7] Lipson SJ. Cervical myelopathy and posterior atlantoaxial subluxation in patients with rheumatoid arthritis[J]. J Bone Joint Surg Am, 1985;67(4):593-597.

[8] Zeidman SM, Ducker TB. Rheumatoid arthritis. Neuroanatomy, compression, and grading of deficits[J]. Spine (Phila Pa 1976), 1994;19(20):2259-2266.

[9] Kauppi M, Konttinen YT, Honkanen V, et, al. A multivariate analysis of risk factors for anterior atlantoaxial subluxation and an evaluation of the effect of glucocorticoid treatment on the upper rheumatoid cervical spine[J]. Clin Rheumatol,1991;10(4):413-418.

[10] Meijers KA, Cats A, Kremer HP, et al. Cervical myelopathy in rheumatoid arthritis[J]. Clin Exp Rheumatol, 1984;2(3):239-245.

[11] Sunahara N, Matsunaga S, Mori T, et al. Clinical course of conservatively managed rheumatoid arthritis patients with myelopathy[J]. Spine (Phila Pa 1976), 1997;22(22):2603-2607; discussion 2608.

[12] Boden SD, Dodge LD, Bohlman HH, et al. Rheumatoid arthritis of the cervical spine. A longterm analysis with predictors of paralysis and recovery[J]. J Bone Joint Surg Am,1993;75(9):1282-1297.

[13] Casey AT, Crockard HA, Geddes JF, et al. Vertical translocation: the enigma of the disappearing atlantodens interval in patients with myelopathy and rheumatoid arthritis. Part I. Clinical, radiological, and neuropathological features[J]. J Neurosurg, 1997;87(6):856-862.

[14] Ranawat CS, O'Leary P, Pellicci P, et al. Cervical spine fusion in rheumatoid arthritis[J]. J Bone Joint Surg Am, 1979;61(7):1003-1010.

[15] Riew KD, Hilibrand AS, Palumbo MA, et al. Diagnosing basilar invagination in the rheumatoid patient. The reliability of radiographic criteria[J]. J Bone Joint Surg Am, 2001;83A(2):194-200.

[16] Fielding JW, Cochran G van B, Lawsing JF, et al. Tears of the transverse ligament of the atlas. A clinical and biomechanical study[J]. J Bone Joint Surg Am, 1974;56(8):1683-1691.

[17] Weissman BN, Aliabadi P, Weinfeld MS, et al. Prognostic features of atlantoaxial subluxation in rheumatoid arthritis patients[J]. Radiology, 1982;144(4):745-751.

[18] Rana NA. Natural history of atlantoaxial subluxation in rheumatoid arthritis[J]. Spine (Phila Pa 1976), 1989;14(10):1054-1056.

[19] Clark CR, Goetz DD, Menezes AH. Arthrodesis of the cervical spine in rheumatoid arthritis[J]. J Bone Joint Surg Am, 1989;71(3):381392.

[20] Collins DN, Barnes CL, FitzRandolph RL. Cervical spine instability in rheumatoid patients having total hip or knee arthroplasty[J]. Clin Orthop Relat Res, 1991;(272):127-135.

[21] Boden SD. Rheumatoid arthritis of the cervical spine.Surgical decision making based on predictors of paralysis and recovery[J]. Spine (Phila Pa 1976), 1994;19(20):2275-2280.

[22] Casey AT, Crockard HA, Stevens J. Vertical translocation.Part II. Outcomes after surgical treatment of rheumatoid cervical myelopathy[J]. J Neurosurg, 1997;87(6):863-869.

[23] Yonezawa T, Tsuji H, Matsui H, et al. Subaxial lesions in rheumatoid arthritis. Radiographic factors suggestive of lower cervical myelopathy[J]. Spine (Phila Pa 1976), 1995;20(2):208-215.

[24] Breedveld FC, Algra PR, Vielvoye CJ, et al. Magnetic resonance imaging in the evaluation of patients with rheumatoid arthritis and subluxations of the cervical spine[J].Arthritis Rheum, 1987;30(6):624-629.

[25] Bell GR, Stearns KL. Flexionextension MRI of the upper rheumatoid cervical spine[J]. Orthopedics, 1991; 14(9):96973;discussion 973-974.

[26] Reijnierse M, Breedveld FC, Kroon HM, et al. Are magnetic resonance flexion views useful in evaluating the cervical spine of patients with rheumatoid arthritis[J]? Skeletal Radiol, 2000;29(2):85-89.

[27] Raskin RJ, Schnapf DJ, Wolf CR, et al. Computerized tomography in evaluation of atlantoaxial subluxation in rheumatoid arthritis[J]. J Rheumatol, 1983;10(1):33-41.

[28] Santavirta S, Kankaanpää U, Sandelin J, et al. Evaluation of patients with rheumatoid cervical spine[J]. Scand J Rheumatol, 1987;16(1):916.

[29] Marks JS, Sharp J. Rheumatoid cervical myelopathy[J]. Q J Med, 1981;50(199):307-319.

[30] Winfield J, Young A, Williams P, et al. Prospective study of the radiological changes in hands, feet, and cervical spine in adult rheumatoid disease[J]. Ann Rheum Dis, 1983;42(6):613-618.

[31] Paimela L, Laasonen L, Kankaanpää E, et al. Progression of cervical spine changes in patients with early rheumatoid arthritis[J]. J Rheumatol, 1997;24(7):1280-1284.

[32] Neva MH, Kauppi MJ, Kautiainen H, et al. Combination drug therapy retards the development of rheumatoid atlantoaxial subluxations[J]. Arthritis Rheum, 2000;43(11):2397-2401.

[33] Casey AT, Crockard HA, Bland JM, et al. Predictors of outcome in the quadriparetic nonambulatory myelopathic patient with rheumatoid arthritis: a prospective study of 55 surgically treated Ranawat class IIIb patients[J]. J Neurosurg,1996;85(4):574-581.

[34] Zoma A, Sturrock RD, Fisher WD, et al. Surgical stabilization of the rheumatoid cervical spine. A review of indications and results[J]. J Bone Joint Surg Br, 1987;69(1):812.

[35] Peppelman WC, Kraus DR, Donaldson WF, et al. Cervical spine surgery in rheumatoid arthritis: improvement of neurologic

deficit after cervical spine fusion[J]. Spine (Phila Pa 1976), 1993;18(16):2375-2379.

[36] Casey AT, Crockard HA, Bland JM, et al. Surgery on the rheumatoid cervical spine for the nonambulant myelopathic patienttoo much, too late[J]? Lancet, 1996;347(9007):1004-1007.

[37] Wattenmaker I, Concepcion M, Hibberd P, et al. Upperairway obstruction and perioperative management of the airway in patients managed with posterior operations on the cervical spine for rheumatoid arthritis[J]. J Bone Joint Surg Am, 1994;76(3):360-365.

[38] Grob D, Würsch R, Grauer W, et al. Atlantoaxial fusion and retrodental pannus in rheumatoid arthritis[J]. Spine (Phila Pa 1976), 1997;22(14):1580-1583; discussion 1584.

[39] Zygmunt S, Säveland H, Brattström H, et al. Reduction of rheumatoid periodontoid pannus following posterior occipitocervical fusion visualised by magnetic resonance imaging[J]. Br J Neurosurg, 1988;2(3):315-320.

[40] Grob D, Jeanneret B, Aebi M, et al. Atlantoaxial fusion with transarticular screw fixation[J]. J Bone Joint Surg Br, 1991;73(6):972-976.

[41] Wang C, Yan M, Zhou H, et al. Atlantoaxial transarticular screw fixation with morselized autograft and without additional internal fixation: technical description and report of 57 cases[J]. Spine (Phila Pa 1976), 2007;32(6):643-646.

[42] Moskovich R, Crockard HA. Atlantoaxial arthrodesis using interlaminar clamps. An improved technique[J]. Spine (Phila Pa 1976), 1992;17(3):261-267.

[43] Aryan HE, Newman CB, Nottmeier EW, et al. Stabilization of the atlantoaxial complex via C_1 lateral mass and C_2 pedicle screw fixation in a multicenter clinical experience in 102 patients: modification of the Harms and Goel techniques[J]. J Neurosurg Spine, 2008;8(3):222-229.

[44] Jacobson ME, Khan SN, An HS. C_1-C_2 posterior fixation: indications, technique, and results[J]. Orthop Clin North Am, 2012;43(1):1118, vii.

[45] Kraus DR, Peppelman WC, Agarwal AK, et al. Incidence of subaxial subluxation in patients with generalized rheumatoid arthritis who have had previous occipital cervical fusions[J]. Spine (Phila Pa 1976), 1991;16(10 Suppl):S486-489.

[46] Santavirta S, Konttinen YT, Laasonen E, et al. Tenyear results of operations for rheumatoid cervical spine disorders[J]. J Bone Joint Surg Br, 1991;73(1):116-120.

[47] Krieg JC, Clark CR, Goetz DD. Cervical spine arthrodesis in rheumatoid arthritis: a longterm followup[J]. Yale J Biol Med, 1993;66(3):257-262.

[48] Moskovich R, Crockard HA, Shott S, et al. Occipitocervical stabilization for myelopathy in patients with rheumatoid arthritis. Implications of not bonegrafting[J]. J Bone Joint Surg Am, 2000;82(3):349-365.

[49] BoachieAdjei O, Bullough PG. Incidence of ankylosing hyperostosis of the spine (Forestier's disease) at autopsy[J]. Spine (Phila Pa 1976), 1987;12(8):739-743.

[50] Resnick D, Shapiro RF, Wiesner KB, et al. Diffuse idiopathic skeletal hyperostosis (DISH) [ankylosing hyperostosis of Forestier and RotesQuerol] [J]. Semin Arthritis Rheum,1978;7(3):153-187.

[51] Loffredo S, Ayala F, Marone G, et al. Immunopathogenesis of psoriasis and pharmacological perspectives[J]. J Rheumatol Suppl, 2009;83:911.

[52] Salvarani C, Macchioni P, Cremonesi T, et al. The cervical spine in patients with psoriatic arthritis: a clinical, radiological and immunogenetic study[J]. Ann Rheum Dis, 1992;51 (1):737.

[53] Laiho K, Kauppi M. The cervical spine in patients with psoriatic arthritis[J]. Ann Rheum Dis, 2002;61(7):650-652.

[54] Kubiak EN, Moskovich R, Errico TJ, et al. Orthopaedic management of ankylosing spondylitis[J]. J Am Acad Orthop Surg, 2005;13(4):267-278.

[55] Westerveld LA, Verlaan JJ, Oner FC. Spinal fractures in patients with ankylosing spinal disorders: a systematic review of the literature on treatment, neurological status and complications[J]. Eur Spine J, 2009;18(2):145-156.

[56] Mundwiler ML, Siddique K, Dym JM, et al. Complications of the spine in ankylosing spondylitis with a focus on deformity correction[J]. Neurosurg Focus, 2008;24(1):E6.

第11章

后纵韧带骨化

Nikhil A Sahasrabudhe, Russell G Strom, Michael L Smith

简介

后纵韧带骨化（Ossification of the posterior longitudinal ligament，OPLL）是一种主要影响颈、胸段脊柱的病理学改变。韧带的增生肥厚、骨化可导致轴向疼痛、脊髓病变以及神经根病变。流行病学显示，后纵韧带骨化在亚洲人多见，其中日本发病率最多，为4.3%，其次韩国的发病率为3.6%，中国台湾地区发病率为2.8%。据报道，在北美有0.12%的白种人会发生该病，但因统计的数据不及亚洲的完善及清晰，该发病率可能被低估[1]。在北美，后纵韧带骨化的发病是散发的，但日本的流行病学研究报告则显示：该病具有家族相关性、共基因突变以及与特定代谢紊乱相关的高发病率。后纵韧带骨化的患者大多是50岁以上的男性患者，男女的比例2∶1[2]。

病理学和病原学

后纵韧带位于椎体后方，作为椎管的前缘。正常的后纵韧带主要由胶原蛋白和弹性蛋白组成。后纵韧带骨化是由异位骨化破坏正常的韧带结构所引起，发生的过程首先是后纵韧带的腹侧和背侧出现增生肥厚，随后，含有未成熟骨髓的软骨内成骨导致后纵韧带的背侧层骨化，其深层主要由纤维软骨组织组成，并作为骨化中心起作用。随着后纵韧带腹侧层的增生肥厚，在腹侧层及背侧层之间的骨化前缘出现新骨形成[3]。而骨化的韧带的过度增生，可导致椎管狭窄、脊髓病变或者神经根病变。

后纵韧带骨化的病理机制可能与多个基因有关：

Col11A2：编码Ⅱ型及Ⅺ型胶原蛋白的基因Col11A2存在着多态性，现已证实该基因与后纵韧带骨化有关。Ⅱ型及Ⅺ型胶原蛋白组成了韧带的主要成分，特定的基因多态性导致了韧带的选择性剪接，而韧带的选择性剪接可以防止或是允许后纵韧带异位骨化的出现[4]。

Col6A1：同样，位于21号染色体上、编码Ⅵ胶原蛋白的基因Col6A1的多态性，也与后纵韧带的骨化有关。Ⅵ型胶原蛋白是一种细胞外基质蛋白，该蛋白的大量产生可以为成骨细胞的增殖提供基质[5]。

TGFβ：尽管有关TGFβ基因多态性的文献报道存在有一定的差异。但是，一项体外培养的细胞系的研究显示，TGFβ的使用可阻断后纵韧带骨化细胞的增生[6,7]。

BMP2：BMP2的基因多态性分析显示，该基因的某些多态性与后纵韧带骨化的发生及程度均有关，而该基因的另一些多态性只与后纵韧带骨化的程度有关。在培养的后纵韧带骨化细胞系内加入BMP2，可刺激成骨细胞分化[8]。

NPPS：核苷酸焦磷酸酶最初在后纵韧带骨化的小鼠模型中被发现，随后才在人类的细胞系中发现。它的正常功能是产生一种名为无机焦磷酸的钙化抑制剂。该基因的某些多态性与后纵韧带骨化的发生及严重程度均有关[9,10]。

还有许多其他的基因多态性和蛋白质与后纵韧

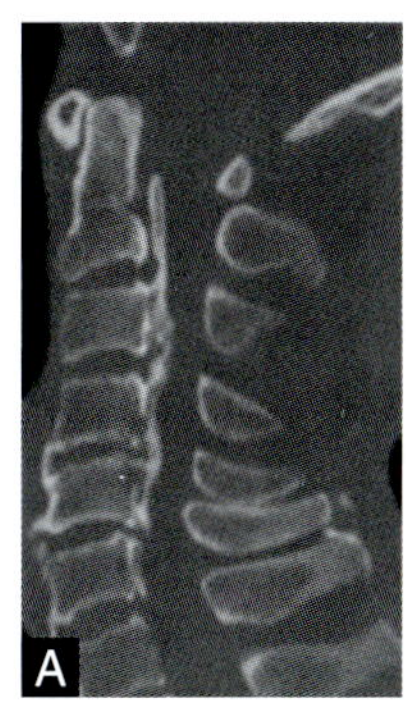

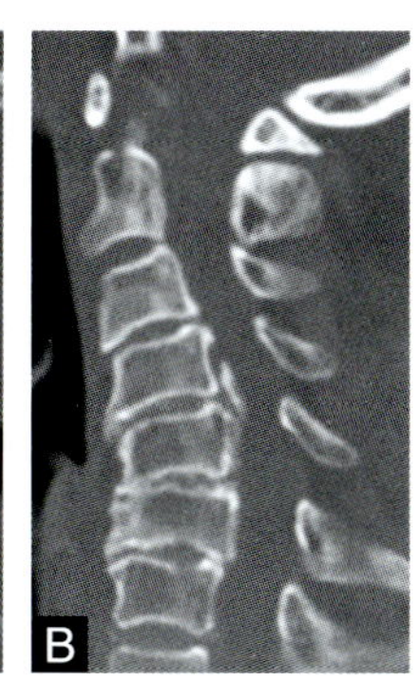

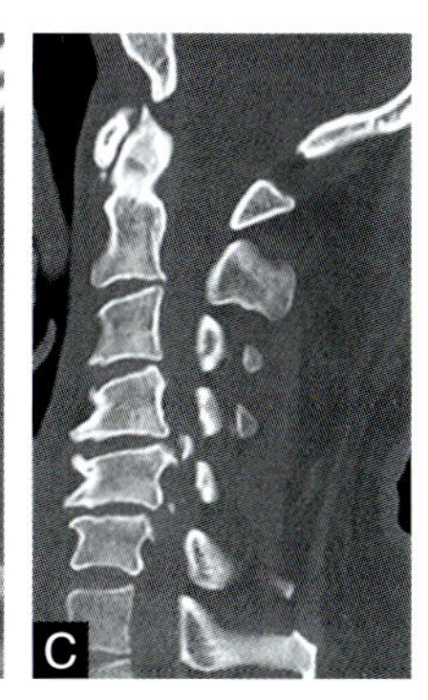

图11.1A～C　A．连续型的后纵韧带骨化，显示跨椎体及椎间隙的单一骨块。B．节段型的后纵韧带骨化，骨块主要位于椎体后方，跳过椎间隙。C．局灶型的后纵韧带骨化，骨块仅出现在椎间隙背侧。第四种类型为"混合型"，是连续型与节段型骨化的混合存在。

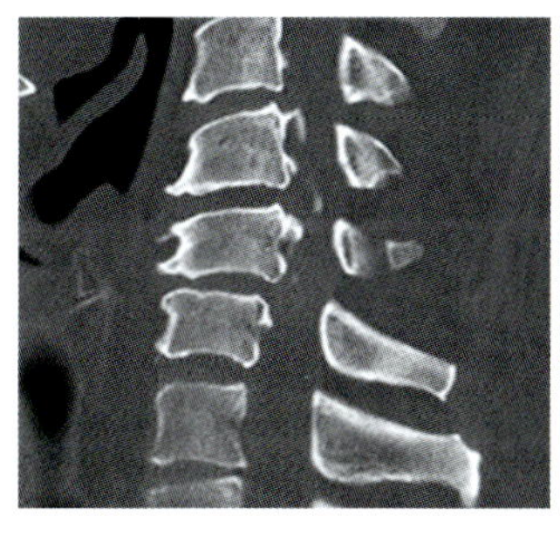
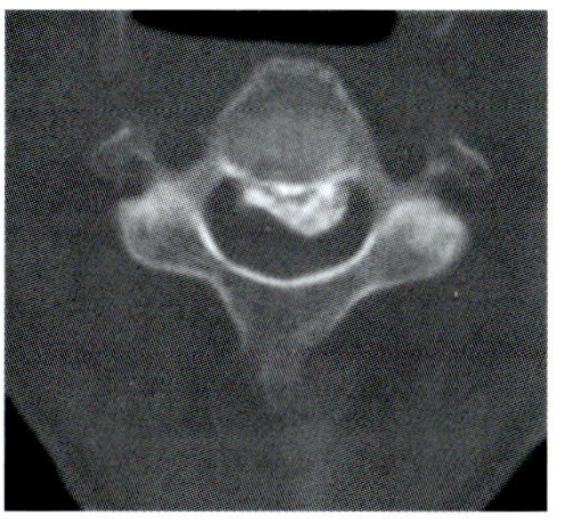

图11.3　左侧的矢状位影像，显示后纵韧带背侧出现局灶性钙化，在两者间出现低密度区（双层征）。右边的轴面图显示，偏心钙化灶呈"C"形，并使硬脊膜弯曲横过（单层征）。

带骨化有关，但后纵韧带骨化如何从这些基因多态性中发展而来，目前不得而知。关于后纵韧带骨化的发病机制，目前认为它是一个多因素的，是基因易感性与环境因素诱发的共同作用。

临床及影像学评价

后纵韧带骨化症患者可表现出多种症状，包括颈胸段的脊髓病、神经病以及轴向疼痛等。早期症状通常是手掌的感觉异常，随后出现不适。长节段的后纵韧带骨化患者，常以颈部僵硬为主诉。脊髓病变常常进展缓慢，多伴有精细动作的丧失及步态不稳。偶尔，有些患者甚至在一次轻微的颈部创伤下，可能会引起急性的脊髓病变的症状的加重（central cord syndrome，脊髓中央综合征）。创伤后

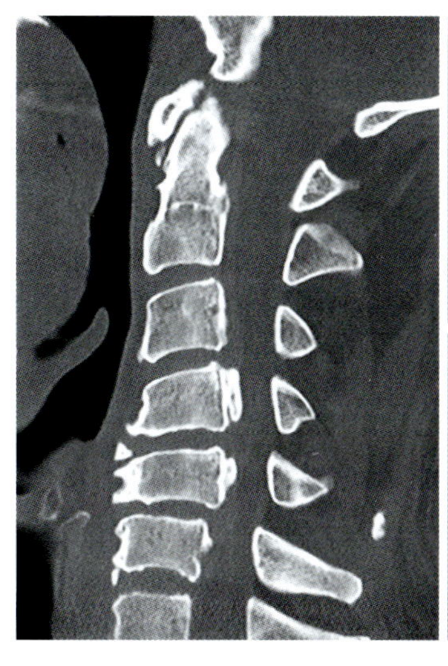
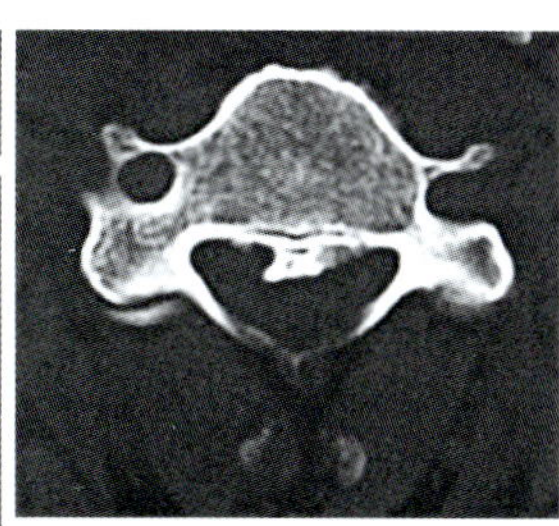
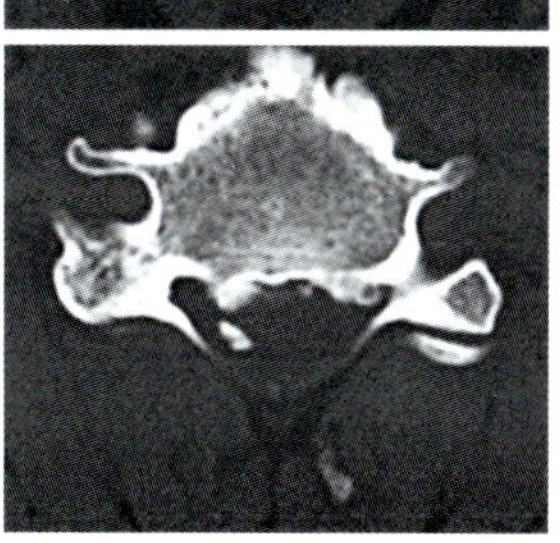

图11.2　术前矢状面和横断面CT显示，节段型的后纵韧带骨化，骨块位于C_4、C_5椎体后方，跳过椎间隙。注意右图所示的椎体后方的孤立钙化灶，提示硬脊膜受累。

神经症状加重的风险与椎管狭窄的程度及颈椎的活动量有关[11]。骨化的韧带对脊髓造成"静态的"压迫，而颈椎的活动对脊髓造成"动态的"压迫[12]。

后纵韧带骨化可以在X线平片、CT以及磁共振上发现。无论何种影像学检查，只要在椎体后方见到导致椎管狭窄的骨块即可诊断后纵韧带骨化。侧位X线平片可清楚地确定椎管狭窄的程度，正常的椎管前后径（A–P）约为17mm[13]。对椎管前后径狭窄的程度与脊髓病变的相关性已进行了大量的研究。Sasaki等的研究表明，椎管狭窄40%的患者存在着发生脊髓病变的风险[14]；另一项研究显示，45例椎管狭窄60%的患者，均出现了脊髓病变的表现[15]。

尽管后纵韧带骨化可以通过侧位X线平片诊断并随访，但是CT检查更为敏感。CT可以更好地诊断后纵韧带骨化的亚型（图11.1A～C）并显示对脊髓前方的压迫（图11.2）；CT还可助于确定异位骨化是否穿透硬脊膜。硬脊膜穿透提示骨化延伸进入了硬膜内空间，此时CT影像上可看见双层症或单层征（图11.3）。双层征由位于椎体后缘后纵韧带骨化层与硬脊膜内线状的钙化层之间出现一个低密度层，低密度层代表硬膜囊，这在矢状位上易于确定。单层征提示一个位于中央的骨化块上，伴随着

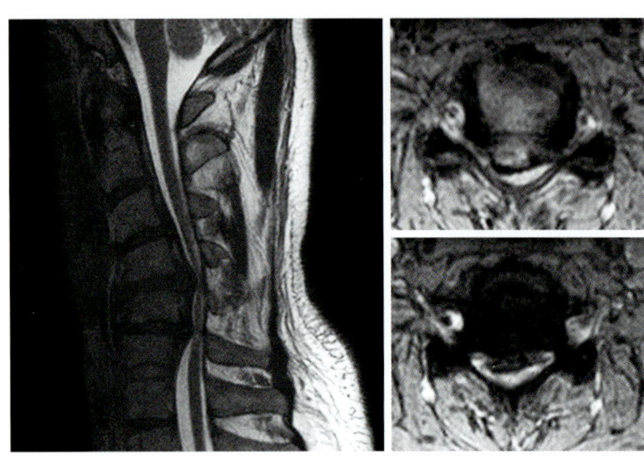

图11.4 磁共振T_2相矢状面和横断面影像，显示严重的椎管狭窄及C_4/C_5和C_5/C_6节段脊髓受压，T_2相脊髓信号异常和脊髓容积变小，表明脊髓萎缩。

在一侧形成的导致硬脊膜褶皱的骨块，这一征象在横断面上可以观察到。硬脊膜的穿透提示脑脊液漏的发生率增高，这对手术计划有一定帮助[16]。

磁共振成像是评估脊髓压迫及髓内改变（如脊髓水肿及软化）最敏感的检查（图11.4）[17]。后纵韧带骨化的病灶显示为低信号，且类似更为常见的脊椎关节硬化病变，如椎间盘-骨赘复合物。因此，后纵韧带骨化的诊断具有差异性，并通过CT检查得到的影像确定合适的诊断。

后纵韧带骨化症的治疗

保守治疗

后纵韧带骨化症的保守治疗，主要是使用非甾体类抗炎药等的药物止痛治疗。对影像上存在后纵韧带骨化但无脊髓病变的症状及体征的患者，可进行保守治疗；对年龄大于70岁或存在多种合并疾病而不宜手术治疗的患者，亦考虑保守治疗。一般而言，支具或硬膜外类固醇注射对这类患者无效[17]。

手术治疗

后纵韧带骨化症可以通过前路、后路或者前后路联合手术的方式进行治疗。

后路手术方式

后路手术方式包括椎板切除术、椎板切除融合术以及椎板成形术。以上方法均是通过使脊髓远离腹侧致压物的间接减压，因此，对于存在固定的后凸畸形患者，这些术式不适用。

对颈椎序列正常、无须多节段或是广泛减压的患者，可考虑单独使用椎板切除术。保留关节突关节的有限的椎板切除术有利于术后颈椎稳定性的维持。在一项对44例因后纵韧带骨化症行椎板切除术治疗的患者的长期随访研究中发现，术后1年及5年，获得术后神经症状改善的比率分别为44.2%和42.9%，术后10年则降低至32.8%。术后效果不佳的危险因素包括：大于70岁、术前伴有严重的脊髓病变及创伤史。此外，在这些患者中，47%的患者发展成为颈椎后凸畸形[18]。

鉴于椎板切除术后存在脊柱后凸畸形及神经功能加重的风险，颈椎椎板切除术通常与后路融合内固定术联合使用，可以通过椎弓根螺钉、侧块螺钉及钢丝技术来获得颈椎的稳定。后路融合术适用于颈椎不稳或是充分减压后危及脊柱稳定性的患者。

椎板成形术可获得后方减压、颈椎稳定性的维持及颈椎运动功能的保留的作用。一项对20例行椎板成形术的患者随访3年的研究发现，术后椎管前后径平均增加42%，同时保留正常颈椎活动范围达83%[19]。然而，随着随访时间的延长，是否存在症状加重的情况，目前不得而知。与椎板切除术类似，术后预后不良的危险因素包括：年龄、术前脊髓病变的程度及创伤[19]。

前路手术方式

治疗后纵韧带骨化症的前路手术方式包括：前路颈椎间盘切除融合术（anterior cervicaldiscectomy and fusion，ACDF）、单个或多个椎体切除术或者ACDF与椎体切除术相结合的术式。这些术式可以通过直接切除后纵韧带的异位骨块来进行直接的减

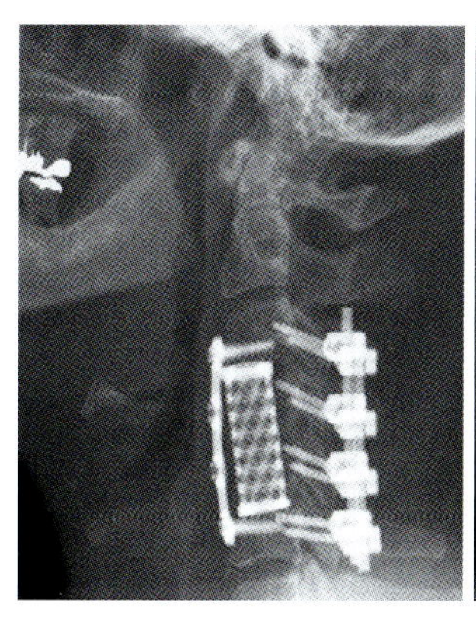
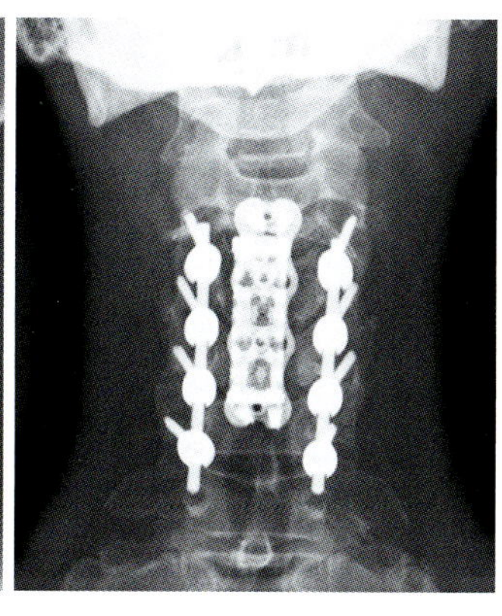

图11.5 图11.3所示的同一患者的术后影像，通过两个节段的椎体切除并放置钛网和钢板固定来完成前方减压及椎体序列的恢复，辅以后路的融合及侧块螺钉固定。

压。有时，对于多节段椎体切除的患者，需要前后路联合的手术方式（图11.5）。在需要的情况下，后路手术方式可以进行大范围的减压。对于两个或更多个节段的椎体切除术患者，考虑到植入物下沉及融合失败的问题，辅予后路的关节成形固定术，能够最大限度地提供恢复正常解剖序列的机会。

有证据表明，前路手术在获得神经功能效果方面优于后路手术。多项研究比较了前路和后路手术的临床疗效，结果发现，接受前路减压手术的患者，总体上获得了更好的临床效果[13,20]。在一项对75例患者进行的研究中发现，术后神经外科颈椎评分（neurosurgical cervical spine scale，NCSS）改善率，在行前路减压手术的患者中为78%，而在后路减压手术患者中为46.1%；在之后的随访过程中，后路手术患者的NCSS分值进一步降低，而前路手术患者的NCSS分值却明显增加[21]。当与行保守治疗的患者相比，后路减压手术还与较高的后纵韧带骨化进展的发生率相关[22]。

前路减压可以获得更好的神经功能恢复，但在技术上却更具挑战性。由于后纵韧带骨化的骨块附着于硬脊膜的腹侧，使得前路手术方式比后路手术方式更易导致脑脊液漏。在文献中，脑脊液漏的发生率在4.3%～32%之间[23]；在一项对126例后纵韧带骨化症患者的回顾性研究中，存在硬脊膜骨化的患者，脑脊液漏的发生率为63.6%[24]。对前方的硬脊膜进行一期的缝合修补是十分困难的，缝合可能导致漏口更大；更为常见的是使用覆盖物进行修复，如明胶海绵、筋膜移植或密封剂（如纤维蛋白胶）。术后，患者卧床休息，并将头部抬高，应用压力敷料，持续地引流，或者使用腰椎引流进行暂时性分流，或是使用转流器进行永久性分流。

总结

后纵韧带骨化症可能引起颈椎病，对于X线片和MRI影像上怀疑有后纵韧带骨化的患者，CT扫描可获得确定性的诊断。对于有症状的后纵韧带骨化症患者，现有的手术治疗方式能够改善患者的症状。数据显示，前路手术方式具有更好的临床效果，但手术技术难度大。目前，尚无已知的有效的预防方法，也无可靠的方法识别处于风险中的患者。

参考文献

[1] Inamasu J, Guiot BH, Sachs DC. Ossification of the posterior longitudinal ligament: an update on its biology, epidemiology, and natural history[J]. Neurosurgery, 2006;58(6):1027-1039;discussion 1039.

[2] Sasaki E, Ono A, Yokoyama T, et al. Prevalence and symptom of ossification of posterior longitudinal ligaments in the Japanese general population[J]. J Orthop Sci, 2014;19(3):405-411.

[3] Tsuyama N. Ossification of the posterior longitudinal ligament of the spine[J]. Clin Orthop Relat Res, 1984(184):71-84.

[4] Maeda S, Ishidou Y, Koga H, et al. Functional impact of human collagen alpha2(XI) gene polymorphism in pathogenesis of ossification of the posterior longitudinal ligament of the spine[J]. J Bone Miner Res, 2001;16(5):948-957.

[5] Kong Q, Ma X, Li F, et al. COL6A1 polymorphisms associated with ossification of the ligamentum flavum and ossification of the posterior longitudinal ligament[J]. Spine (Phila Pa 1976), 2007;32(25):2834-2838.

[6] Kawaguchi Y, Furushima K, Sugimori K, et al. Association between polymorphism of the transforming growth factor-beta1 gene with the radiologic characteristic and ossification of the posterior longitudinal ligament[J]. Spine (Phila Pa 1976), 2003;28(13):1424-1426.

[7] Inaba K, Matsunaga S, Ishidou Y, et al. Effect of transforming growth factorbeta on fibroblasts in ossification of the posterior longitudinal ligament[J]. In Vivo, 1996;10(4):445-449.

[8] Kon T, Yamazaki M, Tagawa M, et al. Bone morphogenetic protein2 stimulates differentiation of cultured spinal ligament

cells from patients with ossification of the posterior longitudinal ligament[J]. Calcif Tissue Int, 1997;60(3):291-296.

[9] Nakamura I, Ikegawa S, Okawa A, et al. Association of the human NPPS gene with ossification of the posterior longitudinal ligament of the spine (OPLL) [J]. Hum Genet, 1999;104(6):492-497.

[10] Koshizuka Y, Kawaguchi H, Ogata N, et al. Nucleotide pyrophosphatase genc polymorphism associated with ossification of the posterior longitudinal ligament of the spine[J]. J Bone Miner Res, 2002;17(1):138-144.

[11] Matsunaga S, Sakou T, Hayashi K, et al. Traumainduced myelopathy in patients with ossification of the posterior longitudinal ligament[J]. J Neurosurg, 2002;97(2 Suppl):172-175.

[12] Yoshii T, Yamada T, Hirai T, et al. Dynamic changes in spinal cord compression by cervical ossification of the posterior longitudinal ligament evaluated by kinematic computed tomography myelography[J]. Spine (Phila Pa 1976), 2014;39(2):113-119.

[13] Epstein N. Diagnosis and surgical management of cervical ossification of the posterior longitudinal ligament[J]. Spine J, 2002;2(6):436-449.

[14] Sasaki E, Ono A, Yokoyama T, et al. Prevalence and symptom of ossification of posterior longitudinal ligaments in the Japanese general population[J]. J Orthop Sci, 2014;19(3):405-411.

[15] Matsunaga S, Nakamura K, Seichi A, et al. Radiographic predictors for the development of myelopathy in patients with ossification of the posterior longitudinal ligament:a multicenter cohort study[J]. Spine (Phila Pa 1976), 2008;33(24):2648-2650.

[16] Epstein NE. Identification of ossification of the posterior longitudinal ligament extending through the dura on preoperative computed tomographic examinations of the cervical spine[J]. Spine (Phila Pa 1976), 2001;26(2):182-186.

[17] Epstein NE. Laminectomy for cervical myelopathy[J]. Spinal Cord, 2003;41(6):317-327.

[18] Kato Y, Iwasaki M, Fuji T, et al. Longterm followup results of laminectomy for cervical myelopathy caused by ossification of the posterior longitudinal ligament[J]. J Neurosurg, 1998;89(2):217-223.

[19] Morimoto T, Matsuyama T, Hirabayashi H, et al. Expansive laminoplasty for multilevel cervical OPLL[J]. J Spinal Disord, 1997;10(4):296-298.

[20] Yonenobu K, Hosono N, Iwasaki M, et al. Neurologic complications of surgery for cervical compression myelopathy[J]. Spine (Phila Pa 1976), 1991;16(11):1277-1282.

[21] Kawano H, Handa Y, Ishii H, et al. Surgical treatment for ossification of the posterior longitudinal ligament of the cervical spine[J]. J Spinal Disord, 1995;8 (2):145-150.

[22] Takatsu T, Ishida Y, Suzuki K, et al. Radiological study of cervical ossification of the posterior longitudinal ligament[J]. J Spinal Disord, 1999;12(3):271-273.

[23] Mazur M, Jost GF, Schmidt MH, et al. Management of cerebrospinal fluid leaks after anterior decompression for ossification of the posterior longitudinal ligament: a review of the literature[J]. Neurosurg Focus, 2011;30(3):E13.

[24] Fengbin Y, Xinyuan L, Xiaowei L, et al. Management and outcomes of cerebrospinal fluid leak associated with anterior decompression for cervical ossification of the posterior longitudinal ligament with or without dural ossification[M]. J Spinal Disord Tech, 2013.

第12章

齿突小骨

Peter G Passias, Cyrus M Jalai

概述

作为颈椎的一种畸形，尽管目前对齿突小骨的很多了解仍是模棱两可，但文献中关于齿突小骨的确切定义却是一致的：齿突小骨是一种少见的、因齿状突发育不良形成的一个与枢椎椎体不相连且位于枢椎上关节突上方、代表齿状突的独立的小骨块的病理状态[1,2]。齿突小骨周缘的皮质是光滑的，虽然少见，却是齿状突畸形中最为常见的类型。尽管齿突小骨的定义仍以既有的描述为基础，但有关该病的病因及环境因素，却存在着较大争议。"齿突小骨"的概念最早在1886年由Giacomini提出后，各种文献对导致这种畸形发生的过程，开始了广泛的讨论[3]。事实上，齿突小骨的发生，要么是先天形成的，但更为公认的是后天形成的，可能由轻微创伤引起。支持先天性病因的观点认为：齿突小骨的形成是在胚胎发育期间，齿状突与枢椎椎体之间的融合失败所产生的[4]；而支持后天获得性或外伤性病因的观点则认为：齿突小骨的形成发生于齿状突的骨折或损伤，随后因韧带收缩和血供受限，导致齿状突游离并发生硬化[5]。

且不论齿突小骨的病因，患者可表现有与颅颈交界区（cranio vertebral junction，CVJ）不稳定相类似的神经系统症状[4]。随后的治疗，要么是保守治疗，要么是手术治疗，手术治疗的目标是，在实现神经减压的同时，要获得颅颈交界区的稳定。大多数外科医生对这些手术方式、手术技术都很熟悉，然而，应注意不同手术方法的适应证、有效性及安全性。因此，全面理解齿突小骨潜在的发展起因以及对该畸形有效的影像学界定，对治疗选择极为重要。

齿突小骨，已认为是一种寰枢椎不稳的改变，同时也已明确其可引起脊髓病变的发生[6,7]。因此，本章的目的在于，对各种导致齿突小骨形成的先天性和获得性的可能原因、最新的手术治疗方法、临床疗效以及与齿突小骨相关的潜在病理并发症进行系统的描述。

定义及发病机制

齿突小骨是枢椎的一种少见的畸形，表现为齿状突被一个横向的裂隙将其与枢椎椎体分开[8]。齿突小骨是独立于发育不全的齿状突的一小骨块，形态大小不同，具有光滑的骨性边缘。也应考虑明确的解剖类型：原位齿突小骨或异位齿突小骨[9]。原位齿突小骨的特点是小骨块存在于正常的齿状突位置；而异位齿突小骨则是在枕骨大孔区域靠近枕骨的小骨块[9]。尽管目前对齿突小骨的解剖学特点有了具体的理解，但其发病机制仍然存在着较大争议，先天性和外伤获得性的起因都各自有很多影像学及临床证据的支持。

先天性起源的理论

在胚胎发育过程中，寰椎的尾端与枢椎的头端相融合，最终形成齿状突。在胚胎发育的第八周，软骨性的齿状突与枢椎融合成一体[10]。胚胎在宫内的发育成熟过程中，原寰椎和齿状突上出现了很多的骨化中心[10]。原寰椎通常于出生后2～5岁开始骨化，在10～13岁时，原寰椎最终与齿状突永久融合在一起[11]。人类的原寰椎与齿状突融合失败，则以Bergman终末小骨的形式存在，该小骨为齿状突尖端与齿状突基底骨化失败所致。终末小骨代表了齿状突的起源于原寰椎的第三骨化块。终末小骨的融合失败与齿突小骨的现象类似，也被认为是原寰椎生骨节与C_1融合失败的结果[1]。

目前，同意齿突小骨由先天性因素引起的支持者，提出了一些有见地的机制来解释这一畸形的起因。首先，在胚胎发育过程中，骨化中心出现的融合失败，解释了在该病患者中存在的独立小骨[12]。关于融合失败，推测可能是次级骨化中心未能与齿状突体融合，也可能是齿状突体未能与枢椎椎体融合[12]。从胚胎学上讲，原寰椎由第四枕生骨节形成，随后进一步发育形成寰椎侧块、寰椎后弓上半部分及齿状突尖部。颈椎的第一生骨节发育为寰椎前弓、寰椎后弓的内侧面及齿状突，而颈椎的第二生骨节发育形成枢椎体。正常情况下，齿状突被一软骨带及中心的软骨结合将其与枢椎体分隔开来，任何的融合失败都可导致齿突小骨的形成[12,13]。第二种理论是，齿状突从寰椎中央向枢椎体迁移过程中，迁移不足导致随后的融合失败[14]。第三种理论是，影像学证据发现，齿突小骨患者的寰椎前弓与齿状突间存在着交错，这提示在胚胎发育过程中分节的缺失的迹象[15]。其他支持齿突小骨是先天性起源的证据是终末小骨的存在，该小骨是位于齿状突尖部的一个不透X线的小骨[1,16]。这两种相似的情况，均可认为是C_1和前寰椎生骨节融合失败造成的后果。

唐氏综合征（Down Syndrome）

唐氏综合征（21-三体综合征）是发育过程中最常见的染色体畸形。发育过程中，唐氏综合征患者由于黏多糖代谢的紊乱及生长激素水平的不足，可出现骨性畸形[1]。唐氏综合征患者存在的韧带松弛，被认为可以有效地解释一些主要的病理改变，包括髋关节发育不良、髌骨不稳及颈椎不稳等[17]。实际上，1965年Tishler和Martel已注意到唐氏综合征患者出现的上颈椎畸形，并报道了唐氏综合征患者中寰枢椎不稳的发生率是10%～20%[18]。另外还指出，10%～30%的唐氏综合征患者表现为寰齿间距（ADI）增宽，通常为4～5mm，考虑与寰枢椎及枕骨-寰椎水平的韧带过度松弛有关[19-21]。此外，在成人及儿童唐氏综合征患者中，少部分患者在影像学中表现为枕骨-寰椎连接处的不稳。对这些观察到的不稳及椎管狭窄，齿突小骨是一个显而易见的原因[17]。

Morquio综合征（Morquio Syndrome）

Morquio综合征，也称为黏多糖贮积症Ⅳ型，是由于组织溶酶体水解酶的活性降低或酶缺乏，导致黏多糖积累在韧带系统的一种遗传性疾病[22]。在临床上，该病患者表现为关节的过度活动及比例失调的、身高矮小的发育异常。Morquio综合征的儿童患者，通常会出现胸腰段的脊髓受压以及颅颈交界区的异常发育，而后者，特别是在寰枢椎节段，由于局部软组织的病变，使得病情更为严重。在Morquio综合征患者中，齿状突与其基底部相分离，一般会使寰椎变窄和增厚[22]。此外，此类患者很大程度上会出现寰枢椎不稳。

Klippel-Feil综合征（Klippel-Feil Syndrome）

由于常与另一种主要的先天性畸形——Klippel-Feil综合征相关联，某些齿突小骨病变在本质上是先天性的。Klippel-Feil综合征的特征是任何两个颈椎的先天性融合。Sherk及Dawoud观察了一例与齿突小骨相关的出现C_1～C_2过度活动的患者，该患者存在着C_2下方的Klippel-Feil畸形，故而建议将这两种畸形联系起来[23]。在另一个病例报道中，Morgan等报道了一名同时伴有C_2～C_3融合的Klippel-Feil Ⅱ型畸形及齿突小骨的年轻患儿[24]，对其父亲及其奶奶进行的颈椎X线检查，发现均存在有C_2～C_3融合的Klippel-Feil畸形及齿突小骨，表明该病具有条件遗传的常染色体显性遗传模式[24]。

Larsen综合征（Larsen Syndrome）

Larsen综合征是一种少见的遗传性结缔组织疾病，由位于染色体3p14.3上的细丝蛋白B（filamin B）基因突变所引起[25]。细丝蛋白B是一种细胞骨架蛋白，它允许细胞骨架与细胞膜之间进行信息交流，介导骨骼结构在解剖上的正确生长。细丝蛋白B基因突变与多种骨软骨发育不良密切相关，可在多发性关节脱位、特异性的面部异常、心脏缺陷以及重要的是，颈椎畸形等疾病中表现出来[17,25]。Larsen综合征的患者同样存在着发生颈椎后凸畸形、不稳和前方半脱位的风险，有报道指出，这些风险使得患者更易罹患创伤性齿突小骨[26,27]。鉴于该病存在的相关的风险，一旦确诊为Larsen综合征的患者，建议诊断后即刻进行颈椎摄片，以便及早发现这些颈部畸形[17]。

假性软骨发育不良（Pseudoachondroplasia，PSACH）

假性软骨发育不良（PSACH）是一种少见的常染色体显性遗传的骨软骨发育不良，该病由编码软骨寡聚基质蛋白的基因突变所致。假性软骨发育不良在临床上表现为侏儒症、四肢和脊椎畸形、关节松弛、过早发生的骨性关节炎。该病患者具有较高的齿突小骨和齿状突发育不良的发生率，有10%~20%的寰枢椎不稳的发生率[28]。Shetty等也描述了假性软骨发育不良患者存在着与齿突小骨相关的发生在C_1及C_2的上颈椎不稳[29]。另外，继发于齿突小骨的寰枢椎不稳可引起严重的临床并发症，尤其是颈椎病，有研究者观察了假性软骨发育不良患者发生脊髓病变的情况，得出脊髓病变与齿突小骨及程度不断增加的不稳定具有密切关系[2,29]。

软骨发育不良

软骨发育不良是一种常染色体显性遗传性疾病，是骨骼发育不良最为常见的一种类型。该病的特征是异常的软骨内成骨的骨形成，表现为肢端纤细的矮小身材和特异的面容[30]。软骨发育不良患者的一个主要问题是在成人发生的椎管狭窄，其可发展为颈椎不稳，并出现相关的神经系统并发症[31]。Yukata等报道了一例软骨发育不良伴齿突小骨的患儿，他们推测，调节骨骼生长的FGFR-3基因发生突变与齿状突的融合失败有关，进而支持齿突小骨的先天性发病的理论[32]。

获得性/创伤性起源的理论

当围绕先天性起源的理论依据强调不同骨化中心的存在的同时，获得性起源的理论的支持者则着眼于齿状突与C_2椎体的不连接与任何已知的骨化中心无关的研究，因此，他们认为，将齿突小骨作为一种发育异常的结果是不可信的。事实上，齿突小骨在功能上与C_2齿状突基底部骨折类似，因为C_2齿状突基底部骨折削弱了C_1~C_2复合体，并引起相关的不稳定[1]。此外，可以推测，在齿状突基底部骨化期间，颈椎的过度活动将会导致齿突小骨的产生，这可进一步否认齿突小骨的先天性起源理论[33]。

Fielding 等提出了另一种盛行的创伤性起源的依据，他们认为，C_2齿状突基底部的骨折，导致寰枢椎不稳，而翼状韧带的收缩将对骨折块产生牵拉并移位，骨折块血供的受限将有助于孤立小骨的形成，即齿突小骨[9,12]。他们的论点主要基于临床观察，因为小骨通常位于齿状突基底部的应力线上，没有靠近软骨结合部，而软骨结合部是先天性不全融合最常发生的部位[12]。另一个有关获得性起源的理论较为重要的依据是，齿突小骨的寰椎前结节扩大的一部分。

支持获得性齿突小骨源于急性创伤的学者，提供了很多临床病例来支持自己的观点。影像学检查表明，这些病例在创伤前具有正常发育的齿状突，但创伤后齿状突的血管受损，齿状突出现了骨吸收[9,34,35]。例如，Clemens等报道的一位31岁的男子患者，跌倒后出现颈部及腰部疼痛，但无神经症状，动态的颈椎X线片显示齿突小骨及严重的寰枢椎不稳[36]。Wang和Wang等在同时期报道了另一个支持获得性起源理论的病例，通过CT扫描检查，他们确诊了一例伤后6年齿突小骨形成的患者，而患者受伤当初的颈椎的X线片并未发现有骨性损伤及齿状突的不连接[4]。该患者在伤后继续保持正常的颈部活动，然而，伤后6年，患者的颈部活动出现明显受限。作者推测，创伤导致齿状突两个骨化中心之间的骨骺损伤，使融合失败，产生了齿突小骨[4]。

此外，也有学者对获得性齿突小骨患者的血液供应进行了研究，结果发现，能够解释创伤后齿突小骨形成的因素包括：创伤后的缺血性坏死、齿状突近端血液供应中断导致的骨吸收及寰椎前弓肥大[37-39]。

临床表现：病史及体格检查

尽管有关齿突小骨来源的争议还将持续存在，但撇开争议，对齿突小骨的临床表现、诊断及随后的治疗影响不大；更重要的是，应意识到齿突小骨的存在，也要注意与寰枢椎不稳相关联的潜在风险及最好的治疗方法。

如果寰椎的移位超过了寰枢关节储备空间的界限，就会引起临床症状。齿突小骨具有一系列的临床表现，包括枕部的神经性疼痛、椎-基底动脉缺血及颈椎病[36]。Klimo等的报道，确定了齿突小骨的主要临床症状。在该研究中，78名儿童及成人患者最常见的症状是颈部疼痛（64%），且常伴有头痛[5]。有学者的报道指出，某些患者枕部或颈部疼痛是唯一明确的症状[8]。齿突小骨的其他临床表现包括：下位颅神经的功能障碍，大小便功能障碍，运动乏力以及上下肢可变性发作的感觉过敏。此外，当患者存在与齿突小骨相关的颅颈交界区不稳时，还可出现睡眠呼吸暂停综合征的表现[40]。

神经症状的出现不一定都与齿突小骨有关，但需要进行确认。由于寰枢关节的空间在儿童时期就已存在，许多患者即使存在寰枢关节不稳，也不会出现神经系统症状[1]。神经系统症状的产生，是由于休息或是运动时存在延髓受压所致；而延脊髓交界区在齿突小骨上的撞击，可能是与脊髓病变一致的感觉运动障碍的原因[1]。神经系统的症状及体征包括：短暂性的脊髓病变、四肢瘫痪、不全瘫及中央脊髓综合征[8]。

颈椎病也是一种公认的齿突小骨的后期并发症。齿状突或寰椎横韧带肥厚对寰椎后弓发育不良具有叠加作用，使齿突小骨患者更易罹患颈椎病[41,42]。枕部的创伤也会因患者存在齿状突肥大而导致颈椎病的发生[42]。

部分齿突小骨患者没有症状，其诊断常被延误[43]。对于这些患者，常常是在X线片上偶然发现齿突小骨；无症状的患者通常没有神经损害，但可能存在着一定程度的寰枢椎不稳[8]。

诊断

齿突小骨可表现出各种各样的临床症状及体征，因此，研究人员根据患者情况，将齿突小骨患者分为3种主要的类型：①仅有枕颈部疼痛的患者。②有枕颈部疼痛，也同时伴脊髓病变表现的患者。③出现与后方血供不足有关的颅内症状及体征的患者[36,44]。无症状的患者确实存在，偶然发现齿突小骨的存在。Klimo等报道，患者中有15%是无症状的[7]。

齿突小骨是一种少见的X线诊断，然而，其特点是基于齿突小骨尖端的位置分为两种类型：可随寰椎前弓移动的原位型齿突小骨及被定义为功能上被融合到颅底的异位型齿突小骨[9]。最为常见的情况是，异位齿突小骨向前朝寰椎前弓方向的半脱位[9]。当对齿突小骨患者进行检查时，所有以颈部疼痛为主诉的患者，应进行详细的病史询问，并进行全面的体格检查及神经系统检查，以发现颈椎不稳及潜在的脊髓病变[45]，随后进行初步的影像学检查，包括颈椎的X线片：齿状突开口位片、颈椎侧位片及颈椎前屈/后伸位片[43]，再进行颈椎的磁共振成像检查以获得进一步的影像学确认。偶然发现的齿突小骨还是常见的，但在影像学发现以前，其经常被忽视。颈椎的X线平片的发现足以诊断齿突小骨[46]，但CT断层扫描可显示齿突小骨的骨性解剖结构，高分辨率CT断层扫描技术能够更精细地显示齿突小骨以及颈部或颅底畸形的解剖结构。动态的颈椎前屈/后伸位X线片，可以对C_1和C_2之间的异常活动的程度进行评估，因而是一种进一步诊断齿突小骨的方法。这些影像往往显示颈椎向前的不稳，界定的范围是C_1～C_2运动范围＞3mm以及齿突小骨相对于C_2的半脱位[47]。然而，有关这些影像学检查在诊断齿突小骨上的敏感性及特异性问题，尚无文献报道；此外，除了静态的颈椎X线片、CT扫描及磁共振成像外，是否需要其他的影像学检查方法来诊断齿突小骨，文献中也未提及。

治疗

由于齿突小骨相对少见，其合适的治疗方式仍未确定。此外，由于缺乏有关齿突小骨长期自然病程的认识，很难在治疗上提出有说服力的方案。对于偶然诊断的齿突小骨，伴有或不伴有C_1～C_2的不稳，但如无任何症状及神经体征的患者，可考虑进行保守治疗，并进行临床及影像学的密切随访[48]。另外一种选择是，影像学上出现不稳的齿突小骨患者，不论其是否存在临床症状，都建议手术治疗。

保守治疗

齿突小骨各种治疗方法的最终目的是，使C_1～C_2椎体水平出现的不稳定变为稳定。在前屈/后伸位X线片上，对于既无神经症状也无C_1～C_2水平颈椎不稳的游离齿状突患者，可行保守治疗，且不会带来不良后果。Sabat 等报道了一例颅颈交界区结核合并齿突小骨的17岁患者，采用颈椎牵引及随后的halo-vest外固定的保守治疗，获得了良好的疗效[49]。在一项37例患者的分析研究中，20例患者进行了保守治疗，其余的行枕颈或寰枢椎融合的手术治疗，经过8年的随访，发现两种治疗方法在临床疗效上无显著差异，因而该研究建议，对于仅出现局限且短暂症状（颈部和头部的疼痛、斜颈）的齿突小骨患者，应该进行非手术治疗[50]。保守治疗的方式包括：颈椎牵引、物理治疗、偶尔的颈围使用及使用抗炎药物。

手术治疗

大多数学者更倾向于对齿突小骨患者进行手术治疗，主要是对与齿突小骨相关的潜在的C_1～C_2不稳进行融合及固定。齿突小骨的手术治疗，最初考虑的问题是存在远期脊髓损伤风险的增加。近年来，随着对脊柱生物力学认识的深入，人们对颅颈交界区的手术方式有了更深刻的理解，这些发展促进了齿突小骨治疗过程中脊柱融合及器械植入的应用的增加。因此，关于游离齿状突的手术治疗，现在关心的主要问题，不是是否需要手术治疗的问题，而是何时实施手术的问题。例如Arvin等建议，除了具有生长潜质及畸形增加的青少年患者外，对于出现神经功能障碍，并在影像学上出现颈椎不稳证据的齿突小骨患者，应该接受手术治疗[8]。

齿突小骨的手术治疗，有几种主要的手术方式可供选择，包括齿突小骨前路切除术、后路寰枢椎融合术、后路寰枢椎钢丝固定融合术、后路枕颈钢丝固定融合术、后路Magerl螺钉固定融合术以及C_1～C_2融合的Harms技术[1]。钢丝技术，虽然已经过时，但对小儿患者仍是有效的。对与齿突小骨有较大相关性的可复性C_1～C_2脱位，建议进行后路手术[1]。

1979年报道的Magerl技术，是通过C_1～C_2经关节螺钉固定的方式，为寰枢椎固定提供的一种方法。该方法的优点是术后寰枢关节的旋转运动的立即消失，但由于该外科技术操作困难，难以被广泛使用[51]。然而，有研究表明，与传统的寰枢关节融合术相比，成功采用Magerl技术治疗的患者，由于生物力学的稳定，患者术后疼痛较少[51,52]。

Harms技术是一种微创技术，也是同时期稳定成人颈椎最流行的一种技术[53]。该技术需要在寰椎和枢椎两侧植入细小的万向螺钉，寰椎螺钉在寰椎外侧头植入，枢椎螺钉通过枢椎椎弓根峡部进入枢椎椎弓根内核[54]。这是一种很有创新的技术，虽然不像Magerl 技术一样适用于解剖变异的患者，但临床随访资料表明，使用该技术的患者获得了牢固的融合[54]。

治疗齿突小骨的前路手术方式同样在应用。经口、经口咽入路可用于不可复位的齿突小骨的腹侧减压[55]。该技术需要将C_1前结节前方的咽后壁切开，随后从腭骨后缘到悬雍垂上缘切开软腭[1]，分离颈长肌后，即可显露颈椎椎体，进而可施行颈椎减压术。

为了减少经口咽入路相关的并发症（如咽部伤口裂开、感染等），内窥镜辅助下经口咽入路已得到应用。这项经鼻的技术可显示寰椎和枢椎的腹侧部分，并被鼻腭线标识出来，而鼻腭线为正中矢状位上鼻骨最下点与硬腭最后点的连线[1]。术前设计对该手术入路特别重要，以颅颈交界区为依据，将患者头部放置于中立位，进入孔最初入路是在鼻中隔的后部，进入该孔后可双向进入到鼻咽部，随后打开蝶窦以扩大手术区，此时寰椎前弓的腹侧部分便被显露清楚[56]。

第三种前方手术入路是高位颈部咽后壁前入路，用于显露颅颈交界区的腹侧面。该入路有助于在交界区腹侧减压后，再进行前方的颈部融合，而无须再采用后路固定[1]。该手术方法是，在下颌骨下方做切口，显露颈阔肌并将其切断，进而显露下颌下腺，牵开下方的二腹肌，沿着舌下神经和咽肌，显露寰枢椎椎体的腹侧部分[57]，此时，可通过C_1 ~ C_2关节内融合以及经关节螺钉进行固定的方式，实现寰枢关节的固定。

总结

齿突小骨是少见的上颈椎疾病，其发病机制存在较大争议，且对其自然病程也知之甚少。因此，对这类患者，医生很难给出一个具有说服力的建议。更为复杂的是，这类患者的临床表现多样，并可能伴有相关的病理改变，如寰枢椎不稳或颈椎病。尽管也采取保守方法治疗齿突小骨，但这些方法在一定程度上是有限的。无论如何，神经外科医生拥有一些技术，这些技术具有不同的成功率及技术的可行性，当需要对齿突小骨患者进行手术治疗时，可考虑采用这些技术进行手术治疗。

参考文献

[1] Visocchi M, Di Rocco C. Os odontoideum syndrome:pathogenesis, clinical patterns and indication for surgical strategies in childhood[M]. Adv Tech Stand Neurosurg, 2014;40:273-293.

[2] Matsui H, Imada K, Tsuji H. Radiographic classification of Os odontoideum and its clinical significance[J]. Spine (Phila Pa 1976), 1997;22:1706-1709.

[3] Perrini P, Montemurro N, Iannelli A. The contribution of Carlo Giacomini (1840-1898): the limbus Giacomini and beyond[J]. Neurosurgery, 2013;72:475-481; discussion 481-782.

[4] Wang S, Wang C. Acquired os odontoideum: a case report and literature review[J]. Childs Nerv Syst, 2012;28:315-319.

[5] Klimo P, Kan P, Rao G, et al. Os odontoideum: presentation, diagnosis, and treatment in a series of 78 patients[J]. J Neurosurg Spine, 2008;9:332-342.

[6] Ogata T, Morino T, Hino M, et al. Cervical myelopathy caused by atlantoaxial instability in a patient with an os odontoideum and total aplasia of the posterior arch of the atlas: a case report[J]. J Med Case Rep, 2012;6:171.

[7] Klimo P, Coon V, Brockmeyer D. Incidental os odontoideum: current management strategies[J]. Neurosurg Focus, 2011;31:E10.

[8] Arvin B, Fournier-Gosselin M-P, Fehlings MG. Os odontoideum: etiology and surgical management[J]. Neurosurgery, 2010;66:22-31.

[9] Fielding JW, Griffin PP. Os odontoideum: an acquired lesion[J]. J Bone Joint Surg Am, 1974;56:187-190.

[10] Vickers ED. Atlantoaxial anomalies with particular emphasis on os odontoideum[J]. J Manipulative Physiol Ther, 1990;13:471-476.

[11] Muhleman M, Charran O, Matusz P, et al. The proatlas: a comprehensive review with clinical implications[J]. Childs Nerv Syst, 2012;28:349-356.

[12] Fielding JW, Hensinger RN, Hawkins RJ. Os Odontoideum[J].J Bone Joint Surg Am, 1980;62:376-383.

[13] McHugh BJ, Grant RA, Zupon AB, et al. Congenital os odontoideum arising from the secondary ossification center without prior fracture[J]. J Neurosurg Spine, 2012;17:594-597.

[14] Kirlew KA, Hathout GM, Reiter SD, et al. Os odontoideum in identical twins: perspectives on etiology[J]. Skeletal Radiol,

1993;22:525-527.
[15] Fagan AB, Askin GN, Earwaker JWS. The jigsaw sign. A reliable indicator of congenital aetiology in os odontoideum[J]. Eur Spine J, 2004;13:295-300.
[16] Al Kaissi A, Chehida F Ben, Ghachem M Ben, et al. Atlantoaxial segmentation defects and os odontoideum in two male siblings with opsismodysplasia[J]. Skeletal Radiol, 2009;38:293-296.
[17] McKay SD, Al-Omari A, Tomlinson LA, et al. Review of cervical spine anomalies in genetic syndromes[J]. Spine (Phila Pa 1976), 2012;37:E269-277.
[18] Ali FE, Al-Bustan MA, Al-Busairi WA, et al. Cervical spine abnormalities associatedwith Down syndrome[J]. Int Orthop, 2006;30:284-289.
[19] Pueschel SM, Scola FH, Tupper TB, et al. Skeletal anomalies of the upper cervical spine in children with Down syndrome[J]. J Pediatr Orthop. n.d, 10:607-611.
[20] Pizzutillo PD, Herman MJ. Cervical spine issues in Down syndrome[J]. J Pediatr Orthop n.d, 25:253-259.
[21] Taggard DA, Menezes AH, Ryken TC. Treatment of Down syndrome-associated craniovertebral junction abnormalities[J]. J Neurosurg, 2000;93:205-213.
[22] Ashraf J, Crockard HA, Ransford AO, et al. Transoral decompression and posterior stabilisation in Morquio's disease[J]. Arch Dis Child, 1991;66:1318-1321.
[23] Sherk HH, Dawoud S. Congenital os odontoideum with Klippel-Feil anomaly and fatal atlanto-axial instability.Report of a case[J]. Spine (Phila Pa 1976). n.d, 6:42-45.
[24] Morgan MK, Onofrio BM, Bender CE. Familial os odontoideum. Case report. J Neurosurg. 1989;70:636-9.25.
[25] Winer N, Kyndt F, Paumier A, et al. Prenatal diagnosis of Larsen syndrome caused by a mutation in the filamin B gene[J]. Prenat Diagn, 2009;29:172-174.
[26] Campbell RM. Spine deformities in rare congenital syndromes:clinical issues[J]. Spine (Phila Pa 1976), 2009; 34:1815-1827.
[27] Too CW, Tang PH. Imaging findings of chronic subluxation of the os odontoideum and cervical myelopathy in a child with Beare-Stevenson cutis gyrata syndrome after surgery to the head and neck[J]. Ann Acad Med Singapore, 2009;38:832-834.
[28] Ain MC, Chaichana KL, Schkrohowsky JG. Retrospective study of cervical arthrodesis in patients with various types of skeletal dysplasia[J]. Spine (Phila Pa 1976), 2006;31:E169-174.
[29] Shetty GM, Song HR, Unnikrishnan R, et al. Upper cervical spine instability in pseudoachondroplasia[J]. J Pediatr Orthop.n.d, 27:782-787.
[30] Matsui Y, Yasui N, Kimura T, et al. Genotype phenotype correlation in achondroplasia and hypochondroplasia[J]. J Bone Joint Surg Br, 1998;80:1052-1056.
[31] Ferrante L, Acqui M, Celli P, et al. Achondroplasia: unusual bone abnormalities of the cervical spine[J]. Neurosurg Rev, 1992;15:143-145.
[32] Yukata K, Katoh S, Sairyo K, et al. Os odontoideum in achondroplasia:a case report[J]. J Pediatr Orthop B, 2008;17:103-105.
[33] Crockard HA, Stevens JM. Craniovertebral junction anomalies in inherited disorders:part of the syndrome or caused by the disorder[J]? Eur J Pediatr, 1995; 154: 504-512.
[34] Schuler TC, Kurz L, Thompson DE, et al. Natural history of os odontoideum[J]. J Pediatr Orthop n.d, 11:222-225.
[35] Stillwell WT, Fielding JW. Acquired os odontoideum. A case report[J]. Clin Orthop Relat Res, 1978;135:71-73.
[36] Clements WD, Mezue W, Mathew B. Os odontoideum—congenital or acquired —That's not the question[J]. Injury, 1995; 26:640-642.
[37] Sakaida H, Waga S, Kojima T, et al. Os odontoideum associated with hypertrophic ossiculum terminale. Case report[J]. J Neurosurg. 2001;94:140-144.
[38] Hammerstein J, Russo S, Easton K. Atlantoaxial dislocation in a child secondary to a displaced chondrum terminale. A case report[J]. J Bone Joint Surg Am, 2007; 89:413-417.
[39] Holt RG, Helms CA, Munk PL, et al. Hypertrophy of C_1 anterior arch: useful sign to distinguish os odontoideum from acute dens fracture[J]. Radiology, 1989; 173:207-209.
[40] Kawaguchi Y, Iida M, Seki S, et al. Os odontoideum with cervical mylopathy due to posterior subluxation of C_1 presenting sleep apnea[J]. J Orthop Sci, 2011;16:329-333.
[41] Kasliwal MK, Traynelis VC. Hypertrophic posterior arch of atlas causing cervical myelopathy[J]. Asian Spine J, 2012;6:284-286.
[42] Okada K, Sato K, Abe E. Hypertrophic dens resulting in cervical myelopathy: histologic features of the hypertrophic dens[J]. Spine (Phila Pa 1976), 2000;25:1303-1307.
[43] Choit RL, Jamieson DH, Reilly CW. Os odontoideum: a significant radiographic finding[J]. Pediatr Radiol, 2005;35:803-807.
[44] Rowland LP, Shapiro JH, Jacobson HG. Neurological syndromes associated with congenital absence of the odontoid process[J]. AMA Arch Neurol Psychiatry, 1958; 80:286-291.
[45] Chrobak K, Larson R, Stern PJ. Varied clinical presentation of os odontoideum: a case report[J]. J Can Chiropr Assoc, 2014;58:268-272.
[46] Buyukkaya A, Yazgan O, Yazgan S, Ozel MA. Characteristic imaging findings of os odontoideum[J]. Spine J, 2014;14 (12):3052-3053.
[47] Park JS, Cho DC, Sung JK. Feasibility of C_2 translaminar screw as an alternative or salvage of C_2 pedicle screws in atlantoaxial instability[J]. J Spinal Disord Tech, 2012; 25:254-258.
[48] Hadley M. Os odontoideum[J]. Neurosurgery, 2002:50(3 Suppl):S148-155.
[49] Sabat D, Arora S, Kumar V, et al. Os odontoideum complicating craniovertebral junction tuberculosis: a case report[J]. Spine (Phila Pa 1976), 2011;36:E814-818.
[50] Spierings EL, Braakman R. The management of os odontoideum. Analysis of 37 cases[J]. J Bone Joint Surg Br, 1982;64:422-428.
[51] Haid RW. C_1-C_2 transarticular screw fixation: technical aspects[J]. Neurosurgery, 2001;49:71-74.
[52] Grob D, Crisco JJ, Panjabi MM, et al. Biomechanical evaluation of four different posterior atlantoaxial fixation techniques[J]. Spine (Phila Pa 1976), 1992;17:480-490.
[53] Stulík J, Vyskocil T, Sebesta P, et al. [Harms technique of C_1-C_2 fixation with polyaxial screws and rods] [J]. Acta Chir Orthop Traumatol Cech, 2005;72:22-27.
[54] Harms J, Melcher RP. Posterior C_1-C_2 fusion with polyaxial screw and rod fixation[J]. Spine (Phila Pa 1976), 2001;26:2467-2471.

[55] Menezes AH. Pathogenesis, dynamics, and management of os odontoideum[J]. Neurosurg Focus, 1999;6:e2.
[56] Visocchi M, La Rocca G, Della Pepa GM, et al. Anterior video-assisted approach to the craniovertebral junction:transnasal or transoral? A cadaver study[J]. Acta Neurochir (Wien), 2014;156:285-292.
[57] Kansal R, Sharma A, Kukreja S. An anterior high cervical retropharyngeal approach for C_1-C_2 intrafacetal fusion and transarticular screw insertion[J]. J Clin Neurosci, 2011;18:1705-1708.

第13章

寰枢椎脱位

Shenglin Wang, Chao Wang

概述

寰枢关节包括C_1（寰椎）、C_2（枢椎）及其附属韧带，上述结构的结合既能在允许颈椎完成复杂运动的同时，又能持续地提供足够的力学强度维持头部的稳定。该关节的关节联合承担了发生在枢椎齿状突、寰椎和横韧带之间的50%以上的颈椎旋转运动功能[1,2]。

寰枢椎脱位（atlantoaxial dislocation，AAD）被定义为是指寰椎和枢椎关节联合之间失去正常的位置（图13.1A和B）。正常患者具有几种主要的机制防止寰枢椎脱位：①齿状突独特的前侧位置，且向上延伸到寰椎前弓上方。②背侧的寰椎横韧带。③寰枢椎侧块关节[3]。容易罹患寰枢椎脱位的患者，常常表现为齿状突或寰椎横韧带的完整性受到破坏[4-6]。寰枢椎脱位常与颅颈交界区的复杂畸形相关，且是引起神经系统症状和加重的重要危险因素。严重的寰枢椎脱位与多种危急的病理状况如高位颈椎病、呼吸抑制，甚至死亡有明显的相关性[7,8]。

所有寰椎或枢椎骨折导致的急性寰枢椎脱位患者，应采用颅骨牵引进行复位，并根据对最初的骨折采取的治疗策略进行治疗；然而，对慢性寰枢椎脱位，常存在多种病因，需要根据不同病因进行专业的治疗。在这一章中，我们将特别介绍和总结慢性寰枢椎脱位的临床经验。

病因与分类

寰枢椎脱位常由多种因素引起。尽管如此，该病的病因大致可分为先天性、发育性、炎症性、肿瘤性、外伤性等因素（表13.1）。如上所述，各种寰枢关节稳定结构的任何破坏，都会导致寰枢椎脱

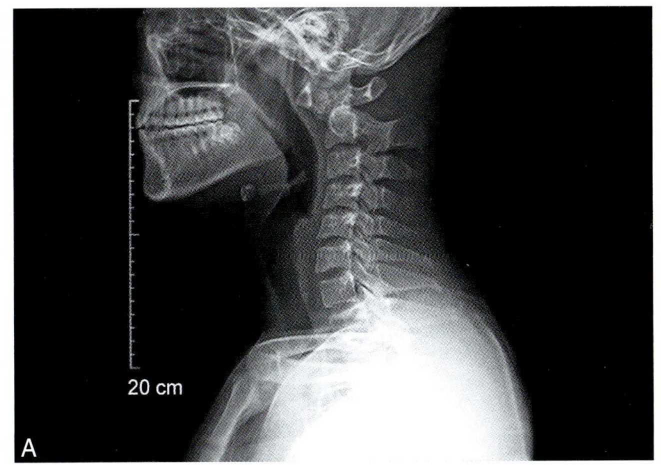

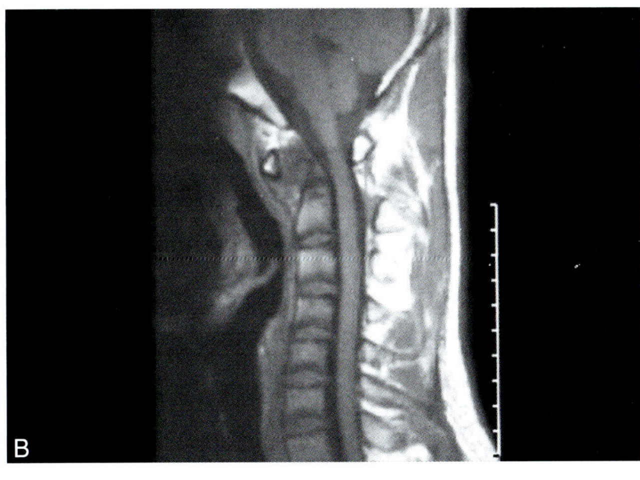

图13.1A和B　A．寰枢椎脱位。B．磁共振成像显示寰枢椎脱位引起的脊髓压迫。

表13.1　文献中寰枢椎脱位的病因
先天性或发育性畸形
寰椎枕骨化畸形
C_2～C_3阻滞椎
脊椎骨骺发育不良结构异常
唐氏综合征
Morquio 综合征
Goldenhar综合征
齿突小骨
炎症（或感染）
类风湿性关节炎
强直性脊柱炎
Grisel综合征
结核
细菌
肿瘤
原发性
转移性
创伤
横韧带松弛齿突小骨
齿状突骨折

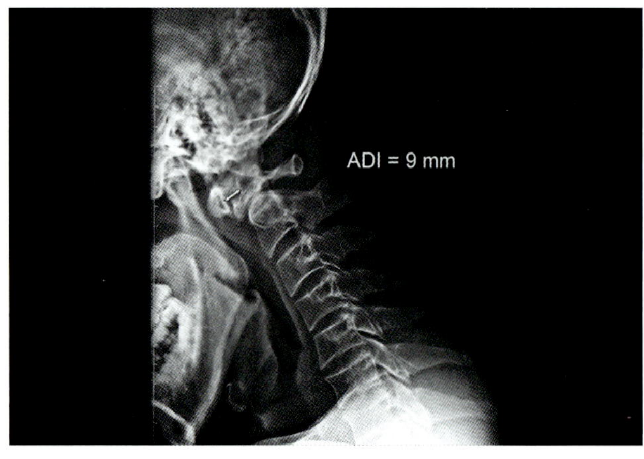

图13.2　寰齿间距的测量。

位的发生。

不同国家和地区，引起寰枢椎脱位的主要病因也不同。依据医疗机构在1998—2012年的临床实践，结果表明，慢性寰枢椎脱位的主要原因是齿突小骨所引起（45.5%，表13.2），其次最常见的是寰椎的枕骨化畸形（21.8%）。很多患者寰枢椎脱位的病因无法明确（未知，5.6%）。值得注意的是，颅颈交界区的肿瘤和急性骨折未出现在该类中。

表13.2　我们机构1106例患者寰枢关节脱位的病因（1998—2012）

诊断	病例数	百分比
齿突小骨	503	45.5
寰椎枕骨化	241	21.8
横韧带松弛	90	8.1
寰椎枕骨化并C_2~C_3阻滞椎	86	7.8
类风湿性关节炎	49	4.4
陈旧性齿状突骨折，骨不连	36	3.3
强直性脊柱炎	11	1.0
唐氏综合征	8	0.7
C_2~C_3阻滞椎	8	0.7
寰枕骨化并齿突小骨	7	0.7
C_2~C_3阻滞椎并齿突小骨	5	0.5
未知	62	5.6
总数	1106	100

诊断

寰枢椎脱位可通过对寰枢关节联合的X线片测量寰齿间距（ADI）的方法确定诊断，ADI是寰椎前弓后部与齿状突前部之间狭小的间隙（图13.2）。ADI在头部运动过程中通常是恒定的，一般情况下，成人不超过3mm，儿童不超过5mm[3,9-11]。当18岁以上成人ADI大于3mm或儿童ADI大于5mm，均可诊断为寰枢椎脱位[12]。颈椎的动态屈伸位X线片有助于ADI的测量和确定寰枢关节是否在这些位置时自我复位[13]。偶尔，当患者完全丧失了运动能力时，寰枢椎脱位的诊断容易被忽略（图13.3A～D）。据报道，极度屈、伸的侧位颈椎X线片已经用于AAD的诊断，在摄片前，患者会被告知如何完成动态摄片所需的全部动作。

对于某些齿状突不完整的患者（如齿突小骨或陈旧性齿状突骨折），可采用对比性的标准来诊断寰枢椎脱位：测量C_1前弓下缘与仍连结的齿状突部分间或与C_2前上缘间的距离（图13.4）[13]。

CT扫描能进一步确认ADI的距离及伴随的骨性

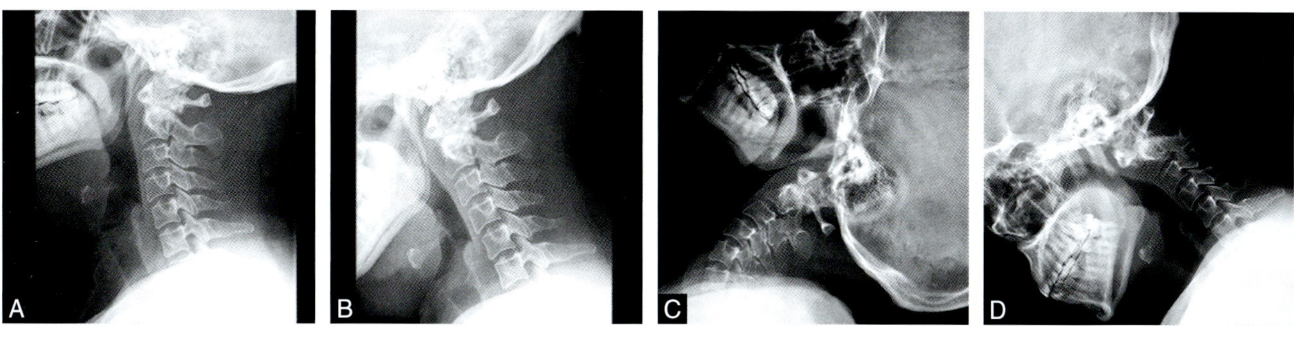

图13.3A～D A. 后伸位X线片。B. 屈曲位X线片（患者丧失了完全运动能力，未发现寰枢椎脱位）。C、D. 为过屈及过伸位X线片，显示寰齿间距异常。

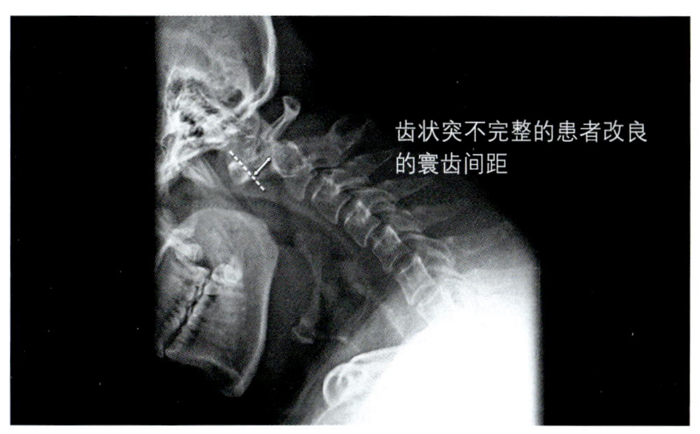

图13.4 对齿状突不完整的患者，改良的寰齿间距，为C_1前弓下缘与齿状突完整部分或与C_2前上缘间的距离。

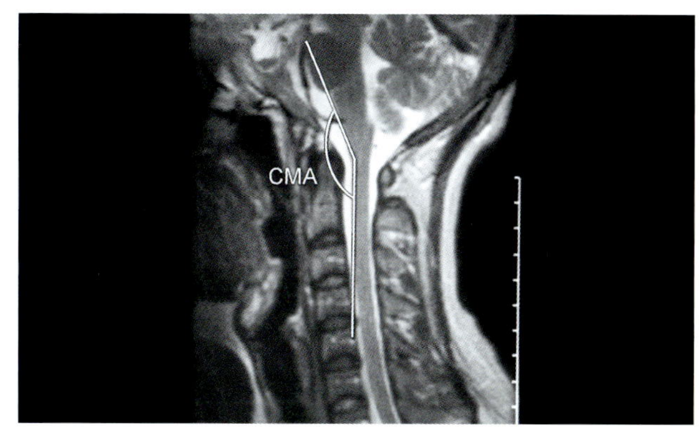

图13.5 延髓颈髓角的测量。

畸形。颅颈交界区的薄层扫描，尤其是CT重建影像，可以显示骨性结构及椎动脉（VA）的位置。手术的确定、手术方式的选择及螺钉植入的方向，在一定程度上依赖于准确的术前CT扫描。对于斜颈患者，当寰枢椎脱位出现旋转固定时，ADI值只能通过测量CT的轴位图像来获得，此时，颈椎侧位X线片得到的测量值是不可靠的。

磁共振成像（MRI）也是一种有用的诊断方法，可以显示脊髓和脑干的压迫。在MRI上，延髓颈髓角（CMA）为磁共振影像上与延髓和上颈髓腹侧表面相平行的两条线所形成的夹角（图13.5），该值已被有效地用于评价上颈段脊髓、脑干及延髓的受压程度以及术后的减压情况。正常CMA值的范围139°～175.5°，平均158.46°，95%可信区间为144.8°～172.1°[14]。当上述任何一种结构受到压迫时，都会出现CMA值减小。以往的报道显示，当CMA值＜135°时，与脊髓病变和/或脑干受压的临床表现密切相关[15]。

寰枢椎脱位发展的病理改变

寰枢椎脱位均来源于不稳，但只有某些形式的不稳会发展成寰枢椎脱位，慢性寰枢椎脱位由多种情况逐渐发展而成。因为绝大多数患者的寰枢椎脱位表现为前脱位，这种连续的发生过程可用寰椎前脱位模型进行描述。事实上，齿状突或寰椎横韧带的完整性的丧失，均会造成寰枢关节不稳，随后连续发生的过程可分成几个阶段。在寰枢关节脱位的早期，寰枢椎间的相对活动范围增加，但C_1～C_2的关节面仍处于水平位置，关节面出现改变是慢性寰枢椎脱位发展的重要节点。当头部前屈时，寰椎沿水平关节面向前滑动；然而，在后伸时，寰椎可以恢复到正常位置甚至因后方的半脱位而超出这个方向（节点Ⅰ：不稳定，图13.6A和B）。寰枢椎脱位的第二阶段，反复的寰椎滑动和压迫，使得$C_1 \sim C_2$关节面变得越来越垂直，随后继发关节突关节的退行性变。当寰椎在倾斜的寰枢关节面上滑动减小时，寰枢椎的运动也随之减少。肌肉、韧带及寰枢关节囊变短并最终回缩，此时，头部后伸也不再能使寰枢椎复位，为了获得整体的平衡，可出现下颈椎的前凸畸形[16]。然而，多数患者可在全麻下经骨牵引能够牵开倾斜的寰枢椎关节突关节面，实现完全复位（节点Ⅱ：可复性脱位，图13.7A～D）。寰枢椎脱位的第三阶段，寰椎严重前滑，关节面塌陷，出现了寰椎位置的固定，$C_1 \sim C_2$之间几乎不存在活动。寰枢椎脱位的晚期阶段，合并颈椎过度前凸，此时的表现称为鹅颈畸形，此时，肌肉、韧带和寰枢关节囊将进一步挛缩变短[16]。随着关节突关节的进一步退变，关节突关节面变得更加倾斜，最终可能形成一个垂直的关节面（图13.8B，箭头）[17]。这种情况，全麻后骨牵引不能获得完全的复位（节点 Ⅲ：不可复性脱位，图13.8A～D）。寰枢椎脱位的最终阶段，运动完全消失，寰枢椎侧块关节间发

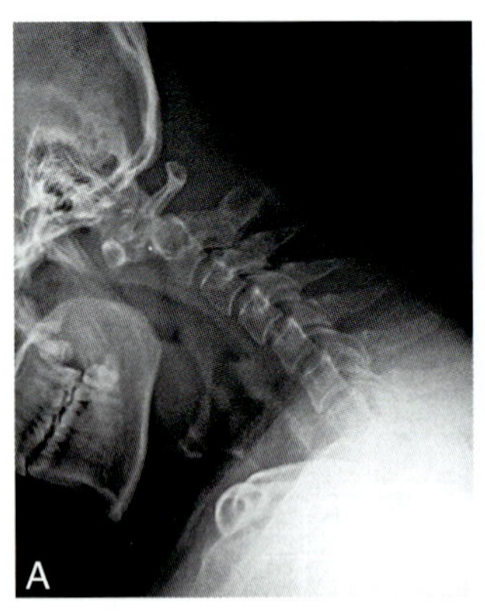
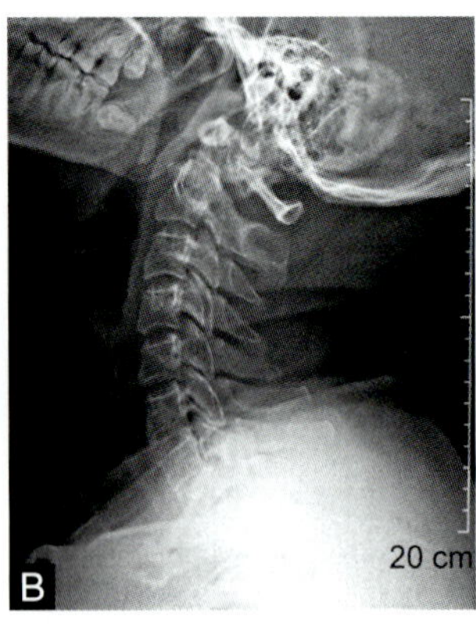

图13.6A和B A．头前屈时寰椎前移。B．头后伸时寰椎可回复到正常位置，甚至因后方的半脱位，导致其超过正常的位置。

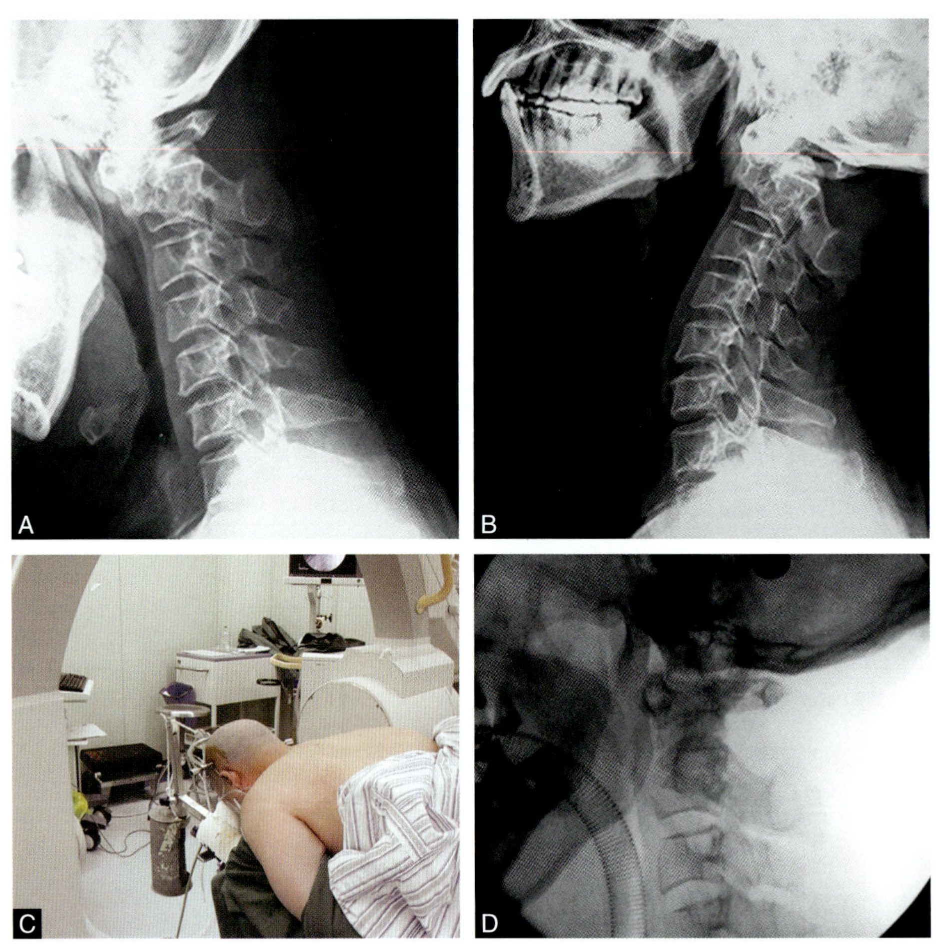

图13.7A～D A.固定性寰枢椎脱位的患者的屈位影像。B．患者后伸位影像。C．全麻下颅骨牵引。D．术中透视见脱位已复位。

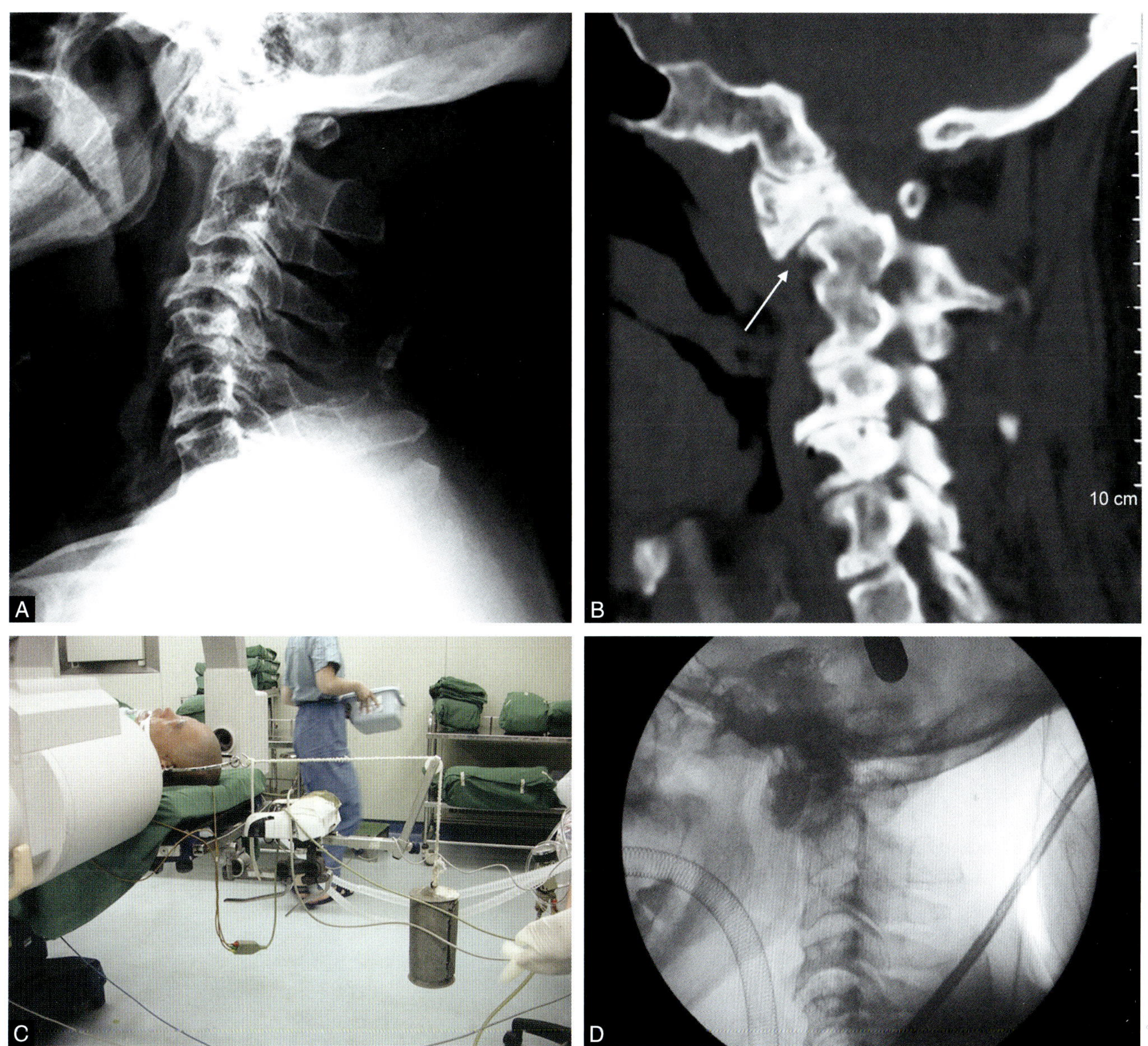

图13.8A～D A. X线片显示寰枢椎脱位。B. 显示寰枢椎关节面严重倾斜及发生的退变。C. 全麻下颅骨牵引。D. 术中透视示脱位不能完全复位（不可复性寰枢椎脱位）。

生骨性融合（节点Ⅳ：骨脱位，图13.9A～D）。这种病理性脱位的4个阶段的变化，反映了寰枢椎脱位的自我修复过程。基于这些病理过程的阶段，我们提出了一个新的关于慢性寰枢椎脱位的分类方法。

继发性下颈椎病理改变

上颈椎失稳后，为在矢状面获得再平衡，下颈椎将进行代偿，进而出现相关的病变及畸形[9,18~20]。当寰枢椎脱位导致C_0～C_2节段的前凸减少时，下颈椎会出现代偿性前凸的增加，以维持平衡[20]。一些寰枢椎脱位晚期阶段的患者，可出现枕颈段的后凸畸形合并下颈段的极度前凸畸形，导致天鹅颈畸形（swan-neck deformity）[9]。

临床表现

寰枢椎脱位的临床表现可从轻微的颈部疼痛到死亡。总的来说，包含了4种形式的症状：①颈部活

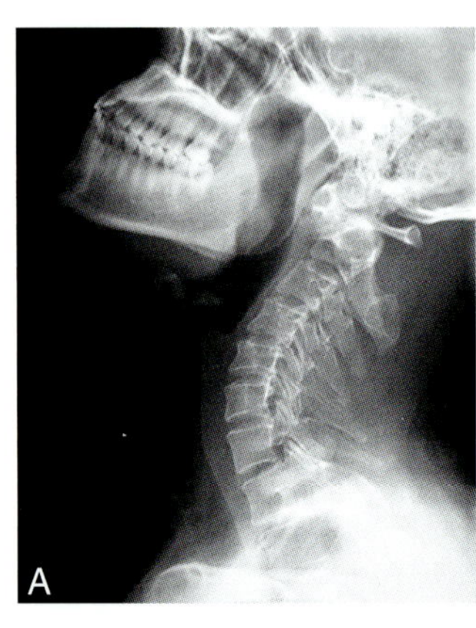

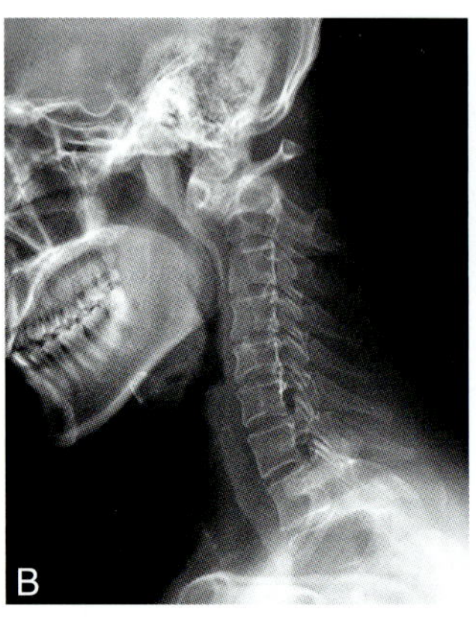

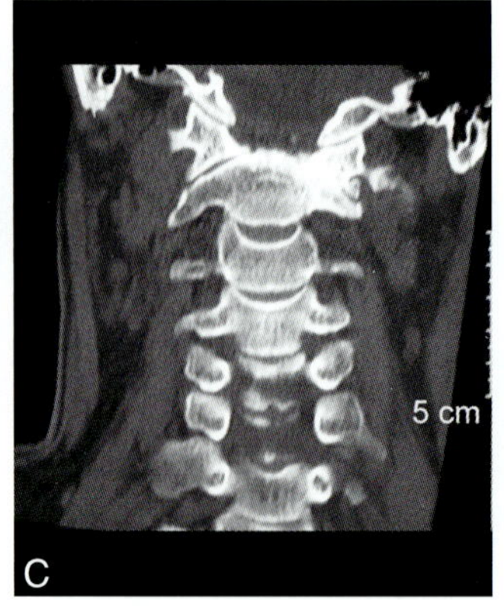

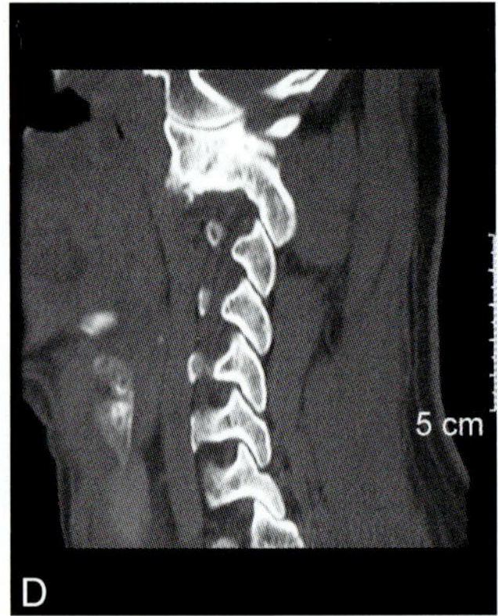

图13.9A～D A、B．该病后期，寰枢椎的椎间活动完全消失。C、D．寰枢椎侧块关节骨性融合。

表13.3 1106例寰枢椎脱位患者的临床表现

症状和体征	病例数	所占百分比
短颈畸形	104	9.4
颈痛	373	33.7
颈部活动受限	295	26.7
眩晕	49	4.4
四肢无力	712	64.4
麻木	688	62.2
锥体束征	709	64.1
括约肌功能障碍	282	25.5
颅神经功能紊乱	33	3.0
呼吸窘迫	12	1.1
总数	1106	100

动受限和/或不稳或神经压迫导致的寰枕区域疼痛。②颈椎病的症状和体征，包括无力、麻木、锥体束征和括约肌功能障碍。③下位颅神经和脑干受累的症状及体征，包括共济失调、构音障碍、吞咽困难、眼球震颤、复视、眩晕、耳鸣。④颈椎病或脑干病变引起的呼吸困难。我们对1106例寰枢椎脱位患者的临床表现进行了总结，见表13.3。

在临床实践中，我们对寰枢椎脱位患者使用了一个标准化的针对颅颈交界区受压性疾病的功能评分标准（表13.4），在这个评分标准中，引用了用于颈椎病的JOA（Japanese Orthopedic Association）评分，该评分标准对寰枢椎脱位患者的术前及术后的功能评估特别有用。

齿状突完整的寰枢椎脱位患者，神经压迫来自于齿状突（图13.10A），然而，伴有未融合齿状突的寰枢椎脱位患者，神经压迫来自C_2椎体后上方（图13.10B）。不论何种病因，寰枢椎脱位的临床后果，都明确存在着神经损害的可能。

对先天性和无症状且寰枢关节不稳的患者而言，在轻微的急性创伤后，可能出现一个急性的寰枢关节脱位的表现[21]，由于日常生活活动，这些症状也可表现为复发或缓解[13,22,23]。

外科手术分类与治疗策略

基于先前提出的寰枢椎脱位的病理分期，有学者提出了寰枢椎脱位的手术分类及治疗策略[12]。该分类评估系统是基于以下3个测试的结果：

1. 动态侧位X线片：在屈曲或后伸位X线片上，如寰枢椎脱位显示复位，则将患者分为“Ⅰ型：不稳定”（见图13.6A、B）；如果动态X线片上显示不能达到完全复位，则将根据以下步骤进一步评估。
2. 重建CT：重建CT扫描后发现C_1和C_2之间存在骨性融合，则分类为Ⅳ型，即“骨性脱位”（BD，见图13.7A～D）；如果没有C_1和C_2骨性融合表现的，将进行以下步骤。
3. 全麻下颅骨牵引试验：全麻下，在手术室进行 Gardner-Wells 颅骨牵引，牵引重量为体重

表13.4　标准的颅颈交界区受压疾病的功能评分

标准	分值
1.颈椎病（来自日本骨科学会）	（17）
运动功能（上肢）	
瘫痪	0
精细运动功能大幅减低	1
精细运动功能减慢	2
手或前臂远端肌力减弱	3
功能正常	4
运动功能（下肢）	
不能行走	0
需要帮助才能在平路上行走	1
需要扶手才能上楼梯	2
无须帮助即可行走，但比正常稍差	3
功能正常	4
感觉功能（上肢U，下肢L，躯干T）	（6） U/L/T
明显的感觉丧失	0/0/0
轻微的感觉丧失	1/1/1
感觉功能正常	2/2/2
膀胱功能	
尿潴留	0
严重的功能障碍	1
轻度的功能障碍	2
功能正常	3
2.下位颅神经及脑干受累症状，包括3组：构音障碍A、吞咽障碍S、视觉障碍V（眼球震颤、复视、视力模糊等）	（3）
	A/S/V
严重的症状（日常的生活功能受限制）	0/0/0
轻度的症状（日常的生活功能不受限制）	0.5/0.5/0.5
无症状	1/1/1
3.呼吸困难	（2）
呼吸衰竭，需要辅助呼吸	0
呼吸困难或咳嗽无力	1
无症状	2
总分	0–22

分数的变化表示恢复率，需从分数上考虑到改善、加重、无变化。通过下面的公式进行评估：
恢复率=（术后分值–术前分值）/（总分值 - 术前分值）。

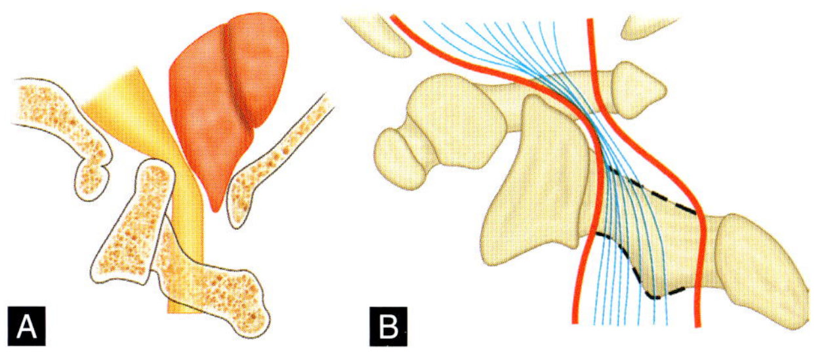

图13.10A和D　A．齿状突完整的寰枢椎脱位患者，神经压迫来自齿状突。B．未融合齿状突的寰枢椎脱位患者，神经压迫来自C_2椎体后上方。

的1/6，透视下逐渐增加牵引重量，头部抬高15°～20°体位，以提供对抗牵引。约10min后，全身肌肉松弛，C型臂透视判断复位情况。完全复位的类型可称为“Ⅱ型：可复性脱位”（RD，见图13.8A～D）。如果不能复位，则被归入“Ⅲ型：难复性脱位”（ID,见图13.9A～D）。颅骨牵引后，颅颈交界区的软组织及韧带变得松弛，寰枢关节变得更加不稳定。因此，我们建议立即实施以下治疗程序，颅骨牵引应持续维持，并在从仰卧位体位改变为俯卧位的过程中做好监护，手术分类汇总详见流程图13.1。

手术治疗：决策与技术

寰枢椎脱位的治疗目的包括：复位、减压和重建（固定融合）。复位是治疗目的的基本步骤；寰枢椎脱位患者，寰枢椎固定及融合的原则是：使用最短的内固定，尽可能少地牺牲邻近关节。流程图13.2是在过去14年内，我们对1106例寰枢椎脱位患者的手术治疗决策的总结。

后路复位固定术

Ⅰ型和Ⅱ型寰枢椎脱位患者，通过后路手术对已复位的部位进行固定相对容易。对于这两类不稳定情况，介绍4种短节段内固定技术。

流程图13.1 寰枢椎脱位的手术分类。注意采用3种检查（蓝色方块）确定分类。

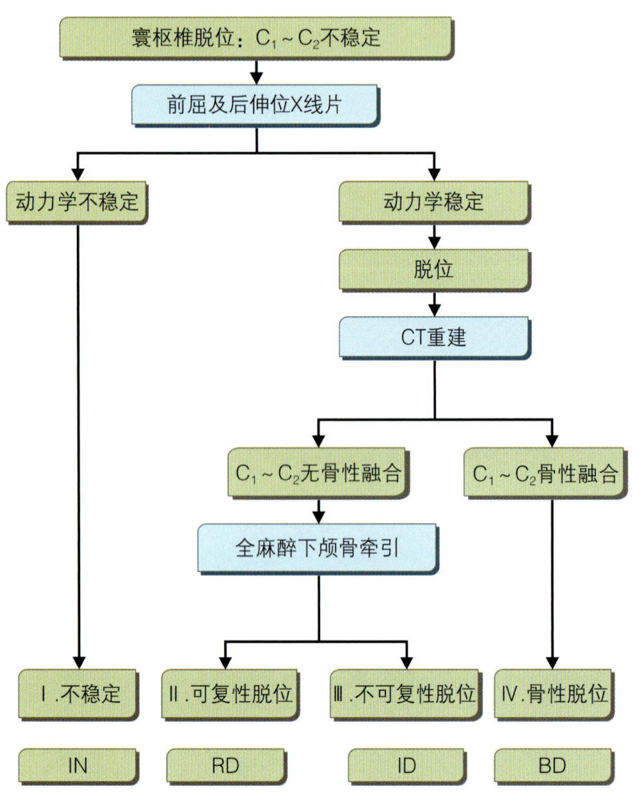

经关节寰枢椎固定（改良的Magerl技术，图13.11）

对无寰椎枕化畸形及鹅颈畸形的患者，可采用此手术[24]。首先，患者仰卧位，行气管插管，然后在Mayfield头固定架辅助下，翻转为俯卧位。后正中线切开，显露寰椎后弓和枢椎椎板。C_2椎板与侧块交界区的下缘作为螺钉的进钉点。用2mm手钻钻入位于C_2上关节表面后1/3的关节侧块上的峡部，但不进入寰椎侧块。切换为3mm的钻头，如有必要，可将C_2棘突推向腹侧或者背侧，以达到完全复位。接着将钻钻入C_1侧块，同样用第二根钻头插入C_1的另一侧块。然后用两颗3.5mm的全螺纹皮质骨螺钉（长度：38～42mm）拧入寰枢关节，在寰椎椎弓与枢椎椎板间无须使用额外的钢丝固定。从髂后上嵴获取松质骨块，并将其修整为颗粒状。C_2椎板和C_1后弓均用高速磨钻打磨粗糙，在C_1和C_2之间铺填颗粒状植骨块。

寰椎侧块螺钉和C_2椎弓根螺钉固定（Goel[25]和Harms[26]技术）

该手术方法适用于无寰椎枕骨化畸形，但对存在有鹅颈畸形的寰枢椎脱位患者也可使用（图13.12A和B）。术中使用持续颅骨牵引，重量为体重的1/6，采用后正中切口，显露寰椎后弓和枢椎椎板，将C_2的静脉丛及神经根牵向尾侧，从而显露寰椎侧块与寰椎后弓下缘的交界处。当C_1侧块被显露清楚并可触及时，使用电钻在进钉点钻孔，在C型臂引导下调整进入方向。先用 2.5mm钻头钻出导向孔，探试孔道各壁，确认骨质完好后攻丝，插入3.5 mm螺钉（通常30mm长）。随后，将C_2的血管和神经根牵向头侧，显露并触摸到枢椎椎弓根的内上缘，根据 Abumi技术植入枢椎椎弓根螺钉（直径3.5mm，长度26～28mm）[27]，在寰椎和枢椎间放置两块重建钢板，安放锁紧螺帽并向下拧紧，完成寰枢椎固定。植骨及术后处理同上所述。

少数情况下，寰椎和枢椎之间的固定不能完成，如在寰椎弓发育不良或寰椎椎弓根螺钉植入失败的患者；此时，可采用补救性的枕颈固定，如下所述。无论如何，颗粒植骨应充填在寰椎和枢椎之间（最短的融合）。

使用枢椎椎弓根螺钉的枕枢椎固定手术（Abumi方法）[27]

该技术适用于寰椎枕骨化畸形或寰椎后弓发育不良的患者（图13.13A和B）。枢椎椎弓根螺钉植入如前所述。枕骨和枢椎由两块重建板连接，6枚3.5mm直径的皮质骨螺钉植于枕骨，拧紧枢椎弓螺钉的锁定帽时，完成了枕骨–枢椎的固定。用电钻对枢椎椎板和枕骨进行去皮质化，并进行颗粒状植骨（图13.13B）。在补救手术时，移植物被放置于寰椎弓和枢椎椎板之间。

流程图13.2　寰枢椎脱位的治疗策略流程（北京大学第三医院的1106例患者），注意寰枢椎脱位从不可复位到通过经口松解后可复位（蓝色箭头所示）。

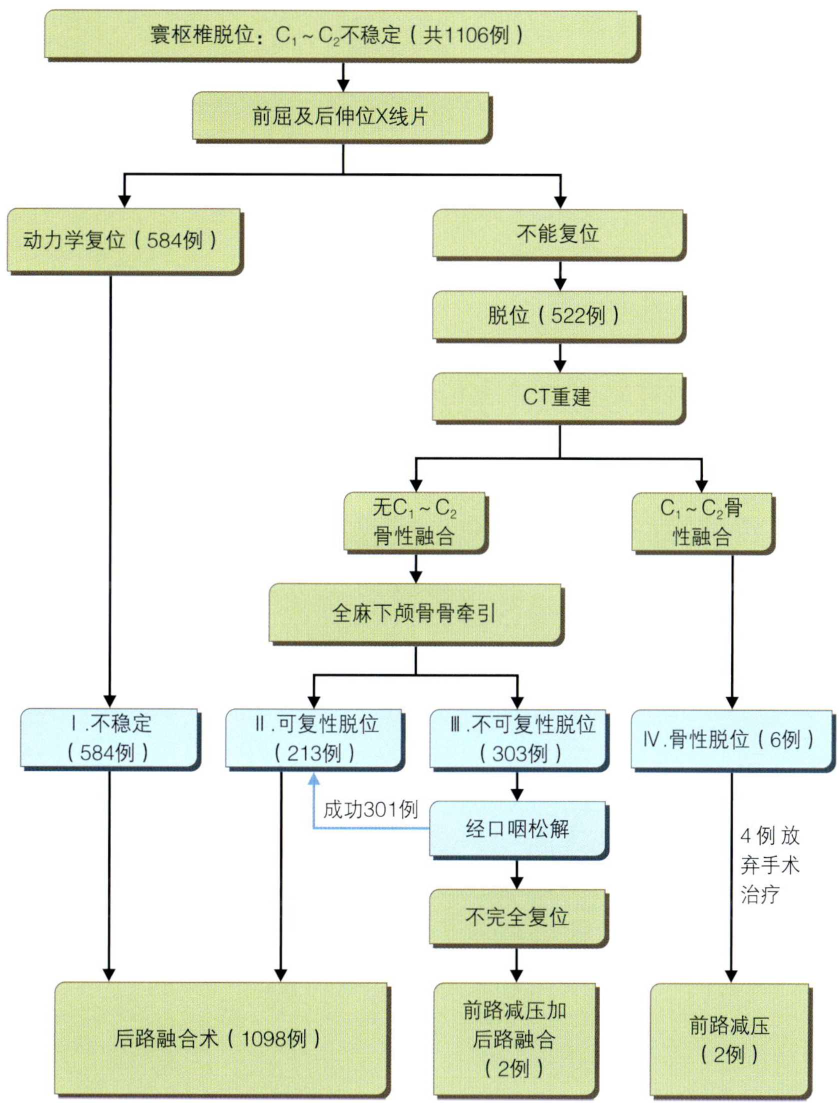

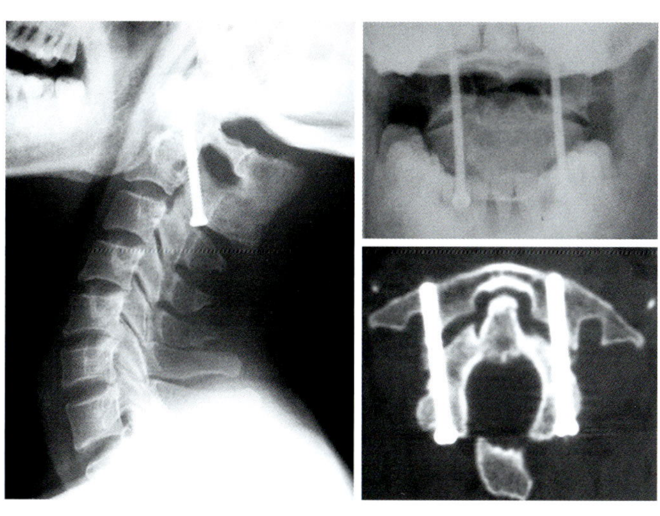

图13.11　改良的寰枢椎经关节固定技术，我们放弃了寰枢椎椎板的钢缆固定。

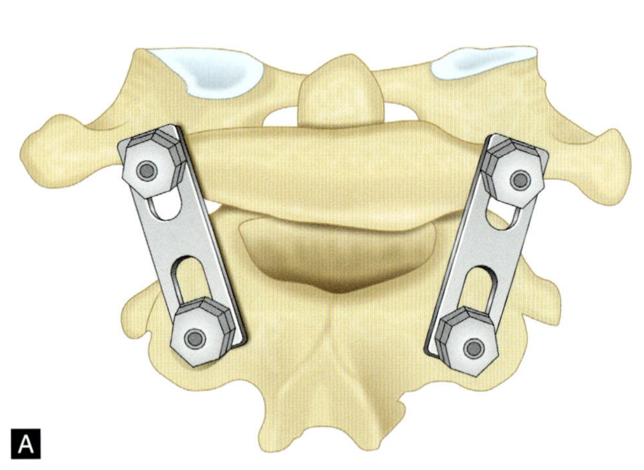

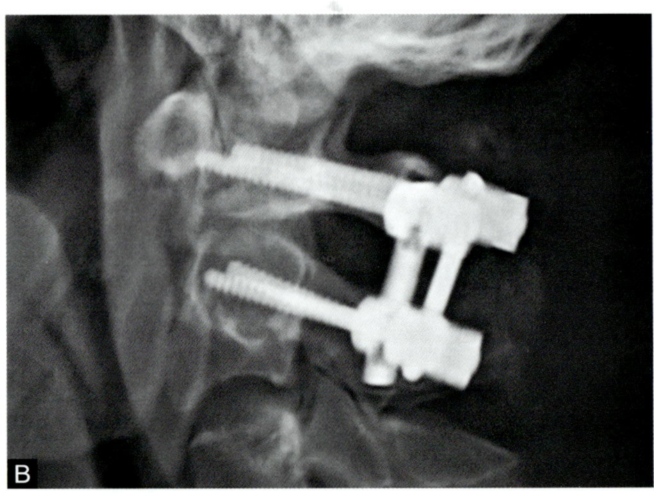

图13.12A和B 寰椎侧块螺钉及枢椎椎弓根螺钉固定。A．显示螺钉和板的示意图。B．显示固定后的侧位X线片。

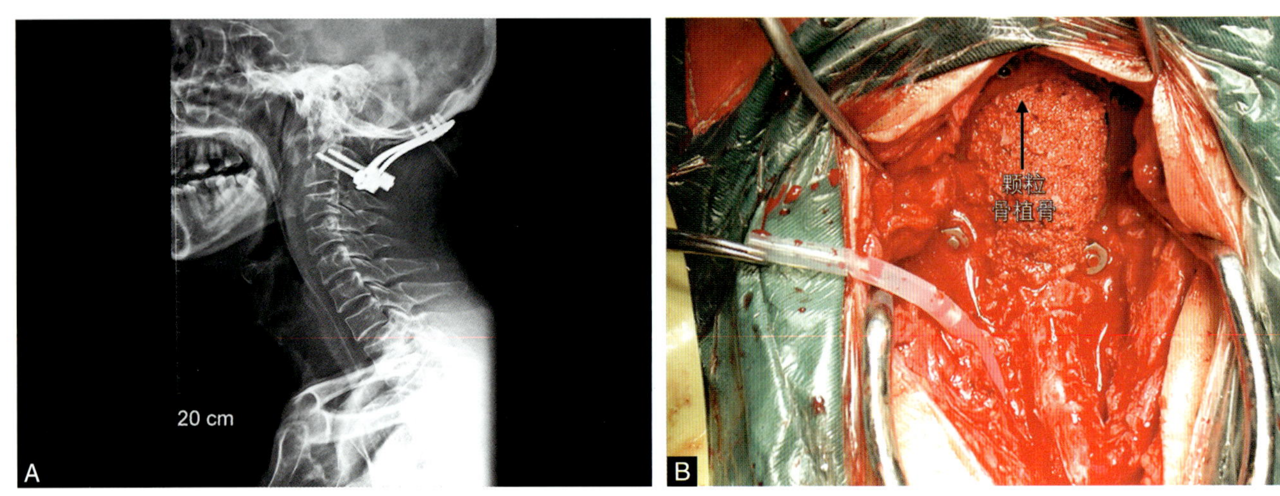

图13.13A和B A．采用枢椎椎弓根螺钉（Abumi's技术）的枕枢椎固定。B．术中照片（注意箭头所指为颗粒骨植骨）。

使用枢椎椎板螺钉的C_1～C_2或枕枢椎固定手术

如果患者存在高跨的椎动脉或存在枢椎椎弓根异常，则可采用Wright's技术，使用枢椎椎板螺钉进行C_1～C_2或枕颈部的固定（图13.14A和B）[28]。在枢椎棘突和椎板交界处用高速钻开口，用手钻小心地钻入到对侧椎板，确保钻头在直视下向着对侧椎板表面平行的方向钻入。为避免钻头穿破进入椎管内，钻入方向保持在略小于椎板固有的向下倾斜的角度。然后用一个多轴螺钉（26～30mm）仔细沿着相同的方向拧入，通过钛棒连接到寰椎或枕骨螺钉上。为了连接椎板的固定点，需要使用多轴螺钉，并对钛棒进行折弯塑形，因而该固定装置在生物力学上比椎弓根螺钉固定差[29]。对双侧使用枢椎椎板螺钉的患者，术后我们会使用头环外固定架来辅助固定。

经口咽寰枢关节松解：寰枢椎脱位从不可复性到可复性的转变

经口寰枢关节的松解提供了一种从不可复性到可复性脱位的转变[30]。对于不可复性寰枢关节脱位，我们放弃了经口咽的齿状突切除术，采用通过齿状突复位的正中减压方法。Ⅲ型（不可复性脱位）患者按以下程序处理：

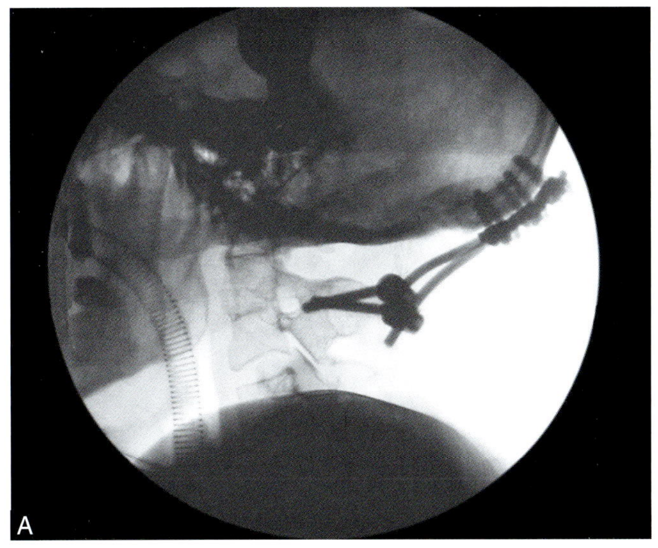

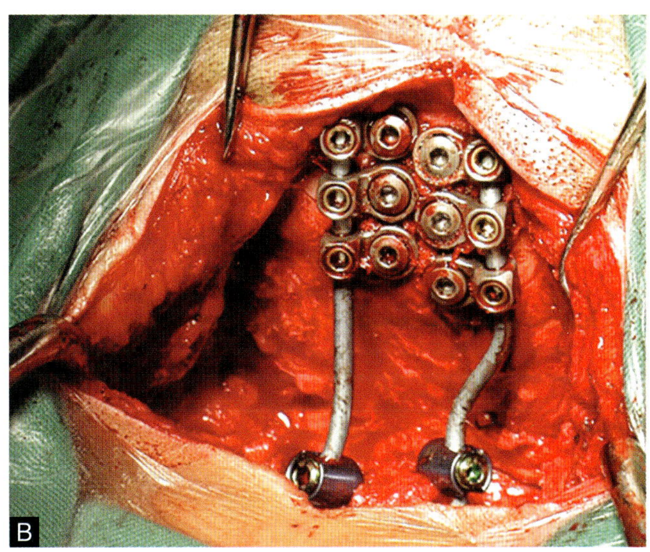

图13.14A和B　A．采用双侧C_2椎板螺钉的枕骨到C_2固定。B．为术中照片。

患者取仰卧位，气管插管后，放置鼻饲管。手中持续颅骨牵引，调整手术床，使床头抬高15°～30°。口咽用聚维酮碘溶液消毒，在压舌板协助下插入经口牵开器，两根橡胶管通过鼻并缝合于悬雍垂上。向后牵拉橡胶管，把悬雍垂和软腭牵离手术区。从寰椎上部到枢椎底部做咽后壁正中切口，骨膜下显露寰椎椎体，切断双侧颈长肌、头长肌和前纵韧带，至寰椎前弓的尾侧端（图13.15A～D）。出现寰椎枕骨化时，将寰椎前弓的下半部分切除。用Kerrison式钳清除双侧C_1、C_2关节突关节的关节腔，沿齿状突分离齿状尖韧带和翼状韧带。为获得进一步复位，将刮匙的尖端放在齿状突尖部，向下向前用力牵拉（图13.15D）。当用刮匙即可轻易将齿状突撬起并与寰椎前弓接触时，方可认为寰枢关节获得了完全的松解，表明寰枢椎已达到解剖复位，C型臂透视确认。聚维酮碘溶液彻底冲洗术口，咽后壁切口使用单层间断缝合。

当不可复性到可复性寰枢椎脱位的转复术完成后，可即刻进行先前所述后路手术。

经口齿状突切除术

如果病人为Ⅳ型寰枢椎脱位（骨性脱位），则采用经口咽齿状突切除术，手术路径如Menezes 等人所述方法[31]。如果经口松解后，寰枢椎脱位仍不能完全复位，也需要进行经口咽齿状突切除术，随后再行后路融合术（图13.16A和B）。

术后治疗

术后48h拔除引流管，允许患者下床活动，术后无须辅予外固定如石膏或矫形器。对于双侧枢椎椎板螺钉固定的患者，使用halo-vest辅予外固定以确保安全。经口咽入路的患者，术后7天内，禁止经口进食。

所有患者于术后5～7天及4～6个月分别行颈椎X线片、CT重建和MRI检查，术后12月再次复查X线片，此后每年复查X线片1次。有脊髓病变的患者，每1年和2年行MRI随访检查。

手术并发症及术中注意事项

不同的手术方式具有不同的手术并发症。概括地说，依据发生的时间可分为3类：术中、术后早期及术后晚期并发症。术中并发症中，椎动脉和脊髓损伤是最毁灭性的问题，幸运的是，这些严重的并发症比较少见。值得注意的是，术中颅骨牵引可以对不稳定的寰枢关节进行保护，减少术中脊髓损伤

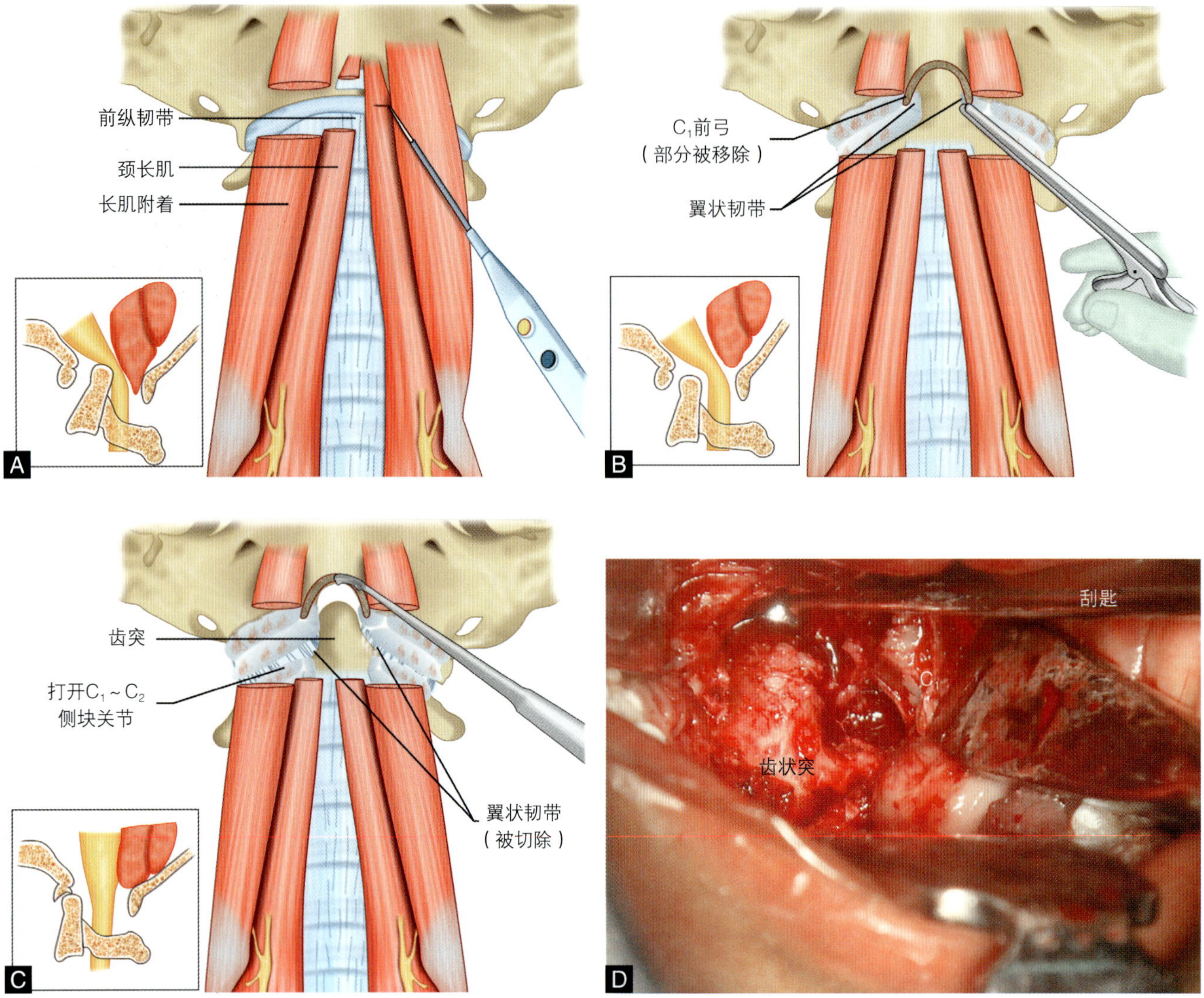

图13.15A～D　Ⅲ型（不可复性脱位）寰枢椎脱位患者，行经口咽寰枢关节松解术。A．切断双侧的颈长肌、头长肌及前纵韧带。B．双侧C_1/C_2关节突关节的关节腔被清理后，沿齿状突分离齿状尖韧带和翼状韧带。C．刮匙尖端放置在齿状突尖，向前方和下方牵拉。D．寰枢关节松解后的术中照片。

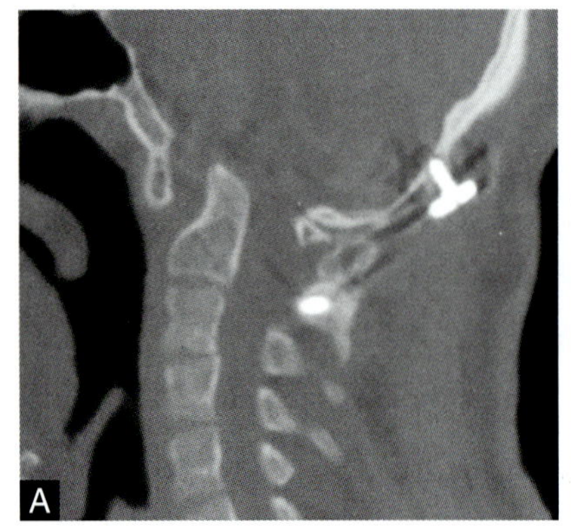

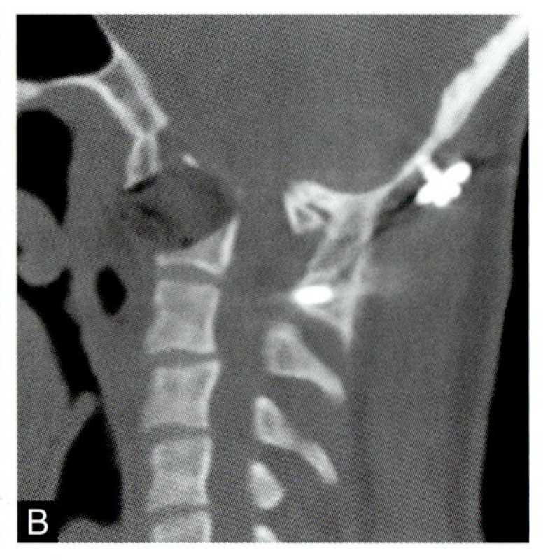

图13.16 A和B　因经口咽松解术未能完全复位，实施了经口咽齿状突切除及后路融合术。

表13.5　1106 个病例的并发症

	并发症	例数
术中	经口咽入路椎动脉损伤	3 (2 例死亡)
	经后路椎动脉损伤	4
	脑脊液漏	6
术后早期	切口感染	14
	败血症	5
	神经功能加重	6
	嗅觉减退	5
	吞咽功能障碍	12
	深静脉血栓形成	5
	肺栓塞	2 (1例死亡)
	缺血性脑卒中	2
	呼吸窘迫	4 (3例死亡)
术后晚期	内固定失败或融合失败	12
	翻修	10
	迟发性深部感染	5
	非预期的额外融合（如Oc~C_1或C_2~C_3）	4
	下颈椎后凸畸形	2
总数		100

的发生率。依据我们的经验，牵引重量为体重1/6是安全和有效的。

在我们的1106例患者中，并发症的总共发生率为9%，详细情况见表13.5。

术中注意事项

1. 当施行经口咽入路时，椎动脉的损伤是致命的。当我们在切除左侧寰枢椎关节突关节的后外侧关节囊时，一个患者出现严重出血，估计失血量为2000mL。我们推测，椎动脉损伤的原因是“太靠外侧”的松解所致，立即通过填塞止血的方法控制了出血，术中造影证实左侧椎动脉损伤，并在手术室使用弹簧线圈进行左侧椎动脉栓塞治疗。此后，手术继续进行，经口切开途径的出血被完全解决。但是，患者术后不能脱离镇静状态和拔管，且无意识和无自主呼吸，术后CT发现脑干内出现大面积梗死，患者于术后35h死亡。第二个患者在解剖分离右侧颈长肌时出现严重出血，失血量约为700mL。采用填塞止血后行椎动脉造影，显示右侧椎动脉损伤，使用弹簧线圈行右椎动脉栓塞治疗。该患者成功苏醒，术后恢复良好，无脑缺血症状。我们的观点与 Peng等[32]一致：对可疑椎动脉损伤，应立即进行血管造影，并应用血管内介入技术如弹簧线圈进行栓塞，可控制潜在的致命的出血。
2. 4例患者术后出现呼吸衰竭。4例患者术前均有呼吸困难症状，包括劳力性呼吸困难，休息时症状可减轻，但无法工作。一个患者出现术前呼吸困难伴高二氧化碳血症（动脉血标本显示$PaCO_2$>50mmHg），需行间歇的呼吸支持。术后，4例患者均需要呼吸机辅助。4名患者中的3人分别在术后3天、2周及6周死于肺炎和二氧化碳潴留，术前肺功能差与3例患者的死亡密切相关。总之，术前呼吸困难的患者需要进行仔细的术前评估。

3. 对植入物失败或融合失败，有多种解释。首先，在严重的不可复性寰枢椎脱位患者中，植入物承受到较大的应力，而寰枢关节的充分松解可能会降低植入物的失败率。其次，多轴螺钉在生物力学上不及单轴螺钉，因此，使用双侧枢椎椎板螺钉固定时，应在术后使用halo-vest进行辅助外固定。最后，颈椎侧块螺钉、峡部螺钉及椎板螺钉在生物力学上均比椎弓根螺钉差，枢椎椎弓根螺钉固定通常总是枢椎固定的首选。

4. 败血症是一种经口咽入路的严重并发症，术前需要使用两种针对需氧菌和厌氧菌的抗生素进行治疗。在我们的病例中，1例患者于术后1个月出现迟发性脑膜炎。

预后及手术效果

由于寰枢椎脱位相对少见，有关寰枢椎脱位的自然病程的文献报道较少。然而，据我们所知，大多数寰枢椎脱位的患者会出现后续的神经功能障碍，绝大多数未经治疗的患者将经历进行性的神经功能加重的病程。临床上，一些晚期的寰枢椎脱位患者，会出现呼吸衰竭，进而导致死亡率显著升高。此外，晚期及不可复性的寰枢椎脱位患者，将面临更多外科手术和并发症的挑战。寰枢关节不稳将会导致严重的不可复性脱位，依此观念，推荐对所有寰枢椎脱位患者进行手术治疗，即使对无症状的寰枢关节不稳的患者，也应手术治疗。

在本组1106个病例中，709例（64%）患者术前出现颈椎病。在平均48个月的随访中，84.7%（709/601）的寰枢关节脱位合并脊髓病变的患者的神经功能得到改善，约有15%的患者恢复不满意，甚至加重。几个因素可能与恢复率低有关：老年患者、晚期阶段的脊髓型颈椎病（或伴有脊髓病手）、MRI显示脊髓萎缩。

关键点

1. 寰枢关节正常位置的丧失提示寰枢关节脱位的存在。
2. 我们回顾性研究了我们机构治疗的1106例患者。
3. 本章中，我们提出了一种针对寰枢椎脱位新的手术分类及治疗策略。
4. 寰枢椎脱位的治疗目标包括：复位、减压和重建，减压是治疗目标的基本操作。
5. 寰枢关节脱位行寰枢椎固定及融合的原则是：使用最短的固定并牺牲最少的邻近节段。
6. 伴有脊髓病变的寰枢关节脱位患者中，84.7%的患者（术后）获得了神经系统症状的改善，总的并发症发生率为9%。
7. 所有的寰枢椎脱位患者均建议手术治疗，即使对无症状的患者也应手术治疗。

参考文献

[1] Wasserman BR, Moskovich R, Razi AE. Rheumatoid arthritis of the cervical spine—clinical considerations[J]. Bull NYU Hosp Jt Dis, 2011;69(2):136-148.
[2] Klimo P Jr, Rao G, Brockmeyer D. Congenital anomalies of the cervical spine[J]. Neurosurg Clin North Am, 2007;18(3):463-478.
[3] Greenberg AD. Atlanto-axial dislocations[J]. Brain, 1968;91(4):655-684.
[4] Gholve PA, Hosalkar HS, Ricchetti ET, et al. Occipitalization of the atlas in children. Morphologic classification, associations,and clinical relevance[J]. J Bone Joint Surg Am, 2007;89(3):571-578.
[5] Cremers MJ, Bol E, de Roos F, et al. Risk of sports activities in children with Down’s syndrome and atlantoaxial instability[J]. Lancet, 1993;342(8870):511-514.
[6] Lourie H, Stewart WA. Spontaneous atlantoaxial dislocation. A complication of rheumatoid disease[J]. N Engl J Med, 1961;265:677-681.
[7] Kumar R, Kalra SK, Mahapatra AK. A clinical scoring system for neurological assessment of high cervical myelopathy:measurements in pediatric patients with congenital

atlantoaxial dislocations[J]. Neurosurgery, 2007;61(5):987-993; discussion 93-94.

[8] Reddy KR, Rao GS, Devi BI, et al. Pulmonary function after surgery for congenital atlantoaxial dislocation: a comparison with surgery for compressive cervical myelopathy and craniotomy[J]. J Neurosurg Anesthesiol, 2009;21(3):196-201.

[9] Passias PG, Wang S, Kozanek M, et al. Relationship between the alignment of the occipitoaxial and subaxial cervical spine in patients with congenital atlantoaxial dislocations.J Spinal Disord Tech. 2011;26(1):15-21.10.

[10] Fielding JW, Hawkins J, Ratzan SA. Management of atlantoaxial instability[J]. Bull N Y Acad Med, 1976;52(7):752-760.

[11] Fielding JW, Hawkins RJ, Ratzan SA. Spine fusion for atlantoaxial instability[J]. J Bone Joint Surg Am, 1976;58(3):400-407.

[12] Wang S, Wang C, Yan M, et al. Novel surgical classification and treatment strategy for atlantoaxial dislocations[J]. Spine (Phila Pa 1976), 2013;38(21):E1348-1356.

[13] Wadia NH. Myelopathy complicating congenital atlanto-axial dislocation (A study of 28 cases)[J]. Brain, 1967;90(2):449-472.

[14] Wang S, Wang C, Passias PG, et al. Interobserver and intraobserver reliabilityof the cervicomedullary angle in a normal adult population[J]. Eur Spine J, 2009; 18(9):1349-1354.

[15] Bundschuh C, Modic MT, Kearney F, et al. Rheumatoid arthritis of the cervical spine: surface-coil MR imaging[J]. AJR Am J Roentgenol, 1988;151(1):181-187.

[16] Passias PG, Wang S, Zhao D, et al. The reversibility of swan neck deformity in chronic atlantoaxial dislocations[J]. Spine (Phila Pa 1976), 2013;38(7):E379-385.

[17] Yin YH, Yu XG, Zhou DB, et al. Three-dimensional configuration and morphometric analysis of the lateral atlantoaxial articulation in congenital anomaly with occipitalization of the atlas[J]. Spine (Phila Pa 1976), 2012;37(3):E170-173.

[18] Subin B, Liu JF, Marshall GJ, et al. Transoral anterior decompression and fusion of chronic irreducible atlantoaxial dislocation with spinal cord compression[J]. Spine (Phila Pa), 1995;20(11):1233-1240.

[19] Matsunaga S, Onishi T, Sakou T. Significance of occipitoaxial angle in subaxial lesion after occipitocervical fusion[J]. Spine (Phila Pa 1976), 2001;26(2):161-165.

[20] Yoshimoto H, Ito M, Abumi K, et al. A retrospective radiographic analysis of subaxialsagittal alignment after posterior C_1-C_2 fusion[J]. Spine (Phila Pa 1976), 2004; 29(2):175-181.

[21] Yang SY, Boniello AJ, Poorman CE, et al. A review of the diagnosis and treatment of atlantoaxial dislocations[J]. Global Spine J, 2014;4(3):197-210.

[22] Salunke P, Behari S, Kirankumar MV, et al. Pediatric congenital atlantoaxial dislocation:differences between the irreducible and reducible varieties[J]. J Neurosurg, 2006;104(2Suppl):115-122.

[23] Bhagwati SN, Deopujari CE, Parulekar GD. Trauma in congenital atlanto-axial dislocation[J]. Childs Nerv Syst, 1998;14(12):719-721.

[24] Wang C, Yan M, Zhou H, et al. Atlantoaxial transarticular screw fixation with morselized autograft and without additional internal fixation: technical description and report of57 cases[J]. Spine (Phila Pa 1976), 2007;32(6):643-646.

[25] Goel A, Desai KI, Muzumdar DP. Atlantoaxial fixation using plate and screw method: a report of 160 treated patients[J]. Neurosurgery, 2002;51(6):1351-6; discussion 6-7.

[26] Harms J, Melcher RP. Posterior C_1-C_2 fusion with polyaxial screw and rod fixation[J]. Spine (Phila Pa 1976), 2001;26(22):2467-2471.

[27] Abumi K, Takada T, Shono Y, et al. Posterior occipitocervical reconstruction using cervical pedicle screws and plate-rod systems[J]. Spine (Phila Pa 1976), 1999; 24(14):1425-1434.

[28] Wright NM. Posterior C_2 fixation using bilateral, crossing C_2 laminar screws: case series and technical note[J]. J Spinal Disord Tech, 2004;17(2):158-162.

[29] Finn MA, Fassett DR, McCall TD, et al. The cervical end of an occipitocervical fusion: a biomechanical evaluation of 3 constructs. Laboratory investigation[J]. J Neurosurg Spine, 2008;9(3):296-300.

[30] Wang C, Yan M, Zhou HT, et al. Open reduction of irreducible atlantoaxial dislocation by transoral anterior atlantoaxial release and posterior internal fixation[J]. Spine (Phila Pa 1976), 2006;31(11):E306-313.

[31] Menezes AH. Surgical approaches: postoperative care and complications "transoral-transpalatopharyngeal approach to the craniocervical junction" [J]. Childs Nerv Syst, 2008;24 (10):1187-1193.

[32] Peng CW, Chou BT, Bendo JA, et al. Vertebral artery injury in cervical spine surgery: anatomical considerations, management,and preventive measures[J]. Spine J, 2009;9(1):70-76.

第14章

颅底凹陷症

Andrew J Grossbach, Arnold H Menezes

概述

当脊柱上升至颅底时，即可导致颅底凹陷症的发生。颅底凹陷症通常由早期发育过程中的缺陷所引起。颅底凹陷症由潜在的发育异常所引起，最初是在影像学检查时发现的（图14.1A和B）。颅底凹陷症的常见发病原因包括：枕骨基底部（斜坡）发育不全、C_1骨环不完整伴侧块向外延展、软骨发育不全或寰椎枕化。颅底内陷、颅底扁平及颅骨下沉常与颅底凹陷症相混淆[1-3]。颅底内陷是指继发形成的颅底陷入，其主要与发育形成的颅底陷入相对应（图14.2A和B），可继发于类风湿性关节炎、骨软化症、Paget病、肿瘤、感染、佝偻病、Ehlers-Danlos综合征、马方综合征、甲状旁腺功能亢进、成骨不全症、Hurler综合征及其他一些疾病[3]。颅底扁平与异常钝的基底角有关，该角是斜坡的平面与前颅底的平面所形成的交角，其本身无足轻重，但常与颅底凹陷症联系在一起。颅骨下沉特指发生在类风湿性关节炎患者身上的颅底凹陷（图14.3A和B）[4]。

颅底凹陷症有两种类型：一种是前方型或腹侧型，另一种是旁正中型。在前方型中，枕骨基底短

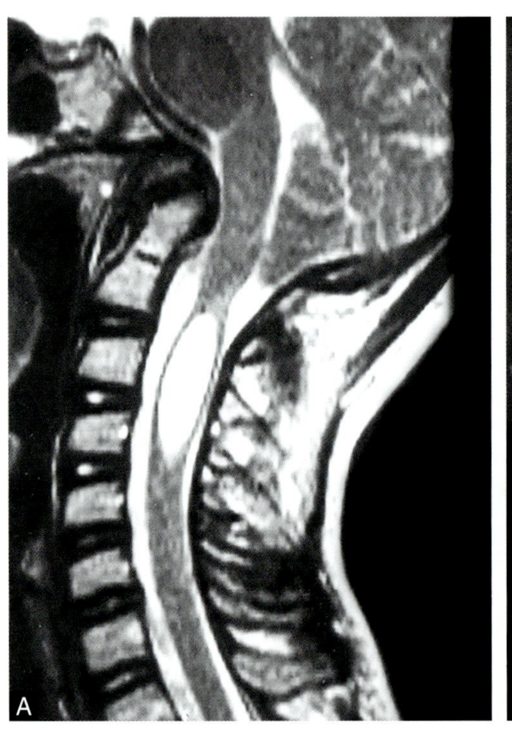

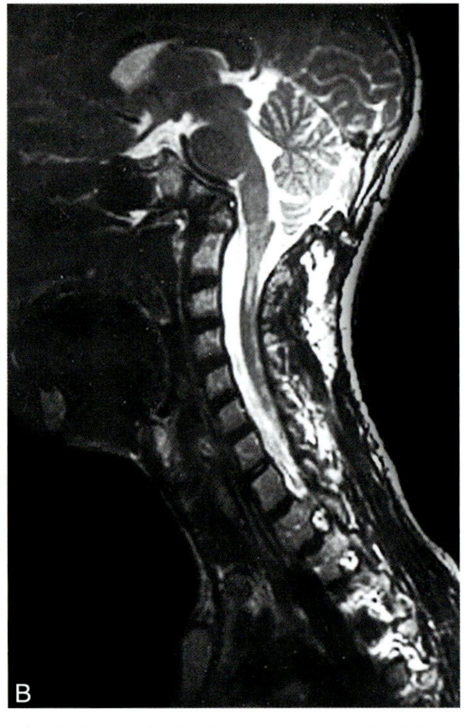

图14.1A和B　A．术前矢状位T_2加权MRI影像，显示颅底凹陷症伴寰椎枕化和颈脊髓空洞症。B．术后矢状位T_2加权MRI影像，显示腹侧脊髓减压和后方的枕颈融合术。注意空洞处的信号改变。

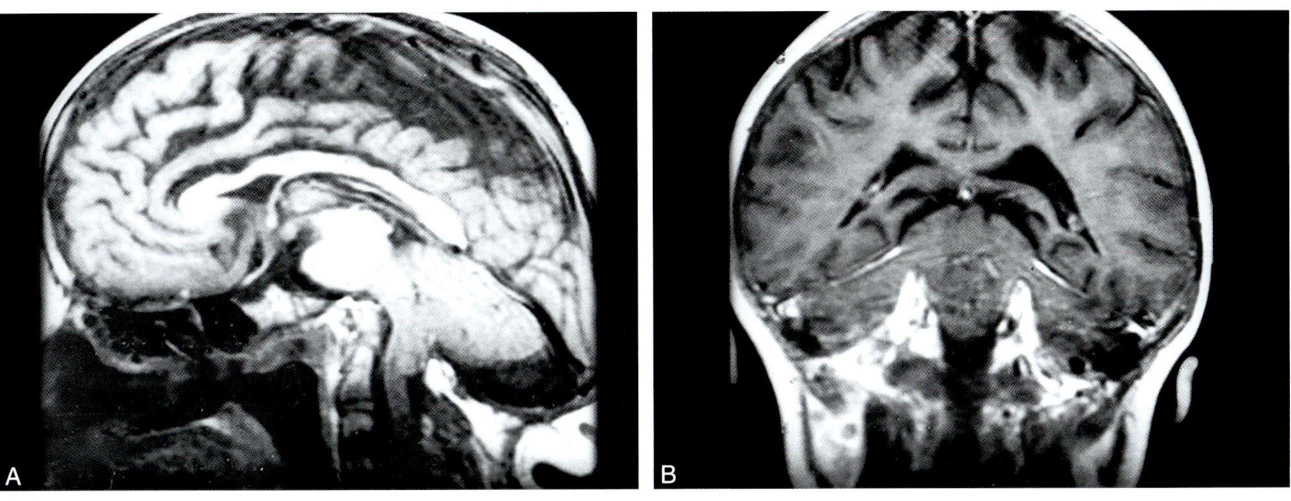

图14.2A和B　A．矢状面。B．冠状面的T_1加权MRI影像，显示颅底成骨不全症患者的颅底内陷，并且整个颅骨基底上抬。

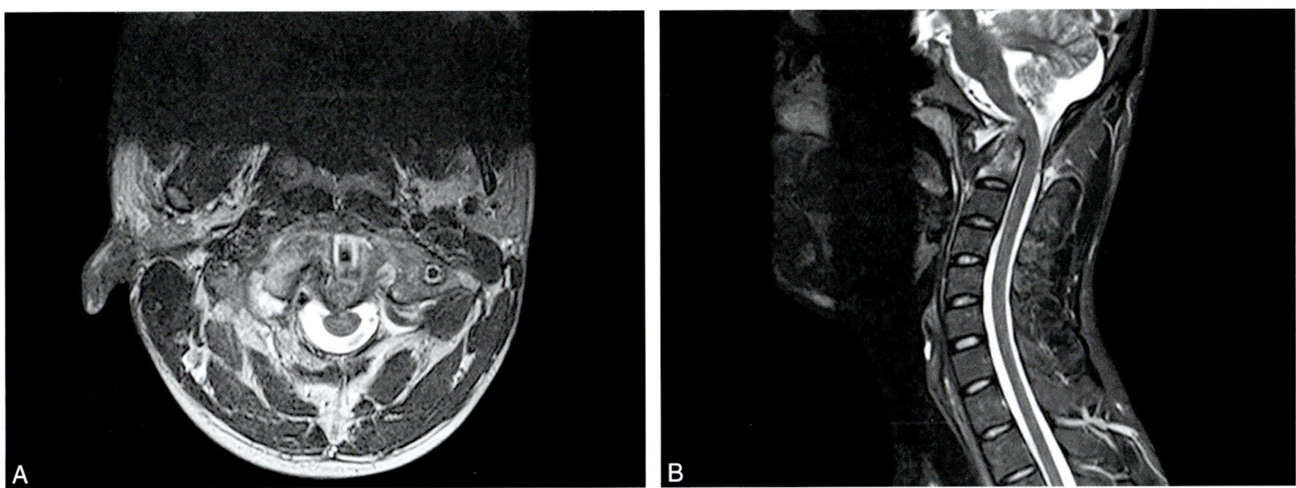

图14.3A和B　A．横断面。B．矢状面T_2加权MRI影像，显示晚期类风湿性关节炎患者的颅底下沉伴齿状突破坏。腹侧颈-延髓交界处明显受压。

缩，斜坡可能小且变得低平，这常与颅骨扁平联系在一起；该型后颅窝内容物变得拥挤，常导致后脑疝综合征。在旁正中型中，枕骨髁发育不良，使得斜坡向背侧移位进入后颅窝。然而，除外两种类型的不同点，仍然表现出一些共同的特征，并且，它们之间的区别无临床相关性。

相关情况

颅底凹陷症常与其他颅颈畸形有关，包括寰椎枕化、枕椎的残余、阻滞椎、短颈畸形以及其他的椎体畸形[5,6]。颅底凹陷症也与Chiari Ⅰ型畸形（Chiari Ⅰ malformation，CMI）及35%的脊髓空洞症有关，但延髓空洞症和脑积水却相对少见[1]。这些情况多发生于前方型或腹侧型的颅底凹陷症患者，对这些潜在的问题进行的治疗，常使脊髓空洞症得到治愈（见图 14.1B）。

颅底内陷最常见的病因是类风湿性关节炎，由于颈椎存在大量的滑膜关节，使颈椎成为类风湿性关节炎患者最常受累的脊柱节段。类风湿性关节炎导致颈椎的并发症包括：颅底下沉、寰枢椎脱位、下颈椎半脱位以及风湿性肉芽组织。齿状突垂直穿透进入颅底，多继发于寰椎侧块的骨丢失（图14.4A和B）。类风湿性关节炎对颅颈交界区如此严重的破

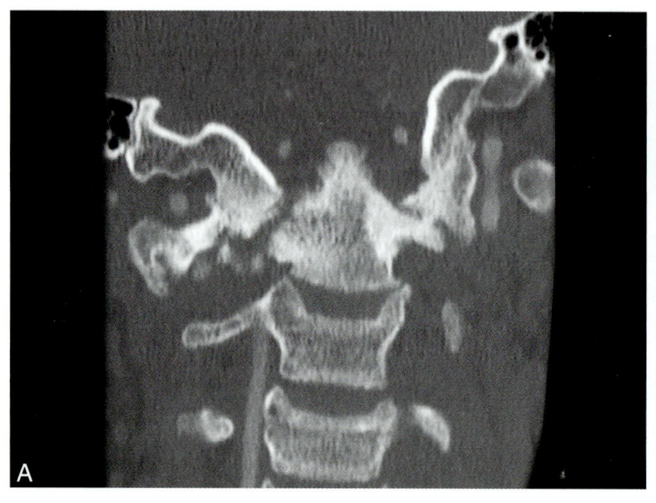

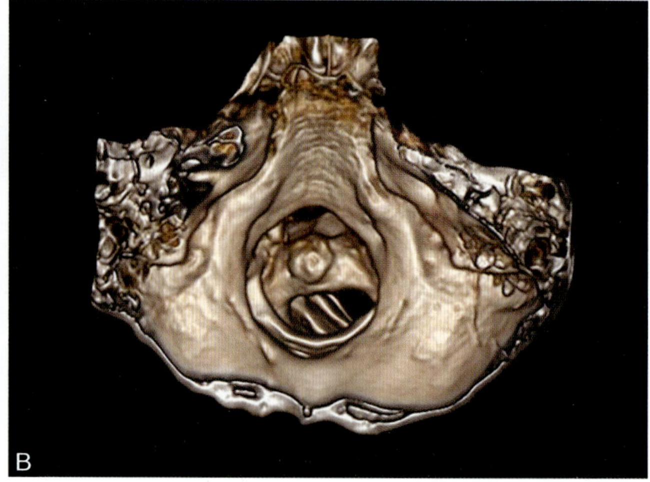

图14.4A和B A．冠状位CT扫描，显示继发于晚期类风湿性关节炎所致的C_1侧块的破坏。B．CT的三维重建显示同一患者的枕骨大孔，注意齿状突向后移位，明显减小了椎管的直径。

坏，使得枕骨髁只能担负于枢椎的侧块上，完全取代了寰椎的前后弓[7]。

临床表现

颅底陷入的症状可能很难描述。虽然颅底凹陷症是一种先天性疾病，但在成年阶段早期以前，大部分患者都不会出现症状[1]。临床表现很少是急性的，但轻微的创伤可能会导致症状的突然出现。Goel等的研究发现，48%的颅底凹陷症患者，当与Chiari Ⅰ型畸形没有相关时，均有一个与创伤相关的诱因导致症状的发生。奇怪的是，研究发现，同时有Chiari Ⅰ型畸形及颅底凹陷症的患者，在症状出现前均未受过相关的创伤[8]；但既有颅底凹陷症又有Chiari Ⅰ型畸形的患者，往往更容易表现出进行性症状逐渐加重的趋势。

颅底凹陷症的症状常归因于腹侧脑干的受压，通常包括运动和感觉障碍。De Barros等的报告显示，85%的患者出现上肢感觉异常及无力的症状。如上文所述，颅底凹陷常与Chiari Ⅰ型畸形相关联，两者的症状多有重叠。颅底凹陷及后脑疝的形成，均会引起继发的下位颅神经功能障碍相关的症状，这些下位颅神经包括：三叉神经、舌咽神经、迷走神经、舌下神经。其他的常见症状包括头痛及颈痛[6]。Menezes的系列研究发现，90%的颅骨下沉患者，表现为枕部及枕下部的疼痛[9]。除此之外，颅底凹陷症的患者可能会表现出复视、眼球震颤或者其他一些血管损伤的表现，如眩晕、黑蒙、晕厥，甚至猝死。另外，颅底凹陷症的患者也常出现锥体束征，包括腱反射亢进或巴宾斯基征阳性，而一些病情较重的患者也可能表现为神经源性膀胱。

Goel等报道了190例手术治疗颅底凹陷症的患者，其中88人不伴有Chiari Ⅰ型畸形。在没有Chiari Ⅰ型畸形的患者中，表现出的症状及其所占百分比分别为：乏力（100%）、颈痛（59%）、脊髓后柱功能障碍（39%）、大小便功能障碍（28%）、感觉异常（25%）。体格检查发现的体征及其所占百分比分别为：斜颈（69%）、颈部活动受限（59%）、低发际（48%）、蹼颈（47%）、短颈（41%）[1,8]。而在并发Chiari Ⅰ型畸形的患者中，最常见症状体征及其所占百分比包括：乏力（94%）、感觉异常（79%）、后柱及脊髓丘脑束功能紊乱（56%）、共济失调（47%）。体格检查发现的常见体征及其所占百分比分别为：短颈（50%）、蹼颈（38%）、低发际（37%）[1,8]。

诊断

除了典型的症状及相关的系列体征外，并无特异性的症状或体征能够诊断颅底凹陷症，但对于有神经功能障碍的患者，应高度怀疑颅底凹陷症的可能，并行影像学检查。

常规的影像学技术，很难对颅底凹陷症进行评估，一些学者提出了几种测量方法，以对颅底凹陷症进行分类及诊断。1939年Chamberlain描述了一条线，现称之为Chamberlain线，即硬腭后缘到枕骨大孔后缘（或颅后点）的连线[10]。由于在侧位X线片上很难将颅后点定位出来，且在颅底陷入的患者中，颅后点可能异常地陷入了后颅窝，所以该线难以在临床上应用。另一根类似的线是McGregor线，该线为硬腭后缘的上面到枕骨最低点的连线[11]，在X线平片中确定该线相对容易，如果齿状突尖端超过该线>4.5mm，则视为不正常的。第三条常用的参考线是McRar线，该线界定了枕骨大孔开口前后方向的长度[12]，Mcrae指出，如果齿状突尖端位于该线的下方，患者可能无任何症状。

部分学者对上述颅骨测量线持批评的态度。首先，硬腭实际上不是颅底的一部分，它的位置多变，不局限于颅颈连接区异常的患者。此外，齿状突本身的长度可能使测量复杂化。也有报道，测量者使用影像学标准所得结果的可靠性及可重复性也较低[13]。

最近，计算机断层扫描（CT）及磁共振成像（MRI）的使用，在很大程度上取代了在颅底凹陷症的诊断上对X线平片的依赖。这些影像学技术允许对病变进行直接观察，同时能评估任何程度的神经压迫。此外，MRI可以区分相关的伴发疾病，包括Chiari Ⅰ型畸形、脊髓空洞症及脑积水。一项回顾性研究对200名成人的颅颈核磁共振影像进行了分析，结果发现，齿状突在Chamberlain线下方平均为1.2mm（均数1.5mm，标准差3mm），在McGregor线下方平均为0.9mm（均数1.1mm，标准差3mm），在McRae线下方平均为4.6mm（均数4.8mm，标准差2.6mm）[14]。虽然确切的标准有所不同，但只要齿状突超过McRae线、超过Chamberlain线3mm以上及超过McGregor线4.5mm以上的情况，均视为异常。

虽然可获得CT和/或MRI检查的评估，但也需注意前屈–后伸位影像检查的重要性。前屈–后伸位影像学检查可以提供对颅颈不稳的评估，同时能提供对中立位未发现的神经压迫的评估。此外，该影像学检查可帮助确定病变处的颈椎是否可降低，这将对手术计划产生较大的影响。

CT三维重建技术也是有益的，它允许对颅底凹陷症伴有的复杂解剖结构进行深入的术前评估。

手术适应证

对外科医生而言，位于颅颈交界区的病变在技术上有极大的挑战性。尽管手术技术及外科手术器材的发展，对该区域的手术有了一定的改善，但该区域的手术仍需要很长时间的学习。诸如颅底凹陷症等发生在腹侧的病变，仍然是最具技术挑战的手术区域。

如果不经治疗，颅底凹陷症可能导致进行性的神经功能障碍，甚至死亡。颅底凹陷症手术治疗的适应证包括：顽固性疼痛、进行性畸形、脊髓病变和脑干功能障碍。轻度的颅底凹陷症应进行临床及影像学的随访，观察体征的进展情况[1]。手术治疗的目的包括：脑干、颈脊髓及颅神经的减压，保证充足的椎–基底动脉环的血供，以及颅颈交界区的稳定。在手术策略制定之前，必须确定病变处颈椎是可复位的还是不可复位的[15,16]。一旦潜在的情况被解决后，脊髓空洞症的症状通常会得到缓解（图14.5A和B）。

为确定病变处的颈椎是否可复位，应对患者进行屈伸位动态的MRI成像或CT扫描。此外，为进行

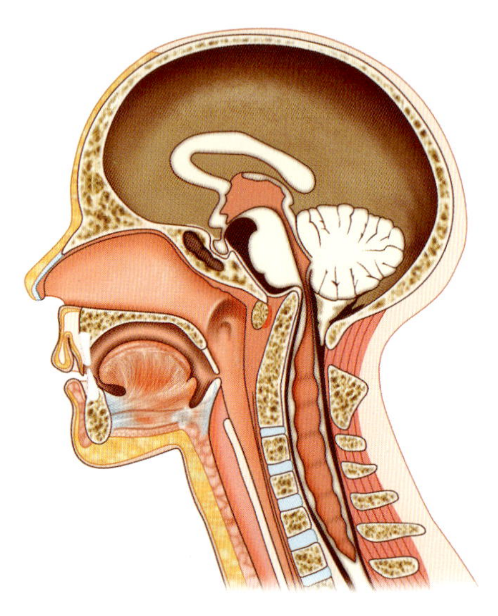

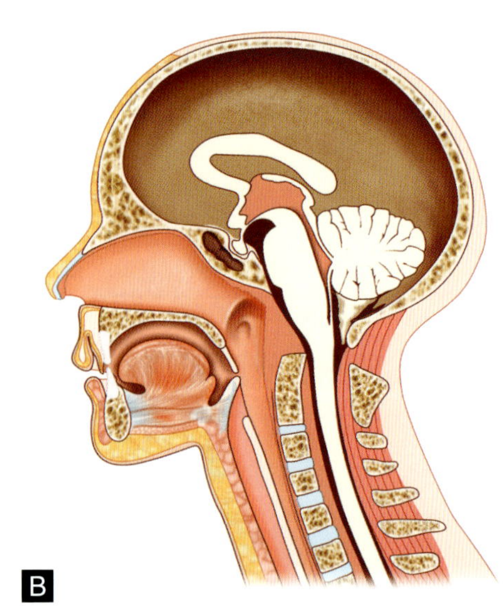

图14.5A和B A．示意图显示颅底凹陷症伴颈髓交界区受压，并形成脊髓空洞症。B．示意图显示切除齿状突的腹侧减压，注意脊髓空洞症的消失。

轴向牵引，应将患者放置在MRI兼容的crown-halo架上。通常情况下，牵引重量从3kg开始，根据需要逐步增加，经过4～5天的牵引后可最大增加到6kg。牵引下进行反复的MRI检查，以获得适当颈椎复位。如果获得了足够的颈椎复位，则在保持左侧牵引的情况下，将患者送入手术室，仅行后路枕颈融合，同时可行或不行后方减压手术[17]。最近，一种另外的能使颈椎复位的方法已被使用，该方法是在全身麻醉及神经肌肉阻滞的情况下，在手术室使用crown-halo架牵引，并使用术中CT评价是否获得了颈椎的足够复位[15]。如果病变处颈椎不能复位，则需要通过前路手术，切除导致脑干和颈髓交界处压迫的结构，同时再行后路固定术[17]；现有几种手术路径可以完成该手术，包括经口、经咽入路，这些路径能够快速、直接到达病变部位。

经口、经口咽入路

经口、经口咽入路用于治疗中线、腹侧、不可复位的病变，该入路最初由Kanavel于1917年首次提出[18]。然而，直到1951年，Scoville和Sherman在颅底扁平症的修复治疗中才再次进行了描述[19]。1962年，Fang和Ong在寻找感染病因的过程中，也对该入路进行了描述[20]。该入路会产生许多并发症，包括脑膜炎及脑脊液漏，直到Menezes和Crockard展示了该技术可以在安全且并发症少的情况下实施，这一技术才得以广泛应用[21,22]。

在准备施行经口、经口咽入路前，有些因素需要进行考虑。首先考虑的是患者的营养状态，继发于颅底凹陷症的下位颅神经功能障碍的患者，可出现营养状况不佳的情况；反过来，患者营养状况差可能导致伤口愈合不良，和/或骨性融合受到抑制。如果患者的营养状况存在问题，术前营养补充应是有益的。另一个需要考虑的因素是口腔卫生。龋齿和牙龈炎需在术前予以解决，否则将成为一个感染源。术前需要取鼻咽及口咽部分泌物做细菌培养，如果菌群正常，则无须进行额外的抗生素治疗；否则使用制霉菌素冲洗液和洗必泰漱口液，1天3次，且术前2天，鼻腔内应使用莫匹罗星软膏。另外，由于患者解剖结构的变异可使进入病变区的通道变得极为有限，而成为一个相对禁忌证，例如，张口后上下牙齿距离不能大于25mm的患者，可能需要采用

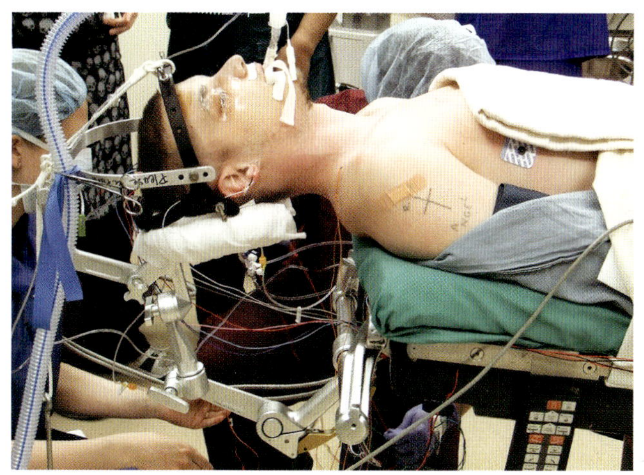

图14.6　患者的术前体位。注意crown–halo牵引装置的安放及术中体感诱发电位的使用。

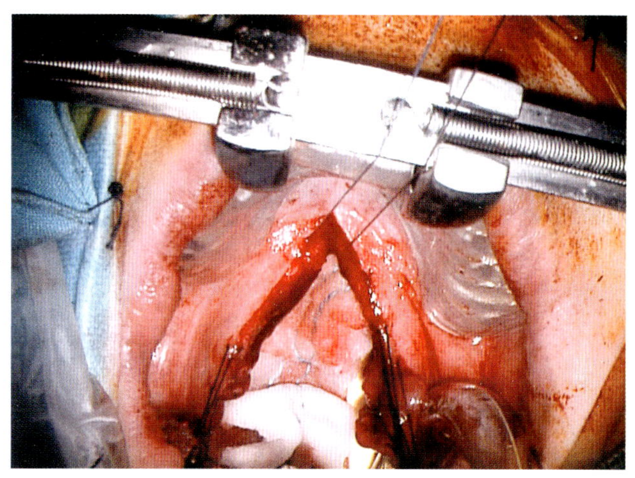

图14.7　软腭中线切开，显露咽后壁。

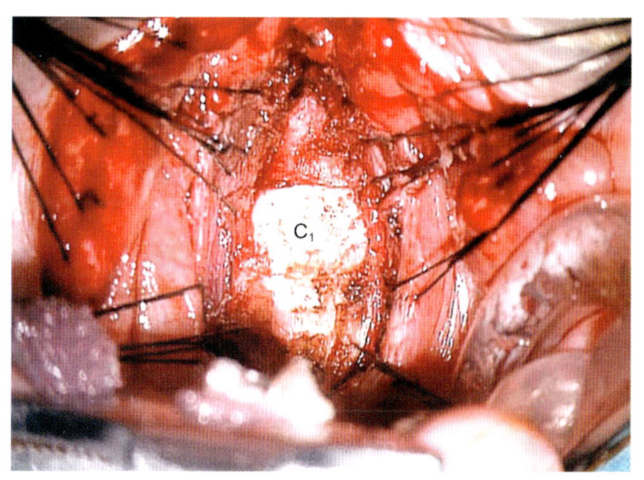

图14.8　显露C_1的前弓。

中线舌切开或下颌骨入路的方法来扩大手术显露范围。

经口、经口咽的入路，可显露从头侧斜坡下1/3到尾侧C_2、C_3椎间盘的区域，但解剖结构的变异可能会减少该区域的显露。在某些情况下，软腭的切开可能会改善头侧的显露；同样，中间位置的舌切开术，可能会改善尾侧的显露；如果显露水平希望降到C_4水平，则可通过切开下颌骨来实现。舌下神经髁管、耳咽管以及椎体动脉在其进入硬膜内空间前的走行，均限制了该入路对侧方结构的显露。

如可能，清醒状态下使用纤维光学气管插管，可减少潜在的神经损伤。对于一些由于脑干受压或下位颅神经功能障碍导致的肺功能障碍的患者，需要进行术前气管切开[1]。不存在肺功能障碍的患者，则将患者头部安放在crown–halo架上，给予轻柔的牵引（图14.6）。对于儿童患者，应使用头环固定，8～16岁使用4颗钢钉，6～8岁使用6颗，<6岁使用8颗；拧紧钢钉，维持一定压力[1]。将气管插管固定在下颌骨上方的外侧皮肤上，并用喉包来堵塞喉咽，再用10%碘溶液和过氧化氢溶液对口腔进行准备。为了自动牵开，可使用带压舌板的Dingman牵开器。

一旦获得充分的牵开，对咽后壁进行局部麻醉，沿中线切开（图14.7）。采用手术显微镜，可使术野更清晰。然后将咽后壁向两侧牵开，并将颈椎腹侧表面的颈长肌和头长肌沿其内侧缘分开，显露C_1的前弓及其下方的齿状突（图14.8）。然后用带金刚钻的高速电钻磨除C_1前弓（图14.9），并挖空齿状突（图14.10、图14.11）。一旦齿状突被充分地挖空后，可用刮匙刮除齿状突外壳。

如果需要，可用金刚钻及和精细的Kerrison式钳去除斜坡的下部。齿状突切除后，可见十字交叉韧带及其后方的硬脊膜。在整个手术操作过程中，需维持颈椎的持续牵引，因为齿状突切除后，增加了颅颈交界区的不稳定。

术口的缝合往往是一个极具挑战性的操作。将颈长肌和头长肌重新缝合在一起（图14.12），随后

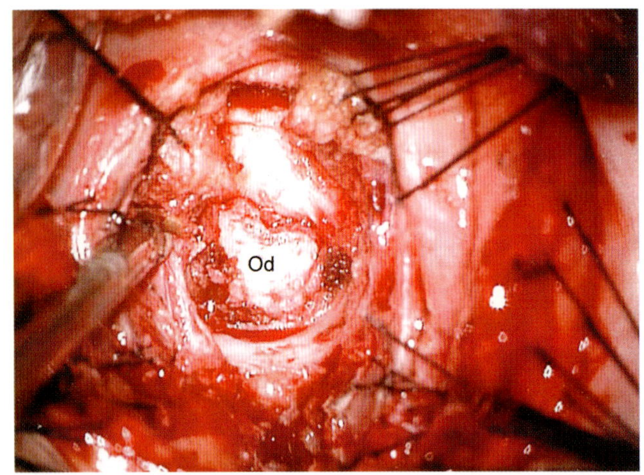

图14.9 C_1前弓切除后显露齿状突。

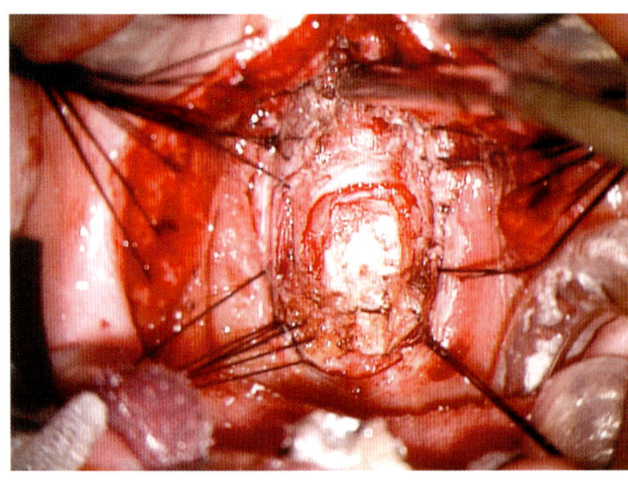

图14.10 使用高速钻将齿状突掏空后的视野。

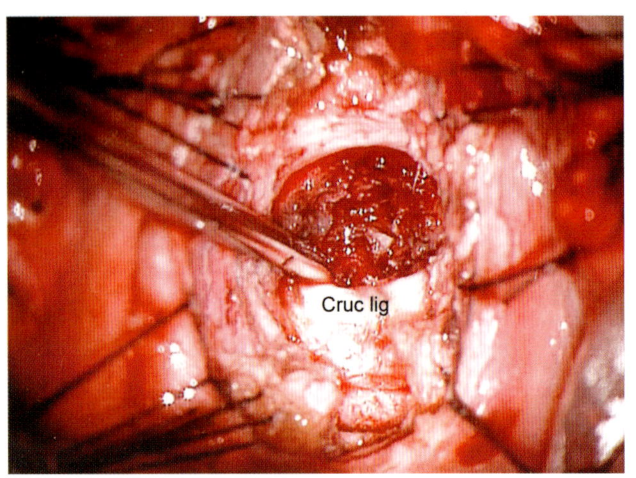

图14.11 切除齿状突上半部分后显露十字交叉韧带。

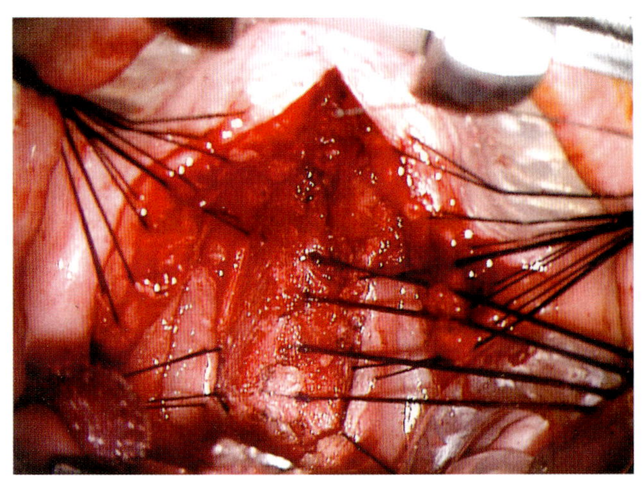

图14.12 逐层缝合咽后部肌肉组织及黏膜。

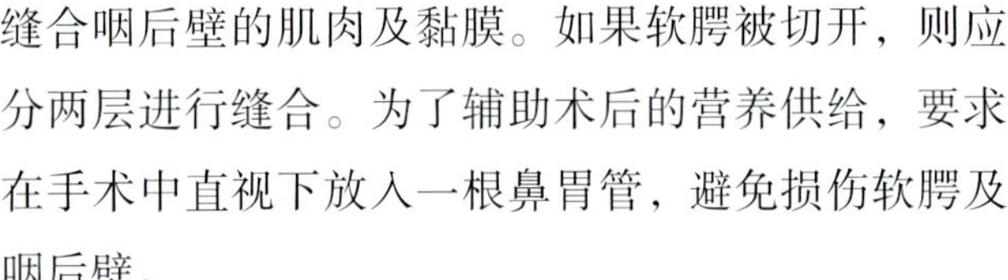

缝合咽后壁的肌肉及黏膜。如果软腭被切开，则应分两层进行缝合。为了辅助术后的营养供给，要求在手术中直视下放入一根鼻胃管，避免损伤软腭及咽后壁。

对这些患者，术后的护理是极为重要的。术后5天内给予鼻胃管喂食，随后给予流质饮食，并逐渐增量。喂食过程中，小心避免任何较硬的食物导致手术部位的损伤。气管内插管需要保持到口周组织及舌头的肿胀消退后方可拔除。

经口、经口咽减压术必须与背侧的固定技术联合使用（图14.13A和B）。

手术并发症

虽然经口、经口咽入路在减少并发症方面取得了较大的进步，但此技术应用中仍存在几个可能的并发症，包括腭咽闭合不全、高鼻音、牙齿损伤、椎–基底动脉损伤、脑脊液漏、气道损伤、伤口裂开、吞咽困难、脑膜炎、咽部蜂窝织炎、下颌关节脱位及颞下颌关节的损伤等[16,17,23~29]。术前血管的检查有助于椎–基底动脉环的界定，进而对术前计划有所帮助，如果存在着椎–基底动脉系统的受累，就应采用正规的血管造影；如果发生脑脊液漏，首先应尝试缝合，如不能缝合，则可采用硬脑膜移植或密封胶封堵漏口，腰椎蛛网膜下腔引流对脑脊液漏的

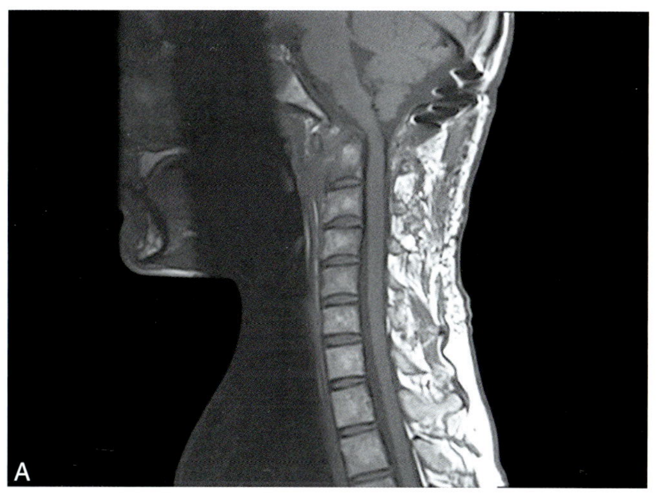

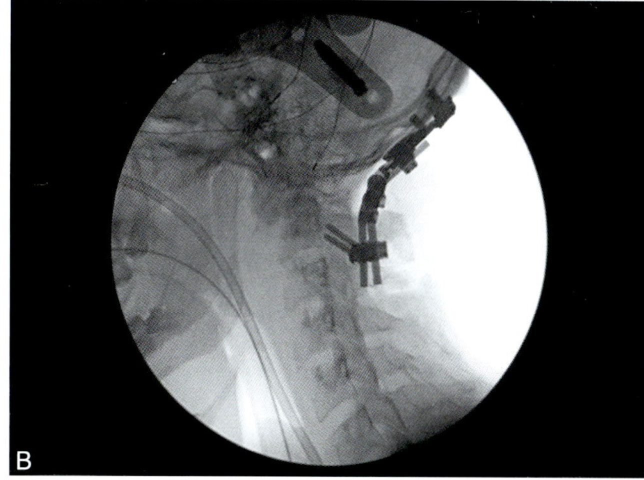

图14.13A和B A．矢状位T_1磁共振成像显示，经口齿状突切除、后路内固定术后，颅底下沉和颈髓受压的情况改善。B．侧位透视显示枕颈固定装置。

封堵也有一定作用。深部感染通常需要手术引流，而浅表的感染则可通过经皮引流和抗生素治疗。手术结束后，应对下颌进行检查，确保无下颌关节脱位的情况。

参考文献

[1] Smith JS, Shaffrey CI, Abel MF, et al. Basilar invagination[J]. Neurosurgery, 2010; 66(no. Supplement): A39-A47.

[2] Menezes AH. Craniocervical developmental anatomy and its implications—Springer[J]. Childs Nerv Syst, 2008; 24(10):1109-1122.

[3] Smoker WR. Craniovertebral junction: normal anatomy,craniometry, and congenital anomalies[J]. RadioGraphics, 1994;14(2):255-277.

[4] El-Khoury GY, Wener MH, Menezes AH, et al. Cranial settling in rheumatoid arthritis[J]. Diagn Radiol, 1980;137:637-642.

[5] Albright AL, Pollack IF, Adelson PD. Priniciples and Practice of Pediatric Neurosurgery, 2nd edition[M]. New York:Thieme, 2011.

[6] Caetano de Barros M, Farias W, Ataide L, et al. Basilar impression and Arnold-Chiari malformation. A study of 66 cases[J]. J Neurol Neurosurg Psychiatry, 1968;31 (6):596-605.

[7] Winn HR. Youmans Neurological Surgery, 6th edition[M]. Philadelphia: Elsevier Health Sciences, 2011.

[8] Goel A, Bhatjiwale M, Desai K. Basilar invagination: a study based on 190 surgically treated patients[J]. J Neurosurg, 1998;88(6):962-968.

[9] Menezes AH, VanGilder JC, Clark CR, et al. Odontoid upward migration in rheumatoid arthritis[J]. J Neurosurg, 1985;63(4):500-509.

[10] Chamberlain WE. Basilar impression (platybasia): a bizarre developmental anomaly of the occipital bone and upper cervical spine with striking and misleading neurologic manifestations[J]. Yale J Biol Med, 1939;11(5):487.

[11] McGregor M. The significance of certain measurements of the skull in the diagnosis of basilar impression[J]. Br J Radiol,1948;21(244):171-181.

[12] McRae DL. Bony abnormalities in the region of the foramen magnum: correlation of the anatomic and neurologic findings[J]. Acta Radiol Old Ser, 1953;40(2-3):335-354.

[13] Riew KD, Hilibrand AS, Palumbo MA, et al. Diagnosing basilar invagination in the rheumatoid patient the reliability of radiographic criteria[J]. J Bone Jt Surg, 2001;83(2):194-200.

[14] Cronin CG, Lohan DG, Ni Mhuircheartigh J, et al. MRI evaluation and measurement of the normal odontoid peg position[J]. Clin Radiol, 2007;62(9):897-903.

[15] Dahdaleh NS, Dlouhy BJ, Menezes AH. Application of neuromuscular blockade and intraoperative 3D imaging in the reduction of basilar invagination[J]. J Neurosurg Pediatr, 2012;9(2):119-124.

[16] Menezes AH. Surgical approaches: postoperative care and complications transoral-transpalatopharyngeal approach to the craniocervical junction[J]. Childs Nerv Syst, 2008; 24(10):1187-1193.

[17] Menezes AH, VanGilder JC. Transoral-transpharyngeal approach to the anterior craniocervical junction[J]. J Neurosurg, 1988;69(6):895-903.

[18] Kanavel AB. Bullet located between the atlas and the base of the skull: technique of removal through the mouth[J]. Surg Clin Chic, 1917; 1:361-366.

[19] Scoville WB, Sherman IJ. Platybasia: report of ten cases with comments on familial tendency, a special diagnostic sign,and the end results of operation[J]. Ann Surg, 1951;133(4):496-502.

[20] Fang HSY, Ong G. Direct anterior approach to the upper cervical spine[J]. J Bone Joint Surg Am, 1962;44(8):1588-1604.

[21] Menezes AH, Traynelis VC, Gantz BJ. Surgical approaches to the craniovertebral junction[J]. Clin Neurosurg, 1994;41:187-203.

[22] Crockard HA. The transoral approach to the base of the brain and upper cervical cord[J]. Ann R Coll Surg Engl, 1985;67(5):321.

[23] Di Lorenzo N, Fortuna A, Guidetti B. Craniovertebral junction malformations[J]. J Neurosurg, 1982;57(5):603-608.

[24] Kingdom TT, Nockels RP, Kaplan MJ. Transoral-transpharyngeal approach to the craniocervical junction[J]. Otolaryngol Head Neck Surg, 1995;113(4):393-400.
[25] Shaha AR, Johnson R, Miller J, et al. Transoral-transpharyngeal approach to the upper cervical vertebrae[J]. Am J Surg, 1993;166(4):336-340.
[26] Yang S, Gao Y. Clinical results of the transoral operation for lesions of the craniovertebral junction and its abnormalities[J]. Surg Neurol, 1999;51(1):16-20.
[27] Cantarella G, Mazzola RF, Benincasa A. A possible sequel of transoral approach to the upper cervical spine. Velopha-ryngeal incompetence[J]. J Neurosurg Sci, 1998;42(1):51-55.
[28] Hadley MN, Spetzler RF, Sonntag VKH. The transoral approach to the superior cervical spine[J]. J Neurosurg, 1989;71(1):16-23.
[29] Spetzler PRF, Hadley MN, Sonntag VKH. The transoral approach to the anterior superior cervical spine[M]. A review of 29 cases. In: Isamat PDF, Jefferson DA, Loew PDF, et al. (Eds). Proceedings of the 8th European Congress of Neurosurgery, Barcelona, September 6–11, 1987. Vienna: Springer, 1988. pp. 69-74.

第15章

先天性颈椎畸形

Peter G Passias, Cyrus M Jalai, Nancy Worley

概述

颈椎的先天性畸形可以单独出现，亦可表现为两种或更多种畸形的临床综合征[1]。通常在出生时出现症状，但症状表现不同，可无症状，也可出现神经功能症状和疼痛[1]。最重要的是，患者首次就诊进行全面的检查，可以做出畸形的诊断，但其他伴随的畸形往往被忽视，直到后来才发现[1]。早期对这些畸形进行积极的治疗，往往能获得较好的临床疗效。先天性颈椎畸形包括：Klippel-Feil综合征（KFS）、寰椎枕骨化、寰椎畸形、软骨发育不全、颅底凹陷、枕骨裂露脑畸形、枢椎椎弓异常、齿状突畸形等[1]。

Klippel-Feil综合征

胚胎学

受精卵2周后，原肠胚形成，并产生间充质细胞[2]。双胚层发育为三胚层，进而出现原条、胚层、和脊索[3]。在分裂过程中，中胚层分化为体节，随后进一步分化为骨节、肌节和皮节[2]。生骨节在进一步的分节过程中，体节的加入形成了椎体[2]。由于调控分节和再分节的基因缺陷，会导致体节或其间充质细胞不能正常地分化及分节，从而不能形成正常椎体[2, 3]，而分节的失败常伴随生长板的缺失，进而形成Klippel-Feil综合征[3]。

临床表现

Klippel-Feil综合征的特征，表现为先天性的两个或两个以上的颈椎发生骨性连接或融合[2]，主要原因是颈椎分节的缺陷[2, 3]。Klippel-Feil综合征的发生率，每40000～42000个新生儿中会出现1个[2, 4]，男女发病的比例为2：3，女性发病率比男性稍高[2]。Klippel-Feil综合征的典型三联征表现为：后发际较低，伴短颈及颈部活动受限[2]，然而，仅约一半的Klippel-Feil综合征患者会出现这种三联表现[2]。Klippel-Feil综合征患者会出现范围广泛的一系列症状及畸形，包括听力障碍、心脏畸形、肾脏畸形（如单侧肾缺如、马蹄肾、异位肾、肾旋转不良）、先天性脊柱侧弯、Sprengel畸形、颅底畸形、枕颈融合、齿状突畸形、颈肋、泌尿生殖系统的畸形及肋骨异常等[2, 5-7]。然而，颈部疼痛、神经功能症状及颈部活动困难是Klippel-Feil综合征患者就诊最常见的原因[2]。

评估与诊断

颈椎的融合可在颈部X线片上确定：摄片位置可采用颈椎前后位、侧位及齿状突张口位，而颈椎不稳可通过颈椎前屈及后伸位摄片发现[1]。如果怀疑存在潜在的脑干或脊髓压迫情况，包括颈椎不稳或颈椎管狭窄，应进行颈椎磁共振成像检查[1]。此外，计算机断层扫描可发现病理性的骨性结构异常[2]。

诊断为Klippel-Feil综合征的患者，建议行胸椎及腰椎的X线片，以发现潜在的畸形[1,4]，例如，

60%～70% 的Klippel-Feil综合征患者存在脊柱侧弯[4,8]。由于心脏、肾脏、内耳及颈椎在胚胎期同时发育，所以Klippel-Feil综合征的患者也可能同时出现上述器官或系统的发育异常[2]，据报道有3.5%～4.2% 的Klippel-Feil综合征患者存在心血管疾病[4, 9, 10]。Sprengel畸形的发病率范围较宽，其发病率从少见至30%不等[4,11,12]。此外，还有Klippel-Feil综合征合并颈眼耳综合征（Wildervanck syndrome）的报道[4,13,14]，因此，应对Klippel-Feil综合征患者进行听力、心脏、肾脏及神经系统的检查[2,6]。

儿童Klippel-Feil综合征的诊断比成人困难，因为某些成人的畸形在儿童是正常的，如颈椎假性半脱位在成人中属异常，而在儿童中是正常的[2,15]。同样，幼年型类风湿关节炎患者会出现类似Klippel-Feil综合征的融合，但实际上并不是Klippel-Feil综合征[2,4]。此外，随着生长，儿童的颈椎可能不会出现骨性连接，但随着椎体间空间的不断缩小，最终会发生椎间融合[2]。

Klippel-Feil综合征的分型

Klippel-Feil综合征的第一种分型，单纯基于其诊断时的解剖特征，融合的部位及范围，将其分为3型[2]：Ⅰ型的特征是多个颈椎的融合[2-4]，偶尔伴有上胸椎的融合[3,4]；Ⅱ型的特征是一个或两个颈椎椎间隙的融合[2,3]；Ⅲ型的特征为合并下腰椎融合的颈椎融合[2,3]。最近的一些研究，进一步对Klippel-Feil综合征的特征进行了分类，发现了Klippel-Feil综合征特定类型及其他畸形与基因遗传模式的相关性。据报道，Ⅰ型最常见于常染色体隐性遗传，并与综合征的畸形及脊柱侧凸有关[2]。Ⅱ型最常见于常染色体显性遗传，并与Sprengel综合征及颈肋畸形有关。Ⅲ型通常是常染色体隐性遗传，并与脊柱侧凸有关[2]。基于颈椎运动学，Klippel-Feil综合征的分型得到进一步的深化[2,16]。通过颈椎前屈后伸侧位X线片的评估，Pizzutillo等得出如下结论：Klippel-Feil综合征与颈椎的过度活动相关，上颈段的过度活动增加了患者出现神经系统相关症状的风险，而下颈段的过度活动，往往多与颈椎的退行性变相关[2, 16]。Pizzutillo等提出了一种新的加入影像学评估的分类系统：Ⅰ类是颈椎活动范围正常；Ⅱ类是上颈椎过度活动；Ⅲ类是下颈椎过度活动；Ⅳ类是包括Ⅱ类和Ⅲ类的颈椎过度活动[16]。

保守治疗

Klippel-Feil综合征的患者除了具有广泛的症状和体征外，不同的Klippel-Feil综合征患者，其症状及体征的严重程度也不同。颈椎融合稳定的Klippel-Feil综合征患者，通常无任何临床症状，往往在拍X线片时被发现。Theiss等和Rouvreau等报道，随访10～12.5年后，颈椎融合稳定的Klippel-Feil综合征患者，出现症状的概率非常小[2,17,18]。如果颈椎融合稳定的Klippel-Feil综合征患者开始出现症状，可进行保守治疗，其治疗措施包括：限制颈椎活动、使用支具、颈椎牵引[2,5,6]。

手术治疗

有症状的融合不稳定的Klippel-Feil综合征患者，常常出现神经根病变或者脊髓病变[2,19]。有症状的不稳定可来自C_2/C_3及枕颈的骨性融合。对于存在颈椎不稳定和/或出现神经系统症状的情况，建议进行手术治疗，治疗目的是纠正颈椎的不稳定，手术方式包括寰枕、寰枢椎及下颈椎融合术[2]。进行枕颈融合术时，通常采用后方入路，可采用自体骨移植及枕骨瓣进行融合，内固定可采用钢丝环扎、钢板、螺钉等[2]。进行寰枢椎融合术时，手术内固定的方式选择可考虑多种因素畸形决定。如果椎体后方完整，融合后可用钢丝固定[2]。如果寰椎后弓不完整或被破坏，或空间有限不能用钢丝固定，则选择螺钉固定[2]。术后，应使用halo环或支具维持固定[2]。

参考文献

[1] Klimo P Jr, Rao G, Brockmeyer D. Congenital anomalies of the cervical spine[J]. Neurosurg Clin North Am, 2007;18:463-478.

[2] Tracy MR, Dormans JP, Kusumi K. Klippel-Feil syndrome:clinical features and current understanding of etiology[J]. Clini Orthop Relat Res, 2004;(424):183-190.

[3] Kaplan KM, Spivak JM, Bendo JA. Embryology of the spine and associated congenital abnormalities[J]. Spine J, 2005;5:564-576.

[4] Thomsen MN, Schneider U, Weber M, et al. Scoliosis and congenital anomalies associated with Klippel-Feil syndrome types I-III[J]. Spine, 1997;22:396-401.

[5] Copley LA, Dormans JP. Cervical spine disorders in infants and children[J]. Am Acad Orthop Surg, 1998;6:204-214.

[6] Herman MJ, Pizzutillo PD. Cervical spine disorders in children[J]. Orthop Clin North Am, 1999;30:457-466, ix.

[7] Manaligod JM, Bauman NM, Menezes AH, et al. Cervical vertebral anomalies in patients with anomalies of the head and neck[J]. Annals Otol Rhinol Laryngol, 1999;108:925-933.

[8] Hensinger RN, Lang JE, MacEwen GD. Klippel-Feil syndrome;a constellation of associated anomalies[J]. J Bone Joint Surg Am, 1974;56:1246-1253.

[9] Brill CB, Peyster RG, Keller MS, et al. Isolation of the right subclavian artery with subclavian steal in a child with Klippel-Feil anomaly: an example of the subclavian artery supply disruptionsequence[J]. Am J Med Genet, 1987;26:933-940.

[10] Morrison SG, Perry LW, Scott LP 3rd. Congenital brevicollis (Klippel-Feil syndrome) and cardiovascular anomalies[J]. Am J Dis Child, 1968;115:614-620.

[11] Bavinck JN, Weaver DD. Subclavian artery supply disruption sequence: hypothesisof a vascular etiology for Poland,Klippel-Feil, and Mobius anomalies[J]. Am J Med Genet,1986;23:903-918.

[12] Greenspan A, Cohen J, Szabo RM. Klippel-Feil syndrome. An unusual association with Sprengel deformity, omovertebral bone, and other skeletal, hematologic, and respiratory disorders. A case report[J]. Bull Hosp Jt Dis Orthop Inst, 1991;51:54-62.

[13] Daniilidis J, Demetriadis A, Triaridis C, et al. Otological findings in cervico-oculo-auditory dysplasia[J]. J Laryngol Otol, 1980;94:533-544.

[14] Corsello G, Carcione A, Castro L, et al. Cervico-oculoacusticus (Wildervanck's) syndrome: a clinical variant of Klippel-Feil sequence[J]? Klin Padiatr, 1990;202:176-179.

[15] Dormans JP. Evaluation of children with suspected cervical spine injury[J]. J Bone Joint Surg Am, 2002;84-A:124-132.

[16] Pizzutillo PD, Woods M, Nicholson L, et al. Risk factors in Klippel-Feil syndrome[J]. Spine, 1994;19:2110-2116.

[17] Theiss SM, Smith MD, Winter RB. The long-term follow-up of patients with Klippel-Feil syndrome and congenital scoliosis[J]. Spine, 1997;22:1219-1222.

[18] Rouvreau P, Glorion C, Langlais J, et al. Assessment and neurologic involvement of patients with cervical spine congenital synostosis as in Klippel-Feil syndrome: study of 19 cases[J]. J Pediatr Orthop B, 1998;7:179-185.

[19] Xue X, Shen J, Zhang J, et al. Klippel-Feil syndrome in congenital scoliosis[J]. Spine (Phila Pa 1976), 2014; 39(23):E1353-1358.

第四部分

手术治疗

第16章

脊髓型颈椎病的手术治疗：前路手术

Michael Gerling, Nancy Worley

概述

脊髓型颈椎病（cervical spondylotic myelopathy，CSM）是一个进行性的退行性疾病。一般而言，轻度的脊髓型颈椎病可采用非手术治疗，而中至重度的脊髓型颈椎病需进行手术治疗。手术治疗根据手术路径分为前路手术及后路手术。前路手术包括：经前路的颈椎间盘切除融合术（anterior cervical discectomy andFusion，ACDF）、椎体切除术、椎间盘–椎体联合切除术、颈椎间盘成形术（cervical disk arthroplasty，CDA）；后路手术包括：椎板成形术、椎板切除术和椎板切除融合术。

对于脊髓型颈椎病，外科医生选择前路手术还是后路手术，需要综合考虑患者病变的范围及位置以及颈椎矢状面序列的情况。因此，每个患者的手术方法往往需要进行个体化选择[1]。尽管没有随机对照研究比较前路手术及后路手术对于脊髓型颈椎病的治疗效果，但在目前临床背景下，现有数据表明，前路手术是有效的。Shamji等发现，与后路手术相比，前路手术并发症较少、成本更低[1,2]。Fehlings等也得出了类似的结论[3]。

对于颈椎后凸畸形患者，应优先选择前路手术，因后路手术只会增加张力，且在颈椎后凸畸形加重时，不能再提供减压的途径[4,5]。手术目的应纠正颈椎矢状面的序列。由于重建颈椎生理性前凸的椎间植入物在前路手术更易植入，故对脊柱后凸畸形的患者，前路手术比后路手术更易纠正脊柱矢状面的序列[4,6]。前路手术提供了最佳的减压路径，主要用于解决前方的退行性改变，包括突出的椎间盘及前方局灶性的骨赘[6]。对于4个或更多节段的后纵韧带骨化症，是采用前路椎体切除术还是后路手术，目前仍存在一定争议[6,7]。

前路颈椎间盘切除及融合术

手术适应证

多节段颈椎间盘切除术的适应证包括：由骨赘[6]或无骨赘的颈椎间盘突出[8]引起的脊髓压迫，以及1～3个椎间盘引起的脊髓压迫[9]。颈前路椎间盘切除融合术用于解决椎间盘水平的病变，邻近椎间盘的病变应采用另一种外科技术进行修复[10]。在诊断正确的情况下，基于病变的程度及其对颈椎解剖的影响，多节段颈椎间盘切除术是治疗脊髓型颈椎病可取的方法，因为它与椎体切除术相比，术中的出血较少。此外，在节段固定和颈椎矢状位序列的恢复方面，前路颈椎间盘切除融合术（ACDF）具有更大的潜能[1]。

手术技巧

经颈动脉三角标准的Smith Robinson入路，能够显示C_2～T_1的脊椎节段，根据目标颈椎节段的位置，这一个切口可以是横向的或斜向的。手术入路的解剖标志包括：舌骨相对于C_3、甲状软骨相对于C_4/C_5椎间隙、环甲膜相对于C_5/C_6水平。横向或纵向切开颈阔肌，沿着胸锁乳突肌的内侧缘钝性剥离，并识别颈长肌的两侧缘。颈动脉鞘和相关血管牵向外侧，包括食道、气管和甲状腺在内的中线附近的结构牵向内侧。术中进行X线透视，以判定颈椎节段的位置，并在颈长肌的下面，小心插入牵开器页片。

颈椎间盘切除术是通过前纵韧带和前方纤维环将椎间盘完全切除，而小刮匙或咬骨钳可去除椎间盘或增生的骨刺。减压后，处理软骨终板准备进行融合，选取合适大小的骨块或cage植入椎间隙，随后用钢板固定。矢状面的缺损可以通过在椎间植入前凸的椎间融合器进行修复[6]。

手术并发症

前路手术中，易受损的解剖结构包括：椎动脉、喉返神经（recurrent laryngeal nerve，RLN）、食管、颈动脉鞘、颈交感神经链。在前路颈椎间盘切除融合术（ACDF）的手术过程中，过度牵拉可能导致喉返神经（RLN）的损伤，表现为声音嘶哑、咳嗽和呼吸道问题[11]。据报道，前路颈椎间盘切除融合术术后喉返神经麻痹的发生率为0.2%～16.7%[11-21]。此外，短期吞咽困难是颈椎前路手术的常见并发症，发病率为2%～67%[11,22-24]。据报道，相比单节段及双节段的前路颈椎间盘切除融合术患者，3节段的前路颈椎间盘切除融合术患者更易发生术后吞咽困难。究其原因，可能与多节段的前路颈椎间盘切除融合术需要更大的牵拉和更多的解剖结构的切除有关[11]。持续性的吞咽困难也是前路颈椎间盘切除融合术后的一种常见并发症，但与短期吞咽困难相比，发生率相对较低，其发病率在不同的报道中有所不同。在一项研究中，术后随访1年，其发病率为12.5%[25]，而在另一项研究中，术后随访2年，其发病率为21%[11,26]。

术口血肿是与前路颈椎间盘切除融合术相关的另一种并发症，报告的发生率为1%～11%[11,14,27,28]，关于血肿的处理往往采取保守治疗，必要时进行手术治疗[11]。脑脊液漏也是与前路颈椎间盘切除融合术相关的一种并发症，根据相关报告，其发生率为0.3%～1.8%[11,18]，脑脊液漏可以通过脑脊液引流和伤口闭合而得到控制[11]。据报道，食管损伤的发生率为0.3%[11]，有时该并发症是致命的，其可通过手术治疗及抗生素治疗得到修复[11]。脊髓病变的加重时有发生，其治疗最好采用物理疗法[11,26]。Fountas等报道，有0.2%的患者术后发生了脊髓病的恶化[11]。

Emery等的报告指出，与颈部疼痛及脊髓病相关的假关节形成的并发症，前路颈椎间盘切除融合术比椎体切除术的发生率更高[8]；然而，也有其他研究报道，假关节形成这一并发症在两种手术方式的发生率相同。研究表明，行前路颈椎间盘切除融合术的患者，随着手术切除椎间盘数量增加，假关节形成的风险及将来需行翻修手术的风险也随之增加[10]。在2个或3个节段前路颈椎间盘切除融合术患者中，使用锁定板固定有助于椎间融合和防止不愈合[10,29,30]。对于两个节段的前路颈椎间盘切除融合术，Wang等比较了使用或不使用钢板固定后假关节形成的发生率，结果发现颈椎间盘切除融合术后使用钢板固定后假关节形成的发生率为0，而颈椎间盘切除融合术后未使用钢板固定的假关节形成发生率为25%[29]。

循证医学证据

据Ebersold等的报告，前路颈椎间盘切除融合术治疗脊髓型颈椎病获得了较好的治疗效果[30]。在存在神经功能损害的少数患者中，所有患者除了脊髓型颈椎病的诊断外，还同时合并其他疾病[31]。

椎体次全切除术

手术适应证

现已证明，对1～3个椎间盘节段引起的脊髓型颈椎病而言，颈体次全切除术是安全且有效的，但对于4个节段以上的椎间盘病变[7]、出现与椎间盘突出相关的较大骨赘及过多的椎间盘物质以及与后纵韧带骨化相关的椎体后方疾病等原因引起的脊髓型颈椎病[8,1]，需要采用另外的手术策略进行治疗。在这些情况下，椎体次全切除术是适用的。另一个适应证是脊柱后凸畸形，此时通过椎体次全切除术矫正脊柱畸形并达到脊髓减压的目的[10]。

椎体次全切除术的优点之一，是提供了一个比前路颈椎间盘切除融合术更好的减压机会，这对引起椎管及椎间孔狭窄的椎体后方疾病是至关重要的[1]。通过椎体次全切除术，除了去除椎间盘所导致的压迫外，还可以去除由于邻近椎间盘的骨赘或后纵韧带的骨化导致的脊髓压迫[9]。在行椎体次全切除术时，为达到完全减压的效果，可以切除整个椎体，尽管通过椎体后缘获得后纵韧带通道的尝试存在一定的危险[9]。脊髓型颈椎病的病因是多方面的，但椎体次全切除术可以同时解决多个致病因素，故而其在治疗脊髓型颈椎病方面是非常有益的[32]。

手术技巧

采用标准的Smith-Robinson手术路径，显露椎间盘后，直接切除每个受累椎体上、下的椎间盘后，使用钻头或咬骨钳在椎体的中心咬出通道，并使其延伸到椎体后缘的骨皮质。为避免椎动脉的损伤，术中应避免碰触椎体侧壁，并用骨蜡控制术中出血，用刮匙和Kerrison钳去除椎体的骨皮质。减压完成后，用刮匙刮除终板软骨，测量支撑植入物的大小尺寸予以植入，并用金属板进行固定。

手术并发症

在去除骨赘的过程中，钩突的去除可能会导致椎动脉的损伤[6]。Mummaneni报道，在植入物失败的风险方面，椎体次全切除术比前路颈椎间盘切除融合术更易发生植入物失败[33]。椎体次全切除术相关的并发症还包括气道问题、椎动脉损伤及神经根炎[9,32]。据报道，椎体次全切除术后，C_5神经根麻痹的发生率为3.1%～8.5%[6]。椎体次全切除术术中喉返神经损伤（RLN）的发生率为3.5%[6,34~37]。文献表明，并发症的发生风险与前路颈椎间盘切除融合术一样，均随手术节段的增加而增高[9]。

循证医学证据

Kimura等[38]进行了一项研究，评估了接受前路C_2椎体次全切除融合术的脊髓型颈椎病患者，他们认为，虽然前路C_2椎体切除融合术是一种具有挑战性的手术，但对于广泛后纵韧带骨化、颈椎管狭窄及脊柱后凸畸形所引起的脊髓型颈椎病而言，该手术是非常有效的。

Bernard和Whitecloud对脊髓型颈椎病患者采用椎体次全切除术进行治疗，结果发现患者获得了良好的功能恢复，且无假关节形成[39]。Yonenobu 和Okada等对使用颈椎椎体次全切除融合术治疗的脊髓型颈椎病患者进行了研究，结果表明，在神经系统功能恢复方面，仅有极少数的患者的神经功能出现加重，大部分患者的神经功能得到了很好的恢复及改善[40, 41]。遗憾的是，两个研究均未对患者的疼痛情况进行分析。Saunders等同样对颈椎椎体次全切除术的脊髓型颈椎病患者进行分析研究，他们指出，该手术取得了较高的神经功能改善率和较低的加重率，尽管存在48%的并发症发生率，但这些并发症都是轻微且易治疗的[32]。

颈椎间盘成形术

手术适应证

颈椎间盘成形术（cervical disk arthroplasty, CDA），或称为全椎间盘置换术，已发展成为前路颈椎间盘切除融合术的替代手术，该手术减轻了脊髓型颈椎病患者的疼痛，同时保留了患者颈椎的运动范围[42]。该术式是一种较新的外科手术，采用类似前路的手术路径。该术式通过减少对邻近椎间盘的应力，能预防前路颈椎间盘切除融合术导致的邻近节段椎间盘退变的发生[42]。目前，尚不清楚邻近节段椎间盘退变的发生是由前路颈椎间盘切除融合术所引起，或是脊髓型颈椎病的自然病程所致，因为无论手术治疗或是保守治疗，该并发症都将发生[43]。

手术技巧

前路颈椎间盘切除融合术和前路颈椎椎体次全切除融合术均采用标准的Smith-Robinson技术。椎间盘切除后，进行软骨终板的准备。为避免术后植入物的滑脱，椎体应保持完好，同时应清除椎体后方增生的骨赘及多余的纤维环，为植入物的放置保留足够的空间。在植入物放入之前，应进行试模，以评估所获得的椎间盘的空间。用磨钻及凿刻技术在所得椎间盘空间的上方和下方的椎体上建立Keel通道，必要时，并对椎体进行适当部分的切除，然后植入人工椎间盘。

手术禁忌证

由于颈椎间盘成形术是一种较新的外科技术，仍需要进行更多的研究来评估该手术的并发症。颈椎间盘置换术有很多相关的手术禁忌证，包括骨质疏松症、颈椎不稳定、关节突关节退行性变、颈椎僵硬、畸形、癌症、肾衰竭、类风湿性关节炎以及术前使用皮质类固醇。

手术技术的比较

前路颈椎间盘切除融合术、椎体切除术、椎间盘-椎体次全联合切除术

Shamji等在一项系统回顾中，对前路颈椎间盘切除融合术、椎体次全切除术及椎间盘-椎体次全联合切除术进行评价，结果发现，采用三种手术治疗的患者的临床效果及影像学矢状位的颈椎序列均有改善[1]；此外，他们还发现，3种手术方式在出现椎间不融合、吞咽困难和感染的风险方面，具有相似性[1]。在C_5神经根麻痹方面，与其他两种手术方式相比，多节段椎间盘切除术的发生率相对更低。Shamji等提出了关于脊髓型颈椎病手术治疗适应证的几点建议[1]：当其他手术方式使用受限，或无椎体后方疾病存在时，建议施行多节段椎间盘切除术；当存在广泛的椎体后方疾患时，椎间盘-椎体次全联合切除术应该替代多节段椎体次全切除术[1]。然而，在临床效果和椎体矢状面序列恢复方面，椎体次全切除术与椎间盘-椎体次全联合切除术孰优孰劣，目前文献报道尚无定论[1]。最后，Shamji等发现，目前尚无证据表明过去前路手术所使用的内固定技术是有效的[1]。

前路颈椎间盘切除融合术与前路颈椎椎体切除术的比较

Huang等进行了一项meta分析，从两方面比较了前路颈椎间盘切除融合术与前路颈椎椎体次全切除术在治疗脊髓型颈椎病方面的疗效[44]。报告认为，前路颈椎间盘切除融合术比前路颈椎椎体次全切除术更具优势，表现在前路颈椎间盘切除融合术出血少、手术时间短并能获得更好的颈部矫形[44]。然而，Han等也进行了一个类似的meta分析，报道指出，前路颈椎间盘切除融合术比前路颈椎椎体次全切除术更易恢复颈椎生理性前凸，且并发症少；但是，在脊髓型颈椎病的治疗上，目前尚没有足够和强有力的证据支持前路颈椎间盘切除融合术优于前路颈椎椎体次全切除术[45]。

前路颈椎间盘切除融合术(ACDF)、前路颈椎混合减压融合术（ACDHF）及前路颈椎椎体次全切除融合术（ACCF）的比较

Guo等对比发现分析了3个节段的前路颈椎间盘切除融合术、前路颈椎混合减压融合术与2个节段的前路颈椎椎体次全切除融合术的临床疗效，3组获得的椎间融合率相似[46]。然而，在局部椎间角度和$C_2 \sim C_7$椎间角度的改善、手术时间及并发症发生率

方面，前路颈椎间盘切除融合术明显优于前路颈椎混合减压融合术及前路颈椎椎体次全切除融合术[46]。因此，Guo 等推荐前路颈椎间盘切除融合术作为尽可能使用的首选术式，前路颈椎混合减压融合术作为次选术式，而前路颈椎椎体次全切除融合术作为最后的选择术式[46]。

单节段椎体次全切除术与双节段前路颈椎间盘切除融合术的比较

Park等对前瞻性收集的资料进行回顾性分析，他们分析了单节段椎体次全切除术与双节段前路颈椎间盘切除融合术的临床疗效，结果发现，在椎体矢状面排列的恢复、颈椎前凸的恢复、移植物沉降及术区邻近水平组织骨化方面，两种术式具有相似结果[47]。Wang等也得到了类似的结论[48]。

钢板固定在2～3节段前路颈椎间盘切除融合术及椎体次全切除术中的运用

Fraser和Hartl进行了一项meta分析，比较了前路椎间盘切除术、前路椎间盘切除融合术、前路椎间盘切除融合并钢板固定术在治疗单节段、双节段及三节段颈椎间盘退行性变相关疾病术后的椎间融合率[49]。结果显示，前路颈椎钢板的使用，显著增加了单节段、双节段及三节段颈椎间盘退行性变相关疾病的术后椎间融合率[49]。此外，对于2个节段椎间盘病变的患者，前路椎间盘切除术与颈椎椎体次全切除术合用钢板固定术，两种手术方法在术后椎间融合率方面并无差异；但对于3个节段椎间盘疾病的患者，颈椎椎体次全切除加钢板固定术的术后椎间融合率高于前路椎间盘切除加钢板固定术[49]。

前路颈椎间盘切除融合术与颈椎间盘置换术的比较

Tracey等比较了单节段前路颈椎间盘切除融合术与单节段颈椎间盘置换术的临床效果，结果发现，颈椎间盘置换术患者的症状缓解率与恢复至术前活动水平的情况相似，仅略高于前路颈椎间盘切除融合术患者[42]；Tracey等认为：颈椎间盘置换术是一个合理的前路颈椎间盘切除融合术的替代手术[42]。

Burkus等在2002年进行了一项前瞻性随机研究，该研究比较了Prestige人工椎间盘置换术与前路颈椎间盘切除融合术的临床效果[50,51]，结果发现，颈椎间盘置换术患者的行走功能恢复早于前路颈椎间盘切除融合术患者[50]；并且，手术部位椎间盘及邻近椎间盘的运动能力，在颈椎间盘置换术组中均得到保留[50]。此外，有学者经过2年的随访研究发现，Bryan人工椎间盘的使用也得到了类似于Prestige人工椎间盘的临床效果[52,53]；但在吞咽困难的发生率方面，Burkus等[50]及Mcafee等[54]的研究并未发现两种术式之间存在着明显的差异。

Phillips等进行了一项前瞻性的随机临床研究，该研究比较了前路颈椎间盘切除融合术与多孔涂层运动型颈椎间盘置换术的临床效果，结果发现，多孔涂层运动型颈椎间盘置换术患者比前路颈椎间盘切除融合术患者获得了较低的颈部残疾指数评分、更高的患者满意度、更大的运动范围、更少吞咽困难及更高的术后2年总体恢复[55]。但术后2年，在疼痛和功能的改善、神经功能的恢复、不可逆事件发生及需要翻修手术的方面，两组间并无太多差异[55]。

Davis等进行了一项前瞻性随机临床研究，比较了前路颈椎间盘切除融合术与Mobic-C颈椎间盘置换术在治疗两节段颈椎间盘退行性变患者的临床效果，结果发现：前路颈椎间盘切除融合术组患者比Mobic-C 颈椎间盘置换术组患者出现了更多地需要翻修的手术及与植入装置相关的不良事件[56]。此外，他们还发现：Mobic-C颈椎间盘置换术组患者比前路颈椎间盘切除融合术组患者获得了更大的颈椎运动范围、更少的神经功能损害和更少的邻近节段退变[56]。因此，他们最终得出颈椎间盘置换术获得更高的总体成功率的结论[56]。

Ding等进行了一项回顾分析，他们比较了颈椎间盘置换术与前路颈椎间盘切除融合术在治疗脊髓型颈椎病方面的临床疗效，结果发现，在体能健康调查简表（Short Form Health Survey Physical Component Summary，SF-36PCS）、精神健康调查简表（Short Form Health Survey Mental Component Summary，SF-36MCS）及NDI评分方面，两组均获得了改善；但在术后的每次随访过程中，颈椎间盘置换术组明显获得了更高的改善分值[57]。此外，他们还发现，颈椎间盘置换术组的颈椎运动范围并未发生明显变化，但前路颈椎间盘切除融合术组的颈椎运动范围显著减小[57]，并且，颈椎间盘置换术组的并发症更少[57]。

结论

关于脊髓型颈椎病的治疗，需要外科医生个人的经验判断以确定患者的最佳治疗方法。由于脊髓型颈椎病是一种多因素性疾病，具体治疗方法因患者自身情况的不同而有所不同，应该进行个性化治疗。对于那些手术治疗的患者，外科医生需要选择前路或是后路手术。2001年， Liu等研究发现，经5年的随访，经前路和后路的手术方式有着相同的临床疗效[1,58]；但2014年，Liu等在前路与后路的临床疗效上的观察，并未得到令人信服的结果[59]。

如果决定采用前路手术，则有几个术式可供选择，包括前路颈椎间盘切除融合术、椎体次全切除术及颈椎间盘成形术。

在上述3种术式中，前路颈椎间盘切除融合术是最先使用的方法，一般适用于1～3个椎间盘引起的、不伴有椎体后方疾病的脊髓型颈椎病的治疗。而颈椎椎体次全切除术，通常适用于存在椎体后方疾病以及延伸到椎间盘邻近的解剖结构的病理改变所引起的脊髓型颈椎病。至于何种术式更易引起假关节的形成，存在一定争议；而何种术式更易导致邻近节段椎间盘的退变的问题，同样存在争议。有一学派的观点认为，椎间融合加速了邻近节段椎间盘的退变。然而，Hillebrand等认为，这些变化可归因于脊髓型颈椎病自然过程相关的典型的退行性改变[43]。

颈椎间盘成形术是一种治疗脊髓型颈椎病的新技术，该术式保留了颈椎的运动范围，同时能够预防邻近椎间盘退变的进一步发展。在临床疗效方面，颈椎间盘成形术如果不比前路颈椎间盘切除融合术有效的话，至少也和前路颈椎间盘切除融合术一样有效；但是，颈椎间盘成形术是一个更昂贵的手术，并且它的禁忌证要比前路颈椎间盘切除融合术更多[42]。Qureshi等对颈椎间盘成形术和前路颈椎间盘切除融合术进行成本效益分析，发现两个术式的花费均是值得的；然而，他们发现，如果颈椎间盘成形术要比前路颈椎间盘切除融合术更具成本效益的话，颈椎间盘成形术所植入的人工椎间盘至少需要保留14年的功能[60]。

目前，仍需要更多的前瞻性随机对照临床研究，来比较前路颈椎间盘切除融合术、椎体次全切除术及椎间盘置换术的长期疗效。与此同时，在治疗脊髓型颈椎病患者时，为使每个患者得到最合适的治疗，外科医生必须进行最佳的判断，并考虑病变的位置、程度以及患者颈椎矢状位序列的情况。

参考文献

[1] Shamji MF, Massicotte EM, Traynelis VC, et al. Comparison of anterior surgical options for the treatment of multilevel cervical spondylotic myelopathy: a systematic review[J].Spine, 2013;38:S195-209.

[2] Shamji MF, Cook C, Pietrobon R, et al. Impact of surgical approach on complications and resource utilization of cervical spine fusion: a nationwide perspective to the surgical treatment of diffuse cervical spondylosis[J]. Spine J, 2009;9:31-38.

[3] Fehlings MG, Smith JS, Kopjar B, et al. Perioperative and delayed complications associated with the surgical treatment of cervical spondylotic myelopathy based on 302 patients from the AOSpine North America Cervical Spondylotic Myelopathy Study[J]. J Neurosurg Spine, 2012;16:425-432.

[4] Klineberg E. Cervical spondylotic myelopathy: a review of the evidence[J]. Orthop Clin North Am, 2010; 41:193-202.

[5] Sodeyama T, Goto S, Mochizuki M, et al. Effect of decompression enlargement laminoplasty for posterior shifting of the spinal cord[J]. Spine, 1999;24:1527-1531; discussion 31-32.

[6] Siemionow KB, Neckrysh S. Anterior approach for complex

cervical spondylotic myelopathy. Orthop Clin North Am.2012;43:41-52, viii.

[7] Shunzhi Y, Zhonghai L, Fengning L, et al. Surgical management of 4level cervical spondylotic myelopathy[J]. Orthopedics, 2013;36:e613-20.

[8] Emery SE, Bohlman HH, Bolesta MJ, et al. Anterior cervical decompression and arthrodesis for the treatment of cervical spondylotic myelopathy. Two to seventeenyear followup[J]. J Bone Joint Surg Am, 1998;80:941-951.

[9] Emery SE. Cervical spondylotic myelopathy: diagnosis and treatment[J]. J Am Acad Orthop Surg, 2001;9:376-388.

[10] Geck MJ, Eismont FJ. Surgical options for the treatment of cervical spondylotic myelopathy[J]. Orthop Clin North Am, 2002;33:329-348.

[11] Fountas KN, Kapsalaki EZ, Nikolakakos LG, et al. Anterior cervical discectomy and fusion associated complications[J]. Spine, 2007;32:2310-2317.

[12] Bulger RF, Rejowski JE, Beatty RA. Vocal cord paralysis associated with anterior cervical fusion: considerations for prevention and treatment[J]. J Neurosurg, 1985;62:657-661.

[13] Heeneman H. Vocal cord paralysis following approaches to the anterior cervical spine[J]. Laryngoscope, 1973;83:17-21.

[14] Dohn DF. Anterior interbody fusion for treatment of cervicaldisk conditions[J]. JAMA, 1966;197:897-900.

[15] Morpeth JF, Williams MF. Vocal fold paralysis after anterior cervical diskectomy and fusion[J]. Laryngoscope, 2000;110:43-46.

[16] Jung A, Schramm J, Lehnerdt K, et al. Recurrent laryngeal nerve palsy during anterior cervical spine surgery: a prospective study[J]. J Neurosurg Spine, 2005;2:123-127.

[17] Hart AK, Greinwald JH Jr, Shaffrey CI, et al. Thoracic duct injury during anterior cervical discectomy: a rare complication. Case report[J]. J Neurosurg, 1998;88:151-154.

[18] Bertalanffy H, Eggert HR. Complications of anterior cervical discectomy without fusion in 450 consecutive patients[J]. Acta Neurochir (Wien), 1989;99:41-50.

[19] Flynn TB. Neurologic complications of anterior cervical interbody fusion[J]. Spine, 1982;7:536-539.

[20] Netterville JL, Koriwchak MJ, Winkle M, et al. Vocal fold paralysis following the anterior approach to the cervical spine[J]. Ann Otol Rhinol Laryngol, 1996;105:85-91.

[21] Riley LH Jr, Robinson RA, Johnson KA, et al. The results of anterior interbody fusion of the cervical spine. Review of ninety-three consecutive cases[J]. J Neurosurg, 1969;30:127-133.

[22] Stieber JR, Brown K, Donald GD, et al. Anterior cervical decompression and fusion with plate fixation as an outpatient procedure[J]. Spine J, 2005;5:503-507.

[23] Baron EM, Soliman AM, Gaughan JP, et al. Dysphagia, hoarseness, and unilateral true vocal fold motion impairment following anterior cervical diskectomy and fusion[J].Ann Otol Rhinol Laryngol, 2003;112:921-926.

[24] FrempongBoadu A, Houten JK, Osborn B, et al. Swallowing and speech dysfunction in patients undergoing anterior cervical discectomy and fusion: a prospective, objective preoperative and postoperative assessment[J]. J Spinal Disord Tech, 2002;15:362-368.

[25] Bazaz R, Lee MJ, Yoo JU. Incidence of dysphagia after anterior cervical spine surgery: a prospective study[J]. Spine, 2002;27:2453-2458.

[26] Riley LH 3rd, Skolasky RL, Albert TJ, et al. Dysphagia after anterior cervical decompression and fusion: prevalence and risk factors from a longitudinal cohort study[J]. Spine, 2005;30:2564-2569.

[27] Lunsford LD, Bissonette DJ, Zorub DS. Anterior surgery for cervical disc disease. Part 2: Treatment of cervical spondylotic myelopathy in 32 cases[J]. J Neurosurg, 1980;53:12-19.

[28] Williams JL, Allen MB Jr, Harkess JW. Late results of cervical discectomy and interbody fusion: some factors influencing the results[J]. J Bone Joint Surg, 1968; 50:277-286.

[29] Wang JC, McDonough PW, Endow KK, et al. Increased fusion rates with cervical plating for twolevel anterior cervical discectomy and fusion[J]. Spine, 2000;25:41-45.

[30] Wang JC, McDonough PW, Kanim LE, et al. Increased fusion rates with cervical plating for threelevel anterior cervical discectomy and fusion[J]. Spine, 2001;26: 643-646; discussion 6-7.

[31] Ebersold MJ, Pare MC, Quast LM. Surgical treatment for cervical spondylitic myelopathy[J]. J Neurosurg, 1995;82:745-751.

[32] Saunders RL, Bernini PM, Shirreffs TG Jr, et al. Central corpectomy for cervical spondylotic myelopathy: a consecutive series with longterm followup evaluation[J]. J Neurosurg, 1991;74:163-170.

[33] Mummaneni PV, Kaiser MG, Matz PG, et al. Cervical surgical techniques for the treatment of cervical spondylotic myelopathy[J]. J Neurosurg Spine, 2009;11:130-141.

[34] Beutler WJ, Sweeney CA, Connolly PJ. Recurrent laryngeal nerve injury with anterior cervical spine surgery risk with laterality of surgical approach[J]. Spine, 2001;26:1337-1342.

[35] Ikenaga M, Shikata J, Tanaka C. Radiculopathy of C5 after anterior decompression for cervical myelopathy[J]. J Neurosurg Spine, 2005;3:210-217.

[36] Wada E, Suzuki S, Kanazawa A, et al. Subtotal corpectomy versus laminoplasty for multilevel cervical spondylotic myelopathy: a longterm followup study over 10 years[J]. Spine, 2001;26:1443-1447; discussion 8.

[37] Hashimoto M, Mochizuki M, Aiba A, et al. C5 palsy following anterior decompression and spinal fusion for cervical degenerative diseases[J]. Eur Spine J, 2010; 19:1702-1710.

[38] Kimura H, Shikata J, Odate S, et al. Anterior corpectomy and fusion to C2 for cervical myelopathy: clinical results and complications[J]. Eur Spine J, 2014;23:1491-1501.

[39] Bernard TN Jr, Whitecloud TS 3rd. Cervical spondylotic myelopathy and myeloradiculopathy. Anterior decompression and stabilization with autogenous fibula strut graft[J]. Clin Orthop Relat Res, 1987:149-160.

[40] Yonenobu K, Hosono N, Iwasaki M, et al. Neurologic complications of surgery for cervical compression myelopathy[J]. Spine, 1991;16:1277-1282.

[41] Okada K, Shirasaki N, Hayashi H, et al. Treatment of cervical spondylotic myelopathy by enlargement of the spinal canal anteriorly, followed by arthrodesis[J]. J Bone Joint Surg, 1991;73:352-364.

[42] Tracey RW, Kang DG, Cody JP, et al. Outcomes of singlelevel cervical disc arthroplasty versus anterior cervical discectomy and

fusion[J]. J Clin Neurosci, 2014;21 (11):1905-1908.
[43] Hilibrand AS, Carlson GD, Palumbo MA, et al. Radiculopathy and myelopathy at segments adjacent to the site of a previous anterior cervical arthrodesis[J]. J Bone Joint Surg, 1999;81:519-528.
[44] Huang ZY, Wu AM, Li QL, et al. Comparison of two anterior fusion methods in twolevel cervical spondylosis myelopathy: a metaanalysis[J]. BMJ Open, 2014; 4:e004581.
[45] Han YC, Liu ZQ, Wang SJ, et al. Is anterior cervical discectomy and fusion superior to corpectomy and fusion for treatment of multilevel cervical spondylotic myelopathy? A systemic review and metaanalysis[J]. PloS One, 2014;9:e87191.
[46] Guo Q, Bi X, Ni B, et al. Outcomes of three anterior decompression and fusion techniques in the treatment of three-level cervical spondylosis[J]. Eur Spine J, 2011;20:1539-1544.
[47] Park Y, Maeda T, Cho W, et al. Comparison of anterior cervical fusion after twolevel discectomy or singlelevel corpectomy: sagittal alignment, cervical lordosis, graft collapse, and adjacent-level ossification[J]. Spine J, 2010;10:193-199.
[48] Wang JC, McDonough PW, Endow KK, et al. A comparison of fusion rates between singlelevel cervical corpectomy and twolevel discectomy and fusion[J]. J Spinal Disord, 2001;14:222-225.
[49] Fraser JF, Hartl R. Anterior approaches to fusion of the cervical spine: a metaanalysis of fusion rates[J]. J Neurosurg Spine, 2007;6:298-303.
[50] Burkus JK, Traynelis VC, Haid RW Jr, et al. Clinical and radiographic analysis of an artificial cervical disc: 7year follow-up from the prestige prospective randomized controlled clinical trial[J]. J Neurosurg Spine, 2014:1-13.
[51] Mummaneni PV, Burkus JK, Haid RW, et al. Clinical and radiographic analysis of cervical disc arthroplasty compared with allograft fusion: a randomized controlled clinical trial[J].J Neurosurg Spine, 2007;6:198-209.
[52] Anderson PA, Sasso RC, Riew KD. Comparison of adverse events between the Bryan artificial cervical disc and anterior cervical arthrodesis[J]. Spine, 2008;33: 1305-1312.
[53] Heller JG, Sasso RC, Papadopoulos SM, et al. Comparison of BRYAN cervical disc arthroplasty with anterior cervical decompression and fusion: clinical and radiographic results of a randomized, controlled, clinical trial[J]. Spine, 2009;34:101-107.
[54] McAfee PC, Cappuccino A, Cunningham BW, et al. Lower incidence of dysphagia with cervical arthroplasty compared with ACDF in a prospective randomized clinical trial[J]. J Spinal Disord Tech, 2010;23:1-8.
[55] Phillips FM, Lee JY, Geisler FH, et al. A prospective,randomized, controlled clinical investigation comparing PCM cervical disc arthroplasty with anterior cervical discectomy and fusion. 2year results from the US FDA IDE clinical trial[J]. Spine, 2013;38:E907-918.
[56] Davis RJ, Kim KD, Hisey MS, et al. Cervical total disc replacement with the MobiC cervical artificial disc compared with anterior discectomy and fusion for treatment of 2level symptomatic degenerative disc disease: a prospective, randomized, controlled multicenter clinical trial: clinical article[J]. J Neurosurg Spine, 2013;19:532-545.
[57] Ding C, Hong Y, Liu H, et al. Comparison of cervical disc arthroplasty with anterior cervical discectomy and fusion for the treatment of cervical spondylotic myelopathy[J]. Acta Orthop Belg, 2013;79:338-346.
[58] Liu T, Xu W, Cheng T, et al. Anterior versus posterior surgery for multilevel cervical myelopathy, which one is better? A systematic review[J]. Eur Spine J, 2011;20: 224-235.
[59] Liu X, Wang H, Zhou Z, et al. Anterior decompression and fusion versus posteriorlaminoplasty for multilevel cervical compressive myelopathy[J]. Orthopedics, 2014;37:e117-122.
[60] Qureshi SA, McAnany S, Goz V, et al. Costeffectiveness analysis: comparing singlelevel cervical disc replacement and singlelevel anterior cervical discectomy and fusion:clinical article[J]. J Neurosurg Spine, 2013;19:546-554.

第17章

伴或不伴融合的颈椎椎板切除术

Hiroyuki Yoshihara

简介

颈椎间盘突出、颈椎关节的病变、后纵韧带骨化以及黄韧带骨化等颈椎的病变均会引起颈椎管狭窄，而颈椎管狭窄会进一步导致颈椎病。矢状位上，如颈椎管的前后径小于10mm，则定义为绝对狭窄，前后径为10~13mm时，可定义为相对狭窄[1]。当矢状位椎管的前后径低于上述测量值时，则可能会出现脊髓压迫的症状；当脊髓病变的症状发展到中、重度时或迅速加重时，则需要手术进行脊髓减压治疗。

颈椎椎板切除术是颈椎病治疗的一种基本手术方式，可以进行后方的椎管减压及椎管扩大，对某些患者，可能需要同时进行后路内固定技术。可供选择的固定技术有多种，包括钢丝钢缆固定、侧块螺钉固定及颈椎椎弓根螺钉固定等。在这一章节中，我们将介绍颈椎椎板切除术与椎板切除和融合术的手术适应证、手术过程、手术并发症及临床效果。

手术适应证

颈椎椎板切除术

对存在脊髓前方或其后方压迫的患者，颈椎椎板切除术可以通过直接和/或间接的脊髓减压进行治疗。当脊髓出现后方压迫时，该术式可以直接去除后方压迫；而采用多节段的椎板切除术，使得脊髓向背侧移位，从而远离脊髓前方的压迫区，进而达到间接减压的目的。

多节段椎板切除术特别适用于超过两个节段的无神经根性症状的脊髓压迫、先天性椎管狭窄、脊柱前凸、后纵韧带骨化及脊髓后方原发的压迫性病理病变[2-9]。颈椎椎体的序列是决定多节段减压的一个重要因素，当颈椎椎体序列变得僵硬或出现后凸，尤其当这些椎体序列的变化与椎体的病变密切相关时，这将限制颈椎活动时脊髓的背侧移位[5]。此外，颈椎椎体序列的异常，在行多节段椎板切除术时，可能会导致进一步的神经损害，这是由于后方张力的减弱增加了术后脊柱后凸畸形的风险。Hamanishi和Tanaka的研究[10]曾提到，颈椎至少具有10° 的前凸，才能满足脊髓的背侧移位。Yamazaki等[11]也报道了在后纵韧带骨化的病例中，若颈椎前凸角度<10° 以及颈髓腹侧受压深度>7mm时，行后路减压术后脊髓腹侧仍将受到持续的压迫。

颈椎椎板切除和融合术

颈椎椎板切除和融合术主要适用于颈椎不稳、颈椎正常序列的丧失或中、重度颈部疼痛的脊髓病变患者。对颈椎静态和动态影像的详细评估，可以确定颈椎不稳定的存在及其程度[12]。有报道认为，静态下颈椎侧位X线片显示椎体半脱位>3.5mm或相邻椎体间成角>11° 以及动力位片显示椎体半脱位>4mm[13]，可考虑为颈椎不稳定。在考虑融合手术时，也要注意由于椎板切除术后出现的后方张力带的松弛，这可增加椎板切除术后出现脊柱后凸畸形的潜在风险。特别是在年轻患者，有报道发现，年轻患者在行椎板切除术后更易发生脊柱后凸畸形，因此，对年轻患者施行多节段椎板切除术时应考虑行融合术[14-16]。相比较而言，如果颈椎是易复性的后凸畸形，行椎板切除和融合术应是一种合理的选择，因为该手术在恢复颈椎前凸的同时，可以对颈髓进行直接或间接的减压。而要获得颈部疼痛的满意缓解，也需要进行融合才能达到预期目的。

除了适用于部分颈椎病患者外，颈椎板切除术后行或不行融合术，也适用于一些创伤患者，如脊髓损伤和创伤性脊髓中央综合征患者。椎板切除术对创伤性脊髓中央综合征伴颈椎管狭窄患者的治疗作用尚未得到证实[3]。但是，在美国，无骨性损伤的创伤性脊髓中央综合征患者接受该手术方式治疗的比例却一直在增加[17]。

有多种固定融合手术方法可以使用，包括关节面钢丝固定、侧块螺钉固定（LMS）及颈椎椎弓根螺钉固定（CPS）。万向螺钉棒固定系统的发展演化，使螺钉固定技术变得更加容易[18]。现已证明，侧块螺钉固定及颈椎椎弓根螺钉固定能获得较好的稳定性及较高的融合率[19-28]。侧块螺钉固定已成为北美洲流行的固定技术，但在一些亚洲国家，颈椎椎弓根螺钉固定则是常用的固定方式。此外，由于颈椎椎弓根螺钉固定技术存在着固有的风险，颈中段椎弓根螺钉的植入（$C_3 \sim C_6$），尚未得到美国食品和药物管理局（Food and Drug Administration，FDA）的批准。这些风险包括：颈椎椎弓根螺钉固定术技术难度大，颈椎弓根结构小且存在形态变异，该术式存在的椎动脉、神经根及脊髓损伤的风险比侧块螺钉固定高。然而，在某些特殊情况下，例如创伤和脊柱畸形，不具备使用侧块螺钉固定术的条件时，颈椎椎弓根螺钉固定术也是一种务实的解决方案[12]。

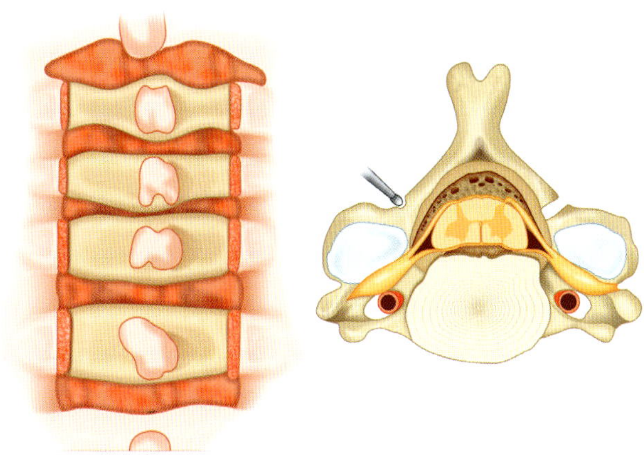

图17.1　为避免颈椎侧块的损伤，在椎板与关节突的交界处，用钻头垂直于椎板背面的方向分别钻出两个凹槽。
来源：Redrawn from Komotar RJ, Mocco J, Kaiser MG. Surgical management of cervical myelopathy: indications and techniques for laminectomy and fusion[J]. Spine J, 2006;6 (6 Suppl):252S–267S.

手术步骤

颈椎椎板切除术

患者取俯卧位，头部用Mayfield头架固定。取颈椎后正中切口，在中线无血管筋膜平面上进行分离，有助于减少术中出血。使用单极电刀，在骨膜下剥离颈旁肌及相关韧带，显露颈椎的棘突及椎板。如果不准备融合，则应保护关节突关节囊以预防术后颈椎后凸畸形。虽可使用解剖标志进行定位，如C_2的棘突，但还是建议进行术中透视定位。

在两侧分别用高速磨钻（火柴头钻头）在椎板与侧块结合部分别磨出凹槽（图17.1）。值得注意的是，需要把持磨钻，使其垂直于椎板的背侧骨面钻入，且切勿靠近骨性侧块建立凹槽，否则极易钻入侧块的深部，而无法显露硬膜外腔。由于椎板的头侧端向深部延续，为完整分离椎板，往往需要进行广泛的钻孔。骨槽部位的出血可采用骨蜡涂抹进行止血，而术区持续的液体滴注，可避免在钻孔过程中对神经组织的热损伤。一旦骨槽磨削完成，用1mm厚的椎板咬骨钳咬除附着于骨槽及椎板头尾端和邻近椎板之间的黄韧带，然后钳夹棘突并将其向上提起，去除整个椎板。硬膜外的出血，可用双极

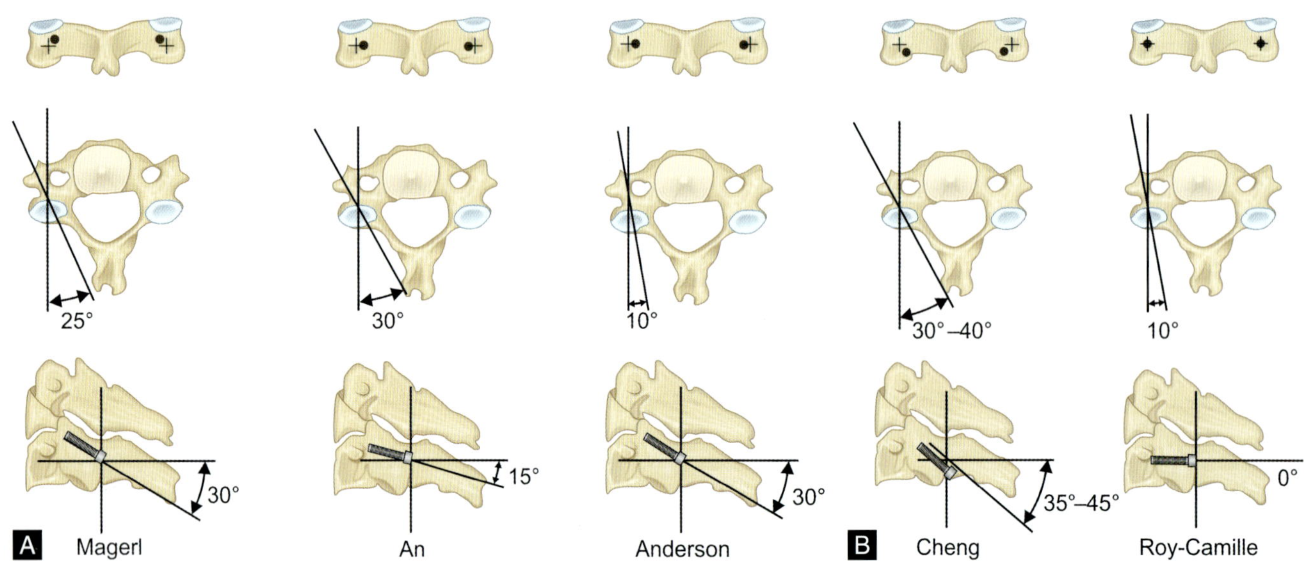

图17.2A和B　不同作者描述的进钉点及进钉方向的比较。黑点表示侧块螺钉植入的进钉点。我们改良的侧块螺钉植入方法为（Cheng）：进钉点位于侧块中心内下方1.5mm处，进钉方向向头侧有更大的倾斜（30°～40°），向外侧有更大的成角（35°～45°），进钉方向朝向侧块四边体腹侧的外上方植入。Roy Camille的进钉点刚好位于侧块的中心，在矢状面垂直方向进钉。An和Anderson的方法有一个共同的进钉点，位于侧块的中心，而Magerl的进钉点则位于侧块中心内上方1mm处。An，Anderson及Magerl 技术在矢状面和轴向上，有着各自不同的进钉方向。

来源：Redrawn from Wu JC, Huang WC, Chen YC, et al. Stabilization of subaxial cervical spines by lateral mass screw fixation with modified Magerl's technique[J]. Surg Neurol. 2008;70(Suppl 1):25–33.

电凝及凝血酶浸泡的明胶海绵进行止血。放置负压引流装置，可防治术后血肿，随后逐层缝合切口。

颈椎的融合(C_3～C_7)

为进行侧块螺钉的固定，需进一步向外剥离软组织，直到显露关节突关节外侧缘；同时应注意的是，为避免对无受累节段的损伤，需保留融合节段头、尾侧关节突关节囊的完整。螺钉的植入应先减压，熟悉的解剖标志的保持可易于螺钉植入的正确实施，且能更安全地保护硬脊膜及神经组织。一旦软组织显露完成，用高速磨钻在背侧骨皮质上标记出侧块螺钉的进钉点，然后用手钻在侧块部位钻出钉道并攻丝。文献中报道了多种侧块螺钉的植入方法（图17.2A和B）[27~29]。Jeanneret及Magerl[29]描述的植钉方法为：进钉点定位于侧块中点内上方1～2mm处，钉道方向向头侧成角30°，向外成角15°～25°；An等[30]推荐的植钉方法则为：进钉点定位于侧块中心内侧1mm处，钉道方向向头侧成角15°，向外成角30°；而Anderson等[31]采用的植钉方法为：进钉点定位于侧块中心内侧1mm处，钉道方向向头侧成角20°～30°，向外侧成角10°～20°。总之，侧块螺钉均在上外侧方向，沿钻好的钉道拧入螺钉（图17.3A～D）。为获得更好的钉道，必要时可切除棘突。颈7的侧块在头尾侧方向窄而细长，植钉时应小心操作，避免引起侧块骨折及邻近关节突关节的损伤，特别是骨质疏松患者，更应小心。Heller等[21]报道了双皮质侧块螺钉比单皮质侧块螺钉的抗拔出力高20%，但双皮质侧块螺钉存在神经根损伤的风险。为获得满意的螺钉植入，往往需要进行术中透视。

颈椎椎弓根螺钉的进钉点在侧块中心略偏外侧，靠近上位椎体下关节突的下缘[32]。去除进钉点处的皮质骨，显露颈椎弓根背侧的松质骨。然后，在侧位影像增强器的辅助下，从颈椎弓根内插入一根细小的椎弓根探针，并确定其插入方向及深度。在拧入椎弓根螺钉之前，探测钉道各壁及底的骨质情况。颈椎椎弓根螺钉的插入角度，在横断面上，根据所在节段的不同，向内成角25°～45°（图

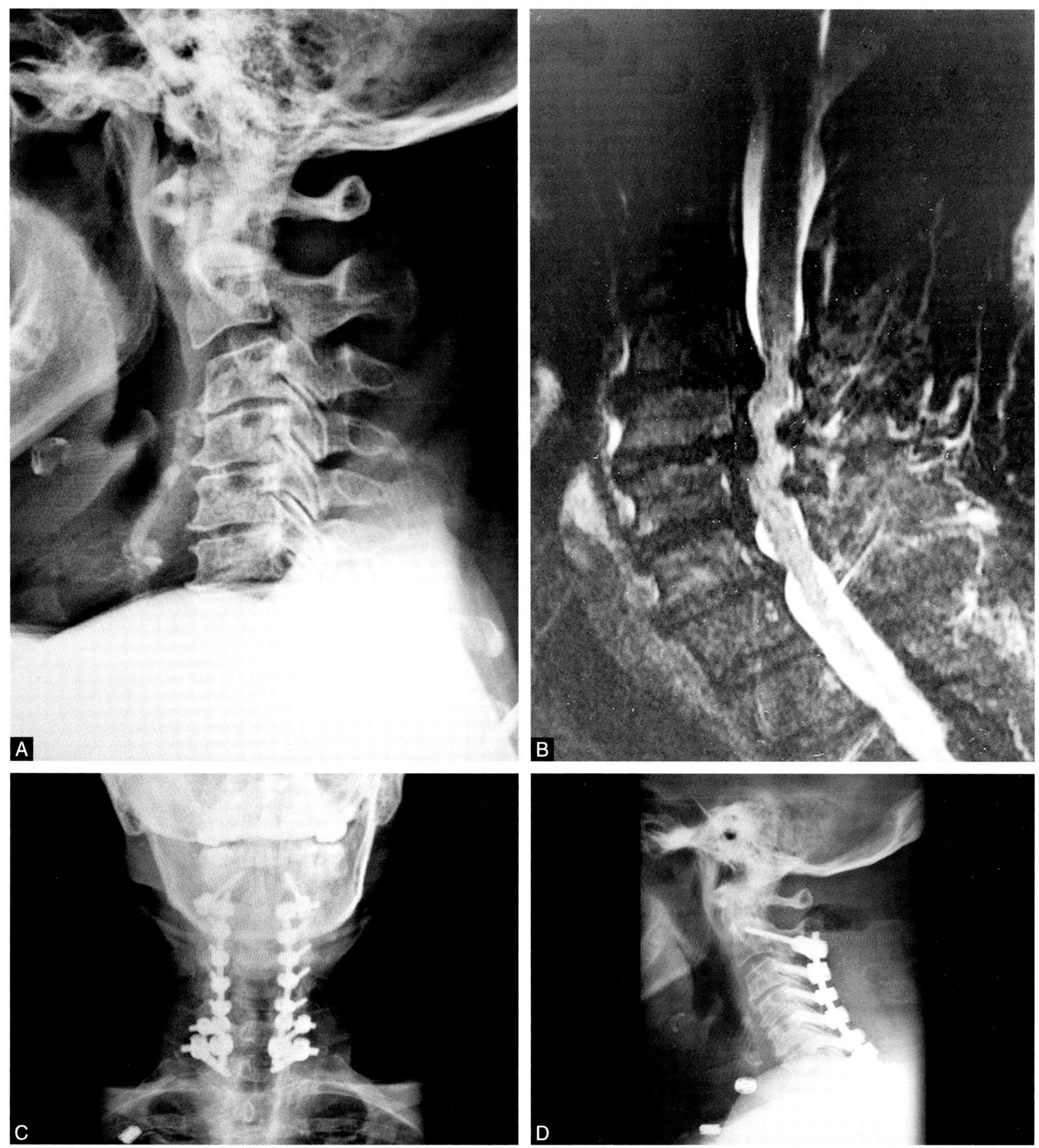

图17.3A～D　70岁老年女性，伴有脊髓型颈椎病的症状及步态不稳。A．颈椎侧位X线片显示颈椎僵硬、变直，并后凸成角畸形。B．颈椎磁共振矢状位成像显示，C_3～C_4、C_4～C_5、C_5～C_6平面颈椎管重度狭窄。C、D．后路C_3～C_6颈椎椎板切除术，C_2～T_1脊柱融合术，侧块螺钉用于从C_3到C_6，椎弓根螺钉用于C_2、C_7和T_1。

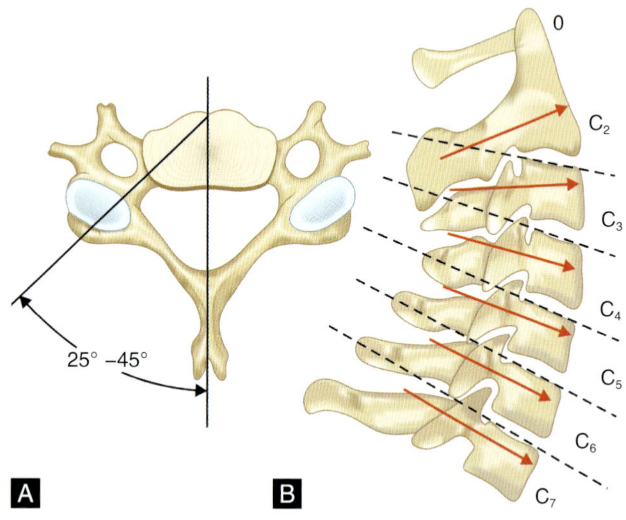

图17.4A和B 矢状面和横断面置入颈椎椎弓根螺钉的合适方向。A. 在横断面，C_3到C_7颈椎椎弓根螺钉插入角度向内成角25° ~45° 。B. 在矢状面，C_5~C_7椎弓根螺钉插入方向平行于对应椎体的上终板， C_2~C_4椎弓根螺钉插入方向略指向头侧。

来源：A. Redrawn from Ladd JE, Heller JG, Silcox HD, et al. Cervical pedicle screws versus lateral mass screws: Anatomic feasibility and biomechanical comparison. Spine. 1997;22:977–982. B. Redrawn from Abumi K, Kaneda K. Pedicle screw fixation for nontraumatic lesions of the cervical spine[J]. Spine. 1997;22:1853–1863.

17.4、图17.5）；在矢状面上，C_5、C_6及C_7的进钉方向平行于对应椎体的上终板，而C_3及C_4的进钉方向则略倾向头侧方向[32]。椎间孔切开、术中透视及计算机辅助导航技术的应用均可增加颈椎弓根螺钉植入的准确度[33,34]。Richter等[35]报道，计算机辅助下的椎弓根螺钉的穿出率为3%，而传统的徒手植钉组为8.6%。颈椎椎弓根螺钉更适用于椎弓根尺寸更大的C_7椎体，且在C_7应用椎弓根螺钉无椎动脉损伤的风险。

将棒预弯成前凸形状，这样不会对钉产生明显的拔出力量，特别是侧块螺钉。当C_7应用颈椎椎弓根螺钉，而C_6应用侧块螺钉时，由于两个螺钉的距离太近，可能需要一个偏置连接器进行连接固定。横连装置的应用可增强植入物的生物力学稳定性，并可预防椎板切除术后瘢痕膜的形成。使用高速磨钻将侧块与关节突关节的皮质骨磨掉，并将植骨块植于其表面。

并发症

与其他脊椎手术类似，医源性的神经损伤、血肿、感染、植入物相关的并发症及假关节形成等并发症都可能发生，尽管这些并发症的发生率一般不高。单纯颈椎椎板切除术与椎板切除和融合术都存在一些固有的并发症。

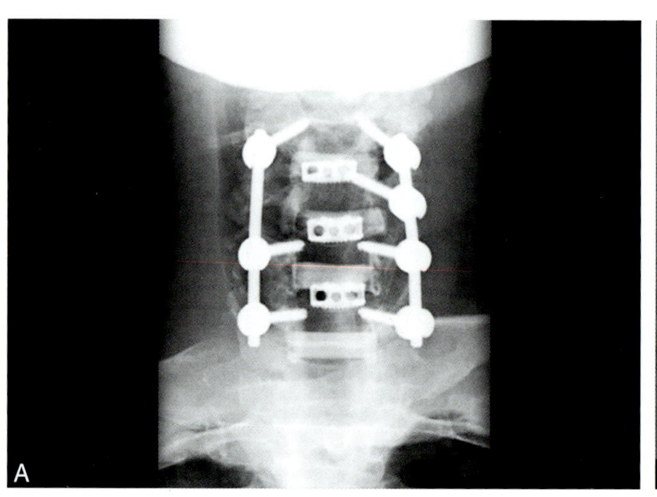

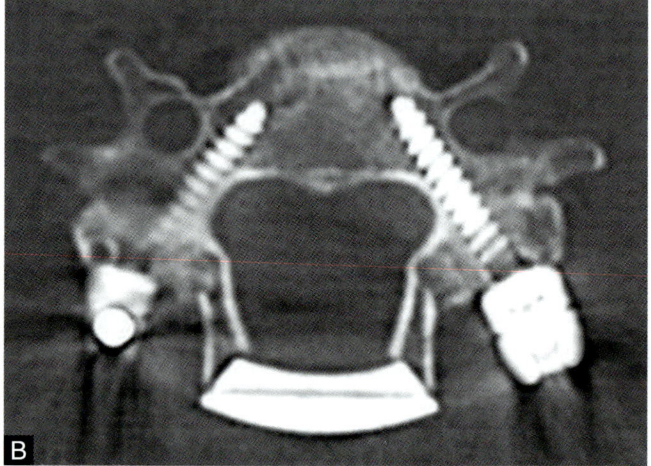

图17.5A和B 48岁女性患者，手足徐动型颈椎病，采用Axon系统及SynCage–C施行了C_3~C_6的减压和环形融合术。A.术后正位X线片。B.术后C_6的CT成像。

来源：Reprinted with permission from Yoshimoto H, Sato S, Hyakumachi T, et al. Clinical accuracy of cervical pedicle screw insertion using lateral fluoroscopy: a radiographic analysis of the learning curve[J]. Eur Spine J. 2009;18(9):1326–1334.

颈椎椎板切除术

除椎板成形术后常见的并发症外，尚未见颈椎板切除术后上肢麻痹的报道。然而，Dai 等[36]对287例行颈椎椎板切除术的患者进行的随访发现，37例（12.9%）患者术后出现了新的与C_5及C_6神经根相关的神经麻痹症状。

椎板切除术后脊柱后凸畸形是行椎板切除术需主要关心的问题。根据大样本的回顾性研究报道，多节段颈椎板切除术后，脊柱后凸畸形的发生率介于14%到47%之间[37-39]。而小关节的损伤，包括关节囊的损伤，可能是术后后凸畸形形成的一个重要因素；当对小关节的破坏接近50%时，就可能造成明显的后凸畸形及脊柱不稳定[40-41]。而术前椎体序列变直或存在后凸畸形时，术后出现椎体不稳及后凸畸形的发生率更高。此外，对于年轻患者，由于椎体的不完全骨化以及与后方张力带受损出现的对抗增加的压缩力量的张力的降低，术后脊柱后凸畸形的发生风险更大[15, 16]。

颈椎椎板切除和融合术

与颈椎椎板切除和融合术相关的并发症包括围手术期并发症及晚期并发症。可能的围手术期并发症包括：神经根损伤、脊髓损伤、椎动脉损伤、侧块骨折、小关节的损害及需要术后进行翻修或去除的错位[42]；可能的晚期并发症包括：螺钉松动、螺钉脱落、螺钉断裂、板/棒断裂、固定物松动、假关节形成及需要手术的相邻节段病变[42]。

与椎板切除和固定术相关的具体并发症包括：横断性的神经根的损伤、侧块骨折及小关节的破坏。当尝试进行双皮质固定时，神经根损伤的潜在风险会随之增加，根据Heller等的报道[25]，78例患者中有4例患者出现了神经根损伤。当患者出现骨质疏松或进钉点太过接近骨性边缘时，容易发生侧块骨折。另外，同样需要考虑小关节损伤的问题，特别是在细长的C_7侧块。

颈椎弓根螺钉的植入，存在椎动脉、神经根及脊髓损伤的风险。由于操作技术相对困难，颈椎椎弓根尺寸较小且存在形态变异，颈椎弓根螺钉植入固定术的风险远大于侧块螺钉固定术。既往研究中，椎弓根穿破的发生率从1.1%到29.8%[43,44]。尽管在以往的研究中，椎弓根螺钉向侧方穿破的发生率相对高，但在实际病例中出现椎动脉的持续的损害比较少见。根据Abumi等报道[45]，在180例患者中，仅有1例患者发生了椎动脉的损伤，Yukawa等报道[46]144例患者中有1例发生了椎动脉损伤，而Nakashima等报道[47]了84例患者有2例发生了椎动脉的损伤。一篇最新的系统综述发现，尽管统计学上，颈椎弓根螺钉固定术发生椎动脉损伤的可能性高[42]，但在颈椎侧块螺钉固定术及颈椎弓根螺钉固定术中，椎动脉的损伤是极为少见的。在使用颈椎弓根螺钉固定术的病例中，暂无脊髓损伤的报道[42]。然而，正如Yoshimoto等的报道[48]，根据颈椎弓根螺钉的学习曲线，在最初的19例颈椎弓根螺钉固定术中，颈椎弓根穿破率为12%，在接下来的18例患者中下降到7%，而在最后的15例中下降到1.1%。因此，对经验不足的外科医生而言，在使用颈椎弓根螺钉固定术时应更加谨慎，甚至需在经验丰富的外科医生的帮助下再考虑使用该项技术。双侧椎动脉的损伤会带来严重的问题，如脑梗死，甚至死亡。当术前发现一侧椎动脉闭塞时，应避免在对侧进行颈椎弓根螺钉的植入[49]，在这种情况下，推荐在闭塞侧行颈椎弓根螺钉固定，对侧行侧块螺钉固定[49]。

对颈椎弓根螺钉固定术，神经血管损伤的风险会更大；而侧块螺钉固定术则存在生物力学固定较弱的问题。然而，一篇新近的系统综述发现，在颈椎弓根螺钉固定术及侧块螺钉固定术中，围术期神经血管并发症的发生率以及晚期的包括假关节形成等生物力学并发症的发生率，两种手术的发生率相似且较低[42]。

临床效果

颈椎椎板切除术

从历史上看，颈椎椎板切除术对于颈脊髓压迫引起的脊髓病变的减压是一种安全而直接的方法。大多数研究都是在20世纪六七十年代发表的回顾性分析[39]，报道的成功率为42%～92%[39]。一些研究报道了明显的迟发性加重的发生率高达40%[38,50,51]。对于存在颈椎前凸的患者，间接减压的方法往往可获得良好的效果。Adam和Logue[52]发现，术后颈椎活动范围的减小以及较小程度的颈椎生理曲度的变化，都与良好的效果密切相关。而与椎板切除术治疗脊髓型颈椎病预后不良有关的因素包括：高龄（首次手术时间>70岁）、初发的颈椎病严重以及新发生的创伤[53-56]。椎板切除术后脊柱后凸畸形与不良的临床效果密切相关。然而，到目前为止，尚无研究表明椎板切除术后脊柱后凸畸形与患者生活质量降低之间的关系[39]。Lee等[57]报道，椎板切除术治疗颈椎后纵韧带骨化的长期疗效令人满意，且椎板切除术后脊柱后凸畸形发生的风险并不高，由此表明，颈椎后纵韧带骨化本身可能作为脊柱支撑的重要因素。

目前已证实，颈椎椎板切除术治疗脊髓型颈椎病的术后早期效果可以与前路手术术式相媲美[51]。根据Carol等[58]的长期随访报道，椎板切除术组在长达10年的随访中，改善率为68%，而前路手术组改善率为73%；然而，Ebersold 等[51]的报道则指出，相对于前路手术，椎板切除术的效果较差。

颈椎椎板切除和融合术

以往的研究表明，在接受椎板切除和融合术的脊髓型颈椎病患者中，绝大多数患者（>70%）的神经功能得到了明显的改善[59]；同样也有报道指出[60]，椎板切除和融合术后，患者获得了长期的神经改善状态及颈椎排列的维持。Morio等[61]发现，运动范围的减小及较好的脊柱序列，与良好的效果呈正相关[56]。Huang等报道了采用颈椎板切除、侧块钢板固定融合术治疗多节段脊髓型颈椎病的临床效果，发现严重的脊髓病变、高龄及术前磁共振影像表现出的脊髓软化对脊髓病变的改善无预测价值[56]。

许多学者试图比较不同手术方式治疗颈椎病的临床效果。González-Feria[62]对前路减压和融合术、全椎板切除术、椎板切除和融合术的临床效果进行了比较，结果显示，椎板切除和融合术比另外两种术式的术后恢复更好；Yoon等[63]最近的一篇系统综述，比较了椎板切除和融合术与椎板成形术治疗颈椎病患者的临床效果，发现只有低质量的证据表明，椎板切除和融合术与椎板成形术对于脊髓型颈椎病的治疗具有相似的疗效。而另一些研究则比较了椎板切除术与椎板切除和融合术的治疗效果，结果发现，两种治疗方式均可获得类似的临床效果[64,65]。

参考文献

[1] Epstein JA, Epstein NE. The surgical management of cervicalspinal stenosis, spondylosis, and myeloradiculopathy bymeans of the posterior approach. In: Clark CR (Ed). TheCervical Spine Research Society Editorial Committee[M]. TheCervical Spine, 2nd edition. Philadelphia: JB Lippincott, 1989. pp. 625-643.

[2] Wong AS, Massicotte EM, Fehlings MG. Surgical treatmentof cervical myeloradiculopathy associated with movementdisorders: indications, technique, and clinical outcome[J]. Spinal Disord Tech, 2005;18(Suppl):S107-114.

[3] Epstein NE. Laminectomy for cervical myelopathy[J]. SpinalCord, 2003;41:317-327.

[4] An HS, Ahn NU. Posterior decompressive procedures forthe cervical spine[J]. Instr Course Lect, 2003;52:471-477.

[5] Epstein N. Posterior approaches in the management ofcervical spondylosis and ossification of the posteriorlongitudinal ligament[J]. Surg Neurol, 2002;58(3-4): 194-207;discussion 207-208.

[6] Benzel EC, Lancon J, Kesterson L, et al. Cervical laminectomyand dentate ligament section for cervical spondyloticmyelopathy[J]. J Spinal Disord, 1991;4:286-295.

[7] Epstein NE. Laminectomy with posterior wiring andfusion for cervical ossification of the posterior longitudinalligament, spondylosis, ossification of the yellow ligament,stenosis, and instability: a study of 5 patients[J]. J Spinal Disord, 1999;12: 461-466.

[8] Heller JG, Edwards CC 2nd, Murakami H, et al. Laminoplastyversus

laminectomy and fusion for multilevel cervicalmyelopathy: an independent matched cohort analysis[J].Spine, 2001; 26:1330-1336.
[9] Yonenobu K, Fuji T, Ono K, et al. Choice of surgical treatment for multisegmental cervical spondylotic myelopathy[J]. Spine, 1985;10:710-716.
[10] Hamanishi C, Tanaka S. Bilateral multilevel laminectomy withor without posterolateral fusion for cervical spondyloticmyelopathy: relationship to type of onset and time untiloperation[J]. J Neurosurg, 1996;85:447-451.
[11] Yamazaki A, Homma T, Uchiyama S, et al. Morphologiclimitations of posterior decompression by midsagittal splitting method for myelopathy caused by ossification of theposterior longitudinal ligament in the cervical spine[J]. Spine,1999; 24: 32-34.
[12] Komotar RJ, Mocco J, Kaiser MG. Surgical managementof cervical myelopathy: indications and techniques forlaminectomy and fusion[J]. Spine J, 2006;6(6 Suppl): 252S-267S
[13] Epstein N, Epstein JA. Treatment of cervical myelopathy:Part A. Laminectomy. In: TCSR Society (Ed). The CervicalSpine[M]. Philadelphia: Lippincott Williams & Wilkins, 2005.pp. 1043-1056.
[14] Bell DF, Walker JL, O'Connor G, et al. Spinal deformity aftermultiple-level cervical laminectomy in children[J]. Spine, 1994;19:406-411.
[15] Deutsch H, Haid RW, Rodts GE, et al. Postlaminectomycervical deformity[M]. Neurosurg Focus, 2003;15:E5.
[16] Yasuoka S, Peterson HA, Laws ER Jr, et al. Pathogenesis andprophylaxis of postlaminectomy deformity of the spine aftermultiple level laminectomy: difference between childrenand adults[J]. Neurosurgery, 1981;9:145-152.
[17] Yoshihara H, Yoneoka D. Trends in the treatment fortraumatic central cord syndrome without bone injury inthe United States from 2000 to 2009[J]. J Trauma Acute CareSurg, 2013;75(3):453-458.
[18] Horgan MA, Kellogg JX, Chesnut RM. Posterior cervicalarthrodesis and stabilization: an early report using a novellateral mass screw and rod technique[J]. Neurosurgery, 1999;44:1267-1271; discussion 1271-1272
[19] Errico T, Uhl R, Cooper P, Casar R, McHenry T: Pulloutstrength comparison of two methods of orienting screwinsertion in the lateral masses of the bovine cervical spine[J]. J Spinal Disord, 1992;5:459-463.
[20] Heller JG, Carlson GD, Abitbol JJ, et al. Anatomic comparison of the Roy-Camille and Magerl techniques for screwplacement in the lower cervical spine[J]. Spine (Phila Pa1976), 1991;(10 Suppl):S552-557.
[21] Heller JG, Estes BT, Zaouali M, et al. Biomechanical studyof screws in the lateral masses: variables affecting pull-outresistance[J]. J Bone Joint Surg Am, 1996;78:1315-1321.
[22] Merola AA, Castro BA, Alongi PR, et al. Anatomic consideration for standard and modified techniques of cervicallateral mass screw placement[J]. Spine J, 2002;2: 430-435.
[23] Seybold EA, Baker JA, Criscitiello AA, et al. Characteristicsof unicortical and bicortical lateral mass screws in thecervical spine[J]. Spine (Phila Pa 1976), 1999; 24:2397-2403.
[24] Wellman BJ, Follett KA, Traynelis VC. Complications ofposterior articular mass plate fixation of the subaxialcervical spine in 43 consecutive patients[J]. Spine (Phila Pa1976), 1998;23:193-200.
[25] Heller JG, Silcox DH III, Sutterlin CE III. Complicationsof posterior cervical plating[J]. Spine (Phila Pa 1976), 1995;20:2442- 2448.
[26] Johnston TL, Karaikovic EE, Lautenschlager EP, et al.Cervical pedicle screws vs. lateral mass screws: uniplanarfatigue analysis and residual pullout strengths[J]. Spine J, 2006;6:667-672.
[27] Jones EL, Heller JG, Silcox DH, et al. Cervical pediclescrews versus lateral mass screws. Anatomic feasibility andbiomechanical comparison[J]. Spine (Phila Pa 1976), 1997;22:977-982.
[28] Abumi K, Shono Y, Ito M, et al. Complications of pediclescrew fixation in reconstructive surgery of the cervicalspine[J]. Spine (Phila Pa 1976), 2000;25:962-969.
[29] Jeanneret B, Magerl F, Ward EH, et al. Posterior stabilizationof the cervical spine with hook plates[J]. Spine, 1991;16(3Suppl):S56-63.
[30] An HS, Gordin R, Renner K. Anatomic considerations forplate-screw fixation of the cervical spine[J]. Spine, 1991;16(10Suppl):S548-551.
[31] Anderson PA, Henley MB, Grady MS, et al. Posteriorcervical arthrodesis with AO reconstruction plates andbonegraft[J]. Spine, 1991;16(3 Suppl):S72-79.
[32] Abumi K, Kaneda K. Pedicle screw fixation for nontraumatic lesions of the cervical spine[J]. Spine (Phila Pa 1976), 1997;22(16):1853-1863.
[33] Ludwig SC, Kowalski JM, Edwards CC 2nd, et al. Cervicalpedicle screws: comparative accuracy of two insertiontechniques[J]. Spine, 2000;25:2675-2681.
[34] Ludwig SC, Kramer DL, Balderston RA, et al. Placementof pedicle screws in the human cadaveric cervical spine:comparative accuracy of three techniques[J]. Spine, 2000;25:1655-1667.
[35] Richter M, Cakir B, Schmidt R. Cervical pedicle screws: conventional versus computer-assisted placement of cannulated screws[J]. Spine (Phila Pa 1976), 2005; 30:2280-2287.
[36] Dai L, Ni B, Yuan W, et al. Radiculopathy after laminectomy for cervical compression myelopathy[J]. J Bone JointSurg (Br), 1998; 80: 846-849.
[37] Kaptain GJ, Simmons NE, Replogle RE, et al. Incidence andoutcome of kyphotic deformity following laminectomyfor cervical spondylotic myelopathy[J]. J Neurosurg (US), 2000;92(2 Suppl):199-204.
[38] Kato Y, Iwasaki M, Fuji T, et al. Long-term follow- up resultsof laminectomy for cervical myelopathy caused by ossification of the posterior longitudinal ligament[J]. J Neurosurg, 1998;89: 217-223.
[39] Ryken TC, Heary RF, Matz PG, et al.; Joint Section onDisorders of the Spine and Peripheral Nerves of theAmerican Association of Neurological Surgeons andCongress of Neurological Surgeons. Cervical laminectomyfor the treatment of cervical degenerative myelopathy[J]. JNeurosurg Spine, 2009;11(2):142-149.
[40] Raynor RB, Pugh J, Shapiro I. Cervical facetectomy and itseffect on spine strength[J]. J Neurosurg, 1985;63:278-282.
[41] Zdeblick TA, Zou D, Warden KE, et al. Cervical stabilityafter foraminotomy: a biomechanical in vitro analysis[J]. JBone Joint Surg Am, 1992;74:22-27.
[42] Yoshihara H, Passias PG, Errico TJ. Screw-related complications

in the subaxial cervical spine with the use of lateralmass versus cervical pedicle screws: a systematic review[J]. JNeurosurg Spine, 2013;19(5):614-623.

[43] Kast E, Mohr K, Richter HP, et al. Complications oftranspedicular screw fixation in the cervical spine[J]. EurSpine J, 2006;15:327-334.

[44] Neo M, Sakamoto T, Fujibayashi S, et al. The clinical riskof vertebral artery injury from cervical pedicle screwsinserted in degenerative vertebrae[J]. Spine (Phila Pa 1976), 2005;30:2800-2805.

[45] Abumi K, Shono Y, Taneichi H, et al. Correction of cervicalkyphosis using pedicle screw fixation systems[J]. Spine (PhilaPa 1976), 1999;24:2389-2396.

[46] Yukawa Y, Kato F, Ito K, et al. Placement and complicationsof cervical pedicle screws in 144 cervical trauma patientsusing pedicle axis view techniques by fluoroscope[J]. EurSpine J, 2009;18:1293-1299.

[47] Nakashima H, Yukawa Y, Imagama S, et al. Complicationsof cervical pedicle screw fixation for nontraumatic lesions: amulticenter study of 84 patients. Clinical article[J]. J NeurosurgSpine, 2012;16:238-247.

[48] Yoshimoto H, Sato S, Hyakumachi T, et al. Clinical accuracyof cervical pedicle screw insertion using lateral fluoroscopy:a radiographic analysis of the learning curve[J]. Eur Spine J, 2009;18:1326-1334.

[49] Yukawa Y, Kato F, Ito K, et al. Placement and complicationsof cervical pedicle screws in 144 cervical trauma patientsusing pedicle axis view techniques by fluoroscope[J]. EurSpine J, 2009;18:1293-1299.

[50] Snow RB, Weiner H. Cervical laminectomy and foraminotomy as surgical treatment of cervical spondylosis: afollow-up study with analysis of failures[J]. J Spinal Disord, 1993;6:245-250; discussion 250-251.

[51] Ebersold MJ, Pare MC, Quast LM. Surgical treatment forcervical spondylotic myelopathy[J]. J Neurosurg, 1995;82:745-751.

[52] Adams CB, Logue V. Studies in cervical spondyloticmyelopathy. 3. Some functional effects of operations forcervical spondylotic myelopathy[J]. Brain, 1971;94: 587-594.

[53] Smith-Hammond CA, New KC, Pietrobon R, et al. Prospectiveanalysis of incidence and risk factors of dysphagia in spinesurgery patients: comparison of anterior cervical, posteriorcervical, and lumbar procedures[J]. Spine, 2004;29: 1441-1446.

[54] An HS, Ahn NU. Posterior decompressive procedures forthe cervical spine[J]. Instr Course Lect, 2003;52:471-477.

[55] Yonenobu K, Fuji T, Ono K, et al. Choice of surgical treatmentfor multisegmental cervical spondylotic myelopathy[J]. Spine, 1985;10:710-716.

[56] Huang RC, Girardi FP, Poynton AR, et al. Treatment ofmultilevel cervical spondylotic myeloradiculopathy withposterior decompression and fusion with lateral mass platefixation and local bone graft[J]. J Spinal Disord Tech, 2003;16:123-129.

[57] Lee SE, Chung CK, Jahng TA, et al. Long-term outcomeof laminectomy for cervical ossification of the posteriorlongitudinal ligament[J]. J Neurosurg Spine, 2013; 18(5):465-471.

[58] Carol MP, Ducker TB. Cervical spondylotic myelopathies: surgical treatment[J]. J Spinal Disord, 1988;1(1):59-65.

[59] Anderson PA, Matz PG, Groff MW, et al.; Joint Section onDisorders of the Spine and Peripheral Nerves of the AmericanAssociation of Neurological Surgeons and Congress ofNeurological Surgeons. Laminectomy and fusion for thetreatment of cervical degenerative myelopathy[J]. J NeurosurgSpine, 2009;11(2):150-156.

[60] Kumar VG, Rea GL, Mervis LJ, et al. Cervical spondyloticmyelopathy: functional and radiographic long-term outcome after laminectomy and posterior fusion[J]. Neurosurgery, 1999;44:771-777; discussion 777-778.

[61] Morio Y, Yamamoto K, Teshima R, et al. Clinicoradiologicstudy of cervical laminoplasty with posterolateral fusion orbone graft[J]. Spine, 2000;25:190-196.

[62] González-Feria L, Peraita-Peraita P. Cervical spondyloticmyelopathy: a cooperative study[J]. Clin Neurol Neurosurg, 1975;78(1):19-33.

[63] Yoon ST, Hashimoto RE, Raich A, et al. Outcomes afterlaminoplasty compared with laminectomy and fusion inpatients with cervical myelopathy: a systematic review[J]. Spine (Phila Pa 1976), 2013;38(22 Suppl 1):S183-194.

[64] Hamanishi C, Tanaka S. Bilateral multilevel laminectomywith or without posterolateral fusion for cervical spondyloticmyelopathy: relationship to type of onset and time untiloperation[J]. J Neurosurg, 1996;85(3):447-451.

[65] Perez-Lopez C, Isla A, Alvarez F, et al. [Efficacy of arthrodesisin the posterior approach of cervical myelopathy:comparative study of a series of 36 cases[J].] Neurocirugia(Astur), 2001;12:316-324.

第18章

颈椎椎板成形术：手术技术和临床效果

John A Buza III, Themistocles S Protopsaltis

概述

颈椎椎板成形术（Cervical laminoplasty）是一种后方入路的脊柱手术，该手术通过重新改变椎板的位置或重塑形来增加椎管的容积，而不进行节段融合。椎板成形术用于脊髓型颈椎病的治疗，而脊髓型颈椎病通常因颈脊椎病或后纵韧带骨化，导致明显的颈椎管狭窄而引起。传统上用于治疗导致脊髓型颈椎病的颈脊椎病及颈椎后纵韧带骨化的手术方式很多，包括前路减压伴融合或不伴融合术、多椎体切除术、椎板切除伴融合或伴不融合术以及椎板成形术。

椎板成形术于20世纪70年代在日本发展起来，以解决许多与单纯椎板切除术相关的并发症。采用广泛的椎板切除及切断齿状韧带的手术方式治疗颈脊椎病，早期的治疗效果非常差[1]。1956年，Clarke和Robinson描述了4种不同类型的椎板切除方式：单纯椎板切除、椎板切除和齿状韧带切断、椎板切除和椎间盘摘除、椎板切除和硬脊膜切开（为进行检查或闭合），但上述4种手术方式均未获得令人满意的治疗效果[2]。鉴于椎板切除术的早期治疗效果极差，促使脊柱外科医生寻找其他的替代手术方式，来获得更加令人满意的治疗效果。在美国，Smith和Robinson发展了颈椎的前路手术，该手术比椎板切除术并发症少，并且能更安全地切除退变椎间盘而不侵犯脊髓[3,4]。20世纪70年代关于颈椎前路手术的研究显示出良好的治疗效果，故而，颈椎前路手术在美国及欧洲国家常作为首选的手术治疗方式[5]。

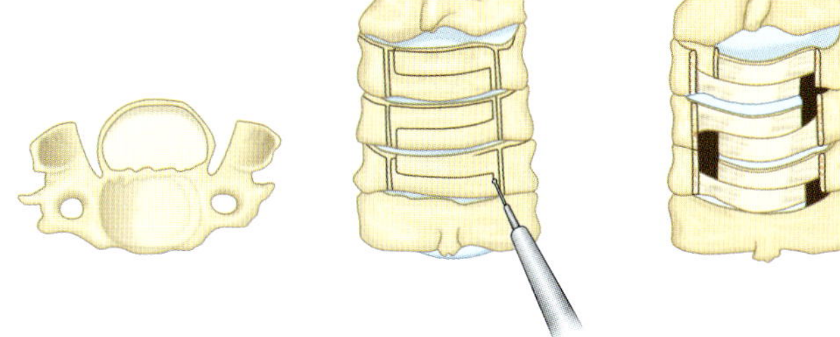

图18.1 Hattori技术：首先切除棘突，然后咬除包括椎弓根内侧1/3在内的大量背侧骨皮质。Z形切开椎板，切开的每个椎板视为一个单位，上抬后用丝线缝合固定。

来源：Redrawn from Kawai S, Sunago K, Doi K, Saika M, Taguchi T. Cervical laminoplasty (Hattori’s method). Procedure and follow-up results. Spine[J]. Nov 1988;13(11):1245-1250.

尽管前路手术的优势令人鼓舞，但日本外科医生在他们的患者群体中发现，当脊髓型颈椎病的原发病因是颈椎后纵韧带骨化时，颈椎前路手术的使用明显受到限制，这就促使他们继续改进后路手术方法。在这方面，日本最大的进步也许是高速磨钻的发展，这使得颈椎管减压更为安全且精确。Oyama和Hattori于1972年首次介绍了椎板成形术，该术式的初衷是预防椎板切除术后疤痕组织膜的形成[6]；在该项技术中，首先切除棘突，然后咬除大量的背侧包括椎弓根内侧1/3在内的骨皮质。Z形切开椎板，切开的每个椎板视为一个单位，上抬后用丝线固定，以维持它们的位置（图18.1）。由于该项技术的复杂性，该项技术在当时并未流行起来。1977年，Hirabayashi等发展出更为简单且容易打开的“开门”式椎板成形术，该技术通过创建单侧椎板铰链来维持扩大的椎管[7]；Itoh等进一步改良了该项技术，他们使用骨块来支撑稳定上抬的椎板，这个技术被称为“en bloc椎板成形术（en bloc laminoplasty）”或“椎管成形术”[8]。1980年，Kurokawa等发展了“双开门”式椎板成形术，该项技术中，首先在中线处将棘突一分为二（类似于法式门），然后在分开的棘突间植入骨块并缝合固定[9]。尽管这些技术存在许多改良的术式，但现今最为常用的技术仍然是“单开门”及“双开门”式的椎板成形术。

颈脊椎病

为使颈脊椎病的患者得到合适的治疗，有必要对这类患者的解剖、病理、生物力学、临床表现以及影像学表现等情况有一个全面的理解。虽然前面章节已对此进行了深入的描述，但在讨论颈椎板成形术之前，仍需对几个相关的关键概念进行阐述。颈脊椎病是颈椎最为常见的、与年龄相关的进行性疾患，主要由椎间盘及关节突关节的退变所引起[10-12]。因此，颈脊椎病是一个与年龄增加相关的自然老化的过程，在25岁时，颈脊椎病的发生率为10%，而到65岁时，其发生率上升到95%。然而，在这些罹患颈脊椎病的人群中，只有少部分人出现了颈脊髓病[13]。

对于怀疑存在颈脊髓病的患者，诊断检查应包括：颈椎X线片、计算机断层扫描（CT）及磁共振成像（MRI）。颈椎X线片摄片包括前后位（AP）、侧位、斜位及前屈后伸位侧位，这是评价颈椎后凸畸形、颈椎半脱位、椎间隙变窄、椎间孔骨赘或相邻节段椎体自动融合等的重要手段[10,12-14]。在侧位X线片上，颈椎局部后凸畸形超过13°是一个重要的术后预后不佳的危险因素[15]；因而，如果颈椎后凸畸形>13°，则应考虑进行融合[15]。在颈椎侧位X线片上，可测量的一个重要参数是Torg-Pavlov比值，即椎管前后径值除以椎体前后径值所得的值，而椎管前后径为椎体后缘到棘突椎板之间的距离，椎体

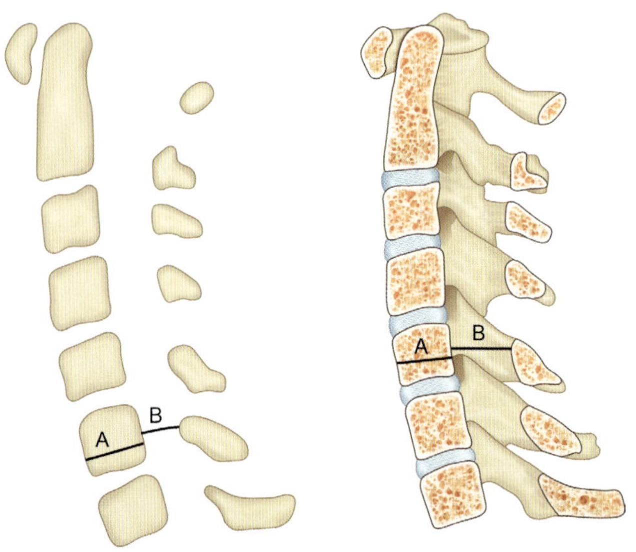

图18.2 Torg-Pavlov比值，即椎管与椎体矢状径的比值，椎管矢状径为椎体后缘到棘突椎板之间的距离，椎体矢状径为椎体前后缘线之间的距离。

来源：Redrawn from Boxell CM, et al. Cervical laminoplasty: indications and techniques. In: Quinones-Hinojosa A (Ed). Schmidek and Sweet's Operative Neurosurgical Techniques[M]. Philadelphia:Elsevier; 2012.

前后径为矢状位椎体前、后缘线之间的距离（图18.2）。正常情况下，该比值>1，当该比值≤0.82时，通常视为存在颈椎管狭窄。通过颈椎的前屈后伸侧位X线片，可评估各种有意义的颈椎不稳。继X线片检查后，CT扫描检查可更好地了解颈椎管、关节突关节、钩椎关节及横突孔的大小和形态。计算机断层扫描可以说是评价椎体骨质量最好的影像技术[13]。而在评价脊髓、椎管直径、椎间盘及脊椎韧带方面，磁共振成像是最为有用的影像学检查方法[10,12-14,16-18]。术前MRI影像发现的脊髓内异常信号，往往与术后疗效评分不佳有关[19]。一些磁共振影像的测量对临床预测具有重要意义。例如，在磁共振影像上，脊髓压迫最明显处的脊髓横断面的面积大小与手术后的临床预后密切相关。Yamazaki等发现，使用日本骨科学会评分系统进行评估时，如脊髓横断面积为42mm^2，则手术后的临床预后较好，而横断面积为31mm^{2}时，术后得到的临床预后好[20]。此外，也应测量脊髓的压缩率，该值为脊髓的最小矢状径除以脊髓最大的横径，当该值<0.4

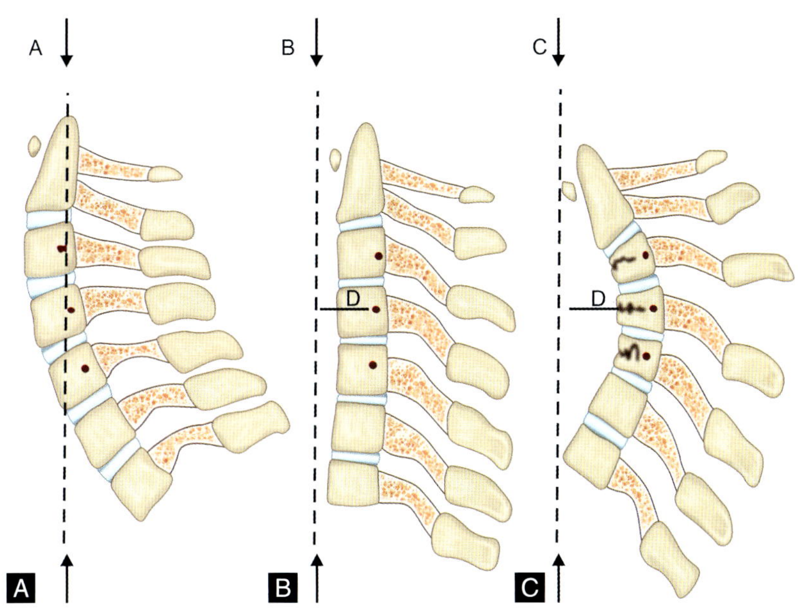

图18.3A～C A. 正常颈椎前凸，椎体背侧高度小于腹侧椎体高度。B. 在颈椎的自然退变过程中，椎间盘高度的丢失导致颈椎前凸的逐步丧失。C. 颈椎后凸畸形；畸形的进一步加重，导致椎体腹侧压缩。

来源：Redrawn from Benzel EC. Biomechanics of Spine Stabilization[M]. Rolling Meadows, IL: American Association of Neurological Surgeons Publications; 2001.

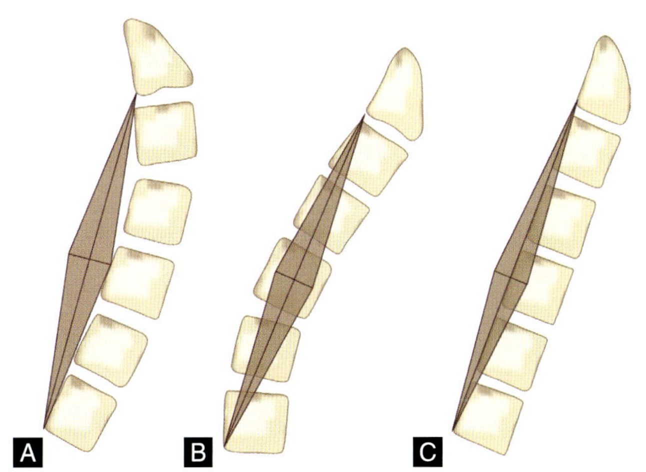

图18.4A～C 自C_2椎体的后下缘到C_7椎体后下缘的连线。A. 颈椎的正中矢状面，显示颈椎的前凸姿势。B. 颈椎的正中矢状面，显示明显的颈椎后凸畸形。C. 颈椎“僵直”。

来源：Redrawn from Benzel EC. Biomechanics of Spine Stabilization[M]. Rolling Meadows, IL: American Association of Neurological Surgeons Publications; 2001.

时，往往提示预后不良。除影像学方法的评估外，其他的检查，包括肌电图、神经传导及躯体感觉诱发电位等检查，均有助于对神经根病变或脊髓病变的性质及严重程度的了解。

颈脊椎病的发生机制对其治疗及其椎板成形术的使用具有指导作用。颈椎间盘脱水引起了颈椎管矢状径的减小，而颈椎管矢状径的减小可导致颈脊椎病发生[12]。当髓核组织丧失弹性并发生纤维化，椎间盘纤维环将承担更多的体重负荷，并可能膨隆到椎管[12,21-24]。重要的是，当椎间盘腹侧的高度丢失时，可导致颈椎前凸的逐渐丧失，直至出现脊柱后凸畸形（图18.3A～C）[21]。颈椎管狭窄的形成，可由一系列的病理变化所引起，包括膨出或突出的椎间盘髓核组织、增生的椎板、增厚或皱褶的黄韧带、肥厚的后纵韧带、退变和增生肥厚的关节突关节以及退变的钩椎关节[12,23,25-27]。这些病理改变带来的一个重要问题是，脊髓可能在矢状面及冠状面上受到这些组织的限制。在矢状面，“有效的后凸畸形”可使脊髓拴系在后凸部位，导致脊髓出现牵拉和扭曲（矢状面弓弦效应）[12,17,21,28]。为确定颈椎的形态，可从C_2椎体的后下缘到C_7椎体的后下缘作连线（图18.4A～C），当C_3～C_7所有椎体的背侧部分均与该线交叉时，则视为明显的后凸畸形。在冠状面上，脊髓还可被齿状韧带或神经根所拴系，称为冠状面弓弦效应（图18.5A～C）。对脊髓型颈椎

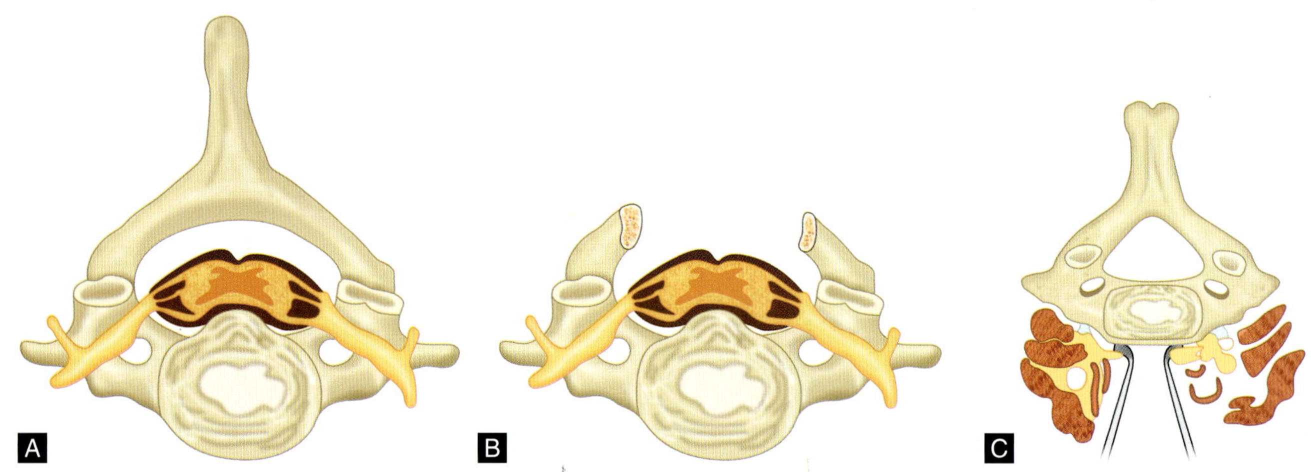

图18.5A～C A. 冠状面拴系：冠状面上，脊髓被神经根和齿状韧带所拴系。B. 椎板切除术无助于脊髓变形的解除。C. 腹侧减压有助于脊髓变形的解除。

来源：Redrawn from Benzel EC. Biomechanics of Spine Stabilization[M]. Rolling Meadows, IL: American Association of Neurological Surgeons Publications; 2001.

病患者进行手术方式的选择时，矢状面及和冠状面弓弦效应具有重要的决定意义，因为背侧减压手术（如椎板切除术）可加重后凸畸形。另外，弓弦效应对椎板成形术的应用也具有重要的指导意义，因为在理论上椎板成形术可允许脊髓向后方移位到扩大的椎管空间内。

手术适应证及禁忌证

脊髓型颈椎病外科减压的手术方式包括：前路减压和融合术、椎板切除伴或不伴后路融合术、颈椎椎板成形术。手术方式的选择取决于许多因素，包括受累的椎体数目、脊髓压迫的来源及压迫位置、颈椎序列以及外科医生对手术方法具有的经验。通常，首先需要决定的是选择前路手术还是后路手术。当致压因素来自脊髓前方，且局限于1～2个椎体节段时，通常采用前路手术。前路减压可直接切除来自脊髓前方的压迫病变，并可在有或没有内置物的情况下进行植骨融合。有研究报道，该术式的术后疗效优良率达到92%[29]。然而，前路手术也存在缺点，包括邻近节段的退变、融合率、植骨融合以及与手术路径相关的并发症，包括吞咽困难、复发性喉神经损伤、颈动脉鞘损伤、食道损伤等[30-34]。如Hilibrand等报道，前路融合手术后，邻近节段退变的长期风险高达25%[32]。前路减压融合术后，假关节形成的发生率，随手术节段数目的增加而增高[35]。因此，大多数外科医生仅对1～2个受累的节段进行前路减压和融合术，在这种情况下，可获得较高的神经症状改善率及可预期的植骨融合率。

在历史上，对多节段的颈椎管狭窄，多采用单纯椎板切除而不进行融合，该术式的主要并发症是颈椎板切除术后导致的医源性颈椎不稳定，形成颈椎板切除术后颈椎后凸畸形。颈椎的生物力学研究表明，包括关节面和关节突在内的脊柱后柱，承载了高达64%的重力负荷[36]。后方椎弓的缺失，可导致明显的脊柱不稳定，从而使负重轴线前移[37]。而负重轴线的前移可导致脊柱后凸畸形，随后导致前方的椎体及椎间盘承载更多的负荷，从而加速颈椎柱的退变及僵直[38,39]。使用器械进行后路融合固定，可预防颈椎板切除术后的脊柱不稳定，但也存在一定的并发症，包括融合失败、内固定失败及邻近节段的退变，尽管这些并发症的发生率得到了一定程度的改善[39]。

椎板切除术后脊柱后凸畸形的问题促成了椎板成形术的发展，该术式力图通过保留脊柱后柱的大部分结构来维持术后脊柱的稳定性。椎板成形术的主要目的是扩大椎管、预防椎板切除术后膜的形成、保留颈椎的后方结构以维持脊柱的稳定。椎板成形术的两个主要适应证包括：后纵韧带骨化及3个或更多个节段受累的颈脊椎病。相对适应证包括：颈前路椎间盘切除和融合术后脊髓病复发患者、存在植骨不融合风险增加的患者包括吸烟及伴有代谢性骨病的患者。禁忌证包括：明显的脊柱后凸畸形和1～2个节段的脊髓型颈椎病患者。这是因为该手术方式依赖于脊髓远离腹侧致压物而向背侧的自由移位，这已被术后CT扫描所证明[40,41]。然而，颈椎序列变直或为前凸不是施行椎板成形术的先决条件。Suda 等认为，只要磁共振T_2加权像上无脊髓信号的改变，颈椎后凸畸形高达13°的颈脊椎病患者仍然可以从椎板成形术中获益；如存在着脊髓信号的改变，则可接受的脊柱后凸畸形的角度的上限为＜5°[15]。椎板成形术的相对禁忌证包括：硬膜外纤维化、大范围的后纵韧带骨化占据椎管矢状径的50%～60%以上以及患者的主要症状仅为颈部轴向疼痛。

椎板成形术

文献中已对各种椎板成形术方法进行了报道，所有的术式都具有相似性，都扩大了椎管并保留部分或全部的脊柱后方结构。虽然存在许多改进的术式，但这些术式都可以划分到两种主要术式中的一种。第一种术式是Hirabayashi或“单开门”椎板成形术，该术式将一侧的椎板，连同棘突和黄韧带，呈铰链式打开。第二种术式是Kurokawa或“双开门”椎板成形术，该术式是将棘突从中线切开，左右侧椎板向双侧打开。有关这两种主要术式的改进方法，将在下文中进一步讨论。第三种术式，称为“en bloc”椎板成形术，该术式完整切下椎板，然后对椎板进行重建，这也将在下文中进行讨论。

患者体位及术前准备

患者仰卧位、颈部轻微后伸时进行气管插管。存在严重脊髓压迫的患者，可在清醒时进行光纤镜下插管，以降低脊髓损伤的风险。许多外科医生采用神经电生理监测，例如体感诱发电位和运动诱发电位，尽管这些监测是否真的提高了患者的安全性及临床效果仍存在着争议。首先要获得预置的神经监测的基准信号。然而，对许多后期的颈脊髓病患者而言，这些信号是缺失的或不可靠的，在这些情况下，外科医生可以选择进行俯卧位时的唤醒实验，尤其是无神经电生理监测基准信号时，更应进行唤醒试验。使用Mayfield三钉头架辅助固定头及颈部的位置，以保持颈椎序列处于中立位。Mayfield三钉头架使外科医生更容易控制患者的颈椎屈伸程度，并减小患者眼部受压的发生。而Jackson支架及带胸辊的Amsco手术台架的使用，可提升胸廓并降低腹部的压力，进而降低静脉压，可减少术中出血。使用宽胶布自患者双肩的上外侧到手术台的尾端进行固定，便于下颈椎的术中透视。值得注意的是，手术结束时，解开固定于双肩的宽胶布，将有利于手术切口的闭合。常规方式消毒铺巾后，可以用1%的利多卡因加肾上腺素在术区进行浸润注射，可最大限度地减少皮肤出血。

手术方法

采用标准的正中切口，逐层切开分离到筋膜层，并用单极或双极电凝止血，随后用单极电刀切开筋膜层。此时，外科医生可以选择标准的双侧骨膜下剥离或是保留脊柱后方结构的入路。标准的手术路径，可在骨膜下剥离、分离附着于棘突、椎板及双侧关节突内侧的软组织结构。使用该方法时，应小心谨慎地避免损伤双侧关节突的关节囊。软组织剥离的范围，以显露完成椎板成形术所需的椎板部分即可。如果可能的话，颈椎板成形术能尽量局限于C_4～C_6节段，因有研究表明，C_4～C_6节段的颈椎板成形术，能更好地保留附着在C_2及C_7的肌肉，有助于减少颈部疼痛的发生并维持颈椎的序列。椎板成形术最上节段的上位椎体，其椎板的下1/3应行“穹隆”状椎板切除。椎板成形术各节段的棘突，可切除至靠近椎板基部5mm。C_7及C_6的棘突（当足够大时）可作为椎板重建的结构性植骨材料；其余较小的棘突，随后可用于椎板铰链侧的颗粒状植骨。

单开门椎板成形术

实施单开门椎板成形术，需要切除双侧椎板与关节突复合体连接部的骨质。在椎板一侧，需在椎板与关节突复合体的连接部，沿各个椎板切除双层骨皮质，这一侧作为可转动打开的开门侧。双层骨皮质切除可使用高速气钻，在椎板与关节突复合体连接部钻孔，应钻通椎板的内外层皮质骨，且钻孔方向应朝向硬脊膜而远离关节突关节。在椎板开门侧的另一侧，建立“铰链”，使“门”能够转动打开。由外科医生决定哪一侧是“开门侧”，哪一侧是“铰链侧”。一般而言，脊髓压迫程度大或临床症状重的一侧应该作为“开门侧”。如果需要行椎间孔切开，则最好在“开门侧”进行。

在单开门椎板成形术中，铰链的建立是一个决定性的步骤。使用小磨钻头的高速空气钻，在椎板与关节突关节复合体连接部，磨除椎板的外层皮质骨及其下的松质骨，保留椎板的内层皮质骨。在这一过程中，需小心操作，避免使内层皮质骨太薄以致骨折。适当地磨薄内层皮质骨，使其具有类似“青枝”样的抗变形能力。然而，如果内层皮质骨磨得不够充分，铰链被过早地强行打开，这可能导致骨折。如果对侧的开门侧已经建立，此时外科医生可以用手指轻压的方式来测试铰链，再小心磨薄内层皮质骨，直至用轻柔的手指压力即可将椎板打开成形术节段。为能“开门”，可在门一侧用Kerrison钳顺全长咬除黄韧带。用两个小刮匙放入骨缝中撬拨，缓慢将门打开，使铰链侧的椎板内层皮质骨发生“青枝骨折”。而椎板应作为一个整体进行转动，保留棘间韧带和中线附近的黄韧带，后两者作为后方的稳定结构。椎管的前后径应增加约4mm，再用各种方法维持椎板的开门状态。这些方法包括：缝合、同种异体骨填充以及专门用于椎板成形术的固定板固定。

双开门或“法式门”椎板成形术

双开门椎板成形术的实施，需在双侧椎板与关节突关节复合体连接部建立两个铰链。使用带细小的遇软则停的小钻头的高速气钻，沿棘突中线建立穿过椎板的骨槽。能感触神经软组织的细小钻头与遇软则停的气钻的组合，最大限度地降低对硬脊膜损伤可能性的风险。椎板的尾部有黄韧带保护，但对头侧椎板进行开槽时，应小心谨慎。也可使用带踏板的开颅器将椎板自中线切开，这也是一个不错的选择。再用能感触神经软组织的细小钻头，沿双侧椎板与关节突的连接部，磨除椎板的外层皮质骨，钻头的方向朝向硬脊膜而远离双侧关节突，并且保持椎板内层皮质骨的完整。在此过程中，必须小心操作，避免内层皮质骨过薄以致骨折。适当地磨薄内层皮质骨，使其具有类似“青枝”样的抗变形能力。然而，如果内层皮质骨磨得不够充分，铰链被过早地强行打开，这可能导致骨折。应小心削薄内层皮质骨，直到用轻柔的手指力量即可将成形术节段的椎板打开。为了能完成双侧门，通常用Kerrison钳切除成形术椎板头尾侧的黄韧带。将两个小刮匙放入到骨间隙中，缓慢撬拨分开椎板，使两侧的铰链发生椎板内层皮质骨的“青枝骨折”。每侧的成形术椎板应作为一个整体进行转动，保留棘间韧带和中线附近的黄韧带，后两者作为背侧的稳定结构。椎管的前后径应增加约4mm，然后用5-0的丝线将自体植骨块及异体骨间隔缝合在椎板间，或用专门的椎板成形术固定板固定，以维持成形椎板的开门状态。如需要切开椎间孔，则应在创建铰链前进行。由于铰链处椎板的尺寸较小，如施行了椎间孔切开术，则推荐使用椎板成形术固定板进行固定。

临床疗效

现已证明，在患者的功能疗效评价方面，颈椎椎板成形术的治疗效果与前路颈椎间盘切除和融合术、椎板切除术及椎板切除和融合术的治疗效果相类似[27,42–46]。目前，尚无证据表明椎板成形术比其他任何手术方法更具优势[47–49]。在比较颈椎椎板成形术术前及术后的临床效果方面，日本骨科学会评分系统是最常用的方法。许多学者才用该评分系统，得出一个平均的恢复率[50]。文献回顾表明，颈椎椎板成形术后，有希望获得约55%的平均恢复率（恢复率范围为20%～80%），并有约80%的患者的评分会得到改善[51]。此外，在术后恢复率上，单开门椎板成形术与双开门椎板成形术之间无显著差异[52]。

除了恢复率，术后颈椎序列及运动范围的恢复，也常常作为术后临床效果评价的重要指标。据报道，22%～53%的患者，在椎板成形术后，椎体序列异常出现了加重[6,19,45,53–57]。然而，不幸的是，尚无明确的技术能够在一定程度上防止椎板成形术后脊柱后凸畸形的发展。此外，对于存在脊柱后凸畸形的患者，椎板成形术不能将其恢复到正常的脊柱前凸。有证据表明，现代内固定技术对脊柱前凸的保留有改善的作用[58]。文献报道，椎板成形术除了出现椎体序列异常加重外，约50%患者术后的颈椎运动范围出现丢失[52]。这种运动范围的丢失与临床症状可能无关，然而，正如几位作者所指出的，这一变化的实际意义可能是有益的。支持这一观点的理论认为，运动范围的丢失也限制了脊髓病变的动态诱因[54]。然而，也有学者主张保留颈椎的术后运动范围，他们认为，术后运动范围的保留能够减轻椎板成形术后的轴向颈部疼痛，并能预防颈椎邻近段退变的发生[59]。

术后并发症

椎板成形术后的并发症与椎板切除术的并发症类似，包括与切口相关的并发症、术后轴向颈部疼痛、颈椎运动范围的减少、椎管的再狭窄、运动神经根麻痹及颈椎正常前凸的丢失。颈椎板成形术后最为常见的两种并发症是C_5神经根麻痹及轴向颈部疼痛。临床上，颈椎板成形术后出现明显C_5神经根麻痹的平均发生率约为8%，并且在不同的椎板成形术间，其变化不大[51]。尽管C_5神经根麻痹的发生机制存在争议，推测可能的机制为：在椎管减压后，由于脊髓向后过多的移位，使在脊柱前凸顶点附近的神经根出现拴系效应而发生[60]。虽然多数的C_5神经麻痹能够自愈，但仍有部分患者在长期的随访中仍持续存在神经根病变[51,61]。

轴向颈部疼痛是颈椎板成形术后患者的常见主诉，但在发生率方面，文献的报道各不相同，估计发生率为6%～60%，并因手术技术、手术后颈部疼痛的报告时间以及外科医生对构成颈部疼痛的因素的个人评估不同，其发生率有所不同[52]。椎板成形术后轴向颈部疼痛，可能是由于因术中过多剥离关节突关节周围的组织所引起。虽然轴向颈部疼痛在术后发生较早，但通常在手术1年后消失。有学者建议使用非甾体类抗炎药及颈部伸展活动可减轻这种疼痛，但其疗效尚未得到证实[52]。

结论

颈椎椎板成形术是一种后路的脊柱手术，手术主要是改变椎板位置或重新塑形，以增加椎管的容积，但不进行节段间的融合。椎板成形术用于脊髓型颈椎病的治疗，而脊髓型颈椎病多由颈脊椎病或后纵韧带骨化症引起。为使脊髓型颈椎病患者得到合适的治疗，应对该疾病的发生发展过程有全面的了解。文献报道了多种椎板成形术技术，但均可以归入两种主要术式中的一种：第一种是Hirabayashi或“单开门”椎板成形术，该术式将一侧椎板连同棘突及黄韧带以对侧作为铰链侧打开。第二种是Kurokawa或“双开门”椎板成形术，该术式将棘突自中线切开，并将两侧的半椎板以两侧为铰链向两侧打开。颈椎椎板成形术后可获得约55%的平均恢复率，并且约80%的颈椎板成形术患者，术后日本骨科学会评分得到改善。尽管颈椎椎板成形术的术后并发症类似于椎板切除术的并发症，但以C_5神经根麻痹及轴向的颈部疼痛最为常见，所以手术前必须和患者做好沟通工作。

参考文献

[1] Yuhl ET, Hanna D, Rasmussen T, et al. Diagnosis and surgical therapy of chronic midline cervical disk protrusions[J]. Neurology, 1955;5(7):494-509.

[2] Clarke E, Robinson PK. Cervical myelopathy: a complication of cervical spondylosis[J]. Brain, 1956;79(3):483-510.

[3] Robinson RA, Smith G. Anterolateral cervical disc removal and interbody fusion for cervical disc syndrome[J]. Bull Johns Hopkins Med J, 1955;96:223-234.

[4] Smith GW, Robinson RA. The treatment of certain cervical spine disorders by anterior removal of the intervertebral disc and interbody fusion[J]. J Bone Joint Surg Am, 1958;40-A(3):607-624.

[5] Bohlman H. Cervical spondylosis with moderate to severe myelopathy: a report of seventeen cases treated by Robinson anterior cervical discectomy and fusion[J]. Spine, 1977;2:151.

[6] Kawai S, Sunago K, Doi K, et al. Cervical laminoplasty (Hattori's method). Procedure and follow-up results[J]. Spine, 1988;13(11):1245-1250.

[7] Hirabayashi K, Watanabe K, Wakano K, et al. Expansive open-door laminoplasty for cervical spinal stenotic myelopathy[J]. Spine, 1983;8(7):693-699.

[8] Itoh T, Tsuji H. Technical improvements and results of laminoplasty for compressive myelopathy in the cervical spine[J]. Spine, 1985;10(8):729-736.

[9] Kurokawa T, Tsuyama N, Tanaka H, et al. Enlargement of the spinal canal by the sagittal splitting of the spinous process. (In Japanese)[J]. Bessatsu Seikeigeka, 1982;2:234-240.

[10] Crandall PH, Batzdorf U. Cervical spondylotic myelopathy[J]. J Neurosurg, 1966;25 (1):57-66.

[11] Ebersold MJ, Pare MC, Quast LM. Surgical treatment for cervical spondylitic myelopathy[J]. J Neurosurg, 1995; 82(5):745-751.

[12] Ferguson RJ, Caplan LR. Cervical spondylitic myelopathy[J]. Neurol Clin. 1985;3 (2):373-782.

[13] Garfin SR. Cervical degenerative disorders: etiology,presentation, and imaging studies[J]. Instr Course Lect, 2000;49:335-338.

[14] Alker G. Neuroradiology of cervical spondylotic myelopathy[J]. Spine, 1988;13(7): 850-853.

[15] Suda K, Abumi K, Ito M, et al. Local kyphosis reduces surgical outcomes of expansive open-door laminoplasty for cervical spondylotic myelopathy[J]. Spine, 2003; 28(12):1258-1262.

[16] Arnasson O, Carlsson CA, Pellettieri L. Surgical and conservative treatment of cervical spondylotic radiculopathy and myelopathy[J]. Acta Neurochirurgica, 1987;84(1-2):48-53.

[17] Fager CA. Results of adequate posterior decompression in the relief of spondylotic cervical myelopathy[J]. J Neurosurg, 1973;38(6):684-692.

[18] McCormick WE, Steinmetz MP, Benzel EC. Cervical spondylotic myelopathy: make the difficult diagnosis, then refer for surgery[J]. Cleveland Clinic J Med, 2003;70(10):899-904.

[19] Mochida J, Nomura T, Chiba M, et al. Modified expansive open-door laminoplasty in cervical myelopathy[J]. J Spinal Disord, 1999;12(5):386-391.

[20] Yamazaki T, Yanaka K, Sato H, et al. Cervical spondylotic myelopathy: surgical results and factors affecting outcome with special reference to age differences[J]. Neurosurgery, 2003;52(1):122-126; discussion 126.

[21] Benzel EC. Biomechanics of Spine Stabilization[M]. Rolling Meadows, IL: American Association of Neurological Surgeons Publications, 2001.

[22] Emery SE. Cervical spondylotic myelopathy: diagnosis and treatment[J]. J Amer Acad Orthop Surg, 2001;9(6):376-388.

[23] Saunders RL, Wilson DH. The surgery of cervical disk disease:new perspectives[J]. Clin Orthop Rel Res, 1980(146):119-127.

[24] Verbiest H. The management of cervical spondylosis[J]. Clin Neurosurg, 1973;20: 262-294.

[25] Epstein JA, Epstein BS, Lavine LS, et al. Cervical myeloradiculopathy caused by arthrotic hypertrophy of the posterior facets and laminae[J]. J Neurosurg, 1978;49 (3):387-392.

[26] Hirabayashi K, Bohlman HH. Multilevel cervical spondylosis. Laminoplasty versus anterior decompression[J]. Spine, 1995;20(15):1732-1734.

[27] White AA, 3rd, Panjabi MM. Biomechanical considerations in the surgical management of cervical spondylotic myelopathy[J]. Spine, 1988;13(7):856-860.

[28] Fager CA. Reversal of cervical myelopathy by adequate posterior decompression[J]. Lahey Clinic Found Bull, 1969;18(3):99-108.

[29] Herkowitz HN. A comparison of anterior cervical fusion, cervical laminectomy, and cervical laminoplasty for the surgical management of multiple level spondylotic radiculopathy[J]. Spine, 1988;13(7):774-780.

[30] Emery SE, Bohlman HH, Bolesta MJ, et al. Anterior cervical decompression and arthrodesis for the treatment of cervical spondylotic myelopathy. Two to seventeen-year follow-up[J].J Bone Joint Surg, 1998;80(7):941-951.

[31] Mayr MT, Subach BR, Comey CH, et al. Cervical spinal stenosis: outcome after anterior corpectomy, allograft reconstruction, and

instrumentation[J]. J Neurosurg, 2002;96(1 Suppl):10-16.
[32] Hilibrand AS, Carlson GD, Palumbo MA, et al. Radiculopathy and myelopathy at segments adjacent to the site of a previous anterior cervical arthrodesis[J]. J Bone Joint Surg, 1999;81(4):519-528.
[33] Flynn TB. Neurologic complications of anterior cervical interbody fusion[J]. Spine, 1982;7(6):536-539.
[34] Riew KD, Sethi NS, Devney J, et al. Complications of buttress plate stabilization of cervical corpectomy[J]. Spine, 1999;24(22):2404-2410.
[35] Farey ID, McAfee PC, Davis RF, et al. Pseudarthrosis of the cervical spine after anterior arthrodesis. Treatment by posterior nerve-root decompression, stabilization, and arthrodesis[J]. J Bone Joint Surg, 1990;72(8):1171-1177.
[36] Pal GP, Sherk HH. The vertical stability of the cervical spine[J]. Spine, 1988;13(5):447-449.
[37] Raynor RB, Moskovich R, Zidel P, et al. Alterations in primary and coupled neck motions after facetectomy[J].Neurosurgery, 1987;21(5):681-687.
[38] Albert TJ, Vacarro A. Postlaminectomy kyphosis[J]. Spine,1998;23(24):2738-2745.
[39] Houten JK, Cooper PR. Laminectomy and posterior cervical plating for multilevel cervical spondylotic myelopathy and ossification of the posterior longitudinal ligament: effects on cervical alignment, spinal cord compression, and neurological outcome[J]. Neurosurgery, 2003;52(5):1081-1087;discussion 1087-1088.
[40] Aita I, Hayashi K, Wadano Y, et al. Posterior movement and enlargement of the spinal cord after cervical laminoplasty[J]. J Bone Joint Surg, 1998;80(1):33-37.
[41] Sodeyama T, Goto S, Mochizuki M, et al. Effect of decompression enlargement laminoplasty for posterior shifting of the spinal cord[J]. Spine, 1999;24(15):1527-1531; discussion 1531-1532.
[42] Mummaneni PV, Kaiser MG, Matz PG, et al. Cervical surgical techniques for the treatment of cervical spondylotic myelopathy[J]. J Neurosurg Spine, 2009;11(2):130-141.
[43] Nakano N, Nakano T, Nakano K. Comparison of the results of laminectomy and open-door laminoplasty for cervical spondylotic myeloradiculopathy and ossification of the posterior longitudinal ligament[J]. Spine, 1988;13(7):792-794.
[44] Hasegawa K, Homma T, Chiba Y, et al. Effects of surgical treatment for cervical spondylotic myelopathy in patients > or = 70 years of age: a retrospective comparative study[J]. J Spin Disor Tech, 2002;15(6):458-460.
[45] Wada E, Suzuki S, Kanazawa A, et al. Subtotal corpectomy versus laminoplasty for multilevel cervical spondylotic myelopathy: a long-term follow-up study over 10 years[J]. Spine, 2001;26(13):1443-1447; discussion 1448.
[46] Yoshida M, Tamaki T, Kawakami M, et al. Indication and clinical results of laminoplasty for cervical myelopathy caused by disc herniation with developmental canal stenosis[J]. Spine, 1998;23(22):2391-2397.
[47] Edwards CC, 2nd, Heller JG, Murakami H. Corpectomy versus laminoplasty for multilevel cervical myelopathy: an independent matched-cohort analysis[J]. Spine, 2002;27(11):1168-1175.
[48] Iwasaki M, Ebara S, Miyamoto S, et al. Expansive laminoplasty for cervical radiculomyelopathy due to soft disc herniation.[J] Spine, 1996;21(1):32-38.
[49] Kawakami M, Tamaki T, Iwasaki H, et al. A comparative study of surgical approaches for cervical compressive myelopathy[J]. Clin Orthop Rel Res, 2000(381):129-136.
[50] Satomi K, Nishu Y, Kohno T, et al. Long-term follow-up studies of open-door expansive laminoplasty for cervical stenotic myelopathy[J]. Spine, 1994;19(5):507-510.
[51] Ratliff JK, Cooper PR. Cervical laminoplasty: a critical review[J]. J Neurosurg, 2003;98(3 Suppl):230-238.
[52] Steinmetz MP, Resnick DK. Cervical laminoplasty[J]. Spine J, 2006;6(6 Suppl):274S-281S.
[53] Edwards CC, 2nd, Heller JG, Silcox DH, 3rd. T-Saw laminoplasty for the management of cervical spondylotic myelopathy: clinical and radiographic outcome[J]. Spine, 2000;25(14):1788-1794.
[54] Kimura I, Shingu H, Nasu Y. Long-term follow-up of cervical spondylotic myelopathy treated by canal-expansive laminoplasty[J]. J Bone Joint Surg, 1995;77(6): 956-961.
[55] Lee TT, Manzano GR, Green BA. Modified open-door cervical expansive laminoplasty for spondylotic myelopathy: operative technique, outcome, and predictors for gait improvement[J]. J Neurosurg, 1997; 86(1):64-58.
[56] Yonenobu K, Hosono N, Iwasaki M, et al. Laminoplasty versus subtotal corpectomy. A comparative study of results in multisegmental cervical spondylotic myelopathy[J]. Spine, 1992;17(11):1281-1284.
[57] Matsunaga S, Sakou T, Nakanisi K. Analysis of the cervical spine alignment following laminoplasty and laminectomy[J]. Spinal Cord, 1999;37(1):20-24.
[58] O'Brien MF, Peterson D, Casey AT, et al. A novel technique for laminoplasty augmentation of spinal canal area using titanium miniplate stabilization. A computerized morphometric analysis[J]. Spine, 1996;21(4):474-483; discussion 484.
[59] Shaffrey CI, Wiggins GC, Piccirilli CB, et al. Modified open-door laminoplasty for treatment of neurological deficits in younger patients with congenital spinal stenosis: analysis of clinical and radiographic data[J]. J Neurosurg, 1999;90(2 Suppl):170-177.
[60] Tsuzuki N, Abe R, Saiki K, et al. Extradural tethering effect as one mechanism of radiculopathy complicating posterior decompression of the cervical spinal cord[J]. Spine, 1996;21(2):203-211.
[61] Kawaguchi Y, Kanamori M, Ishihara H, et al. Minimum 10-year follow-up after en bloc cervical laminoplasty[J]. Clin Orthop Rel Res, 2003(411):129-139.

第19章

枕部、上颈椎和下颈椎的内固定技术

Afshin E Razi, Yong Kim, Ahmed Saleh

概述

颈椎的病理异常常是多方面的、复杂的改变。需要采用外科手术进行治疗的颈椎病理改变，可能继发于多种多样的原因，包括创伤、退行性疾病、炎症性关节炎、先天性发育异常、肿瘤及感染等。与许多外科疾病一样，解剖结构往往决定了患者的临床表现、症状、治疗及手术方式。

解剖学

手术解剖

颈椎的解剖错综复杂，对外科医生来说，全面掌握枕骨及颈椎的正常解剖结构，对更好地理解颈椎的病理异常至关重要，这样才能熟练地使用器械对颈椎进行成功的内固定。熟悉颈部的软组织、骨、韧带、血管和肌肉的解剖结构，对外科医生能安全进入颈椎病灶施行手术非常有益。

枕骨部

枕骨外部的骨性标志及其附丽的肌肉决定了枕部骨性结构的位置、安全性、强度和有效性。术中可见枕骨的4个骨性标志为：枕骨大孔后缘、上项线、下项线及枕外隆凸。上项线是胸锁乳突肌和斜方肌的附着点，下项线是头后大、小直肌的附着点，半棘肌和头上斜肌附着于上、下项线之间，枕外隆凸为项韧带的附着点[1]。

对于外科医生而言，由于与敏感的颅内结构相毗邻，熟悉枕骨内侧的骨性解剖结构也同等重要。枕骨内侧的骨性结构在很大程度上由人类大脑的解剖所决定。大脑窝和小脑窝之间的骨性凸起称为枕内隆凸，而硬脑膜则形成静脉窦[2]。横向静脉窦走行于左右枕骨横窦沟内，并在枕外隆凸水平汇合形成窦汇，窦汇也被称为trocula，窦汇垂直向上延伸形成上矢状窦[1]。

一些学者对枕骨的解剖进行了研究，以帮助确定最安全、有效的螺钉植入方式，而植入螺钉的钉棒、钉板内固定系统已在枕颈融合术中得到广泛应用。研究表明，枕骨骨质最厚的部位在枕外隆凸水平，男性为11.5～15.1mm，女性为9.7～12.0mm[3]。另外，静脉窦的位置个体差异较大，枕骨外面没有安全植入双皮质螺钉的特异性解剖标志[4]。

寰椎(C_1)

第一颈椎（C_1）因其支撑颅骨的作用，又被称为寰椎。寰椎无椎体，由前弓、后弓及两个侧块组成。前弓通过韧带复合体与枢椎形成关节，在颈椎的旋转功能及稳定性方面起主要作用。后弓组成寰椎的后方环状结构，并形成椎孔，脊髓位于其中并受骨性结构保护。双侧的侧块由宽大、椭圆形凹陷的上关节面构成，该关节面与颅骨基底形成关节，在头部的屈伸活动中起十分重要的作用[5]。两侧的侧块外侧有横突孔，椎动脉穿过后转向后方，进入枕骨大孔。横突孔内侧和椎孔的外侧之间为较大的骨块结构，在此部位可进行安全有效的固定。

枢椎(C_2)

第二颈椎(C_2)也称为枢椎。枢椎的作用是为其上的寰椎和颅骨提供旋转的支点，旋转的支点是由C_2椎体上方的齿状突。齿状突向前与寰椎前弓形成关节，向后与横韧带形成关节，而横韧带是维持节段稳定性的韧带复合体的一部分。枢椎的椎板较厚，和椎弓根一起形成椎孔[5]。椎体两侧的横突孔作为椎动脉穿行的通道。枢椎的棘突较大并分叉，是颈后诸多肌肉的附着点。

下颈椎(C_3～C_7)

下颈椎前方都有椎体，椎体的左右径通常大于前后径。C_3～C_6颈椎均具有一个分叉状的棘突，作为颈后肌肉的附着点。C_7的棘突不分叉，且较其他棘突长而突出。因此，C_7常作为脊椎序数的标志。另外，每个下颈椎均具有供椎动脉穿过的横突孔。然而，椎动脉通常不穿过C_7的横突孔，而是在其前方通过。在后方，椎管由长而窄的椎板保护。外侧部分为侧块及椎弓根，这对内固定植入非常重要。下颈椎的椎弓根短而窄，但侧块显得宽而厚，侧块对上下关节突具有支撑作用，侧块的前面部分为横突孔[5]。

韧带的解剖

颈椎的韧带对脊柱的稳定性起着至关重要的作用。颈椎椎体分别由前方的前纵韧带和后方的后纵韧带将其连接在一起，这些韧带宽而薄。黄韧带连接在椎板之间，起自上位椎板的下缘和内面，止于下位椎板的上缘和外面[5,6]。所有的棘突由棘上韧带和棘间韧带组成的韧带复合体连接。

寰枢关节具有一个独特且重要的韧带复合体，该复合体中最强大的韧带是横韧带，其主要作用是将齿状突固定于寰椎前弓。寰椎横韧带起源于寰椎椎弓一侧，止于寰椎弓的另一侧。翼状韧带起于齿状突，连接于枕髁内侧，主要作用是防止过度的轴向旋转[7]。齿突尖韧带附着在齿状突尖端与枕骨大孔前壁之间，其作用可能是限制枕骨在轴向的拉伸应力和前方的剪切应力[8]。

血管的解剖

当考虑进行颈椎手术时，了解椎动脉的走行极为重要。椎动脉起源于锁骨下动脉，向上穿入C_6的横突孔。虽然C_7存在横突孔，但通常情况下，椎动脉在其前方穿过而不进入横突孔。在进入C_6的横突孔后，椎动脉向上依次穿过C_6～C_1的横突孔。穿过C_1的横突孔后，椎动脉转向内后上方，进入枕骨大孔后，与对侧椎动脉相吻合，形成基底动脉[9,10]。在颈椎的前路及后路手术中，最为重要的是，应了解及熟悉椎动脉的行程路径，并做好应对解剖结构异常的准备，异常的解剖结构往往使手术变得更加复杂。

固定技术

枕颈固定术

枕颈融合术有很多不同的临床适应证，包括肿瘤、继发于长期类风湿性关节炎的半脱位、创伤性枕颈脱位、引起严重畸形的强直性脊柱炎、退行性关节炎和颈椎骨髓炎[11,12]。实施枕颈融合术，要求术者对解剖结构、内固定器械及生物力学有一个全面的了解，才能成功地完成手术。简单来说，成功的枕骨固定包含两个因素：一是枕骨固定必须牢固；二是枕骨必须锚定到颈椎上。

在现有钉棒及钉板内固定系统出现和普及之前，枕颈融合多使用腓骨或髂骨进行结构性植骨融合，植骨块通过钢丝或者丝线固定于枕骨、棘突或寰椎后弓上[11,12]，术后通常需要一定的外固定进行辅助，如使用halo支具或Minerva支架外固定直到枕颈出现牢固融合。随着内固定器械和手术技术的进步，辅助外固定的需求逐渐消失。内固定器械的进步体现在螺钉的生物力学优势方面。一项对6种枕颈固定方法的生物力学测试的研究表明，在生物力学上，使用钉棒系统或钉板系统固定优于椎板钢丝固定及植骨融合技术。钉棒、钉板系统也减少了达到牢固固定所需融合的节段数量。对于椎板下钢丝捆绑固定技术，通常需要向下融合到C_3水平，但目前使用的螺钉固定系统，融合到C_2水平即可。该项研究表明，使用螺钉固定系统可以减少所需融合的节段数量，同时具有更好的生物力学的优势[13]。另一项生物力学研究比较了不同螺钉固定技术与钢丝固定技术的差异，结果发现，在颈椎屈曲、伸展及扭转活动方面，钢丝固定均处于劣势[14]。

如前所述，枕骨固定特别依赖于螺钉的安全有效植入。Ebraheim等的解剖研究发现，枕骨骨质最厚的部位位于枕外隆凸水平，其中男性为11.5 ~ 15.1mm，女性为9.7 ~ 12.0mm[3]；该研究也发现，枕外隆突两侧的枕骨厚度，由枕外隆突向外逐渐变薄。另外，该研究还显示，在枕外隆凸外侧2cm处，骨质的厚度至少为8mm。硬脑膜窦直接位于枕骨最厚部分的内面。该研究的结论为，长度为8mm的单皮质螺钉可在以下几个位置安全地植入：①上项线水平距中线2cm的位置。②枕外隆突下1cm、中线旁开1cm处。③枕外隆突下2cm、中线旁开0.5cm的位置[3]。其他解剖学研究，通过分别测量枕骨的内层皮质骨厚度、中间松质骨厚度及外层皮质骨的厚度，评价3层结构对枕骨厚度的贡献，结果发现：外层皮质骨厚度及中间松质骨厚度对枕骨的厚度贡献最大，内层皮质骨的厚度贡献最小。在男性和女性中，内侧皮质骨厚度平均约为2mm[4]。

Nadim等研究了静脉窦与枕外隆凸中心的距离，该研究使用了一种由内到外的技术标记静脉窦和窦汇，然后测量枕外隆凸到静脉窦及窦汇上下边缘的距离。结果发现，窦汇的上缘位于枕外隆凸上方平均12.6mm的距离，而窦汇的下缘在枕外隆凸上方平均4.7mm的距离。该研究还表明，枕外隆凸外侧旁开1cm，横窦的上、下缘距枕外隆突的距离分别为7.3mm、6.5mm。因此作者认为，在枕外隆凸水平或其下1cm位置，植入螺钉时，可能发生静脉窦的损伤。作者推荐植钉的位置应低于上项线至少2cm[15]。

在明确螺钉与静脉窦距离的情况下，Haheret等进行了一项生物力学研究，比较了双皮质螺钉、单皮质螺钉及钢丝固定之间的拔出力量的差异。结果发现，虽然单皮质螺钉和双皮质螺钉的拔出力量存在着显著的差异，但这种差异仅存在于枕骨最厚的枕外隆突处。然而，随着植钉位置离枕外隆突越远，它们之间拔出力量的差异就越小[16]。因此，他们认为，枕骨处的单皮质固定与双皮质固定的拔出力量相似，而且，他们将此归因于Zipnick等研究得出的枕骨外层骨皮质较厚，而枕骨内层骨皮质最薄的结论[16]。

随着适用于脊柱外科医生术中使用的神经导航技术的出现，一些新的枕骨固定技术正在不断地更新中，枕骨髁螺钉的植入即一种新近出现的技术。为获得足够支撑枕颈融合的坚强固定，必须在枕骨髁中使用双皮质螺钉固定；由于与椎动脉、导静脉及舌下神经等敏感结构的距离太近，该项技术极具挑战性[17,18]。但对于补救手术的患者，也可考虑枕骨髁螺钉的植入，比如枕颈部存在假关节的患者，或是进行前后骨瓣开颅术的患者。

枕骨髁螺钉的植入技术，通常采用标准的后正中切口，充分显露C_1的后弓和C_2的侧块。一旦确定枕骨髁的内侧缘，继续在骨膜下剥离，以免损伤神经血管结构。枕骨髁螺钉的进钉点位于枕骨与枕骨髁窝的连接处的枕骨髁后内侧缘外侧4 ~ 5mm处[18]。在一项测定枕骨髁螺钉最佳置钉方向的影像学研究中，发现在枕骨髁中点或其侧方进钉，往往能获得最高的植钉成功率。该研究将枕骨髁中点进钉点确定为枕骨髁外侧和内侧缘之间的中点，枕骨髁的侧方进钉点确定为枕骨髁中心的内、外侧各3mm内的区域。该研究还提示，在枕骨髁长轴内，很难确定一个特定的能够满足枕骨髁螺钉置入所需的内倾角。因此，建议通过研究患者术前的计算机断层影像来确定该置钉角度[19]。另一项研究比较了标准的枕骨钉板固定与枕骨髁螺钉固定的生物力学，两者方法都采用了C_1侧块及C_2椎弓根的固定。结果发现，在固定强度、屈伸活动范围、左右侧屈以及生理范围内的轴向旋转柔韧度测试中，两者具有相似的生物力学特性[20]。

另外一种枕颈融合的技术是一种由内而外的技术。该技术采用标准的后正中入路，向上分离至枕外隆突上2～3cm，植入标准的C_1、C_2侧块螺钉或经关节螺钉。然后将钢板依据枕骨的形状进行预弯，用钻头在枕骨上钻孔，该骨孔要确保螺钉头的进入，沿该骨孔建一骨通道，螺钉导入预定的位置，用螺母将螺钉固定在预弯的钢板上。在该技术中，还需髂骨或肋骨进行植骨，以确保形成牢固的关节融合[21,22]。

对外科医生而言，枕颈融合的位置也非常重要。枕颈融合的目标，就是将患者的枕骨融合在最大的功能位。公认的是枕颈的中立位就是枕颈融合的最大功能位。Phillip等的影像学研究表明，颅骨的中立位为维持枕颈角的角度在44°，枕颈角的定义是颅底与颅后点间的连线与C_3上终板线之间所形成的夹角，这是一个重要的影像学指标，术中的应用，可以确保枕颈融合在良好的功能位置[23]。

寰枢椎固定

Brooks和Jenkins技术

导致寰枢椎不稳的原因很多，一些先天性疾病，如齿状突缺如、齿状突发育不全或游离齿状突，均可引起寰枢椎不稳；而创伤、炎性及肿瘤性疾病也是导致寰枢椎不稳的重要原因。以往，类风湿性关节炎是引起寰枢椎不稳并需手术进行稳定的主要原因之一。然而，随着如阿达木单抗和依那西普等有效改善疾病的药物的使用，需要手术稳定寰枢椎不稳的患者数量已显著减少。

Gallie技术是最早用于治疗寰枢椎不稳的技术之一，该技术需要在骨块植骨后，将钢丝穿过C_1后弓下方，并缠绕固定在C_2棘突下或周围。1978年，Brooks和Jenkins改良了这种技术，该技术使用C_1及C_2的椎板下钢丝固定，并被称为楔形加压方法。在对初期的15例患者的随访中，11例获得了牢固的C_1～C_2融合，1例患者出现C_1～C_3的自发性融合，1例患者因C_1后弓骨折而将融合延伸至枕骨，1例患者在术后2个月发生了不明原因的死亡[24]。

Brooks和Jenkins描述的手术方法是，患者俯卧位，头部使用标准颅骨钉固定。然后进行术中透视，以确定适当的颈椎位置，确保寰枢椎复位。在枕骨至C_4或C_5节段间切开，骨膜下剥离显露寰椎后弓，并向其两侧进一步剥离。同时显露枢椎棘突和椎板，注意不要侵犯C_2～C_3关节突关节。将寰椎和枢椎表面打磨粗糙以利植骨。接着使用动脉瘤穿刺针将Mersilene缝线经寰椎后弓下面穿过，再从每侧枢椎椎板的下方穿出，以Mersilene缝线作为引导线，将20号钢丝从C_1后弓和C_2的椎板下方穿出。获取两个大小为1.25cm×3.5cm的髂骨植骨块，修整植骨块以适合寰椎后弓和枢椎椎板之间的间距，放置植骨块并拧紧钢丝固定。

无论如何，Brooks和Jenkins技术在使用时存在着一些限制。存在寰椎后弓骨折的患者，由于该弓是植骨块的锚定点之一，因此是该技术的禁忌证。Jenkins和Brooks在文中提到，对于寰椎后弓缺失的患者，建议融合到枕骨[24]。然而，现在已可使用经关节螺钉或采用Harms技术对寰枢椎不稳进行治疗，同时还保留了患者的枕颈部活动。另外，Brooks和Jenkins手术术后，需要对颈部进行制动，直到活动骨性融合，作者使用了Minerva支架或Sternal-occipitalmandibular支具来限制颈部的活动。

寰枢关节经关节螺钉固定术

1986年，Magerl和Seeman首次介绍了经关节螺钉固定技术治疗寰枢椎不稳[25]。现已表明，该技术对多种原因所致的寰枢椎不稳的治疗是有效的，包括类风湿性关节炎、创伤及先天性异常等[26,27]。该技术使用两颗螺钉，每颗螺钉均穿过C_1～C_2关节突关节的4层骨皮质，为寰枢椎提供了较好的稳定性。该技术的优点包括：内固定坚强、术后无须Halo支具制动；内固定材料成本低；融合率高；以及在C_1后弓缺损的情况下，也可进行手术固定。缺点包括：手术技术要求高；畸形明显时，难以实现有效的畸形复位；以及存在的一些解剖结构的异常，部分患者也不能使用[25,28]。

术前进行CT扫描非常重要，可确定螺钉的植入方向、长度，并对患者的解剖结构进行评估，以排外可能不宜进行经关节螺钉固定解剖异常[28,29]。在一项影像学研究中，通过CT扫描，观察了C_1～C_2的解剖结构，结果发现20%的受检者存在着至少不能进行一侧经关节螺钉植入的解剖结构异常，这种最常见的解剖变异是横突孔高跨或是抬高，这种变异增加了经关节螺钉植入过程中椎动脉受损的风险。并且，该研究还发现，双侧均不能进行经关节螺钉植入的解剖异常仅占3% [29]。在另一项CT扫描的影像学研究中，通过可获得的螺钉空间大小对经关节螺钉植入的风险进行分组：当可获得的螺钉空间<3.5 mm时，视为“不可接受的风险”；当可获得的螺钉空间介于3.5～4.5mm，视为“存在风险”。23.4%的患者处于两组中的其中一组[30]。最近，一项磁共振成像研究的结果对此提出质疑，该研究检查了30例寰枢椎不稳患者的椎动脉位置，结果发现，40%的患者存在至少一侧不能植入经关节螺钉的椎动脉解剖变异，作者还指出，患者解剖的变异继发于引起寰枢椎不稳的畸形[31]。

手术技巧[28]

1. 将患者置于俯卧位，头部用标准颅骨钉固定，头部稍微前曲，这有助于控制螺钉植入的方向。将患者置于与Trendelenburg体位相反的体位，可能有助于减少手术中的静脉出血。
2. 保证足够的复位以及术中良好的影像透视效果。如果患者的解剖结构和体位允许进行经关节螺钉的植入，则在透视下反复进行检查。
3. 自枕外隆突到C_3水平做切口，进行骨膜下剥离，充分显露枕骨、寰椎、枢椎及C_3的后方结构。
4. 螺钉的进钉点为C_2椎弓峡部内侧缘偏外侧2～3mm以及C_2～C_3关节突关节上方2～3mm。最佳的定位点及植钉方向，应通过仔细研究患者术前的颈椎CT扫描来确定。
5. 用刮匙或磨钻将C_1～C_2后方骨质打磨粗糙，将植骨块安放在关节处，以促进骨性融合。
6. 在透视下确定最佳的螺钉植入方向，如果切口长度不能获得最佳的植钉角度，可考虑使用导向器将钻头经皮插入。
7. 先用尖锥戳一个小口，再用钻头在透视引导下在预定的方向上钻孔。
8. 测量钻孔的长度。
9. 植入长度及大小合适的螺钉。如果外科医生计划融合到枕骨或下颈椎，则可以使用万向螺钉。
10. 对只能安全植入一颗经关节螺钉的患者，可使用钢丝捆绑自体骨移植来增强固定作用[28,32]。

除了最为常用的经后路C_1～C_2经关节螺钉固定的手术外，文献中也有经前路及经前外侧入路行C_1～C_2经关节螺钉固定方法的报道[33]。

如前所述，经关节螺钉固定是一项技术要求较高的手术操作，植钉方向的精确度不足，可对患者造成严重有害的影响。在一项回顾性研究中，对112颗经标准技术植入的经关节螺钉进行了术后CT扫描，发现95.5%的螺钉位置良好，有两颗螺钉位置偏内侧，两颗螺钉位置偏外侧，一颗螺钉位置偏低；69.4%的螺钉穿透了寰椎的前方骨皮质[34]。在该研究中，未发现有神经损伤的情况。然而，当出现前方皮质穿破时，可能会发生舌下神经或颈内动脉的损伤[33]。

由于该区域有一些重要的解剖结构，经关节螺钉固定相关的并发症可能是灾难性的。手术医生必须做好对可能发生的椎动脉损伤进行处理的准备。如果钻孔中发现血液快速涌出，应该怀疑可能出现椎动脉损伤，建议快速植入螺钉以获得固定并止血。此时不宜再在对侧尝试进行经关节螺钉的植入，患者应行术后CT血管造影以评估椎动脉情况[28]。

Harms 技术

如前所述，高达23%的患者因解剖结构的异常，不宜进行经关节螺钉固定。为此，Harms在2001 年设计了一种新技术，该技术通过固定棒将C_1侧块螺钉与C_2椎弓根螺钉连接起来，以获得寰枢关节的稳定及融合。他坚信，这一技术将椎动脉损伤的风险降至最低，并减轻对寰枢关节的损伤。在报告中，Harms对37例使用该技术的患者进行回顾性分析，发现所有人均获得骨性融合，无一人出现椎动脉或硬脊膜损伤的情况[35]。

手术技巧[35]

1. 将患者置于俯卧位，头部用标准颅骨钉固定。
2. 确保术中透视能清晰地显示C_1 ~ C_2。
3. 自枕骨到C_3水平做切口，骨膜下剥离显露枕骨、寰椎、枢椎及C_3的后方结构，向两侧显露C_1 ~ C_2关节的外侧缘。
4. 确定C_2神经根并将其向尾侧牵开，显露C_1螺钉的进钉点。C_1侧块螺钉的进钉点为：在C_1后弓与侧块后下部中点结合部的中央，螺钉的进钉方向为在横断面向内成5° ~ 10° 的成角，在矢状面与C_1前弓保持平行[36]。
5. 用高速磨钻在植钉点钻出导向孔，使用探针确定各壁及底的完整性，再植入合适长度的万向螺钉进入C_1侧块，术中透视检查螺钉的位置。
6. 确定C_2椎弓峡部的内侧缘以及确定C_2椎弓根螺钉的进钉点。C_2椎弓根螺钉的进钉点位于：C_2椎弓峡部的垂直平分线，与C_2椎板的水平平分线相交形成的4个象限的内上象限内[36]。使用钻头为2mm的高速磨钻在进钉点钻出导向孔，导向孔向内上方倾斜20° ~30° ，探针试探导向孔各壁，选择合适长度的万向螺钉植入。术中透视检查螺钉的位置。
7. 将预弯的棒固定于两侧的万向螺钉上。
8. C_1、C_2的后方及C_1 ~ C_2关节去皮质。如果需要额外植骨，可取髂骨进行植骨。

已有多项研究对上述3种C_1 ~ C_2融合术的融合率及生物力学强度进行了比较，其中一项研究比较了改良的Gallie技术与经关节螺钉技术的融合率，结果表明，采用Gallie技术的术后融合率较低，在该研究中，平均随访6.9年，仅有58%的患者经Gallie技术实现了骨性融合，而经关节螺钉技术的患者实现了100%的融合率[37]。然而，在经关节螺钉固定的患者中，有一例患者因椎动脉损伤死亡。

一项数据分析对文献进行了回顾，比较了经关节螺钉固定与钉棒系统固定（如harms技术）的融合率，结果发现经关节螺钉固定的融合率为94.6%，钉棒结构固定的融合率为97.5%。然而，融合率也因钉棒结构的材料及术者技术的差异而不同[38]。总体而言，与先前讨论的Gallie技术的融合率相比，后两者都能获得非常可靠的融合率。

另一项数据分析比较了经关节螺钉与钉棒系统固定手术中发生椎动脉的损伤情况，结果发现，3627例经关节螺钉固定的患者中，26例出现了椎动脉损伤，损伤率为0.72%；2 979例经钉棒结构固定的患者中，有10例出现了椎动脉损伤，损伤率为0.34%。两例患者的死亡直接归因于经关节螺钉植入所致的损伤椎动脉，其中一例患者，单侧椎动脉损伤导致脑干卒中；另一例患者出现双侧椎动脉闭锁，直接导致患者死亡[39]。在经关节螺钉植入过程中，椎动脉损伤的发生虽然少见，但是，一旦发生，后果往往是毁灭性的；因此，在允许的情况下，大多数脊柱外科医生更喜欢使用Harms技术，而不是经关节螺钉固定技术。

下颈椎

侧块螺钉固定

以往，下颈椎的固定局限于使用椎板钩固定以及椎板下或棘突间钢丝固定，这些方法通常需要使用皮质骨植骨以获得稳定性，并且术后还需要使用halo架进行制动。侧块螺钉在颈椎手术中已安全使用20余年，最初是从颈椎融合术中所使用的钉板结构发展起来的。虽然钉棒系统的使用减少了钉板系统的使用，但侧块螺钉技术及其植入方式并未发生明显变化。在美国，侧块螺钉在“医生指导下应用”的原则下，被骨科医生和神经外科医生广泛使用于临床。然而，美国食品与药品管理局（Food and Drug Administration，FDA）尚未对这些植入物的使用给出正式的分类标准。美国骨科学会、颈椎研究学会及北美脊柱外科学会等组织已经建议FDA将侧块螺钉分类为第二类医疗器械。

侧块螺钉技术最初由Roy-Camille进行了描述，以后，数位外科医生对其进行了改良，最著名的是Magerl、Louis、Anderson和An。尽管上述学者对螺钉植入侧块的概念是一致的，但他们在螺钉的进钉点及植钉方向上有所不同。侧块螺钉植入的目的是接触最多的骨以获得最大的结构性支撑，同时避开椎动脉和颈神经根等重要结构。根据所使用的螺钉技术，外倾角的主要目的是避免椎动脉的损伤，而头倾角是避免对神经根的损伤。

Roy-Camille最初提出的侧块螺钉技术，螺钉的进钉点直接定位于侧块的中心，使用2.0mm钻头，以头倾角0°、外倾角约10°的方向钻孔，用3.5mm的探针探试后植入3.5mm的螺钉[40]。

Louis描述的侧块螺钉技术的进钉点为：距关节面外侧缘5mm的垂线与上关节突下方3mm的水平线的交叉点。使用2.8mm的钻头，以头倾角及外倾角均为0°的方向钻孔。根据Louis的研究，使用该技术的螺钉长度平均在8～12mm[41]。

Magerl描述的侧块螺钉技术不够详细，然而，使用的置钉方向与Roy-Camille使用的方向明显不同。他描述的进钉点为：关节突骨块的中心稍微偏内侧、头侧，植钉方向与相邻关节突关节的方向平行，这产生了大约25°的头倾角及25°的外倾角。他指出，这种技术在最为有效地防止损伤神经结构的同时，最大限度地增加了螺钉植入的长度。然而，在他的描述中，未明确规定所用钻头的大小，也未说明是否在螺钉植入前先探试螺钉的导向孔，根据关节突的大小，他使用了2.7 mm或是3.5 mm的螺钉[42]。

Anderson描述的侧块螺钉技术的进钉点与Roy-Camille的进钉点类似，他描述的进钉点在侧块中点内侧1mm处。他使用2mm的克氏针作为钻头，钻头方向定为头倾角30°～40°、外倾角10°。然后，用3.5mm的探针试探背侧皮质，植入3.5mm的螺钉，该技术使用的平均螺钉长度为16～18mm[43]。

An对侧块螺钉技术的改良基于其对尸体的研究，他描述的进钉点位于侧块中心内侧1mm处，他认为最为安全的螺钉植入方向为：头倾角15°~18°、外倾角30°~33°，该技术植入的螺钉长度平均在10~11mm之间[44]。

有研究对这几种侧块螺钉技术进行了比较。大多数研究比较了两种最为流行的侧块螺钉技术，即Roy-Camille技术和Magerl技术。一项早期的尸体研究发现，Roy-Camille技术中安全的螺钉长度为14～15mm，而Magerl技术中，C_3～C_6水平的安全螺钉长度为15～16mm[45]。一项对侧块的解剖结构进行CT扫描的研究发现，侧块的大小因性别及脊柱的节段不同而存在着明显差异。比较C_3～C_7侧块中植入的螺钉长度发现，C_4～C_6侧块中植入的螺钉始终是最长的，而C_7侧块中的螺钉是最短的[46]。该研究还表明：平均来说，使用Magerl技术植入的侧块螺钉长度，在C_3～C_6侧块比Roy-Camille技术长约2.6mm，在C_7侧块比Roy-Camille技术长约1.3mm。使用Roy-Camille技术植入的侧块螺钉长度，在C_3～C_6侧块，男性平均为11.7～12.9mm，女性平均为11.0～11.5mm；使用Magerl技术植入的侧块螺钉长度，在C_3～C_6侧块，男性平均为14.0～15.6mm，女性平均为13.2～14.0mm；使用Roy-Camille技术植入的侧块螺钉长度，在C_7的侧块，男性平均为9.8mm，女性平均为8.5mm；而使用Magerl技术植入的侧块螺钉长度，在C_7的侧块，男性平均为11.4mm，女性平均为9.6mm[46]。

另外几项研究探讨了这几种侧块螺钉技术对神经根的安全性问题。在一项尸体研究中，外科医生使用Roy-Camille技术及Magerl技术植入侧块螺钉，结果发现，Roy-Camille技术导致神经根损伤的发生率为0.8%，而Magerl技术为7.3%。然而，该研究还发现，在研究后期植入的螺钉却很少引起神经根的损伤，这表明Roy-Camille技术需要更长时间的学习曲线才能掌握[47]。而在另一项尸体研究中，使用Magerl、Anderson及An技术，在所有样本中均植入长度为20mm的螺钉，有意地穿透腹侧骨皮质，以确定何种技术更易导致神经根的损伤。该研究发现，An技术的神经根损伤率最低，为60%，而Magerl技术为95%，Anderson技术为90%[48]。

颈椎椎弓根螺钉固定

与颈椎的侧块螺钉固定相似，外科医生对颈椎弓根螺钉的使用约有20年。然而，颈椎弓根螺钉在颈椎手术中的使用，仍未得到FDA的批准。椎弓根螺钉的优点在于其提供了3个支柱的支撑，在生物力学上优于侧块螺钉。

由于椎弓根周围存在容易受损的神经血管结构，使得椎弓根螺钉植入有更高的技术要求。椎弓根周围容易受损的神经血管结构包括脊髓、神经根和椎动脉。一项解剖学研究提示，椎弓根和下位神经根之间的距离在1.0～2.5mm之间，而椎弓根与上位神经根之间几乎没有距离。该研究还提示，所有标本中椎弓根内侧缘与硬脊膜之间的距离为2.4～3.1 mm[49]。椎弓根的尺寸也比较小，且存在一定的变异，另一项尸体解剖学研究显示：C_3椎弓根的平均宽度为4.9mm，介于3.7～5.4mm之间，C_7椎弓根的平均宽度为6.9mm，介于5.1～6.5mm之间；研究还显示，椎弓根尺寸从C_3～C_7逐渐增大，女性小于男性。一项使用CT重建模型的解剖学研究发现，椎动脉与椎弓根外侧缘的距离，在C_2约为1.1mm，C_6约为2mm，C_7约为6.5mm。在椎动脉与椎弓根外侧缘的距离方面，C_7和其他椎体之间存在巨大的差异，主要原因是在该研究中，80%的患者的椎动脉位于横突孔的外侧[50]。鉴于上述这些解剖的限制，椎弓根螺钉的植入是一项高风险的手术操作，一些外科医生选择在CT引导下进行椎弓根螺钉植入的方法[51]。

1994年，外科医师Abumi首次描述了下颈椎椎弓根螺钉固定技术，要求进行骨膜下剥离，充分显露关节突关节的外侧缘。螺钉的进钉点为关节突中心稍偏外侧，靠近上关节面的后缘。使用高速钻头穿透后方皮质并扩宽，直到清晰地显示进钉口。然后使用探针探测椎弓根的各壁，插入定位针，侧位透视确认螺钉的植钉方向及长度。螺钉的植钉方向，在横断面向内倾斜，与中线成30°～40°夹角，在矢状面与上终板平行。Abumi技术最初要求植入一枚4.5mm的螺钉[52]。在其后来的改进中，导向孔需进行攻丝，植入的螺钉直径从3.5mm～4.5mm不等，螺钉长度在20～28mm之间[53]。在一项CT重建研究中，探讨了横断面及矢状面上椎弓根螺钉植入的最佳方向，结果发现，植钉方向因脊柱节段的不同而不同。横断面上，最大的外展角在C_3，平均为46°，最小的外展角在C_7，平均为28°；矢状位的角度也有不同，C_5居中，C_3比C_5高7°，C_2比C_5低2°[54]。

Abumi对颈椎弓根螺钉植入的并发症也进行了回顾性分析。在180例患者中，共植入712颗颈椎弓根螺钉，术后对669颗螺钉进行了CT扫描。180例患者中，7例患者拒绝行术后CT扫描，4例患者术后早期死亡。在剩余的169名患者中，除外因肿瘤引起的椎间融合，共获得99.4%的融合率。在该研究中，一例患者出现了椎动脉损伤，2例出现继发于螺钉激惹导致的颈神经根病变，其中一例经非手术治疗后，症状得到改善，另一例通过取出螺钉后症状得到改善。该研究还探讨了各个椎体螺钉穿破皮质的发生率，而不论是否具有临床意义，结果发现，共有6.7%的螺钉穿破了椎弓根，以C_4椎弓根穿破的发生率最高，为10.6%，C_2最低，为4.1%[55]。

虽然颈椎弓根螺钉周围存在着容易受损的神经血管结构，且颈椎弓根螺钉固定的技术要求高，但颈椎弓根螺钉固定相比其风险具有更大的益处。椎弓根螺钉提供了一种横跨脊柱3个支柱的固定。Jones等首次对颈椎弓根螺钉固定与侧块螺钉固定之间的生物力学进行了对比研究，在尸体标本上，他们使用了56个颈椎（C_2 ~ C_7），左右侧随机使用An技术的侧块螺钉固定或是颈椎弓根螺钉固定。该研究证实了颈椎弓根螺钉固定的优越性，平均的负荷至失败的应力值，颈椎弓根螺钉为677N，侧块螺钉为355N[56]。

下颈椎经关节螺钉固定

经关节螺钉固定技术也可应用于下颈椎，虽然在下颈椎固定中，它没有侧块螺钉固定那么流行，但经关节螺钉固定可以作为最初的固定方法，以辅助前路融合的内固定结构，或应用于后路颈椎的翻修患者。然而，经关节螺钉的使用也存在限制，它被禁用于侧块严重粉碎的患者以及脊柱畸形需要矫形的患者[57]。

1972年Roy-Camille首先提出经关节螺钉固定技术，后来Takayasu和Dalcanto等外科医生对其进行了改良。在Takayasu的改良技术中，使用骨膜下剥离技术，充分显露双侧的关节突，刮除关节突关节软骨，随后在关节突关节内植入骨块。螺钉的进钉点在上位椎体侧块中心偏内下方处，在使用尖锥开口，在透视引导下，使用骨钻以向下60° ~ 80°及内侧至外侧0° 的方向钻穿4层皮质，然后植入10 ~ 18mm长的螺钉。在Takayasu的研究中，在25例患者中共植入81颗经关节螺钉，均无椎动脉或神经根的损伤[58]。DalCanto改良的进钉点为，以约20° 外倾角方向植入经关节螺钉，通过尸体研究，该方法获得了一个更为安全的植钉方向，避免了对椎动脉的损伤。DalCanto的研究也证实，在运动范围及“负荷至失败”的应力承载测试方面，经关节螺钉固定与侧块螺钉板固定之间无显著差异[59]。

参考文献

[1] Roberts DA, Doherty BJ, Heggeness MH. Quantitativeanatomy of the occiput and the biomechanics of screwfixation[J]. Spine, 1998;23(10):1100-1108.

[2] Henry G. Gray’s Anatomy: The Classic Collector’s Edition[M]. New York, NY: Crown, 1977.

[3] Ebraheim NA, Lu J, Biyani A, et al. An anatomic study of thethickness of the occipital bone: implications for occipitocervical instrumentation[J]. Spine, 1996;21 (15):1725-1729.

[4] Zipnick RI, Merola AA, Gorup J, et al. Occipital morphology: an anatomic guide to internal fixation[J]. Spine, 1996; 21(15):1719-1724.

[5] Southwick WO, Keggi K. The normal cervical spine[J]. J BoneJoint Surg Am., 1964; 46(8):1767-1777.

[6] Panjabi MM, Oxland TR, Parks EH. Quantitative anatomy ofcervical spine ligaments. Part II. Middle and lower cervicalspine[J]. J Spinal Disord, 1991;4(3):277-283.

[7] Dvorak J, Panjabi MM. Functional anatomy of the alarligaments[J]. Spine, 1987; 12(2):183-189.

[8] Panjabi MM, Oxland TR, Parks EH. Quantitative anatomy ofcervical spine ligaments. Part I. Upper cervical spine[J]. J SpinalDisord, 1991;4(3):270-276.

[9] Heary RF, Albert TJ, Ludwig SC, et al. Surgical anatomy ofthe vertebral arteries[J]. Spine, 1996;21:2074-2080.

[10] Eskander MS, Drew JM, Aubin ME, et al. Vertebral arteryanatomy: a review of two hundred and fifty MRI scans[J]. Spine, 2010;35:2035-2040.

[11] Wertheim SB, Bohlman HH. Occipitocervical fusion.Indications, technique, and longterm results in thirteenpatients[J]. J Bone Joint Surg Am, 1987;69(6):833-836.

[12] Stock GH, Vaccaro A, Brown AK, et al. ContemporaryPosterior Occipital Fixation[J]. J Bone Joint Surg Am, 2006; 88(7):1642-1649.

[13] Hurlbert RJ, Crawford NR, Choi WG, et al. A biomechanicalevaluation of occipitocervical instrumentation: screw compared with wire fixation[J]. J Neurosurg, 1999;90(1):84-90.

[14] Sutterlin CE, Bianchi JR, Kunz DN, et al. Biomechanicalevaluation of occipitocervical fixation devices[J]. J SpinalDisord,

2001;14(3):185-192.

[15] Nadim Y, Lu J, Sabry FF, et al. Occipital screws in occipitocervical fusion and their relation to the venous sinuses:an anatomic and radiographic study[J]. Orthopedics, 2000;23(7):717-719.

[16] Haher TR, Yeung AW, Caruso SA, et al. Occipital screwpullout strength: a biomechanical investigation of occipitalmorphology[J]. Spine, 1999;24(1):5-9.

[17] Marca FL, Zubay G, Morrison T, et al. Cadaveric study forplacement of occipital condyle screw: technique and effectson surrounding anatomic structures[J]. J Neurosurg Spine, 2008;9:347-353.

[18] Uribe JS, Ramos E, Vale F. Feasibility of occipital condylescrew placement for occipitocervical fixation: a cadavericstudy and description of a novel technique[J]. J SpinalDisorder Tech, 2008;21:540-546.

[19] Lee JO, Buchowski JM, Lee KM, et al. Optimal trajectory forthe occipital condylar screw[J]. Spine, 2012;37(5):385-392.

[20] Uribe JS, Ramos E, Youssef AS, et al. Craniocervical fixationwith occipital condyle screws: biomechanical analysis of anovel technique[J]. Spine, 2010;35(9):931-938.

[21] Pait TG, AlMefty O, Boop FA, et al. Insideoutside techniquefor posterior occipitocervical spine instrumentation andstabilization: preliminary results[J]. J Neurosurg, 1999;90:1-7.

[22] Sandhu FA, Pait TG, Benzel E, et al. Occipitocervical fusionfor rheumatoid arthritis using the insideoutside stabilizationtechnique[J]. Spine, 2003;28(4):414-419.

[23] Phillips FM, Phillips CS, Wetzel FT, et al. Occipitocervicalneutral position possible surgical implications[J]. Spine, 1999;24(8):775-778.

[24] Brooks AL, Jenkins EB. Atlantoaxial arthrodesis by theWedge compression method[J]. J Bone Joint Surg Am, 1978;60A(3):279-284.

[25] Magerl F, Seeman P. Stable posterior fusion of the atlasand axis by transarticular screw fixation[J]. Cervical Spine, 1986;322-327.

[26] Grob D. Transarticular screw fixation for atlanto-occipitaldislocation[J]. Spine, 2001;26:703-707.

[27] Nagaria J, Kelleher MO, McEvoy L, et al. C_1-C_2 Transarticularscrew fixation for atlantoaxial instability due to rheumatoidarthritis: a sevenyear analysis of outcome[J]. Spine, 2009;34:2880-2885.

[28] Finn MA, Apfelbaum RI. Atlantoaxial transarticular screwfixation: update on technique and outcomes in 269 patients[J]. Neurosurgery, 2010;66(3):A184-192.

[29] Paramore CG, Dickman CA, Sonntag VK. The anatomical suitability of the C_1-C_2 complex for transarticular screw fixation[J]. J Neurosurg, 1996; 85:221-224.

[30] Jun BY. Anatomic study for ideal and safe posterior C_1-C_2 transarticular screw fixation[J]. Spine, 1998;23(15):1703-1707.

[31] Lau SW, Sun LK, Lai R, et al. Study of the anatomical variations of vertebral artery in C_2 vertebra with magnetic resonance imaging and its application in the C_1-C_2 transarticular screw fixation[J]. Spine, 2010;35(11):1136-1143.

[32] Bransford RJ, Lee MJ, Reis A. Posterior fixation of theupper cervical spine: contemporary techniques[J]. J Am Acad Orthop Surg, 2011;19:63-71.

[33] Cavalcanti DD, Agrawal A, GarciaGonzalez U, et al.Anterolateral C_1-C_2 transarticular fixation for atlantoaxial arthrodesis: landmarks, working area, and angles of approach[J]. Neurosurgery, 2010;67:38-42.

[34] Fuji T, Oda T, Kato Y, et al. Accuracy of atlantoaxial transarticular screw insertion[J]. Spine, 2000; 25:1760-1764.

[35] Harms J, Melcher RP. Posterior C_1-C_2 fusion with polyaxial screw and rod fixation[J]. Spine, 2001; 26(22):2467-2471.

[36] Schulz R, Macchiavello N, Fernandez E, et al. Harms C_1-C_2 instrumentation technique[J]. Spine, 2011; 36:945-950.

[37] Farey ID, Smith N. Modified Gallie technique versus transarticular screw fixation in C_1-C_2 fusion[J]. Clin Orthop Relat Res, 1999;359:126-136.

[38] Elliot RE, Tanweer O, Boah A, et al. Outcome comparison of atlantoaxial fusion with transarticular screws and screwrod constructs: metaanalysis and review of the literature[J]. J Spinal Disorder Tech, 2014;27:112-118.

[39] Elliot RE, Tanweer O, Boah A, et al. Comparison of screw malposition and vertebral artery injury of C_2 pedicle and transarticular screws: metaanalysis and review of the literature[J]. J Spinal Disord Tech, 2014;27(6):305-315.

[40] RoyCamille R, Saillant G, Mazel C. Internal fixation of the unstable cervical spine by a posterior osteosynthesis with plates and screws. In: Cervical Spine Research Society (Ed),The Cervical Spine[M]. New York, NY: JB Lippincott, 1989.

[41] Nazarian SM, Louis RP. Posterior internal fixation with screw plates in traumatic lesions of the cervical spine[J].Spine, 1991;16(3):S64-71.

[42] Jeanneret B, Magerl F, Ward H, et al. Posterior stabilization of the cervical spine with hook plates[J]. Spine, 1991;16(3):S56-63.

[43] Anderson PA, Henley MB, Grady MS, et al. Posterior cervicalarthrodesis with AO reconstruction plates and bone graft[J]. Spine, 1991;16(3):S72-79.

[44] An HS, Gordin R, Renner K. Anatomic considerations for platescrew fixation of the cervical spine[J]. Spine, 1991;16(10):S548-551.

[45] Ebraheim NA, Klausner T, Xu R, et al. Safe lateralmass screw lengths in the RoyCamille and Magerl techniques:an anatomic study[J]. Spine, 1998;23:1739-1742.

[46] Stemper BD, Marawar SV, Yoganandan N, et al. Quantitative anatomy of subaxial cervical lateral mass. An analysis of safe screw lengths for RoyCamille and Magerl techniques[J]. Spine, 2008;33:893-897.

[47] Heller JG, Carlson GD, Abitbol JJ, et al. Anatomic comparison of the RoyCamille and Magerl techniques for screw placement in the lower cervical spine[J]. Spine, 1991;16:S552-557.

[48] Xu R, Haman SP, Ebraheim NA, Yeasting RA. The anatomic relation of lateral mass screws to the spinal nerves: a comparison of the Magerl, Anderson, and An techniques[J].Spine (Phila Pa 1976), 1999;24(19):2057-2061.

[49] Ugur HC, Attar A, Uz A, et al. Surgical anatomic evaluation of the cervical pedicle and adjacent neural structures[J]. Neurosurgery, 2000;47(5):1162-1169.

[50] Tomasino A, Parikh K, Koller H, et al. The vertebral artery and the cervical pedicle: morphometric analysis of a critical neighborhood[J]. J Neurosurg Spine, 2010; 13: 52-60.

[51] Ludwig S, Kramer D, Vaccaro A, et al. Transpedicle screw fixation of the cervical spine[J]. Clin Orthop Relat Res, 1999;359:77-88.

[52] Abumi K, Itoh H, Taneichi H, et al. Transpedicular screw fixation for traumatic lesions of the middle and lower cervical spine: description of the techniques and preliminary report[J]. J Spinal Disord, 1994;7(1):19-28.

[53] Abumi K, Kaneda K. Pedicle screw fixation for nontraumatic lesions of the cervical spine[J]. Spine, 1997;22(16):1853-1861.

[54] Lee D, Lee S, Kang S, et al. Optimal entry points and trajectories for cervical placement into subaxial cervical vertebrae[J]. Eur Spine J, 2001;20:905-911.

[55] Abumi K , Shono Y, Ito M, et al. Complications of pedicle screw fixation in reconstructive surgery of the cervical spine[J]. Spine, 2000;8:962-969.

[56] Jones E, Heller J, Silcox D, et al. Cervical pedicle screws versus lateral mass screws: anatomic feasibility and biomechanical comparison[J]. Spine, 1997;22(9):977-982.

[57] Aydogan M, Enercan M, Hamzaoglu A, et al. Reconstruction of the subaxial cervical spine using lateral mass and facet screw instrumentation[J]. Spine, 2012; 37(5):E335-341.

[58] Takayasu M, Hara M, Yamauchi K, et al. Transarticular screw fixation in the middle and lower cervical spine[J]. J Neurosurg, 2003;99:132-136.

[59] DalCanto R, Lieberman I, Inceoglu S, et al. biomechanical comparison of transarticular facet screws to lateral mass plates in twolevel instrumentations of the cervical spine[J]. Spine, 2005;30(8):897-902.

第20章

颈椎病手术治疗的神经、血管并发症

Hideki Sudo

神经并发症——C_5神经根麻痹

流行病学

颈椎前路减压和融合术以及后路减压手术，无论是否使用内置物的椎板成形术，都是治疗颈脊髓病广泛使用的手术方式。然而，C_5神经根麻痹仍是一种影响手术效果的严重并发症。术后C_5神经根麻痹的定义是术后三角肌和/或肱二头肌的肌肉出现新发生的麻痹，但无任何与脊髓病变相关的症状的加重[1]。受累的患者中，约有一半患者出现感觉障碍、顽固性肩部疼痛及肌无力，而另一半仅表现出C_5神经根支配区域的肌肉运动无力[1,2]。据报道，出现C_5神经根麻痹的患者，92%为单侧发生，其余8%则影响双侧肌肉[2]。绝大多数的C_5神经根麻痹出现在术后1周以内。前路手术后发生C_5神经根麻痹的发生率介于1.6%～12.1%之间[3,4]，而颈椎后路减压手术后C_5神经根麻痹的发生率介于0～30%之间[2,4]。Gandhoke等[5]发现，采用前路颈椎椎体次全切除和融合术（N=31）与椎板成形术（N=31）治疗颈脊髓病时，两种术式的C_5神经根麻痹的发生率（6.5%）无差别。Nassr等对630例北美患者进行了回顾性分析，发现椎板切除和融合术后C_5神经根麻痹的发生率最高（9.5%），其次为椎体次全切除术加后路融合术（8.4%），再次为椎体次全切除术（5.1%），最后为椎板成形术（4.8%）[4]，然而，这些差异并无统计学意义。不论何种手术，总的术后C_5神经根麻痹的发生率均为6.7%，而且男性发生率（8.6%）明显高于女性（4.5%）。

C_5神经根麻痹的病因

手术中局部神经根损伤

现在不少学者提出许多引起C_5神经根麻痹的可能原因，包括医源性损伤（与手术操作有关）、神经根损害以及脊髓的病变[6-9]。Hosono等[10]采用猪新鲜腰椎横突，发现在行骨钻孔的周围组织，特别是神经根，可能被高速旋转的钻头产生的高温所损伤，从而导致神经根麻痹；在这种情况下，神经根损害则被视为医源性损伤。然而在某些特定情况下，这种假设无法解释术后几天才出现的C_5神经根麻痹。

神经根损害和神经根牵拉

C_5椎体的上关节突比其他椎体的上关节突更向前方突出，而C_5神经根的出口比其他颈段的神经根窄[5]。此外，C_5节段通常是判断脊髓向后最大移位程度的关键点[5]。Tsuzuki等[11]对人尸体标本进行的解剖研究发现：在硬膜向后的扩展处，前根和后根处的硬膜受到的牵拉力量，可能是椎管后路减压术后发生麻痹的主要因素。Katsumi等[12]报道，在MRI T_2加权影像上，出现C_5神经根麻痹组患者（9/141例）的C_4/C_5椎间孔，明显比无神经根麻痹组患者的椎间孔狭窄，上述结果提示，C_5神经根麻痹的主要原因是术前已存在的C_4/C_5椎间孔狭窄引起的C_5神经根损害[12]。Imagama等[9]回顾了1858例行颈椎椎板成形术的患者，发现有43例患者（2.3%）出现C_5神经根麻痹。

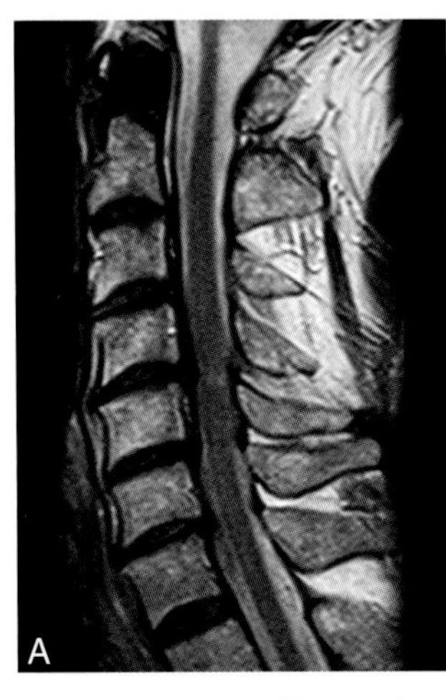

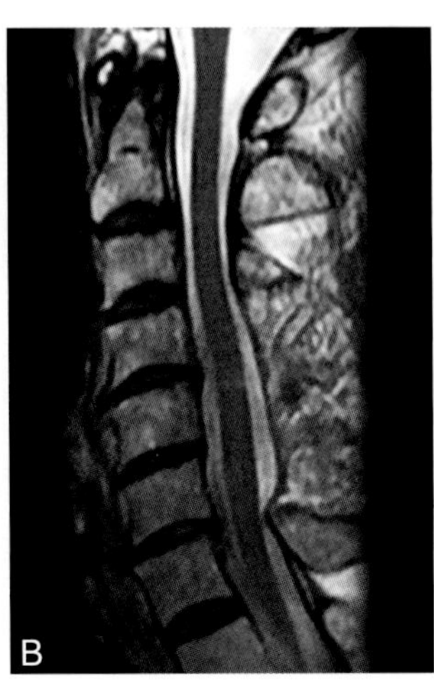

图20.1A和B 男性，72岁。脊髓型颈椎病，有步态障碍和手指精细活动控制障碍。A．术前颈椎矢状面磁共振T_2加权像。曾接受过单开门椎板成形术，但术后2天出现左侧三角肌无力［徒手肌力测定（MMT）评分为2分］和肱二头肌无力［徒手肌力测定（MMT）评分为2分］。B．术后矢状位MRIT_2加权像示，无明显的C_4～C_5椎间孔狭窄，但可见脊髓向后移位。C_5神经根麻痹在1个月内自发完全恢复。脊髓后移考虑为神经根牵拉引起。

CT扫描显示，与无神经根麻痹组患者相比，C_5神经根麻痹组患者的C_4/C_5椎间孔显著缩小，上关节突相对更大[9]。此外，在MRI影像上，C_4～C_5节段的脊髓后移程度在C_5神经根麻痹组患者中更明显，这表明神经根受到了牵拉（图20.1A和B）[9]。研究中还发现，临床怀疑神经根损害的患者中，80%的患者表现为C_5神经根麻痹并伴随其支配区的疼痛，由此推测C_5神经根麻痹更可能的因素是由于神经根损害而非脊髓病变所致[9]。

再灌注损伤

Chiba等[6]分析了15例行扩大性开门椎板成形术后出现节段性运动麻痹的患者，结果发现，如仅仅使用单纯神经根机械性损害的推测，不能完全解释出现这种麻痹的原因，可能的理由是：①麻痹的发生率与颈椎序列的曲度和脊髓压迫的原因无关；②一半以上的麻痹患者表现为多节段性麻痹和双侧受累的情况；③绝大部分患者发生麻痹的节段的相邻节段未出现感觉障碍的情况。该研究表明，上肢麻痹及感觉迟钝的迟发性发生，以及在MRI的T_2相上存在的高强度信号，提示脊髓灰质出现了一种特定损伤，可能是术后节段性运动性麻痹发生的重要原因[6]。T_2相上的高信号影像，可能代表了椎管减压后，脊髓血流的迅速再灌注引起的血流瘀积而出现的脊髓微循环血流动力学变化[6]。在中枢神经系统，缺血后迅速的血流再灌注会引起缺氧组织的进一步损伤[6,13]。氧分压的迅速提升，增加了由氧化反应形成的自由基和其他有毒物质的含量，引起细胞发生氧化损伤的风险[6,14]。尽管没有直接的证据支持再灌注损伤理论，节段性运动麻痹的原因也可能是多因素影响的结果。除了神经根发生的病理改变外，脊髓损害的自我调节作用也是某些患者节段麻痹发展的因素[6]。Ikegami等[15]认为，术前T_2相高信号的存在并不是术后发生节段性运动麻痹的确切风险因素，但信号强度的改变则显著影响麻痹的严重程度，这表明术前脊髓的损害对节段运动性麻痹的严重程度存在着某种额外的影响。

预后

C_5神经根麻痹常能自行恢复。以往的研究报道了神经病理和功能的恢复具有良好的预后[2,16,17]。Sakaura等[2]认为，重度患者［徒手肌力测试（Manual Muscle Test，MMT）评分1～2分］和轻度三角肌麻痹患者（MMT评分3～4分）的整体恢复率之间的差异并不显著，且术后C_5神经根麻痹患者的功能恢复预后良好。然而，出现严重麻痹的患者比轻症患者需要花更长时间才能恢复。相反，也有C_5神经根麻痹不能恢复的病例报道过[3,9,18]。对出现严重麻痹的患者（MMT评分0～2分），可能不是保守治疗的适应证[9]。C_5神经根麻痹显著加重了患者生活质量的负担和医疗系统花费的负担[19]。

C_5神经根麻痹的预防

目前还无可靠的方法预防C_5神经根麻痹的发生，但目前认为有几种方法能减少C_5神经根麻痹的发生：在单开门式椎板成形术中的不对称性减压，可能引起脊髓不平衡的旋转运动，并导致C_5神经根麻痹[20]。为减少C_5神经根麻痹的发生，推荐采用双开门椎板成形术，特别是对后纵韧带骨化症的患者[20]。Eskander等回顾性分析了176例行C_4～C_6前路减压或椎体次全切除术的患者，结果发现，术中出现脊髓旋转是预测C_5神经根麻痹的一个重要且有意义的指标。在该研究中，患者被分为3型:1型，轻度旋转（0°～5°）；2型，中度旋转（6°～10°）；3型，重度旋转（≥11°）。在1型患者中，159位患者均未出现C_5神经根麻痹；2型患者中，13例患者有8例出现C_5神经根麻痹；3型患者中，总共4位患者，均出现了C_5神经根麻痹[21]。这些结果表明，患者脊髓旋转的严重程度和伴随的脊髓移位程度越高，在前路手术发生C_5神经根麻痹的概率则越大[21]。Odate等[22]建议，外科医生在手术中，将减压的宽度限制在15mm以内，并避免不对称减压，减少在前路手术中发生C_5神经根麻痹的发生率。

预防性C_4～C_5椎间孔切开术可降低C_5神经根麻痹的风险[1,9,23]。如果患者存在C_4～C_5椎间孔狭窄以及关节突的突出，可以采用预防性椎间孔切开术来避免C_5神经根麻痹的发生[9]。Komagata等报道[24]，在单开门椎板成形术中加用双侧C_4～C_5椎间孔切开术，可使C_5神经根麻痹的发生率减少至0.6%。他们报道的部分椎间孔切开术，是对神经根硬膜分叉处到椎间孔入口处的神经根进行减压。有报道认为，椎间孔切开术甚至对术后出现的C_5神经根麻痹也是有效的[23]。在椎板成形术中，应该避免过度的椎板后扩，以免脊髓后移对C_5神经根形成拴系牵拉[9]。

使用器械内固定的后路融合术，同样存在术后C_5神经根麻痹的情况[23,25-27]。椎板成形术合用器械内固定的患者，术后C_5神经根麻痹的发生率显著高于单独行椎板成形术的患者[22,25,27]。使用后路器械的脊柱后凸畸形和颈椎滑脱的矫正术也是导致发生C_5神经根麻痹的医源性椎间孔狭窄的危险因素[26]。通过C_4椎体后部结构成形及缩短C_4～C_5椎间高度实现的C_4～C_5处的后凸畸形矫正术，最终也导致C_4～C_5椎间孔狭窄（图20.2A和B）[25]。Wu等[27]建议，为防止医源性椎间孔狭窄，在钛棒植入过程中，在脊柱节段间进行适当的撑开。为避免脊髓出现明显的后移，不应过度地矫正后凸畸形[23,25]。Hojo等[25]推荐，为避免过度矫正颈椎后凸畸形，平均每个节段的矫正不应超过9.7°，同时避免主要在C_4～C_5节段进行矫形，因其易常导致C_4～C_5椎间孔狭窄，及出现较大程度的C_4～C_5节段的脊髓后移。

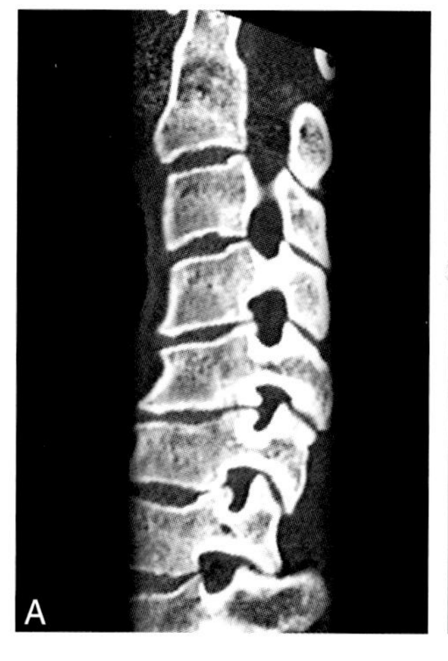

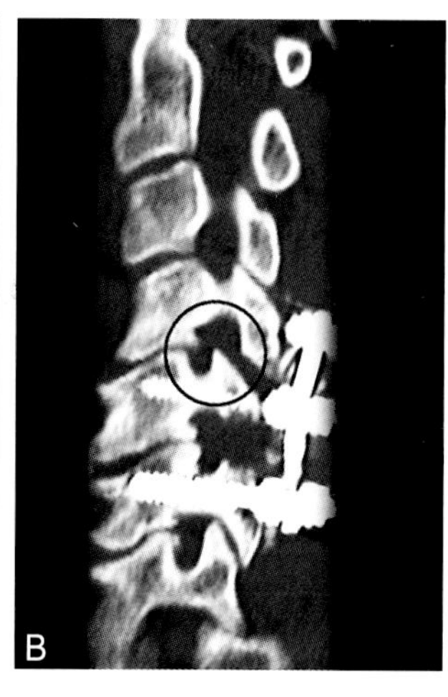

图20.2A和B　术后医源性椎间孔狭窄。男性，41岁，脊髓型颈椎病伴节段性不稳，行椎板成形术，C_4～C_6椎体椎弓根螺钉固定，因术前矢状面CT重建成像发现椎孔狭窄（图A），术中同时行左侧C_5～C_6椎间孔切开术。术后7天，发现左侧三角肌肌无力（MMT评分3分）和肱二头肌肌无力（MMT评分3分），术后CT影像示C_4椎体向后移位，提示神经根被C_4椎体的骨赘和C_5椎体的上关节突所挤压（图B圆圈内）。再次行双侧C_4～C_5椎间孔切开术。术后第二天，症状明显好转，肌无力症状在术后3个月内恢复正常。

后凸畸形矫正的另一种选择是采用前路手术，该方法易于在椎体间使用撑开力量，扩大椎间盘高度以恢复颈椎前凸[25]。Herman等[28]报道，经前路颈椎后凸畸形矫正的角度平均为21°，而Ferch等[29]的报道则为11°，两项研究均无手术后晚期神经系统并发症的报道。究其原因，可能是前路手术的矫正角度比后路手术的矫正角度小，且椎间植骨能扩大椎间孔[25]。

在脊髓病变的手术减压中，术中神经电生理监测的运用，能够协助外科医生采用正确的方法减少或预防永久性神经损伤[30,31]。Clark等[31]发现，在存在脊髓病变患者中，术中经颅运动诱发电位的降低与

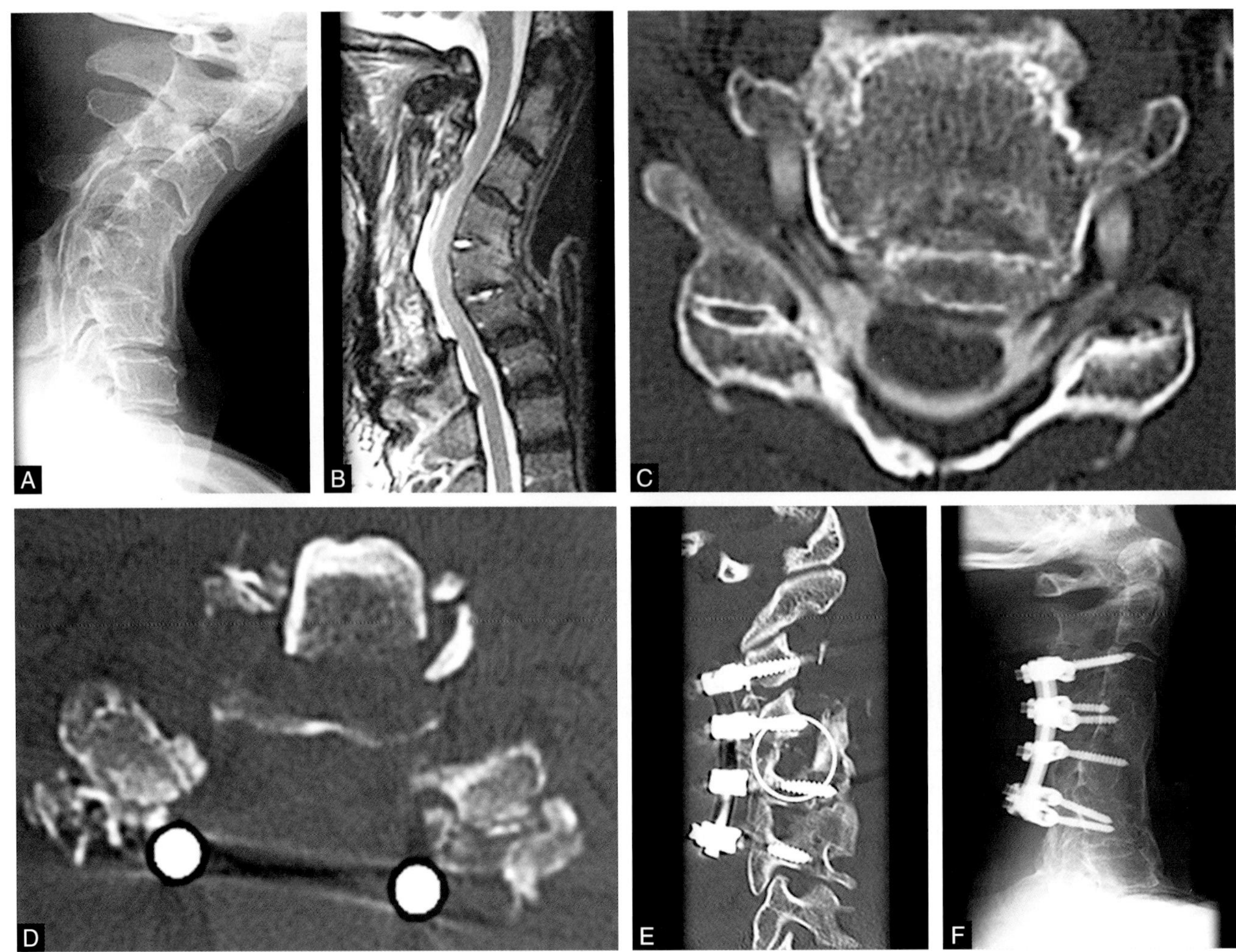

图20.3A～F　男性，48岁。颈痛及无法保持平视，病因不明的颈椎后凸畸形。A．颈椎侧位X线片示颈椎后凸畸形。B．矢状位磁共振影像示脊髓背负在椎体上。C．计算机断层扫描示双侧椎动脉前方有骨刺存在。进行了前、后路联合手术和髂骨移植融合术，包括C_4椎体次全切除术，双侧C_4、C_5钩突切除术，C_3～C_6椎板切除术，C_3～C_4和C_4～C_5的椎间孔切开术。术中的经颅运动诱发电位未见异常。然而，术后4天，左侧三角肌肌无力（徒手肌力测定（MMT）评分为2分），肱二头肌MMT评分4分。术后CT显示，无明显的C_4～C_5椎间孔狭窄。D．C_4～C_5水平的横断面影像。E．矢状位CT重建影像示C_4～C_5椎间孔（如圆圈所示）。C_5神经根麻痹在4个月内自行恢复。颈椎后凸畸形矫正术后，脊髓的后移可能是导致迟发性神经功能障碍的原因。

术后新出现的神经损害之间存在相关性，其敏感性因患者的合并疾患、年龄以及术前神经功能状况的不同而不同。然而，这种敏感性在老年患者及其术前存在运动障碍的患者中，可达到100%。三角肌及肱二头肌运动诱发电位的变化，在预测C_5神经根麻痹方面的灵敏度和阳性预测率分别为67%和67%[31]。Bhalodia等[32]报道，运动诱发电位监测对识别急性发生的三角肌无力的灵敏度和特异性分别为100%和99%，而自主肌电图监测的灵敏度和特异性只有20%和92%。该研究得出，运动诱发电位监测对C_5神经根麻痹的检测，有着高度的灵敏性和特异性，这可在患者麻醉清醒后即能得到验证。然而，这种术中的电生理检测方法不能对迟发的C_5神经根麻痹的发生做出预测[32]（图20.3A～F）。

最近，Lubelski等[33]提出了颈脊髓病患者行减压术后发生C_5神经根麻痹的预测公式，该公式需测量3个数值，即在MRI影像上测量术前的椎管前后径（anteroposterior diameter，APD）、椎间孔孔

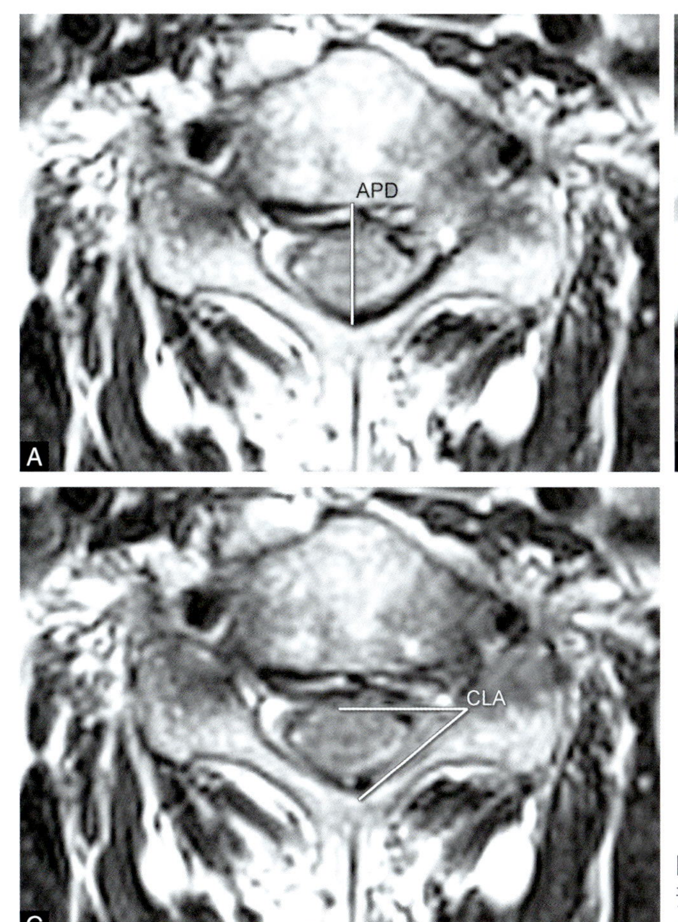

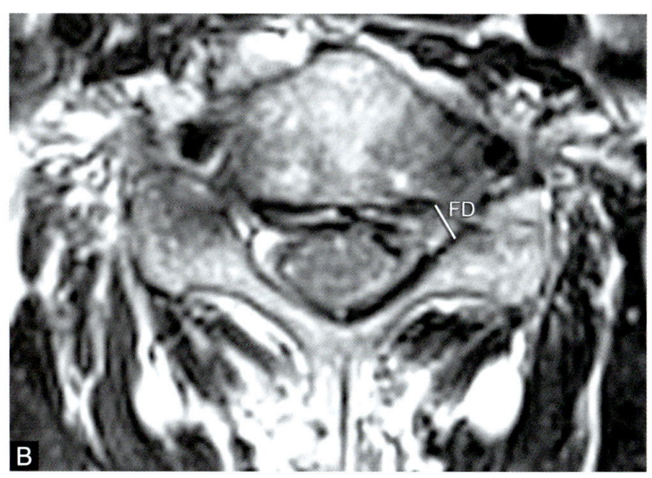

图20.4A～C　颈脊髓病患者术后发生C_5神经根麻痹可能性的预测公式，需要通过测量磁共振T_2加权像影像的三个数值（A图APD：前后径）（B图FD：孔径）（C图CLA：脊髓椎板角）。

径（foraminal diameter，FD）和脊髓椎板角的角度（Ccord－lamina angle，CLA）（图20.4A～C），再将3个变量套入预测公式进行测算。他们在该公式的应用中发现，罹患C_5神经根麻痹的优势率，对APD、FD及CLA3个测量值来说，分别为0.3、0.02及1.4。APD和FD每增加1mm，发生麻痹的概率分别减少69%和98%。相比之下，CLA每增加1°，发生麻痹的概率则增加43%。拟合的逻辑回归模型的相关方程式如下：

$$\lg(p/1-p) = -0.81-[1.16 \cdot (APD)]-[4.00 \times (FD)]+[0.35 \times (CLA)]$$

该预测公式不仅可对患者进行更好的选择，而且可对发生C_5神经根麻痹可能性高的患者，提前采取相关的预防措施[33]。

血管并发症：椎动脉损伤

流行病学

虽然医源性椎动脉（VA）损伤是颈椎手术中非常少见的一种并发症，但造成的后果非常严重，如动静脉瘘、迟发性出血、假性动脉瘤以及与血栓形成相关的脑缺血、中风，甚至死亡[34]。血管并发症可能出现在术后数天至数年后。术后立即出现的缺血，可能是血管完全性阻塞所导致，然而，迟发性的缺血可能由部分堵塞椎动脉的血栓脱落所造成[34]。

颈椎前路减压和融合术以及后路内固定术中，均可能发生椎动脉损伤。颈椎前路减压和融合术的椎动脉损伤发生率为0.1%8～0.5%[35,36]，而后路寰枢

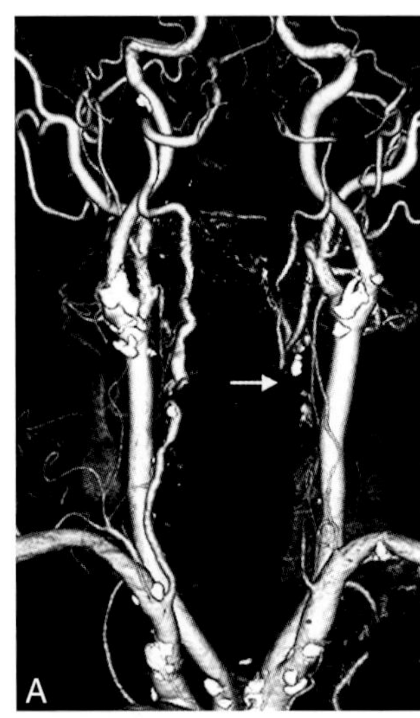

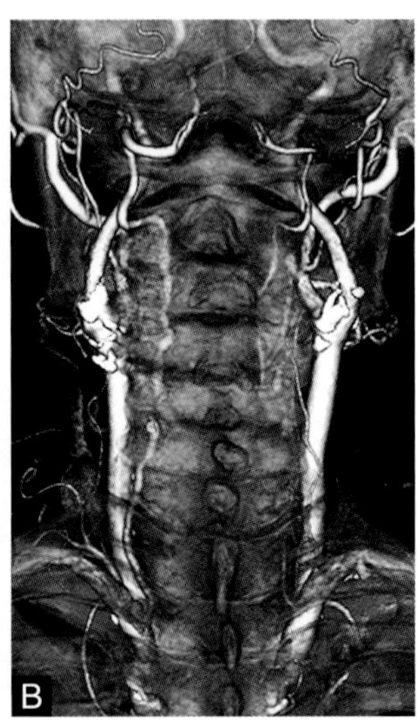

图20.5A和B A．术前三维CT血管造影显示右椎动脉中断（箭头处）。B．血管和颈椎的综合图像。

椎经关节螺钉固定术的发生率为1.3%～8.2%[35,37]。Coe等[38]在系统的文献回顾报道，758例行颈椎侧块螺钉固定术的患者，无一例出现椎动脉损伤。同样，Yoshihara等[39]的系统文献回顾也发现，尽管在理论上，椎弓根螺钉固定可能更易导致椎动脉的损伤，但在下颈椎使用颈椎侧块螺钉内固定术和颈椎椎弓根螺钉内固定术中，发生椎动脉损伤的情况非常少见。

椎动脉和Willis环的异常

在颈椎后路内固定手术中，螺钉有可能穿透骨皮质进入横突孔，伤及椎动脉而导致出血或脑梗死[40]。然而，单侧椎动脉闭塞很少出现症状，主要是患者可以从对侧的椎动脉及Willis环（circle of Willis）获得足够的血液代偿供应[41,42]。构成Willis环后部部分的双侧后交通动脉和大脑后动脉的第一段（P1），是基底动脉必不可少的侧支血管[42,43]，这些侧支血管可以通过单纯的血液逆流方式对低灌注压做出迅速反应[42]，因此，对于双侧椎动脉闭塞的患者，包括颈椎内固定手术导致的椎动脉闭塞或相对狭窄患者，这些侧支血管的通畅率和管径大小是导致脑梗死发生的重要危险因素（图20.5A和B）[42]。

Sano等[43]通过测量VA、P1和基底动脉的直径，确定了异常椎动脉的形成率及Willis环后部的变异率。研究表明，患者中出现发育不全的VA（直径＜2.2mm）、发育不全的P1（直径＜1mm）及发育不全的基底动脉的发生率分别为11%、81%和13%[43]。Nagahama等[42]通过三维CT血管造影（three-dimensionalCT angiography，3D-CTA），连续对55例行颈椎后路融合内固定术的患者，进行了VA及Willis环变异发生率的调查。结果发现，异常的VA血流及VA为主优势支配的发生率分别为58.2%及40%；在这些患者中，后交通动脉单侧闭锁的发生率为41.8%，双侧为38.2%。VA和Willis环的变异与后交通动脉的存在与否无显著相关性。重要的是，18.2%的患者表现为伴有一侧VA狭窄或一侧优势VA支配的Willis环特征性变异，提示这种较高的解剖变异可能给患者带来致命的并发症（图20.6）[42]。

后路手术的外科手术规划

术前三维CT血管造影，可同时显示出两条椎动脉及其周围的骨性结构。为了保证后路脊柱融合内固定手术的安全性，有必要在术前对患者的VA及Willis环进行评估。流程图20.1显示了以三维CT血管造影为基础的、对不同类型血管异常所采用的手术策略[42]。

VA损伤的治疗

VA损伤的治疗包括直接填塞、显微外科修复及外科结扎。对于急性失血的控制，采用含有止血药物的直接填塞止血通常是有效的方法。然而，文献报道了数例患者出血的发生与动静脉瘘形成的情况[44]。植入螺钉是最简单和最有效的方法，但螺钉植入时可能导致VA的再损伤，引起再发出血、远端的栓塞或迟发性栓塞[45]。进行显微血管修复，不仅保留了血流量的供应，同时也最大限度地降低了缺血性并发症发生的风险[34]。对VA进行外科结扎，虽能够获得止血的作用，但有报道这种方式容易导致严重的并发症和较高的死亡率[46]。因此，只有在术中进行

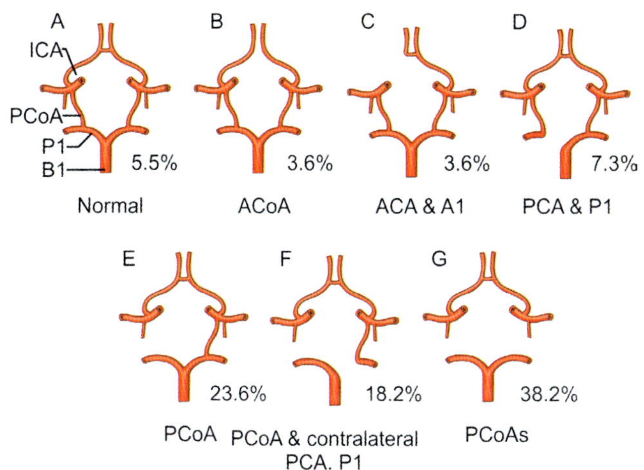

图20.6 Willis环的解剖变异。对每位患者的动脉的缺失及其发生率进行了研究（仅描绘了一侧的缺损，但另一侧也可能缺损）。（ICA：颈内动脉；PCoA：后交通动脉；P1：大脑后动脉第一节段；BA：基底动脉；ACoA：前交通动脉；ACA：大脑前动脉；A1：大脑前动脉第一节段；PCA：大脑后动脉）

来源：Reproduced with permission and copyright of the BritishEditorial Society of Bone and Joint Surgery. Nagahama K, Sudo H,Abumi K, et al. Anomalous vertebral and posterior communicatingarteries as a risk factor in cervical instrumentation surgery[J]. BoneJoint J. 2014;96–B:535–540.

流程图20.1 基于三维CT血管造影的、对不同类型血管异常的外科手术策略

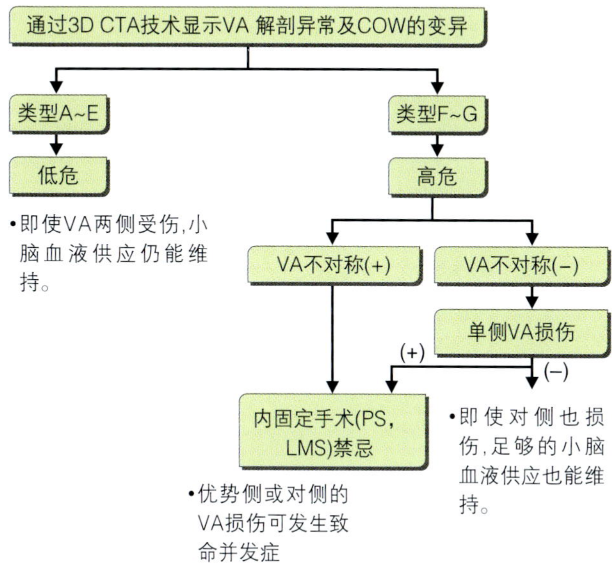

（VA：椎动脉；CoW：Willis环；PS：椎弓根螺钉；LMS：侧块螺钉）

来源：Reproduced with permission and copyright of the British Editorial Society of Bone and Joint Surgery. Nagahama K, Sudo H, Abumi K, et al. Anomalous vertebral and posterior communicating arteries as a risk factor in cervical instrumentation surgery[J]. Bone Joint J. 2014;96–B:535–540.

的血管造影证实有足够的侧支循环血液供应的情况下，才能考虑行VA的结扎。Peng等[34]认为，即使发生的血管损伤已通过填塞或是直接缝合的方式控制了出血，也应即刻进行血管造影，以检查血管并发症，确认是否有足够的侧支循环血供，以及发现手术修复的血管的通畅情况或是否还存在狭窄情况。证实对侧为优势VA或是有足够的后方侧支循环血液供应的情况下，可选择用线圈完全闭锁损伤侧的VA，以预防进一步的并发症的发生[34]。无论选择何种方式进行处理，术后都必须使用MRI或CTA对血管状况进行评估。

结论

尽管C_5神经根麻痹和VA损伤少见，但在颈脊髓病的外科治疗中都可能发生。术前应用影像学技术进行仔细的评估，谨慎地选择合适的手术方式，才能降低出现神经血管并发症的风险。

参考文献

[1] Katsumi K, Yamazaki A, Watanabe K, et al. Can prophylactic bilateral C_4/C_5 foraminotomy prevent postoperative C_5 palsy after opendoor laminoplasty?: a prospective study[J].Spine (Phila Pa 1976), 2012;37:748-754.

[2] Sakaura H, Hosono N, Mukai Y, et al. C_5 palsy after decompression surgery for cervical myelopathy: review of the literature[J]. Spine (Phila Pa 1976), 2003;28:2447-2451.

[3] Hashimoto M, Mochizuki M, Aiba A, et al. C_5 palsy following anterior decompression and spinal fusion for cervical degenerative diseases[J]. Eur Spine J, 2010;19:1702-1710.

[4] Nassr A, Eck JC, Ponnappan RK, et al. The incidence of C_5 palsy after multilevel cervical decompression procedures:a review of 750 consecutive cases[J]. Spine (Phila Pa 1976), 2012;37:174-178.

[5] Gandhoke G, Wu JC, Rowland NC, et al. Anterior corpectomy versus posterior laminoplasty: is the risk of postoperative C_5 palsy different?[J]. Neurosurg Focus, 2011;31:E12.

[6] Chiba K, Toyama Y, Matsumoto M, et al. Segmental motor paralysis after expansive opendoor laminoplasty[J]. Spine(Phila Pa 1976), 2002;27:2108-2115.

[7] Fan D, Schwartz DM, Vaccaro AR, et al. Intraoperative neurophysiologic detection of iatrogenic C_5 nerve root injury during laminectomy for cervical compression myelopathy[J]. Spine (Phila Pa 1976), 2002;27:2499-2502.

[8] Hasegawa K, Homma T, Chiba Y. Upper extremity palsy following cervical decompression surgery results from a transientspinal cord

lesion[J]. Spine (Phila Pa 1976), 2007;32:E197-202.

[9] Imagama S, Matsuyama Y, Yukawa Y, et al. C_5 palsy aftercervical laminoplasty: a multicentre study[J]. J Bone JointSurg Br, 2010;92:393-400.

[10] Hosono N, Miwa T, Mukai Y, et al. Potential risk of thermaldamage to cervical nerve roots by a highspeed drill[J]. J BoneJoint Surg Br, 2009;91:1541-1544.

[11] Tsuzuki N, Zhogshi L, Abe R, et al. Paralysis of the armafter posterior decompression of the cervical spinal cord. I.Anatomical investigation of the mechanism of paralysis[J]. EurSpine J, 1993;2:191-196.

[12] Katsumi K, Yamazaki A, Watanabe K, et al. Analysis of C_5 palsy after cervical opendoor laminoplasty: relationshipbetween C_5 palsy and foraminal stenosis[J]. J Spinal DisordTech, 2013;26:177-182.

[13] Zhao M, Zhang Y, Liu L, et al. Somatosensory and motor-evoked potentials in a rabbit model of spinal cord ischemiaand reperfusion injury[J]. Spine (Phila Pa 1976), 1997;22:1013-1017.

[14] KimLee MH, Stokes BT, Yates AJ. Reperfusion paradox: anovel mode of glial cell injury[J]. Glia, 1992;5:56-64.

[15] Ikegami S, Tsutsumimoto T, Ohta H, et al. Preoperativespinal cord damage affects the characteristics and prognosisof segmental motor paralysis after cervical decompressionsurgery[J]. Spine (Phila Pa 1976), 2014;39:463-468.

[16] Satomi K, Nishu Y, Kohno T, et al. Longterm followupstudies of opendoor expansive laminoplasty for cervicalstenotic myelopathy[J]. Spine (Phila Pa 1976), 1994;19:507-510.

[17] Uematsu Y, Tokuhashi Y, Matsuzaki H. Radiculopathy afterlaminoplasty of the cervical spine[J]. Spine (Phila Pa 1976), 1998;23:2057-2062.

[18] Ikenaga M, Shikata J, Tanaka C. Radiculopathy of C_5 after anterior decompression for cervical myelopathy[J]. JNeurosurg Spine, 2005;3:210-217.

[19] Miller JA, Lubelski D, Alvin MD, et al. C_5 Palsy followingposterior cervical decompression and fusion: cost andquality of life implications[J]. Spine J, 2014;14 (12):2854-2860.

[20] Kaneyama S, Sumi M, Kanatani T, et al. Prospective study andmultivariate analysis of the incidence of C_5 palsy after cervicallaminoplasty[J]. Spine (Phila Pa 1976), 2010;35:E1553-1558.

[21] Eskander MS, Balsis SM, Balinger C, et al. The associationbetween preoperative spinal cord rotation and postoperativeC_5 nerve palsy[J]. J Bone Joint Surg Am, 2012;94:1605-1609.

[22] Odate S, Shikata J, Yamamura S, et al. Extremely wide andasymmetric anterior decompression causes postoperative C_5 palsy: an analysis of 32 patients with postoperative C_5 palsy after anterior cervical decompression and fusion[J]. Spine (Phila Pa 1976), 2013;38:2184-2189.

[23] Nakashima H, Imagama S, Yukawa Y, et al. Multivariateanalysis of C_5 palsy incidence after cervical posterior fusionwith instrumentation[J]. J Neurosurg Spine, 2012;17:103-110.

[24] Komagata M, Nishiyama M, Endo K, et al. Prophylaxis of C_5 palsy after cervical expansive laminoplasty by bilateralpartial foraminotomy[J]. Spine J, 2004;4:650-655.

[25] Hojo Y, Ito M, Abumi K, et al. A late neurologicalcomplication following posterior correction surgery ofsevere cervical kyphosis[J]. Eur Spine J, 2011;20:890-898.

[26] Yamanaka K, Tachibana T, Moriyama T, et al. C_5 palsy aftercervical laminoplasty with instrumented posterior fusion[J]. JNeurosurg Spine, 2014;20:1-4.

[27] Wu FL, Sun Y, Pan SF, et al. Risk factors associated with upperextremity palsy after expansive opendoor laminoplasty forcervical myelopathy[J]. Spine J, 2014; 14:909-915.

[28] Herman JM, Sonntag VK. Cervical corpectomy and platefixation for postlaminectomy kyphosis[J]. J Neurosurg, 1994; 80(6):963-970.

[29] Ferch RD, Shad A, CadouxHudson TA, et al. Anteriorcorrection of cervical kyphotic deformity: effects on myelopathy, neck pain, and sagittal alignment[J]. J Neurosurg, 2004;100 (1 Suppl Spine):13-19.

[30] Currier BL. Neurological complications of cervical spinesurgery: C_5 palsy and intraoperative monitoring[J]. Spine(Phila Pa 1976), 2012;37:E328-334.

[31] Clark AJ, Ziewacz JE, Safaee M, et al. Intraoperativeneuromonitoring with MEPs and prediction of postoperativeneurological deficits in patients undergoing surgery forcervical and cervicothoracic myelopathy[J]. Neurosurg Focus, 2013; 35:E7.

[32] Bhalodia VM, Schwartz DM, Sestokas AK, et al. Efficacy ofintraoperative monitoring of transcranial electrical stimulation-induced motor evoked potentials and spontaneouselectromyography activity to identify acuteversus delayedonset C_5 nerve root palsy during cervical spine surgery:clinical article[J]. J Neurosurg Spine, 2013;19:395-402.

[33] Lubelski D, Derakhshan A, Nowacki AS, et al. Predicting C_5 palsy via the use of preoperative anatomic measurements[J]. Spine J, 2014;14(9):1895-1901.

[34] Peng CW, Chou BT, Bendo JA, et al. Vertebral arteryinjury in cervical spine surgery: anatomical considerations,management, and preventive measures[J]. Spine J, 2009;9:70-76.

[35] Neo M, Fujibayashi S, Miyata M, et al. Vertebral arteryinjury during cervical spine surgery: a survey of more than5600 operations[J]. Spine (Phila Pa 1976), 2008;33:779-785.

[36] Burke JP, Gerszten PC, Welch WC. Iatrogenic vertebralartery injury during anterior cervical spine surgery[J]. SpineJ, 2005;5:508-514.

[37] Wright NM, Lauryssen C. Vertebral artery injury in C1-2transarticular screw fixation: results of a survey of theAANS/CNS section on disorders of the spine and peripheralnerves. American Association of Neurological Surgeons/Congress of Neurological Surgeons[J]. J Neurosurg, 1998;88:634-640.

[38] Coe JD, Vaccaro AR, Dailey AT, et al. Lateral mass screwfixation in the cervical spine: a systematic literature review[J]. J Bone Joint Surg Am, 2013;95:2136-2143.

[39] Yoshihara H, Passias PG, Errico TJ. Screwrelated complications in the subaxial cervical spine with the use of lateralmass versus cervical pedicle screws: a systematic review[J]. JNeurosurg Spine, 2013;19:614-623.

[40] Abumi K, Ito M, Sudo H. Reconstruction of the subaxialcervical spine using pedicle screw instrumentation[J]. Spine(Phila Pa 1976), 2012;37:E349-356.

[41] Taneichi H, Suda K, Kajino T, et al. Traumatically inducedvertebral artery occlusion associated with cervical spineinjuries: prospective study using magnetic resonanceangiography[J]. Spine (Phila Pa

1976), 2005;30:1955-1962.

[42] Nagahama K, Sudo H, Abumi K, et al. Anomalous vertebraland posterior communicating arteries as a risk factor incervical instrumentation surgery[J]. Bone Joint J, 2014;96B:535-540.

[43] Sano A, Hirano T, Watanabe K, et al. Preoperative evaluationof the vertebral arteries and posterior portion of the circleof Willis for cervical spine surgery using 3dimensionalcomputed tomography angiography[J]. Spine (Phila Pa 1976), 2013;38:E960-967.

[44] Choi JW, Lee JK, Moon KS, et al. Endovascular embolization of iatrogenic vertebral artery injury during anteriorcervical spine surgery: report of two cases and review ofthe literature[J]. Spine (Phila Pa 1976), 2006;31:E891-894.

[45] Maughan PH, Ducruet AF, Elhadi AM, et al. Multimodalitymanagement of vertebral artery injury sustained duringcervical or craniocervical surgery[J]. Neurosurgery, 2013;73(2Suppl Operative):271-281.

[46] Shintani A, Zervas NT. Consequence of ligation of thevertebral artery[J]. J Neurosurg, 1972;36:447-450.

第五部分

颈椎畸形导致的颈脊髓病

第21章

颈椎畸形导致的颈脊髓病

Shaleen Viran, Matthew A Spiegel, VirginieLafage, Frank Schwab

概述

颈椎序列不仅是临床上一个独特的疾患，而且在颈椎疾患患者的评估中起着重要的作用。对颈椎序列的考虑，贯穿于许多导致脊髓病的独特的临床疾患中，但以脊髓型颈椎病（CSM）最为明显。此外，椎体序列与脊髓病的病理生理学方面之间存在双向关系。颈椎序列不仅影响脊髓病患者的临床过程及对治疗的反应，而且脊髓病本身的病理过程也会导致颈椎序列的紊乱。本章将对把这些概念融入临床应用治疗策略中进行讨论。

如何考虑颈椎畸形?

颈椎矢状位序列的排列形态的功能是为维持人体的平视[1]。如前所述，颈椎的正常序列的排列形态具有广泛的含义，同样，对颈椎畸形的考虑也如此。只有对脊柱整体的、区域的以及局部的情况进行全面的分析考虑，才能做出颈椎畸形的诊断。此外，对某些特定的畸形，静态或动态因素均可能在畸形导致的有症状的脊髓病的发生过程中起到重要作用。

静态序列

病理生理学

脊髓型颈椎病的病理生理学改变，可概述为颈椎的脊椎关节病变所导致的出现临床症状的脊髓受压。脊髓的损害，可以是突起的致压物的直接压迫，也可以是通过引起血流供应受损而进一步影响脊髓的间接压迫，最终导致脊髓功能障碍。这些压迫的致病因素均包含静态的以及动态的病理生理机制。此外，脊柱序列与该病的病理生理学机制紧密相关。因此，本节主要讨论引起颈脊髓病的静态序列因素。

脊椎关节病的定义是椎体、椎间盘、关节突及相关韧带的退行性改变。脊椎关节病性的退变与年龄相关，且所有的患者均无脊髓性或神经根性症状的发生。一项对60岁以上无症状人群的影像学研究表明，颈椎出现一个或多个节段脊椎关节病的情况，男性高达95%，女性高达89%[2,3]。此外，一项对200具成人尸体的系列解剖研究发现，53.5%的尸体标本存在着颈椎脊椎关节病的情况，仅有7.5%标本存在有脊髓病的确切证据[4]。这些结果表明，脊髓型颈椎病的发生不能简单地归因于解剖结构的退变。这些认识促使临床医生进行深入的研究，了解脊椎序列的因素如何与导致脊髓病的退行性改变相关联。

后凸畸形

2012年，Le Huec等报道，在一组无症状的正常人群中，超过1/3的人表现有颈椎后凸畸形，但患者无任何临床表现[5]。该结果与Boden发现的很多无症状人群个体中存在着颈脊椎关节病改变的结论类似[2]。实际上，颈脊椎关节病及后凸畸形不是脊髓病发生的必需因素。同样，影像学的表现与病理改变之间的关系也是复杂的。

尽管如此，后凸畸形是目前所知的能导致颈脊髓病的一个因素，其病理机制是通过颈椎间盘退变而引起，作为引起颈脊椎关节病的级联退变过程的早期改变。正常情况下，颈椎间盘的前方高于其后方，但在颈脊椎关节病患者，这一特点发生了改变，甚至出现相反的状态。Lestini等将这种现象解释为，颈椎间盘的前方部分更容易出现高度丢失，最终导致颈椎正常前凸的丧失[6]。反过来说，这将导致颈椎椎体后方承受了更多的应力，最终导致颈椎后凸畸形[7]。更糟的情况是，随着颈椎椎体前后缘的压缩，外侧缘扩大，后凸畸形的发展，加重了这一级联过程[8]。

颈椎后凸畸形迫使脊髓贴近椎体，导致脊髓前缘受压。一旦脊髓受到韧带（如齿状韧带）及神经根的拴系，这将增加脊髓纵向的应力[9]。这种脊髓拴系作用还能使髓内压升高，进而导致神经元坏死及脱髓鞘。

颈椎后凸畸形也可通过侵犯血管造成对脊髓的间接损害。Shimizu等在小型飞禽模型中发现，颈椎后凸畸形的程度与脊髓变扁及脊髓血供减少的程度存在相关性，此时，脊髓小滋养血管变扁，导致脊髓缺血[8]。使用血管造影术，很容易显示颈椎后凸畸形患者的脊髓前方血供的降低。此外，随时间的推移，后凸畸形持续发展，上述变化逐渐加重，尤其是前方的机械应力直接作用于脊髓前缘时，特别是，脊髓前角及脊髓前束更早出现神经元坏死及脱髓鞘的病理改变。Shimizu等也发现，随着后凸畸形的进一步发展，侧束及后束也发生改变[8]。最后，Naderi等得出如下结论：颈椎生理曲度异常的存在，提示术后神经功能改善的程度不佳，后凸畸形越明显，颈部疼痛就越重[10,11]。

矢状位序列不齐

矢状位脊柱序列不齐（如第3章所述）被定义为：C_7铅垂线与S_1后上角前方的距离大于50mm[12,13]。与后凸畸形类似，矢状位上椎体序列不齐，同样是导致脊髓变扁及脊髓张力增加的重要原因，可导致上述的级联反应，最终导致神经功能障碍[14]。在一项尸体模型研究中，当造成的胸椎后凸畸形达到及超过51°，可导致髓内压力的显著增加，进一步支持了脊椎序列与脊髓病进展之间存在的相关性[15]。

Tang等认为，当颈椎矢状位序列的前凸增加时，颈椎的曲度可发生明显的变化，也即作为一种代偿机制，寰枢椎会发生过度前凸[16]，这种代偿作用是通过Dubousset的“经济圆锥”所驱动的结果[1]。此外，随着年龄的增加，脊髓型颈椎病患者的颈部活动范围（ROM）逐渐减小，同时出现颈部软组织僵硬，这样才能维持头颈复合体在最佳的位置[17]。因此，由于习惯性地保持颈部僵硬，患者可能未曾认识到在屈曲位自身的颈部活动范围[18、19]。为了维持平视，人体适应了这种代偿性改变，但从脊髓型颈椎病的角度来说，实际上是不能适应的。

为维持平视，与这个前凸适应不良的级链反应相类似的是，胸椎后凸（TK）和腰椎前凸（LL）的关系。众所周知，胸椎后凸和腰椎前凸的曲度与患者的骨盆斜率（pelvic incidence，PI）相适应。对于成连续的脊柱链，颈椎前凸（CL）的程度必须与其下方的脊柱曲度成一定的比例。因此，颈椎前凸除了与矢状垂直轴（sagittal vertical axis，SVA）相关外，也与骨盆入射角、骨盆倾斜（PT）角、胸椎后凸、T_1斜率及其胸廓入口角（TIA）有关。

另外的假说解释了颈椎序列与胸腰段矢状位序列之间的关系。传统的观点认为，继发于腰椎前凸减少和/或胸椎后凸增加的脊柱向前的序列不齐患者（SVA阳性），促进了颈椎的代偿机制作用（颈椎前凸的增加）。然而，最近对不同节段的矢状位序列不齐的成人脊柱畸形患者的研究，结果表明具有类似的颌额垂直角（chin brow vertical angle）及C_2~C_7矢状垂直轴（C_2~C_7 SVA）的改变。颅颈参数是内在的畸形的标志，与胸腰椎序列不齐的代偿作用截然相反[20]。同样，对畸形矫正不足与畸形矫正过度的患者进行比较时发现，在颈椎前凸方面无明显差别，但在骨盆及下肢这一新增加的代偿机制方面存在着显著差异[21]。这一新的研究领域，无疑是需要进一步探索的合适的领域。

颈椎畸形的诊断和治疗需要最大可能地对矢状位序列不齐进行评估。Glassman等确定，成人脊柱畸形患者的阳性SVA与患者的生活质量（QOL）降低明显相关[22]。此外，Tang等发现，即使C_2矢状垂直轴＞40mm（40～50mm仍然被认为是"正常"）时，因较差的健康相关生活质量（healthrelated QOL，HRQOL）评分与较差的临床结果相关，且当采用颈部功能障碍指数（neck disability index，NDI）进行评估时，其仍是颈椎序列不齐所应关注的原因[10]。

Villavicencio等进行了一项双盲随机对照试验，结果发现，颈椎Cobb角的改善与临床结果无显著的相关性，但节段矢状位序列的维持或改善，在对临床结果评分的改善方面具有很好的预测作用[23]。

C_2～C_7矢状垂直轴也与其他健康相关生活质量评分（HRQOLs）相关，如改良日本骨科学会评分(mJOA)，r=−0.282。术前经C_2～C_7的矢状垂直轴测量，出现距离增加而诊断为矢状位序列不齐的患者，改良日本骨科学会评分与功能结果差具有相关性[24]。或者是说，未发现C_2～C_7 Cobb角与改良日本骨科学会评分存在明显相关。Protopsaltis等对超过150例脊髓型颈椎病患者进行了检查，证实较大的初始颈椎矢状垂直轴（cSVA）值与严重功能障碍的改良日本骨科学会评分值明显相关。有趣的是，具有较大的初始颈椎矢状垂直轴值患者组的平均颈椎矢状垂直轴值为（39.4 ± 7.4）mm，表明40mm可能是一个潜在的临界值，低于该值时，颈椎矢状位序列不齐应进行矫正[25]。

Smith等在一项脊髓病患者的术前研究中发现，改良日本骨科学会评分与磁共振成像的颈椎曲度之间存在着有差异的相关性[24]。对于颈椎后凸患者，正常的脊髓体积和横截面积与改良日本骨科学会评分之间存在着中度的负相关关系。然而，对于颈椎前凸的患者，改良日本骨科学会评分与脊髓体积、髓外面积及平均横截面积之间呈正相关，这表明脊髓的体积和面积在脊髓病中的作用取决于颈椎的曲度。Smith等推测，后凸畸形引起的张力，仅能在某一颈椎曲度临界值时才出现，此时超出了脊髓的冗余长度，脊髓的弹性达到了最大化。然而，他们并未发现术前脊柱后凸畸形与脊髓病严重程度之间存在着明确的相关性。虽然如此，他们目前的结论是：对于颈椎后凸畸形和颈椎矢状面失衡（C_2～C_7 SVA），应当考虑予以矫正[26]。

关于颈胸结合部（cervicothoracic junction,CTJ）的测量参数，T_1斜率（T1S）是对C_2～C_7 SVA进行预测的最好指标[27]。Kim等调查了椎板切除术患者术前的T_1斜率与颈椎矢状位序列的关系，发现存在术前T_1斜率较大的患者（高出50个百分点），在术后2年随访中出现后凸改变的可能性较大[28]。

矫正脊髓病患者颈椎畸形的未来方向，应该是在评估颈椎与其他脊柱节段的整体的、节段的及局部的相关关系后，采取一种综合的治疗方法。为获得最佳的颈椎畸形矫正，需要仔细地测量T_1斜率和胸廓入口角，这是因为两者驾驭并与颈椎前凸相关[28、29]。然而，这些区域的参数特征并不能显示脊柱整体关系的特征，更全面的方法应是结合骨盆参数进行考虑[25]。事实上，脊柱节段不是相互独立的，颈椎前凸取决于胸椎后凸、腰椎前凸以及骨盆斜率。因此，Protopsaltis等将颈椎前凸区域描述为一个自适应脊柱节段，相对于其他脊柱节段出现的变化的最终目的，是维持"经济圆锥"和保持平视[25]。

正如Ames等所述，未来需要进行一项纯粹的前瞻性研究，以进一步筛选出消除混杂变量后颈椎序列对结果测量的影响。对颈椎区域序列进行评估，这对脊柱骨盆整体序列的分析是至关重要的。此外，也需要对颈椎参数的组间、组内的可靠性进行深入的理论分析研究[26]。

动态序列

动态序列对脊髓病变的影响作用得到长期的认同，它阐明了颈部位置的改变所导致的脊髓压迫症状，有关的研究可以追溯到至少20世纪50年代。1952年，Braind等通过脊髓造影研究发现，$C_5 \sim C_6$椎间盘突出引起的脊髓压迫发生在颈椎后伸位，而不是前屈位[30]。1971年，Adams等报道了椎管直径与椎管内运动之间的关联性，存在不稳定的节段通常伴有椎管狭窄。这是脊髓型颈椎病动力性因素的一个早期发现[31,32]。过去的半个世纪中，随着影像成像技术及定量分析技术的进步，关于动态序列如何影响脊髓型颈椎病的病理过程的可视化技术及其理解日趋成熟。近期关于动态序列的研究目标是，确定相关的颈椎动态参数；确定这些参数和与健康相关生活质量评分之间的统计学相关性；阐明动态序列如何解释静态影像具有相似的退行性改变，但脊髓病变的严重程度却不同的原因。

通过韧带性和骨性病变，动态因素可放大静态因素所致的椎管形变[33]。颈椎运动过程中，椎间盘突出物及骨赘可引起脊髓的损伤。椎管狭窄阻碍了脊髓的静脉回流，而脊髓前方受到的撞击在脊髓前动脉的压迫中起重要作用[34,35]。在重复的屈曲或伸展运动中，脊髓承受到的纵向牵张力，可使已经受压的脊髓出现进一步的损伤[36-39]。在屈曲位时，脊髓贴服在椎体上，可受到椎体骨赘或突出的椎间盘的挤压[26,37,40]。而在伸直位时，黄韧带（或椎板）从与椎体后缘相对应的方向突向椎管内，在脊髓的后方挤压脊髓，最终导致椎管后方的狭窄[35,37,41,42]。随着时间推移，这些重复的动作可能会导致不可逆的脊髓损害[18,34,43]。这些研究结果也可解释为何手术减压后出现不一样的临床效果。

动态影像学研究证明了颈脊髓在屈、伸位时的改变，这可能是一种颈脊髓病的发病机制。Muhle等测量了40名健康受试者的脊髓矢状径，结果发现，在颈椎屈曲时，脊髓的直径比中立位时的直径显著减小[38]。Yanase等测量了健康人群的颈髓体积，结果发现其可因性别、年龄、身高及体重的不同而存在变化[44]。

磁共振成像已被用于检查脊髓病变患者的动态序列。Yu等研究了脊髓型颈椎病患者磁共振T_2加权像高信号病灶与颈椎动态变化的关系[45]。研究发现，在磁共振T_2加权像上，颈椎节段的过伸及其运动范围是高信号病灶的危险因素。这些结果与Zhang等研究得到的结果相似，后者在研究中发现，屈曲位时，颈髓的长度大于中立位及伸展位时颈髓的长度[46]。颈脊髓在椎管内的可用空间，中立位时最大，而伸展位时最小；此外，患者更可能在伸展位时发生脊髓撞击，而不是在屈曲位[46]。

Matsunaga等指出，动态因素可使静态的病变加重[33]。屈曲时脊髓压向腹侧增生的骨赘，而伸直时脊髓受到后方的黄韧带块压迫。Muhle等采用“钳夹效应”来描述这种来自前方和后方的退变因素产生的撞击作用，这种撞击导致了脊髓的受压；使用动态的磁共振成像，他们还发现，在退变疾病的早期，表现为功能性的脊髓撞击，而在退变性疾病的后期则表现为存在颈髓撞击的渐进性椎管狭窄[47]。

这些动态的因素引发了一连串的改变，由退变性椎间盘疾病起始，最终发展成为脊髓病变。对于脊髓型颈椎病患者，由于屈曲加重了脊髓的撞击，屈曲可能是其发病的主要原因。然而，对于原发性颈椎序列不齐的患者，后凸畸形是该类患者颈椎的主要表现，脊髓病变的发生可能由颈脊髓延长、变扁及血供损害所引起[46]。综上所述，患者存在韧带松弛伴有不稳定时，在屈曲、伸直位时出现半脱位情况下可能产生一种钳夹现象。

动态因素引起脊髓病变的另一个途径是通过减少颈脊髓的活动空间及微血管的损害引起[37,48]。静态和动态的退行性改变的累积，减少了椎管的直径以及脊柱在矢状位总的移动度，从而导致脊髓病变的加重[32]。即使是非退行性病变，如手足徐动型肌张力障碍状态、颈部肌张力障碍、软骨发育不全以及橄榄球运动员反复的、强迫性的屈曲和伸直体位，均可加剧颈脊椎关节病，且伴随有与动态运动相关的脊髓型颈椎病的发展[49-54]。总之，生物力学及与运动相关的因素，可瞬时压迫脊髓、神经根及其血供应[34,36,40,43]。

最近，研究人员通过对这些患者的颈椎运动范围进行深入的研究，以进一步探讨动态的因素如何促使脊髓病变的发展。Park等通过使用枕颈角（occipitocervicalangle，由C_2前缘线与McGregor线形成的夹角）及颈胸角（cervicosternal angle，由C_2前缘线线与胸骨前缘线形成的夹角）的方法，研究了颈椎广泛融合术后窄屈、伸位时的运动范围[55]。同样，Fujimori等通过简单的观察方法，了解椎板成形术后患者在屈、伸位时C_2～C_7前凸的差异，以确定颈椎的运动范围[56]。

Liu等发现，在区域性节段范围内，屈曲位颈椎前凸的增加与较差的Nurick分级存在相关性。然而，在该组患者中，区域性参数与Nurick分级不存在相关性，也与伸直位时基线上颈椎对齐的患者的健康相关生活质量评分（HRQOLs）无相关性[57]。他们的发现与上述论述的概念一致，即主动屈曲时，椎管的长度增加，而脊髓及硬脑膜受牵拉并超过它们正常的张力，这种张力的不均衡，使得脊髓及硬脊膜压向并贴负在椎体后方的突出物上[18,34,43]；而在主动伸直时，脊髓放松，处于松弛状态[34]。他们推测，脊髓型颈椎病患者在屈曲时，可能通过轻微地伸直对抗进一步的纵向张力，本能地保护脊髓[34]。该研究还发现运动范围的减小与较高的Nurick分级之间存在着相关性。

最后，颈胸交界区(CTJ)，或称之为颈胸移行区，已被认为能在动态的基础上加重脊髓病变。颈胸交界区作为具有活动度的颈部向相对固定的胸廓过度的部位，在生物力学上的表现较为复杂。在该区域，由于肿瘤、创伤或手术减压引起的骨质破坏，脊柱不稳是主要受到关注的问题[18,58,59]。Stemper等对尸体的生物力学研究表明，下颈椎的关节承担着更多的运动，并在机动车碰撞事故中发生损伤的机会更大，这主要是由于惯性力量从座椅向颈胸交界区的传递的结果[59]。这不足为奇，在这个过渡区域，前凸的颈椎逐渐融合到后凸的胸椎弧度中，在结构上是易受多种损伤的重要部位[60,61]。此外，Cho等发现，与上胸椎椎板相比，下颈椎椎板显得更薄更弱，再次表明颈胸交界区是易受创伤或反复运动所损伤的解剖薄弱区[18,61]。

局部序列

除了整体的、区域的序列因素外，最近的研究热点集中在检测局部序列对颈椎畸形出现脊髓病变的作用方面。3种定量检测局部序列的常用方法是：旋转轴的测算、计数颈脊椎病累及的椎体节段以及椎体滑脱的测量。

旋转轴

早期对颈椎位置变化进行量化测量的概念性尝试，可追溯到瞬时旋转轴（instantaneous axis of rotation，IAR）的使用[62]。Pearcy等提出，当使用任意两幅标记了椎体的起始位置和终末位置的图像，该中心就被称为瞬时旋转轴。然而，在整个特定运动过程中，并非所有的运动阶段均发生在同一个旋转轴上。因此，对于运动的某一特定阶段，就需要连续成对的影像来确定某一特定阶段独特的瞬时旋转轴。Pearcy等使用“运动的中心轨迹（centrode of motion）”来描述被研究的整个运动过程中捕获到的系列瞬时旋转轴的轨迹[62]。Amevo等描绘了一个由异常区环绕的正常区域（在该区域，瞬时旋转轴可能下降），从而排除了前后对比的需要[63]。他们发现，颈部疼痛的患者更易进入异常区[63]。这些研究表明，病理性和非病理性的患者之间，颈椎活动的旋转中心是存在差异的。

Dvorak等对退行性改变、神经根综合征、挥鞭样损伤和先前具有正常数据的患者的屈、伸位X线片进行了全面的分析[19,64,65]。经过一系列的影像分析，他们发现，与正常人群组相比，患者组每个椎体的瞬时旋转轴具有一种更向前的趋势[19]。Lee等利用运动分析设备代替影像学图形数据进行分析，结果发现，颈椎不稳患者比健康人群具有一个更向前的头-颈旋转轴（headneck axis）[66]。

Liu等将这些参数和与健康相关生活质量评分（HRQOLs）进行了联系[57]，结果发现，向后的旋转中心与较差的SF-36健康调查简表（physical component summary，PCS）值有关[57]。该旋转中心的下降，主要是由来自肌肉的压缩力及椎间盘压缩刚度共同确定的[67]。后方肌肉力量的增加，趋向于使旋转中心向后移位[67]；如果前方椎间盘的刚度降低时，旋转中心也将向后移位。因此，一个更向后的旋转中心可以提示后方软组织刚度的累积及C_2～C_7椎间盘刚度的增加。

Liu等通过在脊柱的节段区域应用Dubousset的“平衡椎（cone of balance）”概念，扩展了我们对局部序列的理解。他们认为，为了使颈椎屈、伸运动具有概念化及可视化以及它们对临床表现的作用，应该在脊柱节段内引入Dubousset圆锥的概念。Liu等提出了“运动的动态圆锥（dynamic cone of kinesis）”的概念，认为该圆锥是一个较小的运动圆锥，也即颈椎的动态圆锥（通过一个角度及来自C_7的一个固定的区域来进行测量），该锥越小则Nurick分级越差；另外，该圆锥越小，患者年龄则越大，这与先前的脊髓型颈椎病更易发生于老年人的数据一致[57,68,69]。依托这个模型，Liu等提出了使用一种动态的观察病变的方式-动态圆锥，来观察脊髓型颈椎病患者的颈椎动态病理变化[57]。

累及的椎体数

脊髓型颈椎病累及的椎体数与其严重程度密切相关。整体的及区域的参数往往不能发现个别节段的病变。脊髓型颈椎病由单个或多个节段的疾病所引起，特别是老年患者[68,69]。Shinomiya等在一项实验研究中，使用猫来制作脊髓病变模型，通过前方植入螺钉来诱导脊髓压迫，结果发现，多节段的脊髓压迫比单节段的脊髓压迫出现了更严重的功能及组织学的损害[70]。Liu等发现，在屈曲位，局部后凸畸形的节段数的增加，与Nurick分级和改良日本骨科学会评分差具有相关性[57]。他们还发现，局部的后凸畸形与临床表现及脊髓型颈椎病患者的严重程度之间存在着显著的相关性，特别是局部后凸畸形发生在多个节段时。

椎体滑脱

对局部序列进行量化测定的第三个方法是椎体滑脱的测量。Liu等在颈部的动态运动研究中，确定了局部畸形，特别是向前滑脱（在他们的患者中多为退变性椎体滑脱）以及后凸畸形的作用[57]。他们发现，矢状位上的椎体滑移将会增加颈椎管的狭窄程度，而矢状位的这一特征本身就是脊髓型颈椎病的一个静态因素。当椎体向前滑移和轴向旋转出现在颈椎运动的全过程时，屈、伸位上C_7～T_1在矢状位上的滑脱与改良日本骨科学会评分差相关。这些发现对先前提出的概念提供了一个局部性的理解，即通过具有颈脊椎病改变的特定区域的运动，可以引起脊髓病变的发生[64]。

关于局部序列，椎体滑脱程度的增加与改良日本骨科协会评分和Nurick分级的降低相关，特别是发生在高位颈椎节段时。颈椎整体的前凸和与健康相关生活质量评分（HRQOL）之间不存在明显的相关性。然而，已表明多椎体的节段性后凸可导致区域性的功能障碍[25]。相类似的是，Oshima等发现，存在的局部椎体滑脱是轻度脊髓型颈椎病患者的手术治疗指征[71]。这些研究对Chavanne的尸体研究结果提供了临床依据，即颈椎矢状轴或椎体后凸的增加，将导致脊髓内压力增大，而脊髓内压力的增大反过来使脊髓病变加重[14]。

Liu等发现，颈椎伸直时，C_4～C_5矢状面的滑脱与NDI及PCS评分结果差存在着相关性[57]。C_4～C_5节段不仅是脊髓型颈椎病患者脊髓受压最常见的部位之一，仅次于C_6～C_7节段，而且Morio等的回顾性研究也指出，椎管成形术后C_4～C_5活动范围的受限，改善了脊髓病变的临床症状[3,37,72,73]。Morio等在对患者的终末随访中也发现，C_4～C_5的椎间活动范围与改良日本骨科学会评分之间存在显著的相关性（R=-0.305，P=0.031），凸显了该局部序列稳定的重要性[73]。

颈椎伸直时，颈椎任意节段增加的最大矢状位滑脱以及C_2～C_3矢状位滑脱的增加，与改良日本骨科学会评分呈负相关[57]。虽然脊髓在伸直位时比屈曲位时更松弛，但脊髓仍然可以在骨脊和椎板或成块的黄韧带之间受压迫[34、37]。脊髓病变的严重程度与椎体极度的矢状面移位具有相关性，而无论是颈椎的哪一个节段，少许的伸直，显示出疾病的压迫性局部方面。综合来说，有关这些局部畸形的结果表明，C_2～C_3和C_7～T_1的椎体滑脱与脊髓病变的严重程度密切相关。

颈椎局部序列的研究使脊髓伸长和脊髓张力的病理生理学，如前所述，和脊髓病变的严重程度之间的关系变得更清晰。通过采用动态圆锥理论，Liu等推测，具有较小圆锥的患者，可能具有与他们的年龄及性别相符的正常的颈椎运动范围，并潜在地保护脊髓免受牵张力或压迫的损害。而且，对于在就诊前就明确存在着长期症状的患者，他们长期主动地或反射性地锻炼了肌肉的约束力量，以至于疾病后期，他们可能继发有软组织的僵硬。结果是，圆锥向外的移动，而需要更多的肌肉参与进来，而这些肌肉表现出慢性的过度收缩，或是使用不足[16,19]。圆锥大小的丧失，可能不仅是神经压迫的最终结果，也不是所需的无移动的能力，是以刻意地使活动减少及颈椎强直这一循环的最终结果告终。在某种意义上说，手术治疗是试图到达患者已经历的试图走出病痛的目的：稳定颈椎矢状位上的运动[39]。

综上所述，局部序列对了解脊髓型颈椎病提供了一个新的视角。旋转轴的定量测定，使得研究者能分析局部运动在脊髓病变的退行性级联反应中的作用。通过对椎体滑脱的研究，理解椎体节段和每个节段的基本特点，有助于解释患者复杂的症状学。

手术计划

前面章节讨论了颈椎序列与临床功能障碍评价方法间的关系[26]。改善脊髓型颈椎病患者颈椎序列的尝试，为外科医生提供了减少功能障碍及获得最佳临床疗效的机会。其他章节已详细讨论了脊髓型颈椎病患者的手术方式，本章节的主要目的是提供一个颈椎序列如何在手术计划中所起作用的整体观念，而不是对具体的手术进行不完全的讨论。

手术计划的最初步骤是获取术前3-ft站立位X线片，足够的可视化需要从外耳道（头部的质量中心）到股骨头的影像。接下来，测量上述所讨论的影像学参数。有几个手术计划软件，可帮助外科医生将这些影像学指标融入手术计划中[74]。其中一个已广泛使用的软件是Surgimap（Nemaris公司）。Akbar等扼要地介绍了如何使用Surgimap软件来测算影像学指标及其规划畸形的矫正[74]。这些技术的简便性及高效性为临床医生提供了综合大量定量化信息的有用工具，依此对患者采取快速、有效的治疗措施。

测量了相应的X线片参数后，外科医生必须决定手术目标，将这些参数恢复到正常水平。此时，上文所述的颈椎参数的正常数据，为此提供了非常有用的信息。然而，有关颈胸部及枕颈部的这些参数是不完整的，因为其中的一些参数还未在无症状人群中进行过严格的评价。

此外，关于希望通过手术获得最佳的矫正程度，目前尚缺少一个清晰明确的指征。尽管如此，在优化可能带来最佳手术效果的上述影像学参数上，一些作者提出了几条基本原则。目前，矫正颈椎后凸畸形的一条基本原则是越接近中立位越好[75]。一些学者报道了脊髓病患者后凸畸形矫正成功的案例。例如，Watanabe报告了12例颈椎屈曲型脊髓病的年轻患者（12～22岁），手术矫正颈椎后凸畸形后症状得到改善[76]。另有研究表明，因脊髓型颈椎病接受1～2个节段椎体次全切术的患者，手术维持了颈椎的前凸，术后长期具有良好的与健康相关生活质量评分[77]。

Protopsaltis等指出，颈椎序列参数在颈椎畸形矫正的手术计划中是至关重要的[25]。在进行手术计划时，应考虑如下几个参数，包括颌额角、T_1斜率、C_2矢状垂直轴、区域性颈椎前凸。这些测量结果与一直秉承的后凸畸形的矫正应尽可能使其接近中立位的观念是一致的。Kim等专门调查了椎板成形术后的患者，建议术前对T_1斜率进行测量，因术前T_1斜率较高的患者，术后2年内出现后凸改变的可能性明显增加[28]。

尽管这些成功的病例已有报道，但关于颈椎序列矫正与脊髓病严重程度间的确切关系，目前尚不清楚。Uchida等回顾性分析了476例脊髓型颈椎病患者，建议对颈椎后凸大于10°的患者进行矢状序列的校正，可使患者获得神经功能最大改善的机会；然而，他们并未进行术前的改良日本骨科学会评分与术前后凸角度之间的相关性分析，原因是存在着许多潜在的混杂因素，包括症状持续时间、年龄、节段性不稳定以及不可逆的脊髓变化等[78]。总之，关于那些参数需要矫正或那些值需要改善，目前尚无严格的标准，但上述的研究强调了颈椎序列的恢复在手术计划中的重要性。

最后，当临床医生确定了要对哪些参数进行矫正后，接下来应考虑为实现这一目标所要选择的手术方式。关于选择何种手术方式来解除脊髓型颈椎病患者的脊髓压迫问题，目前存在着争议[79]。争论中的两个共同主题是：①单纯后路减压，对治疗脊髓型颈椎病可能是不充分的；②为获得最大的临床效果，恢复颈椎的矢状曲度是极为重要的。

首先，单纯后入路可能破坏脊柱的稳定性，促进脊柱后凸的形成，这可能会加重或导致术后脊髓病的发生。由于脊柱的自然生物力学依靠颈椎的前凸向后方结构分散大部分的负载，后方的椎弓承担了通过颈椎的主要负荷传导。后方结构的切除，会导致颈椎稳定性的显著下降。有学者假设，在椎板切除术中，椎弓-关节复合体的切除，使得承载负荷的结构从后柱向前柱转移，这将引起椎体发生楔形改变，最终导致的颈椎后凸畸形表现出颈椎矢状位序列不齐。这种级联反应可促进脊髓型颈椎病的发展，事实上，椎板切除术后的脊柱后凸可使脊髓病变进一步加重。一些学者认为，单独椎板切除术可能破坏颈椎的稳定性，且单纯后路手术不可能完全纠正下颈椎的前凸序列。如果单纯采取后路减压或颈椎融合在后凸的位置，未来可能出现脊髓病变的加重[25]。其他学者也表明，单行减压术，甚至是前方减压，术式不会降低由后凸畸形导致的脊髓张力，可能不会取得最佳的临床效果[8]。

其次，在脊髓型颈椎病患者中，推荐恢复颈椎的矢状位序列不齐。对颈椎矢状位序列不齐伴有脊髓型颈椎病的患者，在减压手术中，通过器械恢复颈椎矢状垂直轴（SVA）是最大限度恢复神经功能的一个有用的辅助措施。此外，无矢状序列不齐的脊髓型颈椎病患者颈椎椎板切除术后可能发展出颈椎后凸畸形，这是颈椎畸形中最常见的病因[9,80]。回溯到脊髓型颈椎病的病理生理基础方面，颈椎序列的适当矫正，可以解释过去研究者所经历的手术减压可能无法缓解症状的难题。然而，这一点并未经过严格的证明，颈椎序列的矫正，除了适当地减压外，是否能够进一步改善脊髓型颈椎病患者的评分及功能障碍，目前仍不清楚[81,78,82]。概括地说，尽可能地减少后凸畸形和改善矢状序列是公认的手术计划目标。未来应当很好地评估手术技术和计划方法，以确定这些技术及方法是否能够获得预期的目标。

再次，需要考虑的问题是手术治疗需要干预哪些节段。基于上文所述的颈胸交界区的重要性，止于C_7的融合术增加了对颈椎不稳及邻近节段病变的关注度[16,58]。Liu等发现，颈胸段出现的向前滑脱与改良日本骨科学会评分呈负相关，提示$C_7 \sim T_1$间的不稳定与脊髓病变的严重程度有关[57]。一些外科医生常规选择C_3融合至C_7，而有的医生选择$C_2 \sim T_1$。基于由Liu等对椎体滑脱的研究，在决定脊髓型颈椎病患者后路手术融合节段时，外科医生应考虑到与$C_2 \sim C_3$及$C_7 \sim T_1$不稳有关的局部序列的问题[57]。总之，要特别注意颈椎容易发生不稳定的区域，如颈胸连接处，目的是为了更彻底地治疗脊髓型颈椎病，同时避免外科手术的副作用。

结论

颈脊髓病的发生和发展与颈椎序列存在着密切的关系。本章介绍了整体的、区域的和局部的序列紊乱在如何导致脊髓病发病的静态和动态基础。手术计划时，需要考虑已提出的有关序列问题的几条基本原则，着重对这种复杂的病理过程集中提出一个大概的框架，来判断现在及未来所需的治疗策略。

参考文献

[1] Dubousset J. reedimensional analysis of the scoliotic deformity. In: Weinstein S (Ed.). e Pediatric Spine: Principles and Practices[M]. New York: Raven Press, 1994.

[2] Boden S, McCowin P, Davis D, et al. Abnormal magnetic resonance scans of the cervical spine in asymptomatic subjects. A prospective investigation[J]. J Bone Jt Surg Am, 1990;72:117-184.

[3] Matsumoto M, Okada E, Ichihara D, et al. Modic changes in the cervical spine: prospective 10year followup study in asymptomatic subjects[J]. J Bone Joint Surg Br, 2012;94:678-683.

[4] Hughes JTT, Brownell B. Necropsy observations on the spinal cord in cervical spondylosis[J]. Riv Patol Nerv Ment, 1965;86:196-204.

[5] Huec JC Le, Demezon H, Aunoble S. L'équilibre sagit tal du rachis cervical sur une population asymptoma tique : Nouveaux paramètres et valeurs standards Sagittal parameters of cervical global balance . Normative values from a prospective cohort of asymptomatic volunteers[J]. EMémoires l'Académie Natl Chir, 2013;12:18-24.

[6] Lestini WF, Wiesel SW. e pathogenesis of cervical spondylosis[J]. Clin Orthop Relat Res, 1989(239):69-93.

[7] Shedid D, Benzel EC. Cervical spondylosis anatomy: patho physiology and biomechanics[J]. Neurosurgery, 2007;60:S71-73.

[8] Shimizu K, Nakamura M, Nishikawa Y, et al. Spinal kyphosis causes demyelination and neuronal loss in the spinal cord: a new model of kyphotic deformity using juvenile Japanese small game fowls[J]. Spine (Phila Pa 1976), 2005;30:2388-2392.

[9] Albert TJ, Vaccaro AR. Postlaminectomy kyphosis[J]. Spine (Phila Pa 1976), 1998; 23:2738-2745.

[10] Tang JA, Scheer JK, Smith JS, et al. e impact of standing regional cervical sagittal alignment on outcomes in poste rior cervical fusion surgery[J]. Neurosurgery, 2012;71:6629; discussion 669.

[11] Naderi S, Ozgen S, Pamir MN, et al. Cervical spondylotic myelopathy: surgical results and factors a ecting prognosis[J]. Neurosurgery, 1998;43:439; discussion 49-50.

[12] Smith JS, Sha rey CI, Lafage V, et al. Spontaneous improve ment of cervical alignment after correction of global sag ittal balance following pedicle subtraction osteotomy[J]. J Neurosurg Spine, 2012;17:300-307.

[13] Glassman SD, Bridwell K, Dimar JR, et al. e impact of posi tive sagittal balance in adult spinal deformity[J]. Spine (Phila Pa 1976), 2005;30:2024-2029.

[14] Chavanne A, Pettigrew DB, Holtz JR, et al. Spinal cord intramedullary pressure in cervical kyphotic deformity: a cadaveric study[J]. Spine (Phila Pa 1976), 2011;36: 1619-1626.

[15] Farley CW, Curt BA, Pettigrew DB, et al. Spinal cord intra medullary pressure in thoracic kyphotic deformity: a cadav eric study[J]. Spine (Phila Pa 1976), 2012; 37:E224-230.

[16] Hart RA, Tatsumi RL, Hiratzka JR, et al. Perioperative complications of combined anterior and posterior cervical decompression and fusion crossing the cervicothoracic junction[J]. Spine (Phila Pa 1976), 2008;33:2887-2891.

[17] Yukawa Y, Kato F, Suda K, et al. Agerelated changes in osseous anatomy, alignment, and range of motion of the cervical spine. Part I: Radiographic data from over 1,200 asymptomatic subjects[J]. Eur Spine J, 2012;21:1492-1498.

[18] O'Connell J, Brain R, Ritchie R, et al. Cervical Spondylosis[J]. Proc R Soc Med, 1956;49:197-208.

[19] Dvorak J, Panjabi MM, Novotny JE, et al. Clinical validation of functional exion/extension radiographs of the cervical spine[J]. Spine (Phila Pa 1976), 1993;18:120-127.

[20] Lafage VC, Ferrero E, Lafage R, et al. Maintaining chin brow vertical angle (CBVA) and horizontal gaze in lumbar fatback deformity: full body analysis of the chain of compensation from the cervical spine to the feet, 2014.

[21] Challier V, Lafage R, Ferrero E, et al. Full body Eos analysis of the maintenance of functional CBVA and horizontal gaze among hypolordotic versus hyperlordotic patients[M]. 42nd Annual Meeting of Cervical Spine Research Society (CSRS), December 36 2014, Orlando, FL.

[22] Glassman SD, Berven S, Bridwell K, et al. Correlation of radiographic parameters and clinical symptoms in adult scoliosis[J]. Spine (Phila Pa 1976), 2005;30:682-688.

[23] Villavicencio AT, Babuska JM, Ashton A, et al. Prospective randomized double blinded clinical study evaluating the cor relation of clinical outcomes and cervical sagittal alignment[J]. Neurosurgery, 2011;68:1.

[24] Smith JS, Lafage V, Ryan DJ, et al. Association of myelopathy scores with cervical sagittal balance and normalized spinal cord

volume: analysis of 56 preoperative cases from the AOSpine North America Myelopathy study[J]. Spine (Phila Pa 1976), 2013;38:S161-170.

[25] Protopsaltis TS, Fehlings MG, Liu S, et al. Impact of regional and focal cervical alignment on myelopathy severity: report of 151 patients[J]. International Meeting for the Advancement of Spinal Techniques (IMAST), July 1619 2014, Valencia, Spain.

[26] Ames CP, Blondel B, Scheer JK, et al. Cervical radiographical alignment: comprehensive assessment techniques and potential importance in cervical myelopathy[J]. Spine (Phila Pa 1976), 2013;38:S149-160.

[27] Knott PT, Mardjetko SM, Techy F. e use of the T1 sagittal angle in predicting overall sagittal balance of the spine[J]. Spine J, 2010;10:994-998.

[28] Kim TH, Lee SY, Kim YC, et al. T1 slope as a predictor of kyphotic alignment change after laminoplasty in patients with cervical myelopathy[J]. Spine (Phila Pa 1976), 2013; 38:E992-997.

[29] Schwab FJ, Smith VA, Biserni M, et al. Adult scoliosis: a quantitative radiographic and clinical analysis[J]. Spine (Phila Pa 1976), 2002;27:387-392.

[30] Brain WR, North eld D, Wilkinson M. e neurological man ifestations of cervical spondylosis[J]. Brain, 1952;75:187-225.

[31] Adams CB, Logue V. Studies in cervical spondylotic myelopa thy. II. e movement and contour of the spine in relation to the neural complications of cervical spondylosis[J]. Brain, 1971;94:568-586.

[32] Adams CB, Logue V. Studies in cervical spondylotic myelopathy. I. Movement of the cervical roots, dura and cord, and their relation to the course of the extrathecal roots[J]. Brain, 1971;94:557-568.

[33] Matsunaga S, Komiya S, Toyama Y. Risk factors for develop ment of myelopathy in patients with cervical spondylotic cord compression[J]. Eur Spine J, 2015;24 Suppl 2:14-29.

[34] Breig A, Turnbull I, Hassler O. E ects of mechanical stresses on the spinal cord in cervical spondylosis. A study on fresh cadaver material[J]. J Neurosurg, 1966;25: 45-56.

[35] Henderson FC, Geddes JF, Vaccaro AR, et al. Stretch associated injury in cervical spondylotic myelopathy: new concept and review[J]. Neurosurgery, 2005;56:110113; dis cussion 110-113.

[36] Karadimas SK, Erwin WM, Ely CG, et al. Pathophysiology and natural history of cervical spondylotic myelopathy[J]. Spine (Phila Pa 1976), 2013;38:S21-36.

[37] Toledano M, Bartleson JD. Cervical spondylotic myelopathy[J]. Neurol Clin, 2013; 31:287-305.

[38] Muhle C, Wiskirchen J, Weinert D, et al. Biomechanical aspects of the subarachnoid space and cervical cord in healthy individuals examined with kinematic magnetic resonance imaging[J]. Spine (Phila Pa 1976), 1998;23:556-567.

[39] GruningerW,GrussP.Stenosisandmovementofthecervical spine in cervical myelopathy[J]. Paraplegia, 1982;20:121-130.

[40] Scheer JK, Tang JA, Smith JS, et al. Cervical spine alignment, sagittal deformity, and clinical implications[J]. J Neurosurg Spine, 2013;19:141-159.

[41] Taylor A. e mechanism of injury to the spinal cord in the neck without damage to the vertebral column[J]. J Bone Jt Surg, 1951;33B:543-547.

[42] Kawaida H, Sakou T, Morizono Y, Yoshikuni N. Magnetic resonance imaging of upper cervical disorders in rheuma toid arthritis[J]. Spine (Phila PA 1976), 1989; 14(11):114-148.

[43] Smith GW. e treatment of certain cervicalspine disorders by anterior removal of the intervertebral disc and interbody fusion[J]. J Neurol Neurosurg Psychiat, 1960;23:214-221.

[44] Yanase M, Matsuyama Y, Hirose K, et al. Measurement of the cervical spinal cord volume on MRI[J]. J Spinal Disord Tech, 2006;19:125-129.

[45] Yu L, Zhang Z, Ding Q, et al. Relationship between signal changes on T2weighted magnetic resonance images and cervical dynamics in cervical spondylotic myelopathy[J]. J Spinal Disord Tech, 2015;28(6):E36-57.

[46] Zhang L, Zeitoun D, Rangel A, et al. Preoperative evaluation of the cervical spondylotic myelopathy with exionexten sion magnetic resonance imaging: about a prospective study of fty patients[J]. Spine (Phila Pa 1976), 2011;36:E113-149.

[47] Muhle C, Metzner J, Weinert D, et al. Classi cation system based on kinematic MR imaging in cervical spondylitic myelopathy[J]. AJNR Am J Neuroradiol, 1998; 19:1763-1771.

[48] Baron EM, Young WF. Cervical spondylotic myelopathy: a brief review of its pathophysiology, clinical course, and diagnosis[J]. Neurosurgery, 2007;60:S35-41.

[49] ElMallakh R, Rao K, Barwick M. Cervical myelopathy sec ondary to movement disorders: case report[J]. Neurosurgery, 1989;24:902-905.

[50] Ebara S, Harada T, Yamazaki Y, et al. Unstable cervical spine in athetoid cerebral palsy[J]. Spine (Phila Pa 1976), 1989; 14:115-149.

[51] Hagenah J, Vieregge A, Vieregge P. Radiculopathy and myelopathy in patients with primary cervical dystonia[J]. Eur Neurol, 2001;45:236-240.

[52] Yoshii J, Traynelis VC. Achondroplasia and cervical laminoplasty[J]. J Neurosurg Spine, 2009;11:417-420.

[53] Pyeritz R, Sach G, Udvarhelyi G. Surgical intervention in achondroplasia: cervical and lumbar laminectomy for spi nal stenosis in achondroplasia[J]. Johns Hopkins Med J, 1980; 146:20-36.

[54] Berge J, Marque B, Vital J, et al. Agerelated changes to the cervical spines of frontline rugby players[J]. Am J Sport Med, 1999;27:422-429.

[55] Park MS, Mes n A, Stoker GE, et al. Sagittal range of motion after extensive cervical fusion[J]. Spine J, 2014;14:338-343.

[56] Fujimori T, Le H, Ziewacz JE, et al. Is there a di erence in range of motion, neck pain, and outcomes in patients with ossi cation of posterior longitudinal ligament versus those with cervical spondylosis, treated with plated laminoplasty[J]? Neurosurg Focus, 2013;35:E9.

[57] Liu S, Lafage R, Smith JS, et al. e impact of dynamic align ment, motion, and center of rotation on myelopathy grade and regional disability in cervical spondylotic myelopathy[J]. J Neurosurg Spine, 2015 Aug 28:111.

[58] Kreshak JL, Kim DH, Lindsey DP, et al. Posterior stabilization at the cervicothoracic junction: a biomechanical study[J]. Spine (Phila Pa 1976), 2002;27:276-370.

[59] Stemper BD, Yoganandan N, Pintar FA, et al. e relationship between lower neck shear force and facet joint kinematics during automotive rear impacts[J]. Clin Anat, 2011;24:319-326.

[60] Ramieri A, Domenicucci M, Ciappetta P, et al. Spine surgery in neurological lesions of the cervicothoracic junction: multicentric experience on 33 consecutive cases[J]. Eur Spine J, 2011;20 Suppl 1:S139.

[61] Cho W, Eid AS, Chang UK. e use of pedicle screw rod system for the posterior xation in cervicothoracic junction[J]. J Korean Neurosurg Soc, 2010;48:46-52.

[62] Pearcy M, Bogduk N. Instantaneous axes of rotation of the lumbar intervertebral joints[J]. Spine (Phila Pa 1976), 1988; 12:1033-1041.

[63] Amevo B, Aprill C, Bogduk N. Abnormal instantaneous axes of rotation in patients with neck pain[J]. Spine (Phila Pa 1976), 1992;17:748-756.

[64] Dvorak J, Panjabi MM, Novotny JE, et al. In vivo exion/ extension of the normal cervical spine[J]. J Orthop Res, 1991; 9:828-834.

[65] Dvorak J, Antinnes JA, Panjabi MM, et al. Age and gender related normal motion of the cervical spine[J]. Spine (Phila Pa 1976), 1992;17:S393-S398.

[66] Lee SW, Draper ER, Hughes SPF. Instantaneous center of rotation and instability of the cervical spine[J]. Spine (Phila Pa 1976), 1997;22:641-648.

[67] Bogduk N, Amevo B, Pearcy M. A biological basis for instantaneous centres of rotation of the vertebral column[J]. Proc Inst Mech Eng H, 1995;209:177-183.

[68] Matz PG, Anderson PA, Holly LT, et al. e natural history of cervical spondylotic myelopathy[J]. J Neurosurg Spine, 2009; 11:104-111.

[69] Behrbalk E, Salame K, Regev GJ, et al. Delayed diagnosis of cervical spondylotic myelopathy by primary care phy sicians. Neurosurg Focus. 2013;35:E1.

[70] Shinomiya K, Mutoh N, Furuya K. Study of experimental cervical spondylotic myelopathy[J]. Spine (Phila Pa 1976), 1992;17:S83-87.

[71] Oshima Y, Seichi A, Takeshita K, et al. Natural course and prognostic factors in patients with mild cervical spon dylotic myelopathy with increased signal intensity on T2 weighted magnetic resonance imaging[J]. Spine (Phila Pa 1976), 2012;37:1909-1913.

[72] Gore DR, Sepic SB, Gardner GM. Roentgenographic ndings of the cervical spine in asymptomatic people[J]. Spine (Phila Pa 1976), n.d.;11:521-524.

[73] Morio Y, Yamamoto K, Teshima R, et al. Clinicoradiologic study of cervical laminoplasty with posterolateral fusion or bone graft[J]. Spine (Phila Pa 1976), 2000;25:190-196.

[74] Akbar M, Terran J, Ames CP, et al. Use of Surgimap spine in sagittal plane analysis, osteotomy planning, and correction calculation[J]. Neurosurg Clin N Am, 2013;24:163-172.

[75] Steinmetz MP, Stewart TJ, Kager CD, et al. Cervical deformity correction[J]. Neurosurgery, 2007;60:S907.

[76] Watanabe K, Hasegawa K, Hirano T, et al. Anterior spinal decompression and fusion for cervical exion myelopathy in young patients[J]. J Neurosurg Spine, 2005;3:86-91.

[77] Andaluz N, Zuccarello M, Kuntz C. Longterm followup of cer vical radiographic sagittal spinal alignment after 1 and 2level cervical corpectomy for the treatment of spondylosis of the sub axial cervical spine causing radiculomyelopathy or myelopathy: a retrospective study[J]. J Neurosurg Spine, 2012;16:27.

[78] Uchida K, Nakajima H, Sato R, et al. Cervical spondylotic myelopathy associated with kyphosis or sagittal sigmoid alignment: outcome after anterior or posterior decompres sion[J]. J Neurosurg Spine, 2009;11:521-528.

[79] Klineberg E. Cervical spondylotic myelopathy: a review of the evidence[J]. Orthop Clin North Am, 2010;41:193-202.

[80] Deutsch H, Haid RW, Rodts GE, et al. Postlaminectomy cervical deformity[J]. Neurosurg Focus, 2003;15:E5.

[81] Kawakami M, Tamaki T, Ando M, et al. Relationships between sagittal alignment of the cervical spine and mor phology of the spinal cord and clinical outcomes in patients with cervical spondylotic myelopathy treated with expan sive laminoplasty[J]. J Spinal Disord Tech, 2002;15:391-397.

[82] Zdeblick T, Bohlman H. Cervical kyphosis and myelopathy. Treatment by anterior corpectomy and strutgrafting[J]. J Bone Joint Surg, 1989;71(2):170-182.

第六部分

脊柱肿瘤引起的颈脊髓病

第22章

脊柱转移性肿瘤引起的颈脊髓病

Mohamad Bydon, Rafael De la Garza-Ramos, Daniel M Sciubba, Ziya L Gokaslan

概述

癌症是世界范围内人类死亡的主要原因之一[44]。目前，据估计大约有1/3的癌症患者会发展为脊柱转移性肿瘤[28]。脊柱的转移病灶，可能会引起脊柱的完整性改变，导致疼痛、神经功能缺损及脊柱的不稳定。

脊柱转移性肿瘤的治疗方案依据病变位置、肿瘤组织学和患者的全身健康状况不同而不同。本章的目的是回顾性地讨论发生于颈椎并引起脊髓压迫而导致脊髓病变的脊柱转移性肿瘤的流行病学、临床表现及治疗。

脊柱转移性肿瘤的流行病学

虽然脊柱是肿瘤远处转移最常见的部位之一，但颈椎的转移性肿瘤仅占脊柱转移性肿瘤的10%，位于腰椎（20%）和胸椎（70%）之后[1]。然而，随着每年大于150万的新发癌症病例的出现[28]，在颈椎发现肿瘤的转移性病变也很常见。

据报道，出现颈部转移的最常见的原发肿瘤是乳腺癌、前列腺癌和肺癌[29]。Cho和Chang对46例颈椎转移瘤患者的回顾性研究发现，最常见的原发肿瘤是肺癌，其次是肝细胞癌和甲状腺癌（表22.1）[6]。在性别方面，男性比女性更多见，发病年龄多见于40～60岁[28]。原发性病灶可以通过直接扩展或浸润、血行播散及脑脊液种植的途径转移到达颈椎[28]。

表22.1　46个患者最常见的引起颈椎转移的原发瘤[6]

原发瘤	病例数
肺	12
肝细胞	6
甲状腺	6
胆管癌	4
乳腺	4
原发瘤未知	3
黑色素瘤	2
前列腺	2
结肠直肠，晚期胃，舌，子宫颈，脊索瘤，卵巢癌，肾细胞癌	各1例

临床表现

颈椎转移性肿瘤会引起各种各样的临床症状及体征，但也有部分患者可能无任何临床表现[17]。最常见的临床症状是局部的非机械性疼痛，约发生在90%的颈椎转移性肿瘤患者[17,26,27,29]，其他与该病相关的疼痛性质包括机械性疼痛及牵涉性疼痛（由病理性骨折所引起）。

非机械性疼痛常表现为：与活动无关、进行性加重、夜间疼痛更明显[28]。疼痛也可放射到肩部及斜方肌区域。对存在颈部疼痛又有肿瘤病史的患者，鉴别诊断时应考虑存在颈部转移病灶的情况。

机械性疼痛表现为运动（或负重）后加剧，休息后缓解。转移性病灶常侵犯下颈椎椎体，导致椎体的溶解和/或侵蚀破坏。反过来说，在椎体松质骨发生的病灶，增加了椎体塌陷和角状后凸畸形形成

表22.2　引起转移瘤性硬膜外脊髓压迫最常见的原发性肿瘤[7]

原发瘤	发生率
肺	15%～20%
乳腺	15%～20%
前列腺	15%～20%
结直肠肿瘤，肉瘤，未知肿瘤	30%
非霍奇金淋巴瘤、肾细胞癌，多发性骨髓瘤	5%～10%

的风险，并引起机械性疼痛[17]。发生在寰枢椎的转移性肿瘤，不一定会出现明显的角状后凸畸形或屈伸不稳定的情况，但横韧带的破坏及发生在椎间关节外侧的肿块，常可导致旋转不稳定[28]。

约10%的颈椎转移性肿瘤患者会出现神经功能障碍（包括脊髓神经根病）[37]。神经根病继发于肿瘤对椎间孔的侵犯，表现为一种"烧灼样、感觉迟钝性疼痛"[28]。然而，脊髓病变常常导致椎体束征表现：如步态不稳、痉挛、反射亢进、手灵巧度的丧失和手内在肌的萎缩。继发于颈椎转移性肿瘤的脊髓病变，是由于肿瘤压迫或骨折碎片侵入前硬膜外腔引起，故而被称为转移瘤性硬膜外脊髓压迫（metastatic epidural spinal cord compression，MESCC）。

Spiller于1925年首次描述了转移瘤性硬膜外脊髓压迫（MESCC），出现在约5%的肿瘤患者[7]。在成人，导致MESCC最常见的原发肿瘤类型如表22.2所示[7]；在儿童，导致MESCC最常见的原发性肿瘤是肉瘤（Ewing）、神经母细胞瘤、霍奇金病、生殖细胞肿瘤[19,35,41]。约20%的肿瘤患者，MESCC是最先出现的表现[36]。据估计，约15%的MESCC发生在颈椎，胸椎为60%，腰骶椎占15%[2,8,14]。

病理生理学

约85%的转移瘤性硬膜外脊髓压迫患者，肿瘤细胞通过血行播散进入椎体。随后，肿瘤在骨内生长，并侵入到硬膜外间隙，造成脊髓压迫。溶骨性病灶可引起椎体的塌陷，移位肿瘤及其骨碎片可进入硬膜外腔，进而压迫脊髓[7]。

转移瘤性硬膜外脊髓压迫可导致轴索损伤、脱髓鞘和血管损害[7]。动物模型显示："来自脊髓前方的急性脊髓压迫，可导致硬膜外静脉丛的挤压和阻塞，造成血–脊髓屏障的损害，导致血管源性水肿的发生。"[7]值得注意的是，皮质激素能部分甚至完全逆转该时期的水肿及相关的神经功能障碍[7]。然而，在压迫的后期阶段，最终会发生脊髓的缺血和梗死，出现不可逆的神经功能损害[18]。

表22.3　Nurick评分[30]

分级	症状和体征
0	有神经根性症状及体征，但无脊髓病的证据
1	有脊髓病的体征，但无行走困难
2	轻度的行走困难，但不妨碍全职工作
3	行走困难，不能进行全职工作及做家务，但未严重到需要搀扶或者其他辅助器械才能行走
4	在搀扶或是支架的帮助下才能行走
5	不能行走，坐椅子或卧床不起

初步评估和诊断

对有脊髓病变表现，同时有肿瘤病史的患者，应高度怀疑存在颈椎转移瘤性硬膜外脊髓压迫（MESCC）。如前所述，脊髓病变的常见症状包括步态异常和下肢的无力/僵硬[3]，体征包括深部腱反射亢进、上肢和下肢痉挛、Babinski征阳性、霍夫曼征阳性、踝/膝阵挛。其他可见的反射是胸大肌反射，在三角肌胸大肌间沟水平，通过轻拍胸大肌肌腱可引出该反射[3]，阳性时表现为肩关节出现内旋内收的动作。

运动检查可显示肱三头肌和/或手内在肌的肌力减弱。一般情况下，由于大鱼际肌萎缩，患者可能会抱怨手指动作不灵活，表现为不能灵活地开罐头、拧门把手及扣衬衫纽扣等。步态异常包括僵硬或痉挛性步态。评估脊髓病变的两个常用方法为Nurick评分（表22.3）[30]和Benzel等提出的改良日本

表22.4 改良的日本骨科学会评分[4]

上肢运动功能障碍评分	分值
不能移动手	0
不能用汤勺进食，但可移动手	1
能用汤勺进食，但不能自行扣衣服纽扣	2
能自行扣衣服纽扣，但十分困难	3
能自行扣衣服纽扣，但有点困难	4
无功能障碍	5
下肢运动功能障碍评分	**分值**
完全丧失运动及感觉功能	0
不能移动腿，但感觉保存	1
能移动腿，但不能行走	2
在助行器帮助下能在平路上行走	3
能扶栏杆上下楼梯	4
能不扶栏杆上下楼梯，但稳定性中度至重度缺乏	5
能独立行走，但稳定性中度缺乏	6
无功能障碍	7
感觉	**分值**
手的感觉完全丧失	0
严重的感觉丧失或有疼痛感	1
轻微的感觉丧失	2
无功能障碍	3
括约肌功能障碍	**分值**
不能自行排尿	0
重度的排尿困难	1
轻度至中度的排尿困难	2
正常排尿	3

骨科学会评分（表22.4）[4]。

影像学评估

对颈椎转移瘤性硬膜外脊髓压迫的诊断，需要明确病变的部位以及病变对脊柱稳定性的影响，常常需要对X线片、计算机断层扫描及磁共振成像检查进行综合评估[17]。传统的X线片，可显示脊柱不稳（病变侵犯椎体超过50%，出现明显的移位或成角或椎体的塌陷）、棘突的侵蚀或软组织高密度影

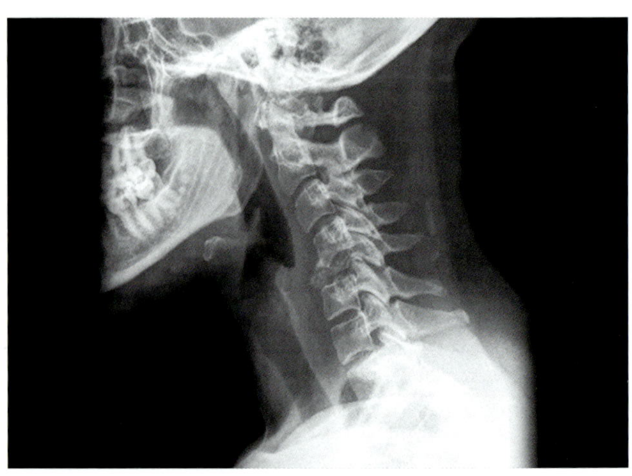

图22.1 女性，43岁。有乳腺癌病史，出现左上肢无力、颈部疼痛2周。颈椎侧位X线片显示C_5明显的压缩畸形，椎体高度超过丢失75%，显示有骨碎片向后凸入椎管。

（图22.1）[28]。

CT成像检查可用于颈椎的骨性结构的详细评估，并能发现存在的溶骨性病变。磁共振成像检查被认为是评价颈椎转移瘤性硬膜外脊髓压迫最好的影像学检查方法，影像可显示清晰的软组织和神经组织的结构。磁共振检查对转移瘤性硬膜外脊髓压迫的诊断敏感性为93%，特异性为97%，整体准确率为95%[22]。由于部分患者可能会出现多个转移性病灶，因而需要对患者进行全脊柱的磁共振成像检查[7]。有关MRI在疑似转移瘤性硬膜外脊髓压迫的诊断和治疗中的作用方面，Husband等对280例临床疑似病例进行了一项前瞻性研究，发现有201例在MRI影像上出现转移瘤性硬膜外脊髓压迫的征象；此外，约25%的患者存在两个或两个以上节段的压迫，其中69%的患者涉及一个以上的脊柱区域[16]。

为评估转移瘤性硬膜外脊髓压迫的程度，Bilsky等使用磁共振T_2加权影像，建立了一种6点分级系统[5]：0级指病变局限于骨内；1a指病变侵犯硬膜外，但无硬膜囊变形；1b指病变导致硬膜囊变形，但硬膜囊与脊髓未贴附在一起；1c指病变侵犯脊髓，脊髓与硬膜囊贴附在一起，但未压迫脊髓；2级指脊髓受压但可见脑脊液环绕脊髓；3级指脊髓受压，且未见脑脊液环绕脊髓[5]。T_2加权像能显示脊髓

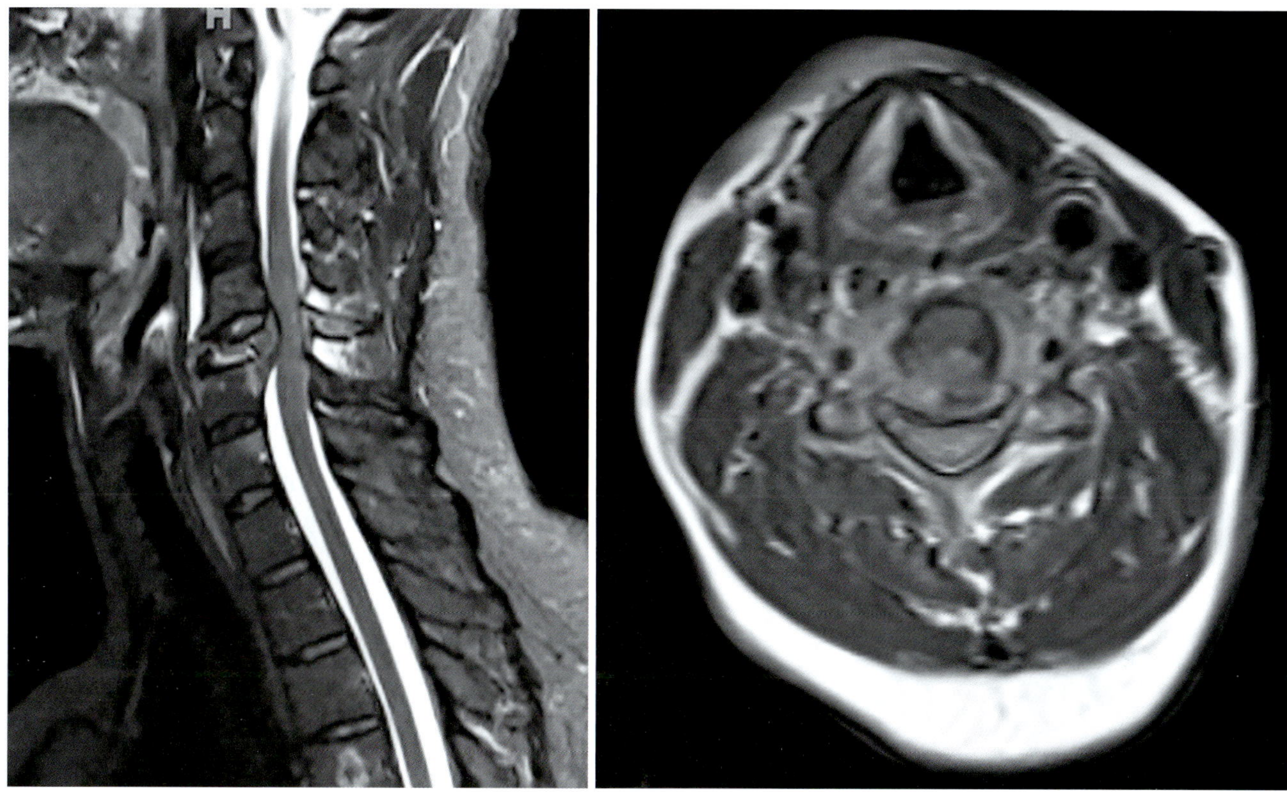

图22.2　与图22.1同一患者的磁共振T_2加权像，显示C_5水平显著的脊髓压迫，根据Bilsky分类，属于3级压迫。

受压的证据（图22.2）和脊髓内的变化，而注射钆后的增强T_1加权像，可更好地显示肿瘤的边界及扩散的信息。

治疗

皮质类固醇

颈椎转移瘤性硬膜外脊髓压迫的一线治疗包括糖皮质激素的使用，该药能减轻脊髓水肿，并对淋巴瘤和白血病具有杀伤作用[7]。为评价地塞米松与单纯放射治疗对实体肿瘤引起的转移瘤性硬膜外脊髓压迫的治疗效果，Sorensen等进行了一项随机研究[39]，类固醇组的给药方式为：96 mg地塞米松静脉注射，其后3天每天口服地塞米松96mg，然后在放疗前的10天内逐渐减量。3个月时，类固醇组能行走的患者约占81%，而单纯放疗组为63%；在6个月时，类固醇组能行走的患者约占59%，单纯放疗组为33%，研究数据支持进行类固醇治疗。尽管Sorensen等证明了类固醇在转移瘤性硬膜外脊髓压迫治疗上的有效性，但就其最佳治疗剂量，目前尚无定论。动物研究显示，地塞米松在以100mg/kg的剂量进行治疗时，可以产生一种最大的抗水肿效应，且在低剂量使用的情况下，其抗水肿的效应也呈现一定的量效关系[7,9]。1989年，Vecht等[43]对两组患者分别使用初始剂量为10mg与100mg地塞米松静脉注射，随后均给予16mg口服的方法，以比较两种方法的临床效果，发现两组患者均提高了对疼痛耐受的阈值，但在疼痛缓解、行走及膀胱功能方面，两组间并无差异。虽然该研究样本量小（只有37例），作者也得出这样的结论[43]：“鉴于大剂量药物并未产生积极的治疗效果，而其他研究尚未明确该问题的情况下，我们主张使用传统的方案，将初始剂量定为10mg。”

无论如何，动物研究已表明类固醇治疗存在着量-效关系。因此，一些学者提出：大剂量的类固醇可用于严重的脊髓压迫情况（如卧床状态），而中等剂量的类固醇用于治疗能行走但伴随其他神经功能障碍的患者[7]。

放射治疗

放射治疗是指使用外部的电离辐射来减轻转移瘤性硬膜外脊髓压迫。一般来说，对放射线敏感的肿瘤及能行走的患者，放射治疗是最有效的治疗措施[7]。对放射线敏感的肿瘤包括淋巴瘤、骨髓瘤、小细胞肺癌、乳腺癌、前列腺癌、甲状腺癌[10]，而对放射线耐受的肿瘤包括结肠癌、肾癌、黑色素瘤、肉瘤和非小细胞肺癌[10]。

对于转移瘤性硬膜外脊髓压迫患者而言，放射治疗是一种被广泛接受的治疗方法，但关于其最佳的使用剂量及治疗区域，仍存在着争议。Rades等对1304例接受过放射治疗的转移瘤性硬膜外脊髓压迫患者进行了回顾性分析，患者被分为五组：第一组，261例，一次性给予8Gy的照射剂量；第二组，279例，1周内给予5次照射，每次1Gy；第三组，274例，2周内给予10次照射，每次3Gy；第四组，233例，3周内给予15次照射，每次2.5Gy；第五组，257例，4周内给予20次照射，每次2Gy。治疗后出现运动功能改善的情况是：第一组为26%，第二组28%，第三组27%，第四组31%，第五组28%，各组间差异无统计学意义。相似的是，治疗后能行走的患者所占比率分别为69%、68%、63%、66%和75%（$P = 0.578$）[34]。与治疗效果密切相关的独立因素是：年龄、治疗时患者的全身状况、原发瘤的组织学类型、受累的椎体数、从诊断肿瘤到出现转移瘤性硬膜外脊髓压迫的时间、治疗前的行走状况及发展到不能行走的时间期限。治疗后2年的复发率分别为：第一组24%，第二组26%，第三组14%，第四组9%，第五组7% ($P = 0.001$)。针对上述结果，作者得出如下结论：“5种治疗方案获得了类似的治疗效果，其中3个治疗时间更长的治疗方案降低了的治疗后的复发率。为了尽量减少治疗时间，推荐以下两种治疗方案：预期生存率低的患者进行单次8Gy的照射，其他患者进行10次3Gy的照射。”[34]

Maranzano等也才采用随机研究，评估了不同放射治疗方案的临床效果，研究分为两组：第一组，照射总量为16Gy，分两次照射，每次8Gy，两次照射的间隔时间为6天；第二组，总量30Gy，先5Gy照射3次，然后改为3Gy，照射5次，每次照射间隔时间为4天。在背痛的缓解率（第一组56%，第二组59%）、行走功能的保存率（第一组68%，第二组71%）及膀胱功能的保存率（第一组90，第二组89%）方面，两组间的治疗效果无明显差异，故作者推荐采用低剂量的治疗方式[24]。

手术治疗

很多研究比较了单纯手术治疗与单纯放射治疗对转移瘤性硬膜外脊髓压迫的治疗效果[11-13,45]。2005年，Patchell等进行了一项里程碑意义的研究，他们比较了直接减压手术（direct decompressive surgery，DDSR）辅助放射治疗与单独进行放射治疗的临床效果[31]，研究中患者的纳入标准：18岁以上，明确的病理组织学肿瘤诊断；在MRI影像上有转移瘤性硬膜外脊髓压迫的证据；患者至少有一项神经功能性的体征或症状，且纳入研究前48h以上未发生完全性截瘫[7]；转移瘤性硬膜外脊髓压迫局限于一个部位。该研究的最终的目的是评价患者的行走能力。该研究原计划纳入200名患者，但因原计划提前终止规则的限制，经中期分析后，最终仅招募了101位患者。所有入选的患者在开始治疗前均给予地塞米松治疗，首次剂量为100mg，随后改为24mg/次，每6h 1次，直到治疗开始。根据原发瘤的组织学类型、患者的行走状态及脊柱的稳定性情况，随机将患者分入两个治疗组。单纯放疗组：患者在进入研究后的24h内给予10次300cGy的放射治疗；手术和辅助放疗组：患者在进入研究后的24h内进行直接减压手术，术后进行2周的放射治疗。

根据病变累及的脊柱节段和患者的特点进行个性化的手术治疗。根据术中所需，通过金属棒、甲基丙烯酸甲酯、骨移植或其他内固定系统对脊柱进行稳定。

该研究中，放射组有51例患者，手术+放疗组50例患者。两个组中最常见的肿瘤病理组织学类型是肺癌，其次是前列腺癌和乳腺癌；最常见的发病部位在T_7 ~ T_{12}之间，占约 50%。治疗后，手术+放疗组能够行走的患者占该组患者总数的84%，而单纯放疗组能够行走的患者仅占该组患者总数的57%（P=0.001）。此外，经手术治疗的患者，保留行走的能力达到平均122天，而单纯放疗组只保留了平均13天（P=0.001）。该研究者得出如下结论：对转移瘤性硬膜外脊髓压迫的患者，直接减压术辅助术后放射治疗的治疗效果优于单纯的放射治疗[31]。然而，该研究仍存在一定的局限性：该研究未根据肿瘤的病理组织学类型进一步分亚组；仅纳入单个部位脊髓受压的患者；所分的两组间，在治疗措施上存在交叉；此外，对放射治疗敏感的肿瘤如淋巴瘤和多发性骨髓瘤未被纳入进行研究；对存在需要进行手术治疗的脊柱不稳定的患者，却被随机分入手术辅助放疗组和单纯放射治疗组，这是不妥的。

最近，Lee等[21]对5项研究进行了meta分析，比较了直接减压手术辅助放射治疗（RTx）与单独放射治疗对转移瘤性硬膜外脊髓压迫患者的治疗效果，直接减压手术辅助放射治疗组238人，单独放射治疗组1137人。与单独放射治疗组相比，手术治疗辅助放射治疗组治疗后，患者的行走能力改善情况是单独放疗组的1.4倍（相对危险值：1.43；95%可信区间：1.14 ~ 1.78），6个月的存活率明显高于单独放疗组（相对危险值：1.21；95%可信区间：1.09 ~ 1.33）。因此，作者认为：在治疗转移瘤性硬膜外脊髓压迫方面，与单独放射治疗相比，手术治疗辅助放射治疗在患者行走能力的改善及患者存活率方面获得了更好的临床效果[21]。

一般而言，对转移瘤性硬膜外脊髓压迫患者，如果出现脊柱不稳定或是顽固性疼痛，应考虑进行手术治疗[28]。有关手术方式的选择，可以采取后路减压手术，根据患者情况进行或不进行融合；也可以采取前路椎体次全切除、Cage融合和可能的钢板重建（图22.3A和B）。如果患者手术前已接受过放射治疗，由于放射性疤痕的存在，增加了术中食管损伤的风险，术后吞咽困难的发生率增加，必要时需请头颈外科医生协助治疗[28]。其次，对肾癌和肝细胞癌等高度血管化的转移性肿瘤，术前需要进行血管造影检查，以评价肿瘤情况，必要时术前进行栓塞治疗。最后，如果前路进行了多椎体次全切除术或广泛切除术后，可能需要增加后路手术，以确保脊柱的稳定[28]。

预后

转移瘤性硬膜外脊髓压迫患者的平均存活时间为3 ~ 6个月[23,33]。与更长生存期的相关因素包括：对放射治疗敏感的肿瘤[19,20,25,32,33,38]，治疗前和治疗后的行走能力[15,20,25,32,38]，无内脏或颅内转移[33,42]，转移病灶局限于脊柱的单节段范围内[40]。

与治疗后下床活动最重要的影响预后因素包括：术前能行走，运动障碍起病缓慢，肿瘤为对放射治疗敏感的肿瘤（如多发性骨髓瘤、生殖细胞瘤、淋巴瘤、小细胞癌等）[8,12,14,15,25,33]。

结论

转移瘤性硬膜外脊髓压迫的治疗具有极大的挑战性，治疗方法包括类固醇、放射治疗及手术治疗，手术可施行前路、后路或两者联合的方法。治疗方案的选择应根据患者的整体状况、脊柱的稳定性、肿瘤的病理组织学类型和预后进行个体化治疗。

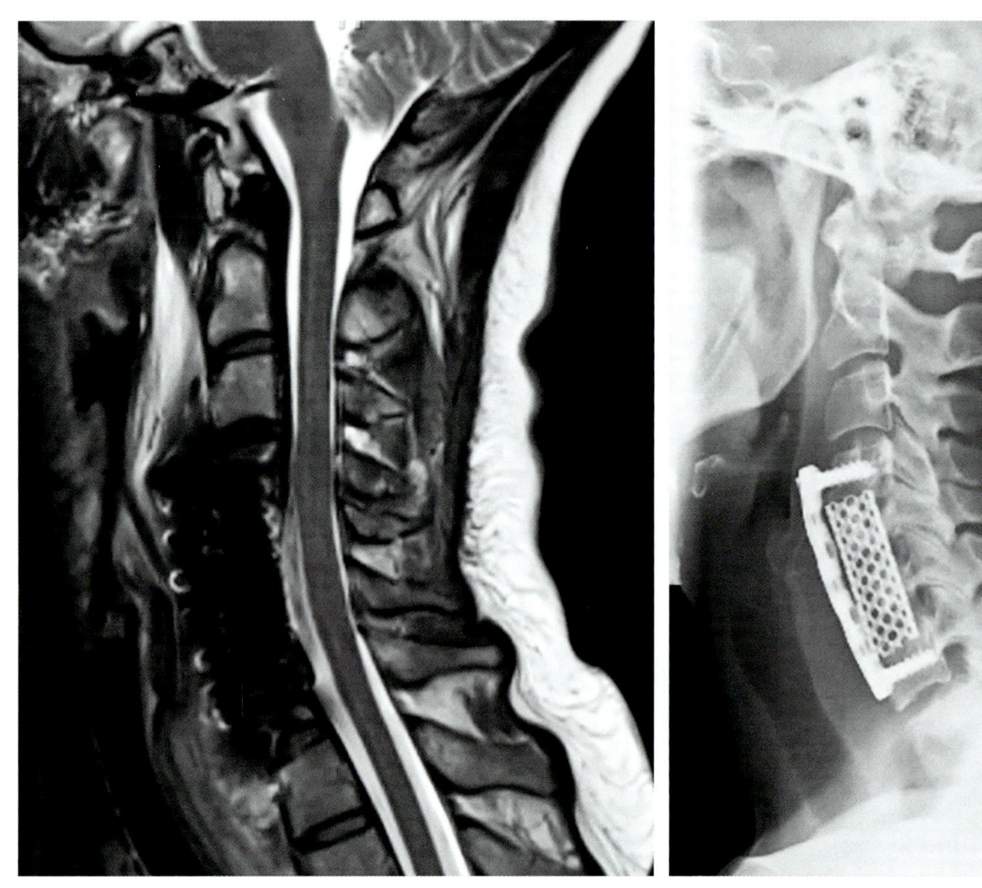

图22.3A和B　颈椎转移性乳腺癌患者，行C_5～C_6椎体次全切除后，重建颈椎前柱。A．术后磁共振T_2加权像。B．术后颈椎侧位X线片影像。

参考文献

[1] Atanasiu JP, Badatcheff F, Pidhorz L. Metastatic lesions of the cervical spine. A retrospective analysis of 20 cases[J].Spine, 1993;18:1279-1284.

[2] Bach F, Larsen BH, Rohde K, et al. Metastatic spinal cord compression. Occurrence, symptoms, clinical presentations and prognosis in 398 patients with spinal cord compression[J].Acta Neurochir (Wien), 1990;107:37-43.

[3] Baron EM, Young WF. Cervical spondylotic myelopathy:a brief review of its pathophysiology, clinical course, and diagnosis[J]. Neurosurgery, 2007;60:S35-41.

[4] Benzel EC, Lancon J, Kesterson L, et al. Cervical laminectomy and dentate ligament section for cervical spondylotic myelopathy[J]. J Spinal Disord, 1991;4:286-295.

[5] Bilsky MH, Laufer I, Fourney DR, et al. Reliability analysis of the epidural spinal cord compression scale[J]. J Neurosurg Spine, 2010;13:324-328.

[6] Cho W, Chang UK. Neurological and survival outcomes after surgical management of subaxial cervical spine metastases[J]. Spine, 2012;37:E969-977.

[7] Cole JS, Patchell RA. Metastatic epidural spinal cord compression. Lancet Neurol. 2008;7:459-466.

[8] Constans JP, de Divitiis E, Donzelli R, et al. Spinal metastases with neurological manifestations. Review of 600 cases[J]. J Neurosurg, 1983;59:111-118.

[9] Delattre JY, Arbit E, Thaler HT, et al. A dose-response study of dexamethasone in a model of spinal cord compression caused by epidural tumor[J]. J Neurosurg, 1989;70:920-925.

[10] Dodd RL, Gibbs I, Adler JR Jr, et al. Spinal tumors. In: Chin LS, Regine WF (Eds). Principles and Practice of Stereotactic Radiosurgery[M]. New York: Springer, 2008.

[11] Findlay GF. Adverse effects of the management of malignant spinal cord compression[J]. J Neurol Neurosurg Psychiatry, 1984;47:761-768.

[12] Gilbert RW, Kim JH, Posner JB. Epidural spinal cord compression from metastatic tumor: diagnosis and treatment[J]. Ann Neurol, 1978;3:40-51.

[13] Greenberg HS, Kim JH, Posner JB. Epidural spinal cord compression from metastatic tumor: results with a new treatment protocol[J]. Ann Neurol, 1980;8:361-366.

[14] Helweg-Larsen S. Clinical outcome in metastatic spinal cord compression. A prospective study of 153 patients[J]. Acta Neurol Scand, 1996;94:269-275.

[15] Helweg-Larsen S, Sorensen PS, Kreiner S. Prognostic factors in metastatic spinal cord compression: a prospective study using multivariate analysis of variables influencing survival and gait function in 153 patients[J]. Int J Radiat Oncol Biol Phys, 2000;46:1163-1169.

[16] Husband DJ, Grant KA, Romaniuk CS. MRI in the diagnosis and treatment of suspected malignant spinal cord compression[J]. Br J Radiol, 2001;74:15-23.

[17] Jenis LG, Dunn EJ, An HS. Metastatic disease of the cervical spine. A review[J]. Clin Orthop Relat Res, 1999;(359):89-103.

[18] Kato A, Ushio Y, Hayakawa T, et al. Circulatory disturbance of the spinal cord with epidural neoplasm in rats[J]. J Neu-rosurg, 1985;63:260-265.

[19] Klein SL, Sanford RA, Muhlbauer MS. Pediatric spinal epidural metastases[J]. J Neurosurg, 1991;74:70-75.

[20] Klimo P Jr, Thompson CJ, Kestle JR, et al. A meta-analysis of surgery versus conventional radiotherapy for the treatment of metastatic spinal epidural disease[J]. Neuro Oncol, 2005;7:64-76.

[21] Lee CH, Kwon JW, Lee J, et al. Direct decompressive surgery followed by radiotherapy versus radiotherapy alone for metastatic epidural spinal cord compression: a meta-analysis[J]. Spine, 2014;39:E587-592.

[22] Li KC, Poon PY. Sensitivity and specificity of MRI in detecting malignant spinal cord compression and in distinguishing malignant from benign compression fractures of vertebrae[J]. Magn Reson Imaging, 1988;6:547-556.

[23] Loblaw DA, Laperriere NJ, Mackillop WJ. A population-based study of malignant spinal cord compression in Ontario[J]. Clin Oncol, 2003;15:211-217.

[24] Maranzano E, Bellavita R, Rossi R, et al. Short-course versus split-course radiotherapy in metastatic spinal cord compression: results of a phase III, randomized, multicenter trial[J]. J Clin Oncol, 2005;23:3358-3365.

[25] Maranzano E, Latini P. Effectiveness of radiation therapy without surgery in metastatic spinal cord compression:final results from a prospective trial[J]. Int J Radiat Oncol Biol Phys, 1995;32:959-967.

[26] Marchesi DG, Boos N, Aebi M. Surgical treatment of tumors of the cervical spine and first two thoracic vertebrae[J]. J Spinal Disord, 1993;6:489-496.

[27] Mazel C, Balabaud L, Bennis S, et al. Cervical and thoracic spine tumor management: surgical indications, techniques,and outcomes. Orthop Clin North Am, 2009;40:75-92, vi-vii.

[28] Molina CA, Gokaslan ZL, Sciubba DM. Diagnosis and management of metastatic cervical spine tumors[J]. Orthop Clin North Am, 2012;43:75-87, viii-ix.

[29] Moulding HD, Bilsky MH. Metastases to the craniovertebral junction[J]. Neurosurgery, 2010;66:113-118.

[30] Nurick S. The pathogenesis of the spinal cord disorder associated with cervical spondylosis[J]. Brain, 1972;95:87-100.

[31] Patchell RA, Tibbs PA, Regine WF, et al. Direct decompressive surgical resection in the treatment of spinal cord compression caused by metastatic cancer: a randomized trial[J]. Lancet, 2005;366:643-648.

[32] Rades D, Dunst J, Schild SE. The first score predicting overall survival in patients with metastatic spinal cord compression[J]. Cancer, 2008;112:157-161.

[33] Rades D, Fehlauer F, Schulte R, et al. Prognostic factors for local control and survival after radiotherapy of metastatic spinal cord compression[J]. J Clin Oncol, 2006;24:3388-3393.

[34] Rades D, Stalpers LJ, Veninga T, et al. Evaluation of five radiation schedules and prognostic factors for metastatic spinal cord compression[J]. J Clin Oncol, 2005;23:3366-3375.

[35] Raffel C, Neave VC, Lavine S, et al. Treatment of spinal cord compression by epidural malignancy in childhood[J]. Neurosurgery, 1991;28:349-352.

[36] Schiff D, O'Neill BP, Suman VJ. Spinal epidural metastasis as the initial manifestation of malignancy: clinical features and diagnostic approach[J]. Neurology, 1997;49:452-456.

[37] Sciubba DM, Petteys RJ, Dekutoski MB, et al. Diagnosis and management of metastatic spine disease. A review[J]. J Neurosurg Spine, 2010;13:94-108.

[38] Sioutos PJ, Arbit E, Meshulam CF, et al. Spinal metastases from solid tumors. Analysis of factors affecting survival[J]. Cancer, 1995;76:1453-1459.

[39] Sorensen S, Helweg-Larsen S, Mouridsen H, et al. Effect of high-dose dexamethasone in carcinomatous metastatic spinal cord compression treated with radiotherapy: a randomised trial[J]. Eur J Cancer, 1994;30A:22-27.

[40] Tang SG, Byfield JE, Sharp TR, et al. Prognostic factors in the management of metastatic epidural spinal cord compression[J]. J Neurooncol, 1983;1:21-28.

[41] Tasdemiroglu E, Patchell RA, Kryscio R. Neurological complications of childhood malignancies[J]. Acta Neurochir(Wien), 1999;141:1313-1321.

[42] Tomita K, Kawahara N, Kobayashi T, et al. Surgical strategy for spinal metastases[J]. Spine, 2001;26:298-306.

[43] Vecht CJ, Haaxma-Reiche H, van Putten WL, et al. Initial bolus of conventional versus high-dose dexamethasone in metastatic spinal cord compression[J]. Neurology, 1989;39:1255-1257.

[44] Yoon PW, Bastian B, Anderson RN, et al. Potentially preventable deaths from the five leading causes of death-United States, 2008-2010[J]. MMWR Morb Mortal Wkly Rep, 2014;63:369-374.

[45] Young RF, Post EM, King GA. Treatment of spinal epidural metastases. Randomized prospective comparison of laminectomy and radiotherapy[J]. J Neurosurg, 1980;53:741-748.

第23章

髓内肿瘤引起的颈脊髓病

Akwasi Ofori Boah, Donato Pacione, Anthony K Frempong-Boadu

简介

颈脊髓病变可由髓内肿瘤引起，但相对少见，占中枢神经系统肿瘤的2%～4%[1,2]，占所有脊髓肿瘤的20%～30%[3,4]。这些肿瘤通常直接侵犯或压迫白质纤维束[5]，导致水肿、胶质细胞增生和纤维断裂，进而引起脊髓病变（图23.1）。原发性髓内肿瘤比继发性或转移性髓内肿瘤更常见。

表现

患者可能会表现出很多症状，然而，疼痛是最常见的初始症状。更具体地说，患有该病的患者，多出现颈部疼痛，且多表现为夜间疼痛，当患者侧卧或行瓦尔萨尔瓦动作时疼痛出现加重。髓样疼痛也可能是另一种症状，在性质上疼痛表现为双侧的、非放射性的烧灼感或是麻木。髓内肿瘤患者的感觉丧失通常不伴有疼痛。脊髓病变引起的运动症状通常发生在感觉症状出现之前，儿童可出现步态紊乱或共济失调（中枢神经系统相对的可塑性），而成人的颈脊髓病变表现呈多样化，在临床上，这可能会与脊髓型颈椎病相混淆。

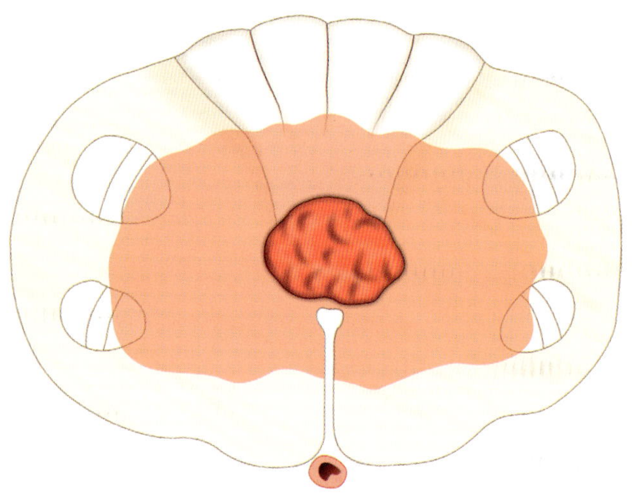

图23.1　髓内肿瘤伴有周围的水肿和深部白质传导束的侵袭。

颈脊髓的髓内肿瘤

基于颈脊髓髓内肿瘤的起源，主要分以下两种类型：

1. 原发性：为最常见的髓内肿瘤类型。
2. 继发性：为第二常见的髓内肿瘤类型，包括转移性肿瘤。

原发性脊髓胶质瘤

室管膜瘤

室管膜瘤是成人最常见的髓内肿瘤[6]，占所有髓内肿瘤的50%～60%[7,8]（表23.1）。而在儿童患者中，室管膜瘤和星形细胞瘤共约占髓内肿瘤的90%，故我们关注的重点主要放在成人原发性肿瘤患者。脊髓室管膜瘤的患者男性稍多（56%）[9]。基于细胞起源的不同，有两种类型的脊髓室管膜瘤：细胞型和黏液乳头型。细胞型室管膜瘤起源于颈胸段脊髓中央管的室管膜细胞，该类型的肿瘤具有轻度的侵袭性，在世界卫生组织（WHO）分型中常被列为Ⅱ级或Ⅲ级。黏液乳头型室管膜瘤起源于

表23.1　室管膜瘤和星形细胞瘤的发病率

作者	病例数（例）	年龄（岁）	室管膜瘤(%)	星形细胞瘤(%)
Miller	177	全部> 21	53	27
Sandalcioglu 等	78	平均 43	41	19
Raco 等	202	平均 42	34	42
Regelsberger 等	78	平均52	63	18
Shrivastava 等	30	平均 60	83	10

终丝的细胞，组织学上为良性肿瘤（WHO Ⅰ级），由于各类型肿瘤特异发生于脊髓圆锥和终丝，因此，本章将不做进一步讨论。在磁共振影像上（图23.2～图23.4），室管膜瘤在T_2相表现为脊髓内的高信号扩大影，在T_1相表现不均匀强化[2,10]。这些肿瘤常与脊髓空洞征和含铁血黄素帽征相关，脊髓空洞征是区别于星状细胞瘤的一个显著特征[11]，含铁血黄素帽征是T_2相影像上位于肿瘤上下方的低信号帽状结构，由先前的出血所导致（图23.5）。需要注意的是，含铁血黄素帽征也可能出现在其他髓内肿瘤如血管母细胞瘤、海绵状血管瘤、神经节细胞瘤。髓外的脊髓室管膜瘤只有罕见的病例报告。鉴于这些肿瘤的髓内发生的特性，患者常表现为进行性的脊髓病变和感觉功能的异常。然而，患者也可能没有任何症状。

由于这些肿瘤的大部分在性质上属于良性肿瘤，完整的外科手术切除即可治愈。术前的McCormick 评分（表 23.2）已被认为是评估预后和

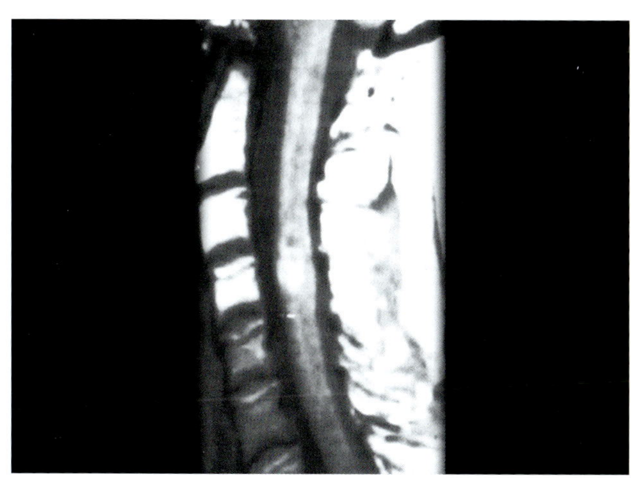

图23.2　C_4水平的室管膜瘤，磁共振矢状位T_1加权像钆增强后，呈不均匀强化征象。

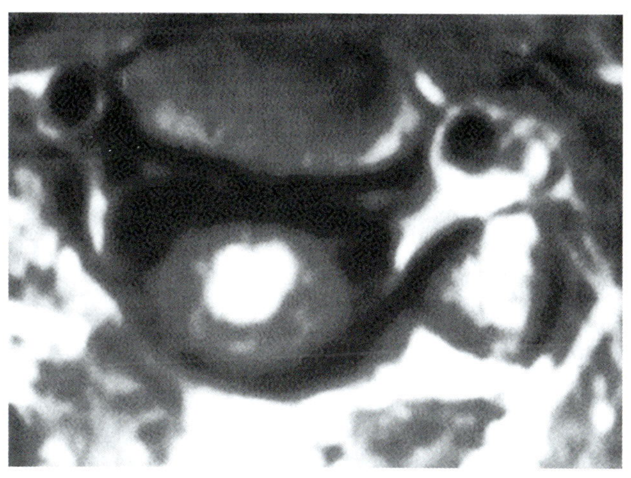

图23.3　C_4水平的室管膜瘤，磁共振轴位T_1加权像钆增强后，见出现相关的中央管扩张征象。

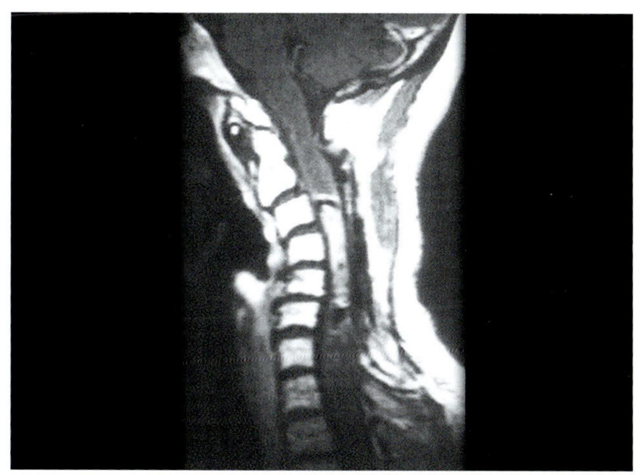

图23.4　C_2～C_5水平的室管膜瘤，伴随C_2～C_4椎体后凸畸形，不均匀强化，及相关的含铁血黄素帽征和脊髓空洞症。

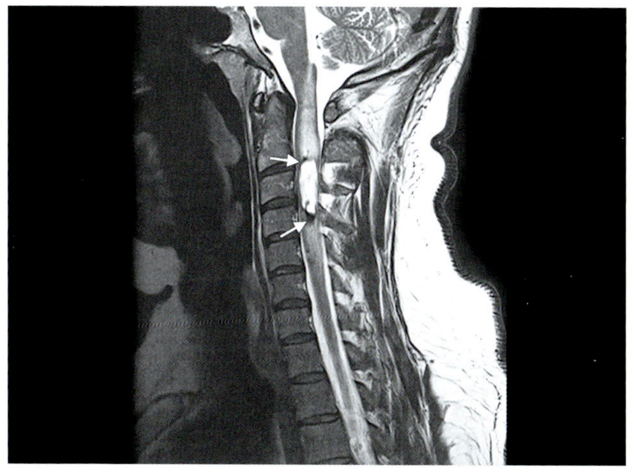

图23.5　C_2～C_4水平室管膜瘤，T_2加权像明显的高信号和含铁血黄素帽征。

表23.2 改良的 McCormick 评分

分级	
I级	完整的神经功能，正常行走，较少的感觉迟钝
II级	轻度的运动或感觉缺陷，功能独立
III级	中度的缺陷, 功能受限, 行为独立或者需外界帮助
IV级	严重的运动或感觉缺失，功能受限，行为依靠
V级	截瘫或四肢瘫痪，甚至W /闪烁的运动

术后功能的一个重要预测指标[12,13]，但有些研究并不认同这一评分[14]。肿瘤的切除手术一般经后方入路，通过椎板切除/椎板成形术或半椎板切除术（图23.6 ~ 图23.8）。

目前也有经微创手术切除较小的脊髓室管膜瘤的发展趋势。肿瘤通常采用经其表面或通过中线

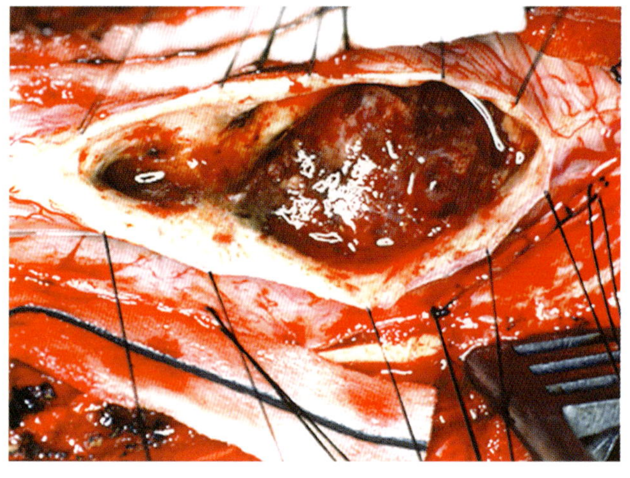

图23.6 背侧中线的脊髓切开后，见室管膜瘤与周围软组织有明显的界限（注意缝线牵拉的硬脑膜和软脑膜）

的脊髓切开术进行显露（图23.6），对于侧方的肿瘤，可经背侧神经根汇入区或后外侧沟进入。室管膜瘤通常有一个明确的界面，因此便于切除，同时提高了患者病灶无进展的5年生存率。然而，肿瘤的完全切除往往受脊髓所侵犯程度的限制。如同所有的脊髓肿瘤一样，术中进行神经电生理的监测，可有助于确定手术切除的范围。最近的一篇综述报道，在施行了接近肿瘤全切手术的患者中，77%的患者术后5年病灶无进展生存率近100%，因此一些机构推荐进行积极的手术切除[2,9,15,16]；而行次全切除手术的患者，术后5年病灶无进展生存率仅为45%，此外，辅以放射治疗能够使患者的术后5年病灶无进展生存率到达65%。正如预期的那样，次全切手术往往与高分级的肿瘤和较低的病灶无进展生存率有关。综合而论，这些病变通常与2型神经纤维瘤病相关，零星的变异与22号染色体的丢失及17P的丢失有关[17]。

星形细胞瘤

星形细胞瘤是成人第二种常见的原发性髓内肿瘤，是儿童患者最常见的原发性髓内肿瘤，占10岁以下髓内肿瘤患者的90%，青少年髓内肿瘤的60%[18]。肿瘤的发生没有性别差异。肿瘤的分级范围可以从WHO分型Ⅰ级到Ⅳ级，但以WHO分型Ⅰ

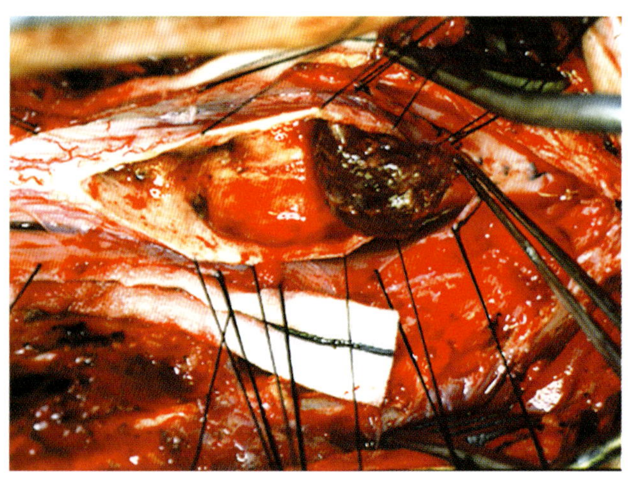

图23.7 进一步分离室管膜瘤，显示出明显的切除界线。

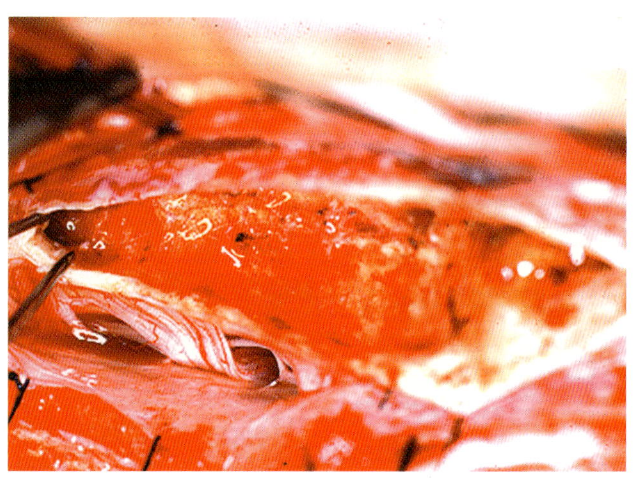

图23.8 室管膜瘤行脊髓切开和肿瘤全切术后，颈髓出现的空腔。

级更常见。通常情况下，磁共振影像常可显示浸润性增强的肿瘤伴有囊性变和空洞的征象，这可理解为在T_1加权像或是质子密度加权像（PDWI）上的低信号病灶（图23.9～图23.15）。病理组织学最常见的类型是纤维型星形细胞瘤，主要由含有非典型星形胶质细胞的松散纤维基质组成，而非典型星形胶质细胞的特点为核型异常、细胞质少（图23.16）。世界卫生组织的分级，依据核异型、核分裂、坏死及血管内皮细胞增殖的增加而增高。WHO Ⅳ级（脊髓GBM）的肿瘤在病理组织学上与其颅内的肿瘤相似，表现为核深染、假性栅栏样坏死和细胞多形性。髓内星形细胞瘤的预后与其发生的部位（颈

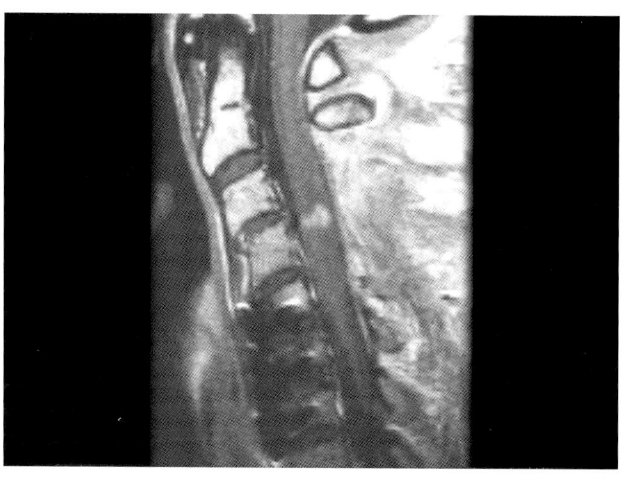

图23.9　C_3～C_4 节段的星形细胞瘤，T_1加权像钆增强后的高信号影像，并伴有脊髓的渗透和扩张，注意已进行的C_5～C_7节段的颈椎间盘切除及椎间融合。

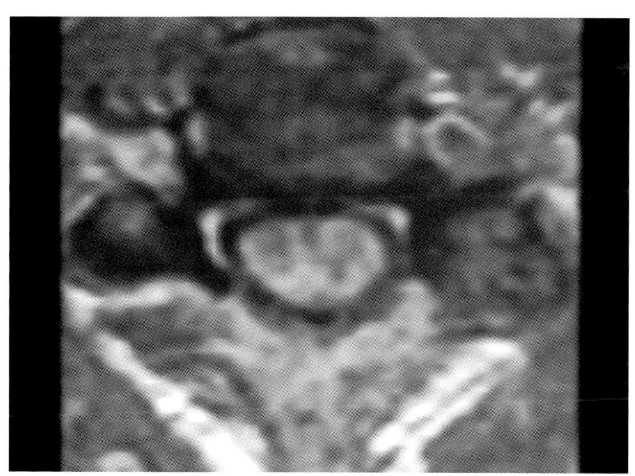

图23.10　T_1加权像钆增强后，星形细胞瘤在轴位片显示脊髓明显的扩张、增大的影像。

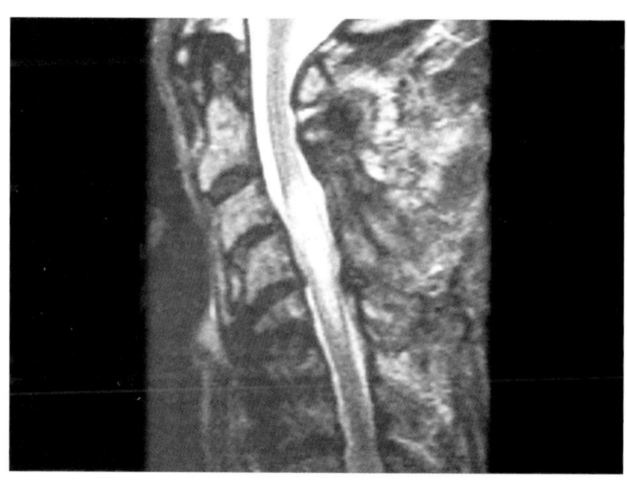

图 23.11　T_2加权像在矢状位上C_3～C_5水平的星形细胞瘤。

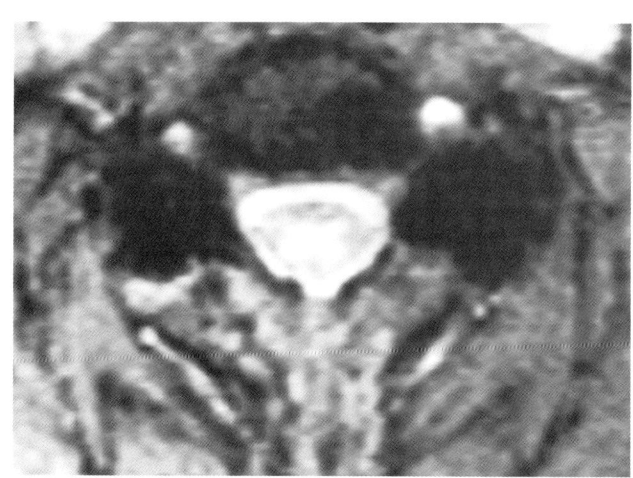

图23.12　轴位T_2加权像显示高位颈髓的髓内星形细胞瘤。

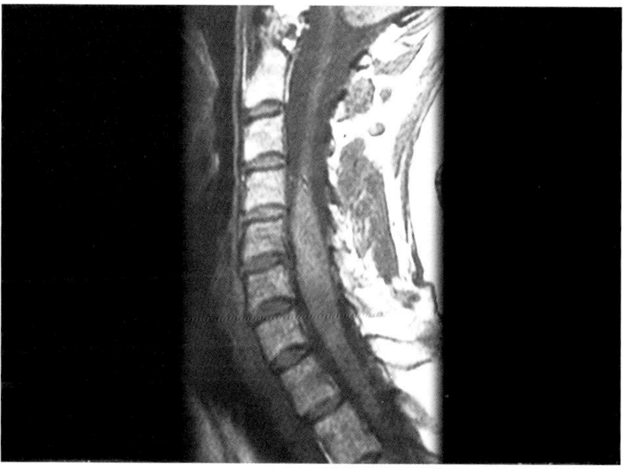

图23.13　C_4～C_7水平的星形细胞瘤，见明显的扩张和浸润。

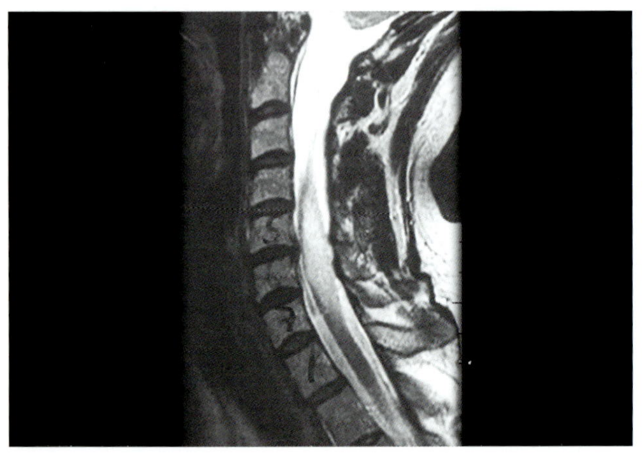

图23.14 T_2加权像矢状位显示星形细胞瘤引起的扩张和浸润。

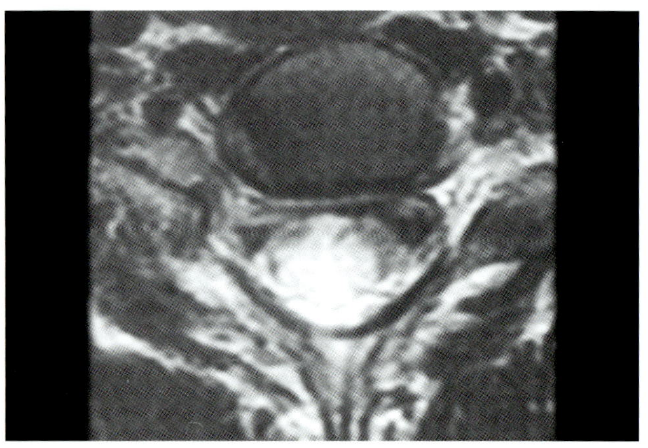

图23.15 轴位T_2加权像，显示高位颈髓星形细胞瘤伴周围侵袭/浸润。

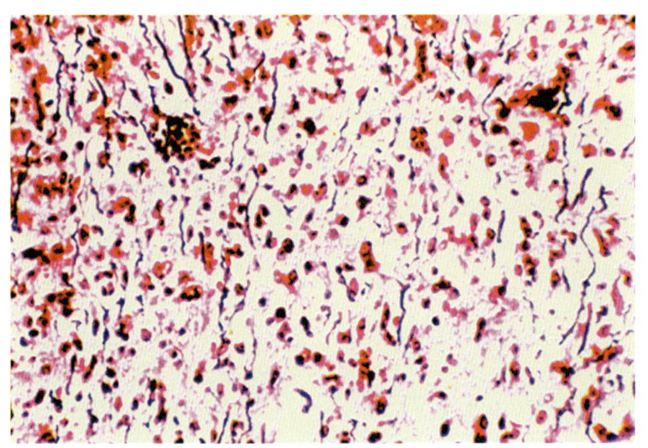

图23.16 星形胶质细胞瘤的轴索染色。

部或胸部）、肿瘤的范围（4个节段及以下和大于4个节段）、囊肿/空洞的存在与否、切除的范围及肿瘤的高功能状态相关，但最重要的预后因素是肿瘤的分级（包括病理组织学的分级）。由于该肿瘤的界限不清，使得手术切除更具挑战性。以往的研究表明，髓内星形细胞瘤组织中，血小板衍生生长因子受体的表达增高。综合而论，该类型肿瘤主要与神经纤维瘤病Ⅰ型有关[19]，然而，也有一些散发的基因突变，尤其是发展到间变型星形细胞瘤，多存在遗传缺陷，包括视网膜母细胞瘤基因突变、染色体13q的丢失、P16的基因删除、染色体9p的丢失和19q的缺失[17]。从间变型星形细胞瘤到胶质母细胞瘤的转变过程中，10号染色体的缺失和表皮生长因子（EGF）受体的基因扩增对这一过程也起一定的作用[17]。低分级的胶质瘤经完整切除后可治愈，高分级的胶质瘤（AA和GBM）经手术切除后，术后1～5年的生存率分别为85%和59%，而为未进行手术切除的患者，1～5年的生存率分别为31%～0[20]。与室管膜瘤、血管母细胞瘤不同的是，星形细胞瘤的完整体切除并不能表现为病灶无进展性生存率的升高。

血管母细胞瘤

血管母细胞瘤是继室管膜瘤和星形细胞瘤之后第三种常见的髓内肿瘤，约占髓内肿瘤的3%[21,22]。大多数血管母细胞瘤（约75%）是单一的散发病灶，且约33%的血管母细胞瘤与冯·希佩尔·林道综合征、多发性中枢神经系统病变及血管母细胞瘤病有关。该病男性常见，患者通常表现为渐进性的感觉障碍和本体感觉的障碍[23,24]。

血管母细胞瘤是一种主要由基质细胞组成及其周围包绕的包括滋养动脉和较大回流静脉的血管基质所组成的良性病变。肿瘤通常发生在齿状韧带的背侧。磁共振影像表现为一个可能与囊肿或瘘管相关的对比增强性结节（图23.17～图23.20）。血管造影显示肿瘤血供较丰富，具有较大的滋养血管和回流静脉（图23.21）。

血管母细胞瘤是良性病变，在肿瘤散在发生的情况下，完整手术切除通常可以获得根治性的效果。罹患冯·希佩尔·林道综合征的患者，尽管肿

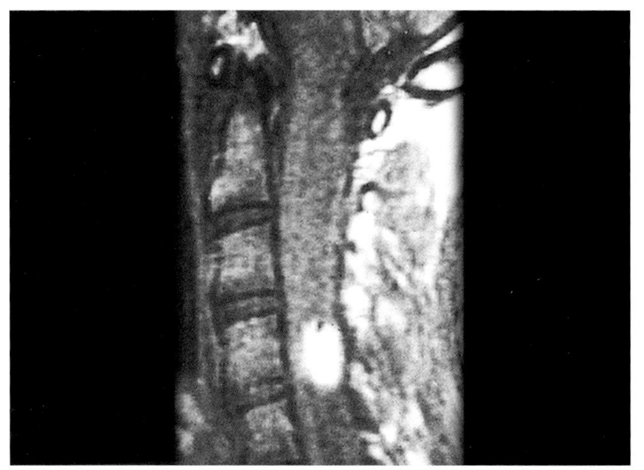

图23.17　矢状位T_1加权像钆增强后的影像。

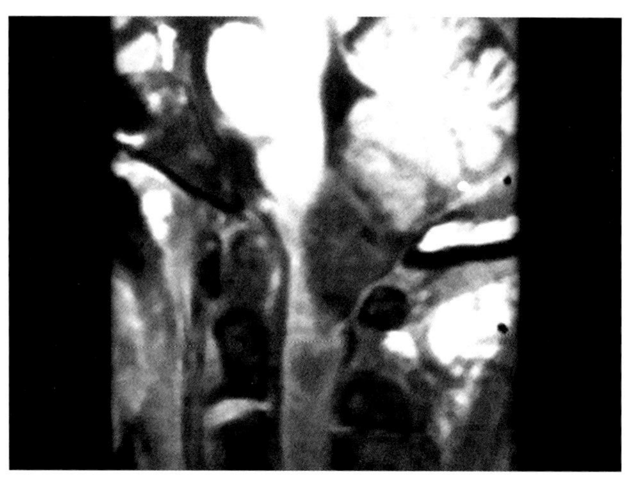

图23.18　矢状位T_1加权像，位于脑干和脊髓背侧的颈髓母细胞瘤。

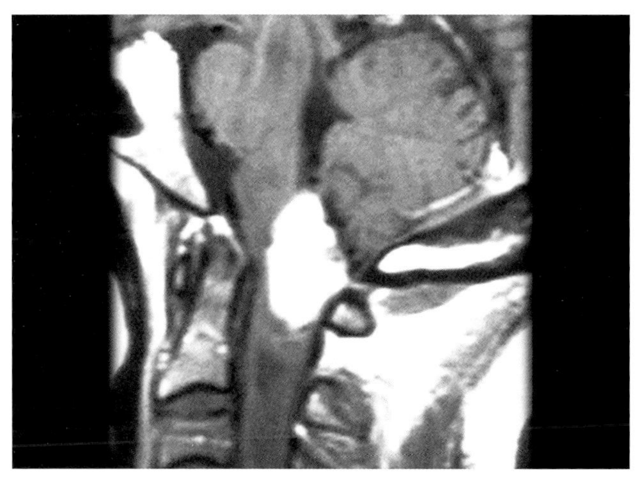

图23.19　矢状位T_1加权像钆增强后影像，显示位于脑干和脊髓背侧的血管母细胞瘤。

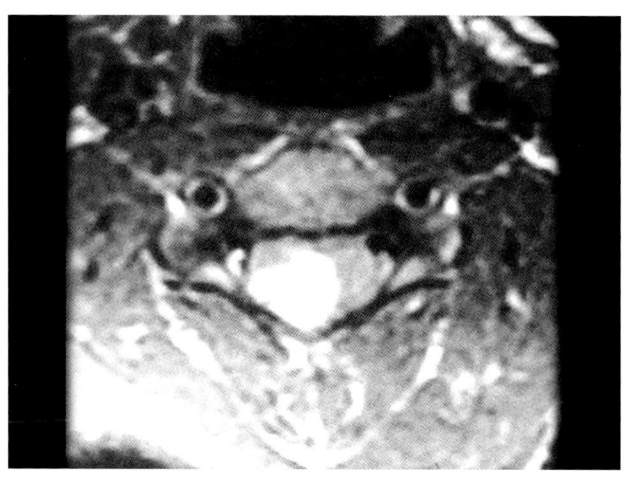

图23.20　轴位T_1加权像钆增强后影像，显示偏心性靠右的颈部血管母细胞瘤。

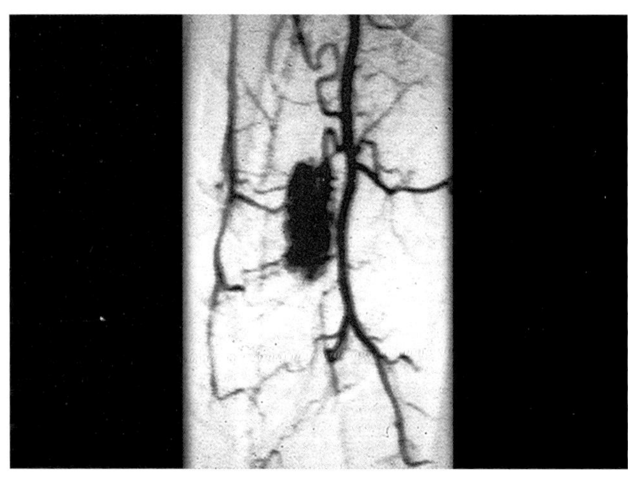

图23.21　造影显示颈部血管母细胞瘤的粗大回流静脉。

瘤已完整切除，但在患者一生中，血管母细胞瘤容易复发或者出现新的病灶，且尽管VHL基因已在该综合征患者和散发病例中被发现[17]，但需要连续进行MRI监测[22]。手术的切除通常根据其典型的背侧位置，采用后侧入路、施行椎板切除/椎板成形或半椎板切除/半椎板成形术进行肿瘤的显露。手术中必须小心地确定肿瘤的边界和相关的血管网，该网络的滋养动脉和回流静脉必须解剖清晰并予以结扎，以减少解剖肿瘤边界过程中的出血。如果血管的解剖清晰明确，可在术前进行栓塞，以减少术中失血，并易于确定肿瘤的边界[25]。

虽然少见，血管母细胞瘤亦可发生于脊髓腹侧，显露这种病灶的手术入路，如采用标准的后正中脊髓切开或后外侧入路方法进入病灶区，则可导致发生神经功能损坏或只能进行肿瘤的部分切除。事实上，这些病灶的显露可使用更直接的前方入路进入，通过进行椎体次全切除并进行固定。髓内血管母细胞瘤的切除过程中，可使用吲哚菁绿用于术中肿瘤边界的标定[26]。

手术切除是血管母细胞瘤的主要治疗方式，化学药物治疗或标准的外放射治疗并无任何作用。然而，对于具有多发病灶、肿瘤复发或手术切除存在发生较大损伤可能的VHL患者，立体定向放射治疗可能是一个可选且有效的替代治疗方法[27]。

神经节胶质细胞瘤

脊髓神经节胶质细胞瘤是罕见的肿瘤，约占全部髓内肿瘤的1%[28,29]，由多种神经胶质细胞混合形成，通常包括星形胶质细胞、神经元及典型的神经节细胞。该肿瘤往往多发于儿童，75%发生在小于16岁的儿童[28]。神经节胶质细胞瘤可以发生在脊髓的任何部位，但以颈胸段脊髓最为多见[28]。患者往往表现为缓慢进展的无力和感觉障碍。在MRI影像上，这些肿瘤表现为T_2相高信号和斑片状对比增强的异质性病灶（图23.22）[29]。

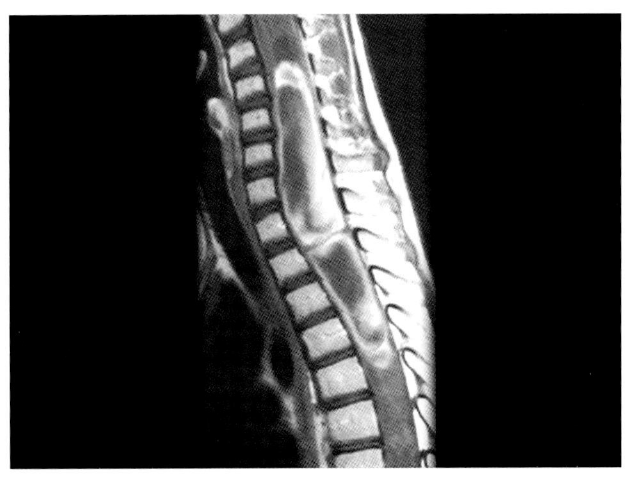

图23.22 颈胸髓内神经节细胞胶质瘤，显示斑片状强化和分隔。

神经节胶质细胞瘤常被认为是良性、缓慢生长的肿瘤（WHO分级Ⅰ级）。然而，有病例报告，神经节胶质细胞瘤可向恶性方向转化，发展为间变性神经节胶质细胞瘤（WHOⅢ级）[30,31]。间变性神经节胶质细胞瘤极其罕见，在神经节胶质细胞瘤中所占比率不足5%[30]。

该肿瘤的首选治疗方式为手术切除，应尽可能进行完整切除。一系列的研究报道表明，约82%患者可进行肿瘤的完整切除术。术后5年生存率为88%，无病灶进展生存率67%[28]；手术切除病灶通常是通过椎板切除/椎板成形术或半椎板切除/半椎板成形术方式进行。如伴有髓内的其他病变，术中使用神经电生理监测以利于手术切除。在次全切除或复发的情况下，辅助化疗或放射治疗有一定治疗作用。

其他

还有一些其他的原发性髓内肿瘤，但这些肿瘤都极为罕见，包括少突胶质细胞瘤（占所有原发性神经胶质髓内肿瘤不足5%）[32]、黑色素细胞瘤[32]、脂肪瘤、亚室管膜瘤[33]、副神经节瘤、神经鞘瘤[34]、脑膜瘤[35]、生殖细胞瘤[36]、淋巴瘤[37]、组织细胞肉瘤[38]和表皮样肉瘤[39]。这些罕见的肿瘤，临床根据其病理组织学特征进行分类，一般都可进行手术切除。有关这些肿瘤的发生及随病情进展而表现出的临床行为，文献报道差异较大。

继发性脊髓髓内肿瘤（包括转移性肿瘤）

0.1%～0.4%的肿瘤患者会出现髓内转移病灶，这个数字可能包括在多达5%的所有脊柱转移性肿瘤，硬膜外转移是最常见的类型[40]。典型的表现为快速地出现神经功能的损害。

髓内转移性肿瘤最常见的来源是肺癌、乳腺癌，其次是黑色素瘤（5.9%）、肾细胞癌（5.6%）、大肠癌（5.3%）、淋巴瘤（4.7%）、原发性脑肿瘤的下沉式转移（3.7%）、来源不明的原发灶（3.3%）、肉瘤（2%）、卵巢癌（1.7%）、子宫内膜癌（0.7%）、食管癌（0.7%）、胃癌（0.7%）[41]。转移性肿瘤占髓内肿瘤的比例高达3%[42]，占所有脊髓肿瘤的0.6%。约1%原发性脑肿瘤的患者会出现向脊髓的下沉式转移，常伴随较高的死亡率和极低的生存率[43]。肿瘤病灶的来源方面，可经过脑脊髓液直接侵袭软脑膜、血流播散（因Batson丛是无瓣膜结构，可经动脉和静脉途径）或通过室管膜内层扩散等途径发展而来。脊髓髓内转移瘤通常在MRI影像上表现为均匀增强、境界清楚的病变，通过MRI检查极易诊断。一些转移瘤表现为轮缘征（图23.23）或表现为火焰征，后一种表现产生的原因是因为肿瘤的周缘信号更高，像一个环，在高信号病灶的上下极逐渐减退，消失处呈现为一个点，形状像火焰（图23.24）[44]。对于无软脑膜侵犯的患者，外科手术干预是最好的治疗手段，相反，由于预后极差，只能进行外部照射进行治疗。在预后较差的患者组，行手术治疗的患者术后存活时间可达6个月，而未行手术的患者位5个月[42]。

诊断

虽然MRI检查能够较直观地显示肿瘤，但对于疑似原发性髓内肿瘤及转移性肿瘤的诊断及评估需要采用多种方法进行综合分析。

正电子发射计算机断层扫描(PET-CT)

氟[18]脱氧葡萄糖正电子发射断层扫描（FDG-PET）是通过测量葡萄糖的利用率以确定高代谢区域的检测方法。采用氟脱氧葡萄糖正电子发射断层扫描，能显示脊髓内代谢活动增加的髓内可疑转移病灶。由于其敏感性及特异性都大于90%，FDG-PET在临床上是一种较有用的筛选和监测方法[45]。正电子发射断层扫描成像的分辨率有限，当发现有明显病变时，有必要进一步采用MRI成像进行检查。

计算机断层扫描

虽然计算机断层扫描（CT）可以提供一种详细的脊柱骨性解剖的三维影像，但与MRI成像相比，其对软组织的分辨率较低。计算机断层扫描可提供肿瘤侵犯破坏骨骼的界限和程度，这常常是术前计划必须进行的检查。在对脊髓和神经元的影像可视化表现方面，CT明显劣于MRI。为进行脊柱转移瘤的综合评价，常需将计算机断层扫描与MRI联合应用。在髓内脊髓肿瘤，对比增强CT的作用是有限的，但它可以用于无法接受MRI检查的患者。

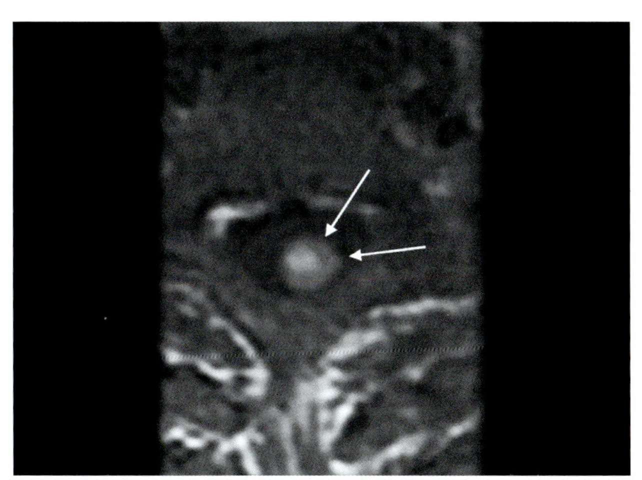

图23.23 磁共振轴位T_1加权像钆增强后，显示外周边缘出现轮缘征（白色箭头）。

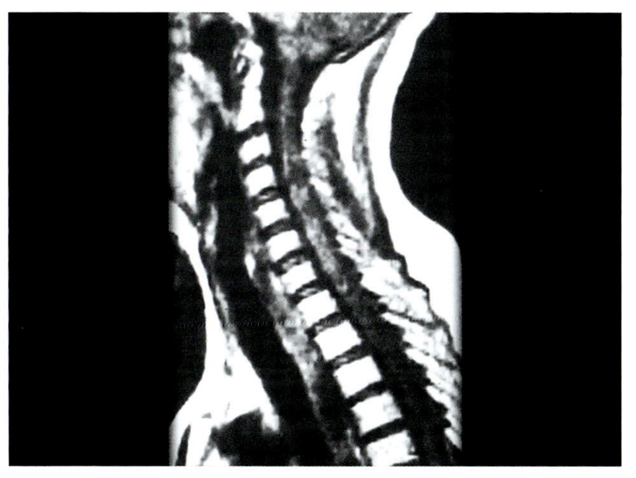

图23.24 磁共振矢状位T_1加权像，显示C_4～T_1髓内转移瘤，钆增强后见肿瘤下方的火焰征。

磁共振成像

磁共振成像（MRI）是早期诊断髓内脊髓肿瘤最敏感的影像学检查方法，由于其优越的三维软组织成像以及对软组织-骨界面的清晰显示，现普遍认为磁共振成像是对髓内脊髓肿瘤和转移瘤进行评价的金标准[46-48]。此外，磁共振成像能提供高分辨率的脊髓和神经结构影像，对神经的压缩/侵袭具有较高的识别敏感度。T_1相钆增强后的序列影像，通常能显示边界清楚、均匀强化的髓内病变，T_2相的序列扫描影像可以用来评估周围水肿和浸润的程度，而加权成像（DWI）可用于评估肿瘤细胞结构。由于转移性肿瘤的亲和性，采用T_1相钆增强后的序列对比影像，可进一步提供转移性肿瘤的信息。钆增强后的影像在确定硬膜内转移和软脑膜侵犯方面特别有用。有文献报道，加权成像除可有助于病变的诊断外，同时还可对脊髓白质内重要的纤维束进行定位[49]。在对原发性髓内肿瘤和转移性肿瘤的评价方面，磁共振成像是一种必需的影像检查方式，对治疗方法的选择具有重要的指导意义。

血管造影

在检查血运较为丰富的髓内肿瘤（如血管母细胞瘤），或转移性肿瘤（肾细胞癌、肝细胞癌、平滑肌肉瘤、甲状腺癌、血管肉瘤等）时，数字减影血管造影术（DSA）是一种很有价值的辅助检查方法。血管造影不仅常被用作一种诊断方式，提供有关肿瘤的血供情况，同时还在肿瘤的栓塞治疗上具有较大的潜力。术前进行髓内肿瘤的血管栓塞，可减少手术中的出血、提高肿瘤切除的可能性以及缩短手术的整体时间。

活组织检查

髓内脊髓肿瘤的活检是诊断最明确的手方法，但由于存在与取材相关的并发症，临床上不常使用。肿瘤的病理组织学类型是一个影响治疗计划的重要因素。当对病变的组织学类型不清楚而进行活检时，病变的性质有可能是转移性或是原发性肿瘤。组织活检取材往往需要切开脊髓后直接到达病灶，通常采用后方入路，直接到达病灶的表面的背侧、后外侧或在其中线处进行操作。

治疗选择

总体而言，脊髓髓内肿瘤患者的预后主要取决于肿瘤的组织学类型。早期的文献报告，常使用改良的McCormickscale评分（表23.2），根据患者个体化的功能程度，将患者进行标准化分组。

在许多研究中，普遍认为术前的McCormick评分和肿瘤的病理组织学类型是最重要的预后因素。主要的治疗方法包括手术切除、辅助性的放射治疗（包括赛博刀）、辅助性的质子治疗以及化疗。

手术治疗

对脊髓髓内肿瘤的切除，主要通过全椎板切除术或椎板成形术（通过微创技术即可实现[27,50,51]）予以显露，脊髓切开术术前采用手术超声（用三维探头显示以确定所切除的范围）进行定位，在手术显微镜辅助下进行肿瘤切除[52,53]。文献中分别有采用前入路手术[54]和分期后入路手术[55]的少量报道，但这并非标准的手术方式。除非肿瘤位于一侧，否则一般选择脊髓中线切开术（图23.25、图23.26），这有利于在后外侧沟或背侧神经根汇入区进行脊髓切开。手术切除主要基于肿瘤外科解剖的范围进行，也可根据术中荧光影像的情况适当扩大切除范围[56,57]。文献中也有将放射性粒子直接置于肿瘤切除后所残留的空腔中的报道[58]。经前入路、采用椎体次全切除进行髓内肿瘤切除的报道较少。该方法的一个限制因素是难于缝合硬脑膜。

术中单独采用感觉和运动诱发电位的神经电生理监测或同时进行肌电图监测，是进行病灶切除术的标准方法。但在文献报道中并未一致认为，这些

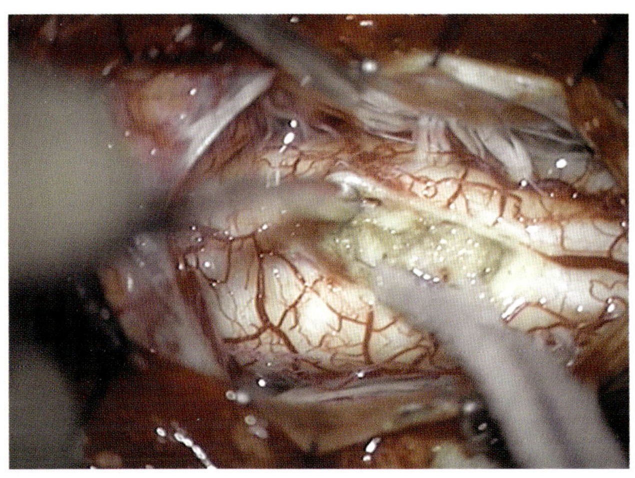

图23.25　脊髓中线切开后，脊髓髓内转移病灶切除时的术中照片。

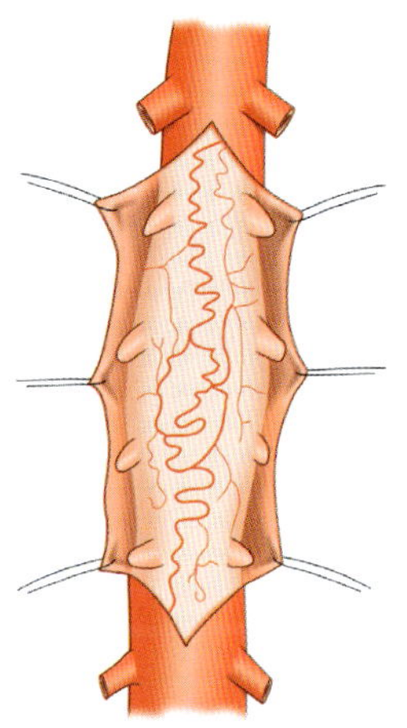

图23.26　图示脊髓中线切开前的背侧观。

监测能在一定程度上扩大手术的切除范围[59-61]。硬膜外D波探针的植入也可以起到和诱发电位一样的作用[62]。清楚的手术显露范围与更大程度的切除范围有关，这已证明可增加肿瘤全切的可能性。尽管不是每位行髓内肿瘤切除术的患者都需要考虑内固定的问题，但如进行的椎板切除术范围达到或超过3个节段时，就应当考虑进行内固定[63]。

结论

继发于脊髓髓内肿瘤的颈脊髓病是一个复杂的多种机制参与的病理过程。为了获得维持患者生活质量和神经功能的目标，治疗上需要采用多学科的方法，包括手术、化疗和各种各样的放射治疗。在该病的治疗决策过程中，应对患者的原发性肿瘤的病理组织学类型、神经功能表现、髓内疾病的放射学检查情况包括全身的肿瘤负荷情况进行充分的考虑。

参考文献

[1] Beneš III V, Barsa P, Beneš Jr P Jr, et al. Prognostic factors in intramedullary astrocytomas: a literature review[J]. Eur Spine J, 2009;18(10):1397-1422.
[2] Chamberlain MC, Tredway TL. Adult primary intradural pinal cord tumors: a review[J]. Curr Neurol Neurosci Rep, 011;11(3):320-328.
[3] Manzano G, Green BA, Vanni S, et al. Contemporary management of adult intramedullary spinal tumorspathology nd neurological outcomes related to surgical resection[J].Spinal Cord, 2008;46(8):540-546.
[4] Stein BM, McCormick PC. Intramedullary neoplasms and ascular malformations[J]. Clin Neurosurg, 1992;39:361-387.
[5] Nagpal S, Clarke JL. Neoplastic myelopathy[J]. Semin Neurol, 012;32(2):137-145.
[6] Brotchi J, Fischer G. Spinal cord ependymomas. Neurosurg Focus. 1998;4:e2.
[7] Boström A, von Lehe M, Hartmann W, et al. Surgery for spinal cord ependymomas: outcome and prognostic factors[J]. Neurosurgery, 2011;68(2):302-308; discussion 309.
[8] Lee J, Parsa AT, Ames CP, et al. Clinical management of intramedullary spinal ependymomas in adults[J]. Neurosurg Clin North Am, 2006;17(1):21-27.
[9] Oh MC, Ivan ME, Sun MZ, et al. Adjuvant radiotherapy delays recurrence following subtotal resection of spinal cord ependymomas[J]. Neuro Oncol, 2013;15(2):208-215.
[10] AbulKasim K, Thurnher MM, McKeever P, et al. Intradural spinal tumors: current classification and MRI features[J]. Neuroradiology, 2008;50(4):301-314.
[11] Kim DH, Kim JH, Choi SH, et al. Differentiation between intramedullary spinal ependymoma and astrocytoma: a comparative MRI analysis Clin Radiol. 2014; 69(1):29-35.
[12] Alkhani A, Blooshi M, Hassounah M. Outcome of surgery for intramedullary spinal ependymoma[J]. Ann Saudi Med, 2008;28(2):109-113.
[13] Bansal S, Ailawadhi P, Suri A, et al. Ten years' experiencein the management of spinal intramedullary tumors in a single institution[J]. J Clin Neurosci, 2013;20 (2):292-298.
[14] Gepp Rde A, Couto JM, Silva MD, et al. Intramedullary tumors in children: analysis of 24 operated cases[J]. Arq Neuropsiquiatr, 2010;68(3):396-399.
[15] Figueiredo N, Brooks N, Resnick DK. Evidencebased review and guidelines for the management of myxopapillary

and intramedullary ependymoma. J Neurosurg Sci. 2013;57(4):32741.

[16] Shrivastava RK, Epstein FJ, Perin NI, et al. Intramedullaryspinal cord tumors in patients older than 50 years of age: management and outcome analysis[J]. J Neurosurg Spine. 2005;2(3):249-255.

[17] Parsa AT, Chi JH, Acosta FL Jr, et al. Intramedullary spinalcord tumors: molecular insights and surgical innovation[J]. Clin Neurosurg, 2005;52:76-84.

[18] Tihan T, Chi JH, McCormick PC, et al. Pathologic andepidemiologic findings of intramedullary spinal cord tumors[J]. Neurosurg Clin North Am, 2006;17(1):7-11.

[19] Taleb FS, Guha A, Arnold PM, et al. Surgical management of cervical spine manifestations of neurofibromatosis Type 1: longterm clinical and radiological followup in 22 cases[J]. J Neurosurg Spine, 2011;14(3):356-366.

[20] McGirt MJ, Goldstein IM, Chaichana KL, et al. Extent of surgical resection of malignant astrocytomas of the spinal cord: outcome analysis of 35 patients[J]. Neurosurgery, 2008;63(1):55-60; discussion 60-61.

[21] Chamberlain MC, Tredway TL. Adult primary intraduralspinal cord tumors: a review[J]. Curr Neurol Neurosci Rep, 2011;11(3):320-328.

[22] Lonser RR, Weil RJ, Wanebo JE, et al. Surgical management of spinal cord hemangioblastomas in patients with von Hippel-Lindau disease[J]. J Neurosurg, 2003; 98(1):106-116.

[23] Ebner FH, Schittenhelm J, Roser F, et al. Management of holocord pilocytic astrocytomas in children and adolescents: an update[J]. Pediatr Neurosurg, 2012;48(3): 133-140.

[24] Guo L, Zhong C, Jiang J, et al. A rare intramedullary spinal cord metastasis from prostate carcinoma[J]. Neurol India, 2013;61(4):444-446.

[25] Guss ZD, Moningi S, Jallo GI, et al. Management of pediatric spinal cord astrocytomas: outcomes with adjuvant radiation[J]. Int J Radiat Oncol Biol Phys, 2013;85(5):1307-1311.

[26] Hao S, Li D, Ma G, et al. Application of intraoperative indocyanine green videoangiography for resection of spinal cord hemangioblastoma: advantages and limitations J Clin Neurosci, 2013;20(9):1269-1275.

[27] Haji FA, Cenic A, Crevier L, et al. Minimally invasiveapproach for the resection of spinal neoplasm[J]. Spine (Phila Pa 1976). 2011;36(15):E1018-1026.

[28] Jallo GI, Freed D, Epstein FJ, et al. Spinal cord gangliogliomas: a review of 56 patients[J]. J Neurooncol, 2004;68:71-77.

[29] Mechtler LL, Nandigam K. Spinal cord tumors: new views and future directions[J]. Neurol Clin, 2013;31(1):241-268.

[30] Schneider C, Vosbeck J, Grotzer MA, et al. Anaplastic ganglioglioma: a very rare intramedullary spinal cord tumor[J]. Pediatr Neurosurg, 2012;48(1):42-47.

[31] Zakaria Z, Fenton E, Jansen M, et al. The occult nature of intramedullary spinal cord metastases from renal cellcarcinoma[M]. BMJ Case Rep, 2012.

[32] Muthappan M, Muthu T, Hussain Z, et al. Cervical intramedullary melanocytoma: a case report and review of literature[J]. J Clin Neurosci, 2012;19(10):1450-1453.

[33] Jain A, Amin AG, Jain P, et al. Subependymoma: clinical features and surgical outcomes[J]. Neurol Res, 2012;34(7):677-684.

[34] Lee SE, Chung CK, Kim HJ. Intramedullary schwannomas: longterm outcomes of ten operated cases[J]. J Neurooncol, 2013 May;113(1):75-81.

[35] Hafiz MG, Rahman MR, Yeamin MB. Intradural intramedullary spinal cord meningioma in a seven years old female child[J]. Mymensingh Med J, 2013;22(1): 180-185.

[36] Madhukar M, Maller VG, Choudhary AK, et al. Primary intramedullary spinal cord germinoma[J]. J Neurosurg Pediatr, 2013;11(5):605-609.

[37] Lin YY, Lin CJ, Ho DM, et al. Primary intramedullary spinalcord lymphoma[J]. Spine J, 2012;12(6):527-528.

[38] Toshkezi G, Edalat F, O'Hara C, et al. Primary intramedullary histiocytic sarcoma[J]. World Neurosurg, 2010;74(45):523-527.

[39] Agarwal A, Bhake A, Kakani A. Cervical intramedullary epidermoid cyst with liquid contents[J]. Asian Spine J, 2011;5(1):59-63.

[40] Hrabalek L. Intramedullary spinal cord metastases: reviewof the literature[J]. Biomed Pap Med Fac Univ Palacky Olomouc Czech Repub, 2010;154(2):117-122.

[41] Sung WS, Sung MJ, Chan JH, et al. Intramedullary spinal cord metastases: a 20year institutional experience with a comprehensive literature review[J]. World Neurosurg, 2013; 79(34):576-584.

[42] ElFiki M. Intramedullary spinal deposits: overview andperspective[J]. World Neurosurg, 2013; 79(34):445-446.

[43] Gepp Rde A, Couto JM, Silva MD, et al. Mortality is higher in patients with leptomeningeal metastasis in spinal cord tumors[J]. Arq Neuropsiquiatr, 2013;71(1):40-45.

[44] Rykken JB, Diehn FE, Hunt CH, et al. Rim and flame signs: postgadolinium MRI findings specific for non-CNS intramedullary spinal cord metastases[J]. AJNR Am J Neuroradiol, 2013;34(4):908-915.

[45] Tomura N, Ito Y, Matsuoka H, et al. PET findings of intramedullary tumors of the spinal cord using [18F] FDG and [11C] methionine[J]. AJNR Am J Neuroradiol, 2013; 34(6):1278-1283.

[46] McCormick WF. Intramedullary spinal cord schwannoma.A unique case[J]. Arch Pathol, 1964;77:378-382.

[47] McGirt MJ, Chaichana KL, Atiba A, et al. Resection ofintramedullary spinal cord tumors in children: assessment of longterm motor and sensory deficits[J]. J Neurosurg Pediatr, 2008;1(1):63-67.

[48] McGirt MJ, Chaichana KL, Atiba A, et al. Neurologicaloutcome after resection of intramedullary spinal cord tumors in children[J]. Childs Nerv Syst, 2008;24(1):93-97.

[49] Radek M, Wiśniewski K, Grochal M, et al. [Spinal cord diffusion tensor tractography as a diagnostic tool in difficult cases of spinal cord intramedullary tumours][J]. Neurol Neurochir Pol, 2013;47(1):74-79.

[50] Xie T, Qian J, Wu X, et al. Unilateral, multilevel, interlaminarfenestration in the removal of a multisegment cervicalintramedullary ependymoma[J]. Spine J, 2013;13(7):747-753.

[51] Yeo DK, Im SB, Park KW, et al. Profiles of spinal cord tumors removed through a unilateral hemilaminectomy[J]. J Korean Neurosurg Soc, 2011;50(3):195-200.

[52] Regelsberger J, Fritzsche E, Langer N, et al. Intraoperative sonography of intra and extramedullary tumors[J]. Ultrasound

Med Biol, 2005;31:593-598.

[53] Shamov T, Eftimov T, Kaprelyan A, et al. Ultrasound-basedneuronavigation and spinal cord tumour surgerymarriage of convenience or notified incompatibility[J]? Turk Neurosurg, 2013;23(3):329-335.

[54] Pluta RM, Iuliano B, DeVroom HL, et al. Comparison ofanterior and posterior surgical approaches in the treatment of ventral spinal hemangioblastomas in patients with von HippelLindau disease[J]. J Neurosurg, 2003;98(1):117-124.

[55] Yokota H, Yokoyama K, Noguchi H, et al. Twostage operation for high cervical intramedullary ependymoma in young adult[J]. Br J Neurosurg, 2012;26(4):540-541.

[56] Eicker SO, Floeth FW, Kamp M, et al. The impact of luorescence guidance on spinal intradural tumour surgery[J]. Eur Spine J, 2013;22(6):1394-1401.

[57] Inoue T, Endo T, Nagamatsu K, et al. 5aminolevulinic acid fluorescenceguided resection of intramedullary ependymoma: report of 9 cases[J]. Neurosurgery, 2013;72(2 Suppl Operative):159-168; discussion 168.

[58] ColnatCoulbois S, Klein O, Braun M, et al. Managementof intramedullary cystic pilocytic astrocytoma with rhenium186 intracavitary irradiation: case report[J]. Neurosurgery, 2010;66(5):E1023-1024; discussion E1024.

[59] Kobayashi S, Matsuyama Y, Shinomiya K, et al. A new alarm point of transcranial electrical stimulation of motor evoked potentials for intraoperative spinal cord monitoring: a prospective multicenter study from the Spinal Cord Monitoring Working Group of the Japanese Society for Spine Surgery and Related Research J Neurosurg Spine, 2014; 20(1):102-107.

[60] Rajshekhar V, Velayutham P, Joseph M, et al. Factors predicting the feasibility of monitoring lowerlimb muscle motor evoked potentials in patients undergoing excision of spinal cord tumors[J]. J Neurosurg Spine, 2011;14(6):748-753.

[61] Sala F, Palandri G, Basso E, et al. Motor evoked potential monitoring improves outcome after surgery for intramedullary spinal cord tumors: a historical control study[J]. Neurosurgery, 2006;58(6):1129-1143; discussion 1129-1143.

[62] Costa P, Peretta P, Faccani G. Relevance of intraoperative D wave in spine and spinal cord surgeries[J]. Eur Spine J, 2013;22(4):840-848.

[63] Sciubba DM, Chaichana KL, Woodworth GF, et al. Factorsassociated with cervical instability requiring fusion after cervical laminectomy for intradural tumor resection[J]. J Neurosurg Spine, 2008;8(5):413-419.

推荐阅读

[1] Aghakhani N, David P, Parker F, et al. Intramedullary spinal ependymomas: analysis of a consecutive series of 82 adult cases with particular attention to patients with no preoperative neurological deficit[J]. Neurosurgery, 2008; 62(6):1279-1285; discussion 1285-1286.

[2] Aghayev K, Vrionis F, Chamberlain MC. Adult intradural primary spinal cord tumors[J]. J Natl Compr Canc Netw, 2011;9(4):434-447.

[3] Ahmed R, Menezes AH, Awe OO, et al. Longterm diseaseand neurological outcomes in patients with pediatric intramedullary spinal cord tumors[J]. J Neurosurg Pediatr, 2014;13(6):600-612.

[4] Ambrossi GL, McGirt MJ, Mehta VA, et al. Factors associatedwith progressionfree survival and longterm neurological outcome after resection of intramedullary spinal cord tumors: analysis of 101 consecutive cases[J]. J Neurosurg Spine, 2009;11:591-599.

[5] Angevine PD, Kellner C, Haque RM, et al. Surgicalmanagement of ventral intradural spinal lesions[J]. J Neurosurg Spine, 2011;15(1):28-37.

[6] Angevine PD, McCormick PC. Spinal deformity and pediatric intramedullary spinal cord tumors[J]. J Neurosurg, 2007;107(6 Suppl):460-462; discussion 462.

[7] Antoniadis G, Engelhardt M, Börm W, et al. [Spinal intramedullary tumors. When is surgical treatment indicated[J]?] Nervenarzt, 2005;76(2):186-192.

[8] Ardeshiri A, Chen B, Hütter BO, et al. Intramedullary spinalcord astrocytomas: the influence of localization and tumor extension on resectability and functional outcome[J]. Acta Neurochir (Wien), 2013;155(7):1203-1207.

[9] Arishima H, Takeuchi H, Tsunetoshi K, et al. Intraoperative and pathological findings of intramedullary amputation neuroma associated with spinal ependymoma[J]. Brain Tumor Pathol, 2013;30(3):196-200.

[10] Arrifin A, Kaliaperumal C, Keohane C, et al. ‘Serpent in the spine’: a case of giant spinal ependymoma of cervicothoracic spine[J]. BMJ Case Rep, 2012;2012:5890.

[11] Babu R, Owens TR, Karikari IO, et al. Spinal cavernous and capillary hemangiomas in adults[J]. Spine (Phila Pa 1976), 2013;38(7):E423-430.

[12] Belaid I, Jlassi H, Debbiche G, et al. [Lung adenocarcinoma with intramedullary spinal cord metastasis: a case report and review of the literature]. Rev Pneumol Clin. 2013;69(3):149-151.

[13] Brotchi J, Bruneau M, Lefranc F, et al. Surgery of intraspinal cord tumors. Clin Neurosurg. 2006;53:209-216.

[14] Brotchi J. Intramedullary astrocytomas surgery in adult patients: the rationale for cautious surgery[J]. World Neurosurg, 2013;80(5):e139-140.

[15] Brotchi J. Intrinsic spinal cord tumor resection[J]. Neurosurgery, 2002;50:1059-1063.

[16] Cavanaugh DA, Utter PA, Jawahar A, et al. Intramedullary space occupying lesion of the cervical cord: when magnetic resonance imaging is not possible[J]. Spine J, 2013;13(2):206-207.

[17] Cemil B, Gokce EC, Kirar F, et al. Intramedullary spinal cord involvement from metastatic gastric carcinoma: a case report[J]. Turk Neurosurg, 2012;22(4):496-498.

[18] Chang UK, Choe WJ, Chung SK, et al. Surgical outcome and prognostic factors of spinal intramedullary ependymomas in adults[J]. J Neurooncol, 2002;57:133-139.

[19] Connolly ES Jr, Winfree CJ, McCormick PC, et al. Intramedullary spinal cord metastasis: report of three cases and review of the literature[J]. Surg Neurol, 1996; 46(4):329-337; discussion 337-338.

[20] Constantini S, Miller DC, Allen JC, et al. Radical excision of intramedullary spinal cord tumors: surgical morbidity and long-term followup evaluation in 164 children and young adults[J]. J Neurosurg, 2000;93:183-193.

[21] Cooper PR. Outcome after operative treatment of intramedullary spinal cord tumors in adults: intermediate and longterm results in 51 patients[J]. Neurosurgery, 1989;25:855-859.

[22] Coumans JV, Walcott BP, Nahed BV, et al. Multimodal therapy of an intramedullary cervical primitive neuroectodermal tumor in an adult[J]. J Clin Oncol, 2012;30(2):e15-18.

[23] Ding D, Fullard M, Jarrell HS, et al. Intramedullary spinal cord metastases from salivary ductal carcinoma of the parotid gland mimicking transverse myelitis in a patient with radiologically isolated syndrome[J]. J Neurol Sci, 2014; 336(12):265-268.

[24] Ebner FH, Roser F, Falk M, et al. Management of intramedullary spinal cord lesions: interdependence of the longitudinal extension of the lesion and the functional outcome[J]. Eur Spine J, 2010;19(4):665-669.

[25] Ellis JA, Canoll P, McCormick PC 2nd, et al. Plateletderived growth factor receptor (PDGFR) expression in primary spinal cord gliomas[J]. J Neurooncol, 2012;106(2):235-242.

[26] Endo T, AizawaKohama M, Nagamatsu K, et al. Use of microscopeintegrated nearinfrared indocyanine green videoangiography in the surgical treatment of intramedullary cavernous malformations: report of 8 cases[J]. J Neurosurg Spine, 2013;18(5):443-449.

[27] Eroes CA, Zausinger S, Kreth FW, et al. Intramedullary low grade astrocytoma and ependymoma. Surgical results and predicting factors for clinical outcome[J]. Acta Neurochir (Wien), 2010;152(4):611-618.

[28] Fakhreddine MH, Mahajan A, PenasPrado M, et al. Treatment, prognostic factors, and outcomes in spinal cord astrocytomas[J]. Neuro Oncol, 2013;15(4):406-412.

[29] Ferrante L, Mastronardi L, Celli P, et al. Intramedullary spinal cord ependymomas—a study of 45 cases with longterm follow-up[J]. Acta Neurochir (Wien), 1992; 119:74-79.

[30] Fiorentino A, Caivano R, Chiumento C, et al. Radiotherapy and bevacizumab for intramedullary and leptomeningeal metastatic glioblastoma: a case report and review of the literature[J]. Int J Neurosci, 2012;122(11):691-694.

[31] Garber ST, Bollo RJ, RivaCambrin JK. Pediatric spinal pilomyxoid astrocytoma[J]. J Neurosurg Pediatr, 2013;12(5):511-516.

[32] GarcesAmbrossi GL, McGirt MJ, Mehta VA, et al. Factors associated with progressionfree survival and longterm neurological outcome after resection of intramedullary spinal cord tumors: analysis of 101 consecutive cases. Journal of neurosurgery[J]. Spine, 2009;11(5):591-599.

[33] Goh KY, Velasquez L, Epstein FJ. Pediatric intramedullary spinal cord tumors: is surgery alone enough[J]. Pediatr Neurosurg, 1997;27(1):34-39.

[34] Gonzalez R, Spears J, Bharatha A, et al. Spinal capillary hemangioma with an intramedullary component[J]. Clin Neuropathol, 2014;33(1):38-41.

[35] Grah JJ, Katalinic D, SternPadovan R, et al. Leptomeningeal and intramedullary metastases of glioblastoma multiforme in a patient reoperated during adjuvant radiochemotherapy[J]. World J Surg Oncol, 2013;11:55.

[36] Harrop JS, Ganju A, Groff M, et al. Primary intramedullary tumors of the spinal cord. Spine. 2009;34:S69S77.

[37] Houten JK, Cooper PR. Spinal cord astrocytomas: presentation, management and outcome[J]. J Neurooncol, 2000;47: 219-224.

[38] Ito T, Sawakami K, Ishikawa S, et al. Progression of paralysis is the most useful factor for differentiating malignant from benign intramedullary tumors[J]. Spinal Cord, 2013;51(4): 319-321.

[39] Jeon MJ, Kim TY, Han JM, et al. Intramedullary spinal cord metastasis from papillary thyroid carcinoma[J]. Thyroid, 2011; 21(11):1269-1271.

[40] Joaquim AF, Santos MJ, Tedeschi H. Surgical management of intramedullary spinal ependymomas[J]. Arq Neuropsiquiatr, 2009;67(2A):284-289.

[41] Kang K, Lee JH, Kim HG. Contralateral referred pain in a patient with intramedullary spinal cord metastasis from extraskeletal small cell osteosarcoma[J]. J Spinal Cord Med, 2013;36(6):695-699.

[42] Karikari IO, Nimjee SM, Hodges TR, et al. Impact of tumor histology on resectability and neurological outcome in primary intramedullary spinal cord tumors: a singlecenter experience with 102 patients[J]. Neurosurgery, 2011;68(1):188-197; discussion 197.

[43] Kawanabe Y, Sawada M, Yukawa H, et al. Radiationinduced spinal cord anaplastic astrocytoma subsequent to radiotherapy for testicular seminoma[J]. Neurol Med Chir (Tokyo), 2012;52(9):675-678.

[44] Klekamp J, Samii M. Intramedullary tumors. In: Klekamp J, Samii M (Eds). Surgery of Spinal Tumors[M]. Berlin: Springer Verlag, 2007.

[45] Klekamp J. Treatment of intramedullary tumors: analysis of surgical morbidity and longterm results[J]. J Neurosurg Spine, 2013;19(1):12-26.

[46] Kothbauer KF. Neurosurgical management of intramedullary spinal cord tumors in children[J]. Pediatr Neurosurg, 2007; 43(3):222-235.

[47] Kucia EJ, Bambakidis NC, Chang SW, et al. Surgical technique and outcomes in the treatment of spinal cord ependymomas, part 1: intramedullary ependymomas[J]. Neurosurgery, 2011;68(1 Suppl Operative):57-63; discussion 63.

[48] Lee SH, Chung CK, Kim CH, et al. Longterm outcomes of surgical resection with or without adjuvant radiation therapy for treatment of spinal ependymoma: a retrospective multicenter study by the Korea Spinal Oncology Research Group[J]. Neuro Oncol, 2013;15(7):921-929.

[49] Lefranc F, Brotchi J. Surgical strategy in spinal cord hemangioblastomas[J]. Oper Tech Neurosurg, 2003;6:24-31.

[50] Lin GZ, Wang ZY, Liu B. [Application of intraoperative neurophysiological monitoring in spinal cord surgery][J]. Beijing Da Xue Xue Bao, 2012;44(5):776-779.

[51] Madhugiri VS, Pandey P, Indira Devi B, et al. Intramedullary metastasis in a case of vermian medulloblastoma[J]. Br J Neurosurg, 2012;26(2):278-280.

[52] Maira G, Amante P, Denaro L, et al. Surgical treatment of cervical intramedullary spinal cord tumors[J]. Neurol Res, 2001;23(8):835-842.

[53] Mandigo CE, Ogden AT, Angevine PD, et al. Operative management of spinal hemangioblastoma[J]. Neurosurgery, 2009;65(6):1166-1177.

[54] Matsui Y, Mineharu Y, Satow T, et al. Coexistence of multiple cavernous angiomas in the spinal cord and skin: a unique case of

Cobb Syndrome J Neurosurg Spine, 2014;20(2):142-147.

[55] Matsuyama Y, Sakai Y, Katayama Y, et al. Surgical results of intramedullary spinal cord tumor with spinal cord monitoring to guide extent of resection[J]. J Neurosurg Spine, 2009;10(5):404-413.

[56] McCormick PC, Stein BM. Intramedullary tumors in adults. Neurosurg Clin North Am. 1990;1(3):60930.

[57] McCormick PC, Torres R, Post KD, et al. Intramedullary ependymoma of the spinal cord[J]. J Neurosurg, 1990;72(4):523-532.

[58] Mehta AI, Mohrhaus CA, Husain AM, et al. Dorsal column mapping for intramedullary spinal cord tumor resection decreases dorsal column dysfunction[J]. J Spinal Disord Tech, 2012;25(4):205-209.

[59] Mehta VA, Kretzer RM, Orr B, et al. Primary intramedullary spinal germ cell tumors[J]. World Neurosurg, 2011;76(5):478.

[60] Melcher C, Wegener B, Niederhagen M, et al. An intramedullary capillary hemangioma of the spine with an underlying plasmacytoma[J]. Spine J, 2013;13(7).

[61] Miller D. Surgical pathology of intramedullary spinal cord neoplasms[J]. J Neurooncol, 2000;47:189-194.

[62] Minehan KJ, Brown PD, Scheithauer BW, et al. Prognosis and treatment of spinal cord astrocytoma[J]. Int J Radiat Oncol Biol Phys, 2009;73(3):727-733.

[63] Mirone G, Cinalli G, Spennato P, et al. Hydrocephalus and spinal cord tumors: a review[J]. Childs Nerv Syst, 2011;27(10):1741-1749.

[64] Moon HJ, Shin BK, Kim JH, et al. Adult cervical intramedullary teratoma: first reported immature case[J]. J Neurosurg Spine, 2010;13(2):283-287.

[65] Murakami T, Koyanagi I, Kaneko T, et al. Progression of paralysis is the most useful factor for differentiating malignant from benign intramedullary tumors J Neurosurg Spine, 2013;18(2):184-188.

[66] Nakamura M, Tsuji O, Iwanami A, et al. Central neuropathic pain after surgical resection in patients with spinal intramedullary tumor[J]. J Orthop Sci, 2012;17(4): 352-357.

[67] Park J, Chung SW, Kim KT, et al. Intramedullary spinal cord metastasis in renal cell carcinoma: a case report of the surgical experience[J]. J Korean Med Sci, 2013; 28(8):1253-1256.

[68] Parsa AT, Fiore AJ, McCormick PC, et al. Genetic basis of intramedullary spinal cord tumors and therapeutic implications[J]. J Neurooncol, 2000;47(3):239-251.

[69] Raco A, Esposito V, Lenzi J, et al. Longterm followup of intramedullary spinal cord tumors: a series of 202 cases[J]. Neurosurgery, 2005;56:972-981.

[70] Rao A, Griffiths R, Arnaoutakis K. Paralyzed by a rare cause: an unusual case of metastatic diffuse large B cell lymphoma of the intramedullary spinal cord[J]. Ann Hematol, 2014;93(2):337-338.

[71] Rostami R, Safarpour D, Tavassoli FA, et al. Intramedullary metastasis in breast cancer—a comprehensive literaturereview[J]. J Neurol Sci, 2013;332(12):16-20.

[72] Ryu SI, Kim DH, Chang SD. Stereotactic radiosurgery for hemangiomas and ependymomas of the spinal cord[J]. Neurosurg Focus, 2003;15(5):E10.

[73] SafaviAbbasi S, Senoglu M, Theodore N, et al. Microsurgical management of spinal schwannomas: evaluation of 128 cases[J]. J Neurosurg Spine, 2008;9(1):40-47.

[74] Sandalcioglu I, Gasser T, Asgari S, et al. Functional outcome after surgical treatment of intramedullary spinal cord tumors: experience with 78 patients[J]. Spinal Cord, 2005;43:34-41.

[75] Sari O, Kaya B, Kara Gedik G, et al. Intramedullarymetastasis detected with 18F FDGPET/CT[J]. Rev Esp Med Nucl Imagen Mol, 2012;31(5):299-300.

[76] Schneider C, Hidalgo ET, SchmittMechelke T, et al. Quality of life after surgical treatment of primary intramedullary spinal cord tumors in children[J]. J Neurosurg Pediatr, 2014;13(2):170-177.

[77] Schwartz TH, McCormick PC. Intramedullary ependymomas: clinical presentation, surgical treatment strategies and prognosis[J]. J Neurooncol, 2000;47(3):211-218.

[78] SeeSebastian EH, Marks ER. Spinal cord intramedullary cavernoma: A case report[J]. W V Med J, 2013;109(3):28-30.

[79] Serban D, Exergian F. Intramedullary hemangioblastoma local experience of tertiary clinic Chirurgia (Bucur), 2013;108(3):325-330.

[80] Setzer M, Murtagh RD, Murtagh FR, et al. Diffusion tensor imaging tractography in patients with intramedullary tumors: comparison with intraoperative findings and value for prediction of tumor resectability[J]. J Neurosurg Spine, 2010;13 (3):371-380.

[81] Shirzadi A, Drazin D, Gates M, et al. Surgical management of primary spinal hemangiopericytomas: an institutional case series and review of the literature[J]. Eur Spine J, 2013;22 Suppl 3:S450-459.

[82] Shofty B, Roth J, BenSira L, et al. Massive hematomyelia following intramedullary spinal cord tumor surgery[J]. Acta Neurochir (Wien), 2012;154(4):751-752.

[83] SoltaniArabshahi R, Vanderhooft S, Hansen CD. Intractable localized pruritus as the sole manifestation of intramedullary tumor in a child: case report and review of the literature[J]. JAMA Dermatol, 2013;149(4):446-449.

[84] Su HY, Wu YT, Liu MY, et al. Concomitance of cervical intramedullary traumatic neuroma and cervical cord herniation in a tetraplegic woman[J]. J Back Musculoskelet Rehabil, 2013;26(3):251-254.

[85] Sundaresan N, Rothman A, Manhart K, et al. Surgery for solitary metastases of the spine: rationale and results of treatment. Spine (Phila Pa 1976). 2002;27 (16):18026.

[86] Tan LA, Kasliwal MK, Nag S, et al. A rare intramedullary spinal cord metastasis from uterine leiomyosarcoma[J]. J Clin Neurosci, 2013;20(9):1309-1312.

[87] Thakar S, Rao A, Mohan D, et al. Metachronous occurrence of an intramedullary abscess following radical excision of a cervical intramedullary pilocytic astrocytoma[J]. Neurol India, 2013;61(3):322-324.

[88] Tobias ME, McGirt MJ, Chaichana KL, et al. Surgical management of long intramedullary spinal cord tumors[J]. Childs Nerv Syst, 2008;24(2):219-223.

[89] Tovar Martín MI, López Ramírez E, Saura Rojas E, et al.Spinal cord astrocytoma: multidisciplinary experience[J]. Clin Transl Oncol. 2011;13(3):185-188.

[90] Tseng HM, Kuo LT, Lien HC, et al. Prolonged survival of a patient with cervical intramedullary glioblastoma multiforme treated with total resection, radiation therapy, and

temozolomide[J]. Anticancer Drugs, 2010;21(10):963-967.

[91] Tsuji O, Nakamura M, Fujiyoshi K, et al. Cervical intramedullary ependymoma masquerading as cervical spondylotic myelopathy on MRI analysis[J]. J Orthop Sci, 2013;18(2):355-358.

[92] Veeravagu A, Lieberson RE, Mener A, et al. CyberKnife stereotactic radiosurgery for the treatment of intramedullary spinal cord metastases[J]. J Clin Neurosci, 2012;19(9):1273-1277.

[93] Waters JD, Peran EM, Ciacci J. Malignancies of the spinal cord[J]. Adv Exp Med Biol, 2012;760:101-113.

[94] White JB, Miller GM, Layton KF, et al. Nonenhancing tumors of the spinal cord[J]. Neurosurg Spine, 2007;7(4):403-407.

[95] Winograd E, Pencovich N, Yalon M, et al. Malignant transformation in pediatric spinal intramedullary tumors: case-based update[J]. Childs Nerv Syst, 2012;28 (10):1679-1686.

[96] Wu L, Deng X, Yang C, et al. Intramedullary spinal capillary hemangiomas: clinical features and surgical outcomes: clinical article[J]. J Neurosurg Spine, 2013; 19(4): 477-484.

[97] Wu L, Yao N, Chen D, et al. Preoperative diagnosis of intramedullary spinal schwannomas[J]. Neurol Med Chir (Tokyo), 2011;51(9):630-634.

[98] Yao KC, McGirt MJ, Chaichana KL, et al. Risk factors for progressive spinal deformity following resection of intramedullary spinal cord tumors in children: an analysis of 161 consecutive cases[J]. J Neurosurg, 2007;107(6 Suppl):463-468.

[99] Zhang Y, Huang Y, Wang X, et al. Intramedullary spinal cord metastasis detected with whole body diffusionweighted imaging[J]. Neurol India, 2013;61(5):555-556.

第24章

全椎间盘置换术在治疗颈脊髓病中的作用

Emmanuel N Menga, Shaleen Vira, John A Bendo

概述

文献中已对治疗颈脊髓病的多种方法有所描述，包括手术和非手术治疗方法。外科治疗包括前路椎间盘切除术伴或不伴椎间融合术、颈椎间盘置换/关节形成术（CDA）、椎板切除术伴或不伴椎间融合术、椎板成形术、伴融合的椎体切除术以及多种手术方法的组合使用。在全世界范围内，非融合颈椎技术的使用逐渐增加[1,2]。

全椎间盘置换术，也称CDA，又叫颈椎间盘置换、颈椎人工椎间盘置换或颈椎前路椎间盘切除和置换术，手术的目的是在椎间盘减压后，能够恢复椎间隙高度，保留颈椎的运动范围（ROM）。而保留椎间隙高度及颈椎活动范围，对脊柱有着多方面潜在的益处。

通过融合对脊柱节段的运动进行限制，将会对相邻节段产生负面影响，这一观念被越来越多的学者所接受。1966年，瑞典外科医生ULF Fernstrom首先报道了一种椎间盘置换假体的使用，他将一个不锈钢承重球植入颈椎和腰椎椎间盘切除后的残腔内[3]。同一时期， Reitz和Joubert也在1964年报道了使用不锈钢球治疗严重颈部疼痛和头疼的应用情况[4]。然而，正如Smith和Robinson所描述，由于存在不可接受的失败率，颈椎间融合术逐渐取代了颈椎关节置换术。

20世纪80年代，腰椎间盘置换术的成功应用，促使颈椎人工间盘置换概念的重新提出。1989年，Cummins研发了一种金属对金属的不锈钢装置，称为Cummins- Bristol椎间盘，现则将其称之为Prestige椎间盘[5]。该假体的临床应用效果较差，促进了第二代假体的设计研究，以减少假体组件间的束缚，增加平移和旋转的自由度。该假体的成功也导致其他类型假体设计的发展，包括Pointillart椎间盘、Bryan椎间盘、多孔层浮动椎间盘（PCM椎间盘）、ProDiscC及SecureC等。

目前，美国食品和药物管理局（FDA）批准了6种CDA假体的应用，即Prestige ST、ProDiscC、Bryan椎间盘、SecureC,、PCM及MobiC[6]。这些假体装置允许颈椎间盘置换的节段及其相邻节段进行可变的多种运动，这有利于颈椎整体的生物力学功能。此外，有文献报道了保留运动的颈椎间盘置换术和前路椎间盘切除减压植骨融合术（ACDF）间30年临床随访的结果比较[7]。

颈椎间盘置换的指针

目前，颈椎间盘置换术已被FDA批准，用于骨骼发育成熟、在C_3～C_7之间单节段继发于颈椎椎间盘突出或颈椎关节病的神经根病和/或脊髓病行颈椎椎间盘切除后的患者[6]。手术禁忌证为：存在多节段颈椎关节病、颈椎不稳及存在椎体后方病变[2]。图24.1A～E显示了一个37岁男性患者，罹患C_5～C_6退变性椎间盘疾病（体格检查发现有颈脊髓病表现），并行椎间盘置换术的术前、术后X线影像。

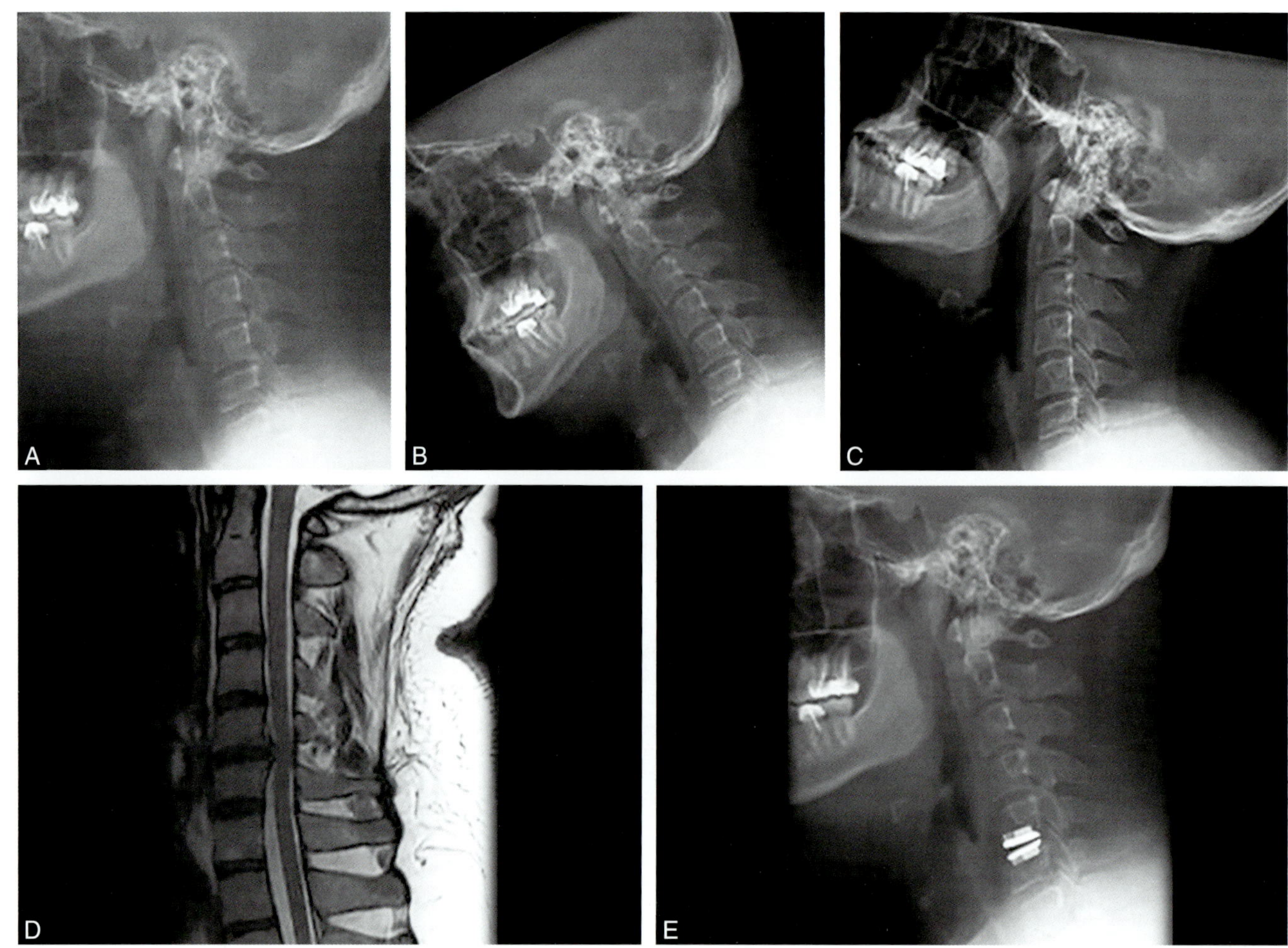

图24.1A～E 37岁，男性。C_5/C_6椎间盘退变性疾病，体格检查发现脊髓病的症状，进行了颈椎间盘置换术。A．术前颈椎侧位线X线片。B．术前前屈位X线片。C．术前后伸位X线片。D．术前MRI影像。E．术后中立位X线片。

生物力学

一个或更多节段的运动受限，会增加相邻节段的应力，这已是目前公认的观点。第3章概述了区域和局部颈椎序列的重要性，以及导致和加重颈脊髓病的病理性因素。

多项研究表明，前路颈椎间盘切除融合术后，邻近节段的运动及椎间盘内的压力明显增加[8-10]。Eck等在尸体上进行颈椎节段融合后的生物力学研究，发现椎间盘内的压力仅仅在屈曲时出现增加。颈椎屈曲时，以靠近头侧的邻近节段的椎间盘压力增加最为明显且有明显的统计学差异[11]，该研究结果与颈椎屈曲时出现的靠近头侧的邻近节段的运动增加的结果相一致。而颈椎后伸时，除融合节段向尾侧的邻近节段运动增加具有统计学意义外，邻近节段的椎间盘内压力增加无统计学意义。

然而，一些研究对椎间盘置换术后的脊柱活动进行了评估，结果显示脊柱的活动与正常人的脊柱的活动相似。Puttlitz等评估了颈椎间盘置换术后脊柱的动力学变化，并与正常的颈椎进行了比较，发现行椎间盘置换节段与相邻节段的生理活动并无明显变化，故而认为，采用球形-凹面基座组成的椎间盘假体与正常脊柱椎间盘具有类似的动力学特性[12]。Zhu等对前路颈椎间盘切除融合术、颈椎动态稳定固定系统、颈椎全椎间盘置换术治疗颈椎病的临床疗效进行比较，发现前路颈椎间盘切除融合术后，颈椎的活动范围明显减小，但在颈椎全椎间盘置换术的患者，术前、术后颈椎的活动范围之间并无差异，由此提示颈椎全椎间盘置换术能够很好地保留颈椎活动范围[13]。

Burkus等进行了一项前瞻性随机对照研究，比较了单节段颈椎间盘疾病行前路颈椎间盘切除融合术与Prestige全椎间盘置换术的效果，发现行Prestige全椎间盘置换术组的患者更好地保留了椎间盘置换节段近端颈椎的矢状面的角向运动，但在前路颈椎间盘切除融合术组患者，这一运动也仅是轻微的减小；另外，在颈椎间盘置换节段下方的角向运动方面，两组间没有明显的差异；在84个月的随访观察中，在再次手术和需辅助治疗的发生率方面，全椎间盘置换术组明显低于前路颈椎间盘切除融合术组，然而，对这两种发生率，两组间并无明显的统计学差异[14]。事实上，颈椎全椎间盘置换术能否真正预防有症状、需要进行治疗的邻近节段的退变的发生，目前仍不清楚。

前路颈椎间盘切除融合术后邻近节段的活动范围和椎间盘压力的增加，已被认为是与该手术术后邻近节段疾病相关的潜在危险因素。从理论上讲，颈椎椎间盘置换术避免了置换节段邻近节段的椎间盘压力的增加，因此降低了邻近节段疾病的发生的风险。

邻近节段疾病

病理生理学

邻近节段退变的病理生理机制极为复杂，但这个过程可以简洁地概括为一种躯体试图适应相邻节段更大的运动要求而出现的关节改变的加速发展过程。而相邻节段病变的危险因素包括吸烟和女性患者[15]。

有关相邻节段退变的发生率，文献报道有很大的差异[16]。使不同研究间的比较存在着复杂化的一个重要因素是有关邻近节段退变的定义不同。邻近节段退变指的是与脊柱融合后相邻节段新发生的临床症状相关的独立的影像学改变。Katsuura等采用影像学测量，发现行前路椎间盘切除融合术组的患者，有一半患者于术后9.8年出现了邻近节段疾病[17]。其他一些研究将邻近节段疾病描述为：与以往行颈椎关节成形术的节段邻近的一个运动节段有关的、新出现的神经根病或脊髓病[2,16]。有关邻近节段颈椎疾病一个普遍接受的看法是：每年约3%的患者会发生该病，而椎间融合术后的第一个10年内，预计25%的病人会发生该病[2]。关于邻近节段疾病的发生风险，单节段颈椎融合比多节段融合发生风险高[18]。

关于颈椎全椎间盘置换术能否预防因邻近节段性疾病而需进行翻修手术的问题，存在着一定争议。Yu等在meta分析中发现，全椎间盘置换术后的患者，存在着约2.8%的翻修率，而行前路椎间盘切除融合术的患者，术后约有7.5%的再手术率[1]。Robertson 等将Bryan颈椎间盘置换术与单节段前路椎间盘切除融合术进行比较，发现邻近节段疾病的影像学优势比及临床优势比分别为2.44和35.8，故而认为椎间盘置换术可以预防相邻节段疾病的发生。

相反，一些学者认为，被视为邻近节段退变的改变，其实只是与年龄相关的自然衰老过程中的一部分，椎间关节融合固定术不会确切地增加邻近节段的退变[18]。最近，Lee等采用了1358例患者的数据库（虽然只有378例有脊髓病体征），发现在后路减压术、前路关节融合固定术和椎间盘置换术3组间，在邻近节段病变的发生方面并不存在着差异；然而，后路融合术存在着因邻近节段疾病需再手术的较高风险。他们认为，这种情况的可能的原因是，后路融合手术中，通常需要切断韧带、关节囊、肌肉，这将导致随时间推移出现进行的脊柱后凸畸形，最终需要进行翻修手术治疗[15]。事实上，能保留节段运动的手术诸如颈椎间盘置换术，是否真的能够减少需要进行治疗的相邻节段疾病的发生，这仍存在争议。

颈椎间盘置换术治疗颈脊髓病的效果

很多人都产生了较大的兴趣想了解这项很有前景的手术技术的临床疗效[1]。采用颈椎间盘置换术治疗神经根型颈椎病，其临床疗效与颈椎间融合固定术相同。尽管大多数研究报道了对神经根型颈椎病采用颈椎间盘置换术进行治疗的临床效果，但很少有研究对分组特定诊断为颈脊髓病患者治疗的结果的报道[19-21]。Cummings等报道，在一组20例有颈痛、神经根病、脊髓病的患者组中[16]，16例脊髓病患者采用颈椎间盘置换术治疗，患者术后的症状稳定或者得到改善[22]。Goffin等报道，7例脊髓病患者采用颈椎间盘置换术后，随访6个月，有3例（44%）患者获得了较好的临床效果，3例随访1年，3例均获得了较好的临床效果[23]。这些研究都存在随访时间短的不足，脊髓病患者术后6个月及1年的随访率不足50%。

颈椎间盘置换术应用于脊髓病患者的病例分析也有报道。Sekhon报道了颈椎间盘置换术在11例脊髓病患者的应用，11例患者中有8例同时伴有神经根病，结果，在平均18个月随访中，91%的患者获得了良好的效果，同时Nurick评分明显降低［就所有4个前述的比较，Nurick评分从2 ± 1分到1.09 ± 0.3分（$P<0.001$）］[24]。Sekhon也报道了颈椎间盘置换术治疗11例单节段颈脊髓病患者的临床效果。尽管随访时间短，在平均6.29个月（范围：1 ~ 17个月）的随访时间内，该文报道了有脊髓减压的影像学证据及脊髓病变临床表现改善的从好到较好的临床效果[25]。

Fay等采用对颈部和手臂疼痛的视觉模拟疼痛量表（VAS）、日本骨科学会评分和对颈脊髓病的Nurick评分作为临床疗效的评价方法，报道了使用颈椎间盘置换术治疗脊髓型颈椎病及神经根型颈椎病在随访平均36.4个月（范围：24 ~ 56个月）的临床疗效，研究发现，采用颈椎间盘置换术治疗退行性椎间盘疾病引起的脊髓型颈椎病，术后脊髓病症状获得了明显的改善。在有脊髓病的患者组，颈椎间盘置换术治疗术后，Nurick评分获得了明显改善，从术前平均2.5 ± 0.9分到术后1.0 ± 1.0（$P<0.001$），这一临床效果与单独的颈椎神经根病的治疗效果具有可比性[26]。

最后，Riew等比较了采用颈椎间盘置换术治疗的106例脊髓病患者和采用关节融合术治疗的93例脊髓病患者的临床效果，发现两者的临床效果相似；研究结果显示，在单节段颈椎间盘置换术后的任何时间段，颈部不稳指数、SF-36、上臂、颈部疼痛VAS评分都获得了明显的改善[27]。这项研究代表了最大的一组单独节段的脊髓病患者，其中两组患者分别采用了两种不同类型的椎间盘假体进行置换手术，一组以椎间融合术作为对照组。总体而言，颈椎间盘置换术已成功地应用于减轻脊髓型颈椎病患者的临床症状。

并发症

颈椎间盘置换术相关的并发症与经前路椎间盘切除融合术的并发症相似，颈椎间盘置换术的并发症包括：吞咽困难[28]、发声困难、脊髓神经损伤[29]、硬脊膜撕裂[30]、异位骨化[31]、植入物移位[29]、假体磨损颗粒形成[32]和内科并发症。随着长期的数据的增多，对这些并发症相关发生的情况的准确评估将会得到更好的理解。

展望

成本考虑

随着医疗保健费用的上升，任何新技术的成本和疗效的效益都必须进行严格的评估。颈椎间盘置换术假体的平均成本是4000美元，而前路椎间盘切除融合术的植入物的成本据报道为2500美元[33]。这种成本的差异可由带来的较低的邻近节段退变再手术率和更早的恢复工作所降低的成本抵消。这种概念尚未被定量证明，这将是下一步需要深入研究的课题。

两节段的颈椎间盘置换术

目前，FDA仅批准在单节段使用颈椎间盘置换术。最近的研究表明，两个节段的颈椎间盘置换术获得了令人鼓舞的临床效果[30,34]。未来的法规将会适应这一迅速发展的技术带来的新的临床资料的需要。事实上，长期的临床资料才刚刚开始积累，我们需要付出更多的努力来了解颈椎间盘置换术的长期的意义。

结论

骨科疾病的成功治疗，取决于具有可适应每个患者独特需求的外科技术和操作的通用器械。颈椎间盘置换术似乎对椎间盘后方存在的脊髓/神经根的压迫及椎间关节病改变的作用有限，这就需要充分考虑前路椎间的足够减压，同时保持骨性终板的完整性。颈椎间盘置换术是一种治疗颈脊髓病而希望保留颈椎运动范围的有效的选择。长期的临床疗效评估尚在进行，大部分研究表明，采用颈椎间盘置换术和颈椎间融合术治疗颈脊髓病，两者在疗效上具有相同的效果。治疗的目标仍是至关重要的，最终目标是实现脊髓的减压和脊髓功能的稳定。与任何新技术一样，选择适宜的患者是成功应用这种技术的关键。

关键点

- 脊柱融合及其所产生的脊柱运动的限制已发现与邻近节段退变密切相关，因此，能够保留运动的新技术如颈椎间盘置换术（CDA）得到了发展。
- 脊髓型颈椎病的治疗中，在疼痛和功能障碍评分方面，颈椎间盘置换术至少可以获得与融合技术相同的临床效果。
- 目前仍不清楚是否运动范围的保留可降低邻近节段退变的发病率。未来需要进行大量的临床病例研究和长期的随访，以评估保留节段运动的技术是否确实可以预防医源性的邻近节段的退变。
- 最近的研究表明，在两个节段的颈椎间盘置换术后4年的临床随访中，获得的临床效果令人鼓舞。这些积极的结果需与施行该手术所需的高成本进行综合分析。

参考文献

[1] Yu L, Song Y, Yang X, et al. Systematic review and meta-analysis of randomized controlled trials: comparison of totaldisk replacement with anterior cervical decompression and fusion[J]. Orthopedics. 2011;34:e651-658.

[2] Cho SK, Riew KD. Adjacent segment disease followingcervical spine surgery[J]. J Am Acad Orthop Surg, 2013;21:3-11.

[3] Fernstrom U. Arthroplasty with intercorporal endoprosthesis in herniated disc and in painful disc[J]. Acta Chir Scand, 1966;357:154-159.

[4] Reitz H, Joubert M. Intractable headache and cervicobrachialgia treated by complete replacement of cervicalintervertebral discs with a metal prosthesis[J]. South AfricanMed J, 1964;38:881-884.

[5] Chen F, Yang J, Ni B, et al. Clinical and radiological followupof singlelevel Prestige LP cervical disc replacement[J]. ArchOrthop Trauma Surg, 2013;133:473-480.

[6] http://www.fda.gov. Accessed: 12/6/14 n.d.

[7] Yang H, Lu X, Yuan W, et al. Artificial disk replacement in thetreatment of degenerative cervical disk disorder:a 30yearfollowup study[J]. Spine (Phila Pa 1976), 2014; 39:1564-1571.

[8] Weinhoffer S, Guyer RD, Herbert M, et al. Intradiscalpressure measurements above an instrumented fusion. Acadaveric study[J]. Spine (Phila Pa 1976), 1995; 20:526-531.

[9] Shono Y, Kaneda K, Abumi K, et al. Stability of posteriorspinal instrumentation and its effects on adjacent motionsegments in the lumbosacral spine[J]. Spine (Phila Pa 1976), 1998;15:1550-1558.

[10] Burkus JK, Haid RW, Traynelis VC, et al. Longterm clinicaland radiographic outcomes of cervical disc replacementwith the Prestige disc: results from a prospective randomized controlled clinical trial[J]. J Neurosurg Spine, 2010;13:308-318.

[11] Eck JC, Humphreys SC, Lim TH, et al. Biomechanical studyon the effect of cervical spine fusion on adjacentlevelintradiscal pressure and segmental motion[J]. Spine (PhilaPa 1976), 2002;27:2431-2434.

[12] Puttlitz CM, Rousseau MA, Xu Z, et al. Intervertebral discreplacement maintains cervical spine kinetics[J]. Spine (PhilaPa 1976), 2004;29:2809-2814.

[13] Zhu R, Yang H, Wang Z, et al. Comparisons of threeanterior cervical surgeries in treating cervical spondyloticmyelopathy[J]. BMC Musculoskelet Disord, 2014; 15:233.

[14] Burkus JK, Traynelis VC, Haid RW, et al. Clinical and radiographic analysis of an artificial cervical disc: 7year follow-up from the Prestige prospective randomized controlledclinical trial[J]. J Neurosurg Spine, 2014:1-13.

[15] Lee JC, Lee SH, Peters C, et al. Riskfactor analysis ofadjacent-segment pathology requiring surgery followinganterior, posterior, fusion, and nonfusion cervical spineoperations: survivorship analysis of 1358 patients[J]. J BoneJoint Surg Am, 2014;96:1761-1767.

[16] Lawrence BD, Hilibrand AS, Brodt ED, et al. Predicting therisk of adjacent segment pathology in the cervical spine: asystematic review[J]. Spine (Phila Pa 1976), 2012;37:S52-64.

[17] Katsuura A, Hukuda S, Saruhashi Y, et al. Kyphoticmalalignment after anterior cervical fusion is one of thefactors promoting the degenerative process in adjacentintervertebral levels[J]. Eur Spine J, 2001;10:320-324.

[18] Hilibrand AS, Carlson GD, Palumbo MA, et al. Radiculopathyand myelopathy at segments adjacent to the site of aprevious anterior cervical arthrodesis[J]. J Bone Joint SurgAm, 1999;81:519-528.

[19] Mummaneni PV, Burkus JK, Haid RW, et al. Clinical andradiographic analysis of cervical disc arthroplasty comparedwith allograft fusion: a randomized controlled clinical trial[J]. J Neurosurg Spine, 2007;6:198-209.

[20] Murrey D, Janssen M, Delamarter R, et al. Results of theprospective, randomized, controlled multicenter Food andDrug Administration investigational device exemptionstudy of the ProDiscC total disc replacement versusanterior discectomy and fusion for the treatment of 1levelsymptomatic cervi[J]. Spine J, 2009;9:275-286.

[21] Sasso RC, Anderson PA, Riew KD, et al. Results of cervicalarthroplasty compared with anterior discectomy and fusion:fouryear clinical outcomes in a prospective, randomizedcontrolled trial[J]. J Bone Joint Surg Am, 2011;93:1684-1692.

[22] Cummins BH, Robertson JT, Gill SS. Surgical experiencewith an implanted artificial cervical joint. J Neurosurg.1998;88:9438.

[23] Goffin J, Casey A, Kehr P, et al. Preliminary clinical experience with the Bryan cervical disc prosthesis[J]. Neurosurgery, 2002;51:840-845; discussion 845-847.

[24] Sekhon LHS. Cervical arthroplasty in the managementof spondylotic myelopathy: 18month results[J]. NeurosurgFocus, 2004;17:E8.

[25] Sekhon LHS. Cervical arthroplasty in the management ofspondylotic myelopathy[J]. J Spinal Disord Tech, 2003;16:307-313.

[26] Fay LY, Huang WC, Wu JC, et al. Arthroplasty for cervicalspondylotic myelopathy: similar results to patients withonly radiculopathy at 3 years' followup[J]. J Neurosurg Spine, 2014;21:400-410.

[27] Riew KD, Buchowski JM, Sasso R, et al. Cervical discarthroplasty compared with arthrodesis for the treatmentof myelopathy[J]. J Bone Joint Surg Am, 2008;90: 2354-2364.

[28] McAfee PC, Cappuccino A, Cunningham BW, et al. Lowerincidence of dysphagia with cervical arthroplasty comparedwith ACDF in a prospective randomized clinical trial[J]. JSpinal Disord Tech, 2010;23:18.

[29] Goffin J, van Loon J, Van Calenbergh F, et al. A clinicalanalysis of 4 and 6year followup results after cervicaldisc replacement surgery using the Bryan Cervical DiscProsthesis[J]. J Neurosurg Spine, 2010;12:261-269.

[30] Pimenta L, McAfee PC, Cappuccino A, et al. Superiority ofmultilevel cervical arthroplasty outcomes versus single-leveloutcomes: 229 consecutive PCM prostheses[J]. Spine (PhilaPa 1976), 2007;32:1337-1344.

[31] Leung C, Casey AT, Goffin J, et al. Clinical significance ofheterotopic ossification in cervical disc replacement: aprospective multicenter clinical trial[J]. Neurosurgery, 2005;57:759-763.

[32] Cavanaugh DA, Nunley PD, Kerr EJ, et al. Delayed hyper-reactivity to metal ions after cervical disc arthroplasty: acase report and literature review[J]. Spine (Phila Pa 1976), 2009;34:E262-265.

[33] Singh K, Vaccaro AR, Albert TJ. Assessing the potentialimpact of total disc arthroplasty on surgeon practicepatterns in North America[J]. Spine J, 2004;4: 195S201S.

[34] Davis RJ, Nunley PD, Kim KD, et al. Twolevel total discreplacement with MobiC cervical artificial disc versusanterior discectomy and fusion: a prospective, randomized,controlled multicenter clinical trial with 4year followupresults[J]. J Neurosurg Spine, 2015;22(1):15-25.